보건의료정치학
Health and Medical Politics

류창욱
Ryu,chang ug

국회에서 보건의료 정책결정을 위한 보건의료직의 영향력에 대한 연구

A Study on Health professions' influence for healthcare policy making in the National Assembly

보문각

류 창 욱

행정학 학사, 보건관리학 석사, 보건정책학 박사
순천향대학교 의과대학 강사
現 가천대학교 의료경영학과 교수(비전임)

대표 저작

한국 현대 의료의 발자취(연구보조)
우리나라 근 · 현대여성사에서 여의사의 활동과 사회적 위상
보건의료의 정치학
보건의료전문가 출신 국회의원이 보건의료정책 형성에 미친 영향에 관한 연구
미래 인구 · 사회 변화에 따른 행복국가 체제로의 지구적 전환
Research on the Hospital Construction and Structure in Daehan Empire and Colonial Modern Period(A&HCI, SCOPUS)

최근 논문

국회 청원제도를 통한 보건의료 입법사례 연구
자유조합주의, 공익로비스트집단, 그리고 사회민주주의

보건의료정치학

초판발행 2022년 7월 18일
초판인쇄 2022년 7월 15일

지은이 류창욱
펴낸이 이호동
발행처 **보문각**
블로그 http://blog.naver.com/bomungak
e-mail bomungak@naver.com
주소 서울시 서초구 바우뫼로7길 8
등록번호 302-2003-00085
전화 02)468-0457
팩스 02)468-0458

값 32,000원

ISBN 978-89-6220-442-1 93510

| 서 평 |

"보건의료의 정치학",
보건의료 입법과정을 파헤치다.

역사는 반복되며 현재 어려운 일이 있으면 과거의 역사에서 교훈을 찾을 수 있다.

의료분야도 최근 의사학(醫史學)으로 의료와 의료인의 역사가 활발하게 연구되고 있으나 정책에 관하여 체계적으로 연구한 자료는 찾기 어렵다. 왜 광복 후 한의사제도가 신설되었으며, 2000년대 국민을 크게 혼란하게 했던 의약분업은 어떻게 법으로 마무리되었는지 등 보건의료의 법과 정책에 대한 체계적인 연구는 매우 미흡하다.

이 연구는 국회의원, 특히 전문직 출신 국회의원들의 입법활동을 연구한 내용이다. 현대 정책형성의 주요 주체로 의회, 정부와 이익 · 전문가 단체를 들고 있으며, 이들 3개 단체를 정책의 철의삼각(iron triangle)이라 한다. 그 중에서도 국민의 대표인 의회는 갈수록 정책형성에 중요성이 높아지고 있다. 예전에는 정부에서 만들어 온 법안이나 예산을 대부분 원안대로 의결해 주던 의회에서 최근에는 자체 의견을 주장하여 직접 입법을 하고 예산도 가감 정리하고 있다.

의회를 구성하는 국회의원은 지역구 의원과 비례대표제 의원으로 구성된다. 비례대표제 의원은 보통 각 단체, 학계, 시민 소비자 단체 등에서 추천된 전문가로 구성된다. 국회에서 보건의료분야를 다루는 보건복지위원회도 보통 의사회 등 보건의료단체에서 추천한 보건의료인이 비례대표의원으로 진출한다. 아울러 지역구에서 선출된 보건의료인도 자신의 전문성을 살리기 위해 보건복지위원회를 원하는 경향이 많다.

제 6대 국회에서 제 20대 국회까지 보건의료인으로 국회의원에 선출된 사람은 127명이나 되며 그중 보건복지위원회에서 활동한 의원은 78명으로 적지 않은 수이다. 그중 의사회장 출신 8명, 약사회장 출신 9명, 간호사 회장 출신 4명 등 소속 단체의 장을 역임했던 의원이 22명이나 된다. 이때 보건복지위원회에 진출한 보건의료인은 어느 단체의 소속이 아닌 국민의 대표이기 때문에 공정한 정책을 구사해야 하는 의무를 가진다. 그동안 국회의원으로 활동한 전문가가 전문성과 공정성을 구현하였는지에 대한 연구는 매우 흥미로운 부분이다.

이 책은 그동안의 자료를 섭렵하여 보건의료인의 입법 활동을 조사 연구하였다. 국회 입법 활동을 조사하기 위해서는 방대한 국회 회의록 등을 분석해야 하며, 70년 120여년의 역사를 가진 우리나라 주요 보건의료 단체의 보도자료 등 관련 자료와 회의록 언론보도를 분석하는 일도 만만치 않은 시간과 노력이 필요한 작업이다.

이 책은 국회에서 보건의료분야의 법령 등 주요정책의 역사를 총 망라하고 있다. 수년에 걸친 저자의 노력으로 국회 회의록 등 공식 비공식 서류를 총 망라하였으며 의사회 등 관련단체의 주요서류도 검토하여 그야말로 "자료의 보고"라고 할 만하다. 앞으로 이 분야를 연구하는 학자들의 기본 자료가 될 것으로 생각된다. 의사회, 치과의사회, 한의사회, 약사회, 간호사 회 등 전문가 단체등도 각 단체의 입법활동을 돌아볼 수 있는 자료가 될 것이다.

서평자: 박윤형(순천향대학교 의과대학 교수, 의학박사)

서문을 대신하여...

2021년3월2일,가천대학교대학원강의(https://blog.naver.com/ryu8689/222265185398)

보건학을 실천하는 사람은 이상과 현실 사이에서 위대한 목적을 이룩하기 위해 노력하는 존재여야 한다.

보건학의 고전인 '보건행정의 원리(Principles of Public Health Administration)'에서... 핸론은 "사람들은 가끔 인간이 선천적으로 이상주의자들과 현실주의자들의 두 집단으로 나뉘어져 있기라도 한 듯이, 어떤 사람들은 전자라고 칭하고, 또 다른 사람들은 후자라고 말한다. 많은 사람들이 이상주의자는 실제적일 수 없으며, 현실적(사무적)인 사람들은 위대한 목적을 가질 수 없다고 생각한다. 그러나 실제는 두 가지 속성을 고도로 결합시켜 가지고 있는 사람만이 완전할 수 있는 것" 이라고 했다.

2021년3월9일,가천대학교 대학원강의(https://blog.naver.com/ryu8689/222272898386)

의료보장 개혁을 위한 개별 이해당사자 집단들의 노력은 정치 · 사회적인 합의의 과정을 통해 형평성있게 분담되어야 한다.

의료보장은 지속적인 개혁이 필요하며, 뚜렷한 목표와 체계적인 계획하에 제도화된 공론장을 통한 공론화의 과정을 거친 강력한 국민적 동의와 정치 · 사회적 합의가 있어야 성공의 가능성이 높다. 우리나라는 보건의료 개별 이해당사자 집단들의 협동과 협력의 수준이 성공적인 개혁을 지속적으로 담보할 만큼 높지 않다. 따라서 협동과 협력의 수준을 높여야 한다. 이는 개혁을 위한 개별 이해당사자 집단들의 노력이 일상적인 정치 · 사회적 합의의 과정을 통해 형평성있게(고르게) 분담되어야 하는데, 지속적인 의료보장의 혁신에 대한 국민적 지지가 있어야한다는 의미이다.

보건정책학 박사 류창욱

머리말

개인의 이념 혹은 정치적 선호형성은 그의 개인적 배경 혹은 사회계층적 위치에 의해 영향을 받는 측면이 있다. 동일한 집단에 속한 개인들은 '집단정체성'(group identity)을 형성하게 되는데 그 결과 유사한 정치적 신념을 갖게 되고 반대로 서로 다른 집단에 속한 개인은 상이한 정치적 신념을 갖게 될 가능성이 크다는 것이다.

베일리(Baily)도 '국회의원의 기본적 사회철학은 그가 의사당에 들어오기 전에 이미 결정되어 있다'고 지적한 바 있다.

또한 대개의 민주적인 국가들은 정책결정과정에서 중요한 한 축으로 전문적 이익집단이 존재한다. 정책결정 과정에서 이익집단이 영향력을 행사하는 대표적인 방법 중 하나는 입법과정을 통한 것이다. 이를 위해 이익집단은 자기들에게 우호적인 법안을 발의해줄 수 있는 국회의원을 확보하는 것이 무엇보다 중요하다. 그러나 우리나라는 미국이나 영국처럼 공식적인 로비의 통로가 없다. 그래서 이 연구는 이익집단(보건의료단체)과 보건의료직 출신 국회의원들의 상호 정책연대에 주목하였다.

이 연구의 대상이 되는 의사, 치과의사, 약사, 한의사, 간호사 출신 국회의원들은 국회에 들어가기 이전에 장기간의 전문교육을 받고 일정한 자격검증을 거쳐 국가로부터 면허를 부여받았다. 이후 해당 직업인이 되는 순간 자동으로 관련 이익집단(대한의사협회, 한의사협회, 간호사협회, 약사회, 치과의사협회, 간호사협회)의 소속회원이 되어 회원 자격을 유지한 상태로 국회의원이 된 것이다.

지난 헌정사를 보면 의사출신 국회의원이 법학, 정치학, 경제학, 군사학 4개 전문분야에 이어 많은 국회의원을 배출한 분야이다. 그러나 의학 외에 약학, 간호학, 치의학, 한의학 전공자들의 국회진출이 크게 늘어났다. 보건의료직으로 이들을 묶는다면 국회에서 가장 많은 의원을 배출한 분야인 것이다. 이러한 추세를 본다면 이들 보건의료분야 전문가들의 국회에서의 정책결정과정에 관한 연구는 매우 중요하다고 할만하다.

정책결정과정에서 국회의원의 전문성이 중요한 문제로 인식되고 6대 국회부터 국회가 상임위원회 중심주의로 운영되면서 보건의료 전문직 출신의 국회 진출이 관련분야의 전문성을 국민의 대의기구인 국회에서 어떻게 발휘하고 있는지 심층적인 접근이 필요하다.

그러나 지금까지 이 분야 연구는 지난 1993년과 1995년 두 차례의 한약분쟁과 2000년도 의약분업사태를 중심으로 관련 보건의료단체들의 대국회 · 대정부 활동에 주목하면서 보건의료단체들의 이익표출활동과 그로 인한 갈등에만 초점을 맞추었다. 관련 직종 출신 국회의원들의 직역관련 의정활동을 간과하고 있다는 것이다.

의약분업 문제로 의약단체의 이익표출이 극심했던 시기인 제15대 국회(1996-2000) 때는 보건의료직 출신 국회의원 13명 중 9명이 국회의원 임기 4년의 전후반기 중 한 번 이상은 보건복지위원회에서 활동한 것으로 나타났다.

한편 제헌국회 이후 제19대 국회까지 국회의원에 당선된 보건의료단체장은 의사단체와 약사단체에서 각각 3명(비례대표도 각각 1명), 한의사단체장이 1명이었으며, 간호사단체장이 4명으로 가장 많았다. 그러나 이들의 입법 활동은 편차가 크다. 제헌국회부터 제11대 국회에 진출한 단체장들은 대체로 입법 성적이 저조하였으나 최근에 올수록 법안발의 건수가 늘어나는 추세이다.

그러나 이러한 입법실적은 협회장을 지내지 않은 의원들과 비교할 때 높은 발의율은 아니다. 특기할 사항은 이들 단체장 출신 의원 중에는 직역관련 입법 활동이 없었어도 상임위원회 발언, 예산심의, 동료의원들에 여론 형성 등 직역의 이익 표출에는 입법외의 활동으로 영향력을 행사한 사례가 있어 이 책에서는 국회의원의 입법외적 의정활동도 주목하고자 했다.

또한 특기할 만한 것은 연구 대상이 되었던 보건의료직 출신 국회의원들이 모든 의정활동에서 자신들의 직역 이익단체의 정책이념에 봉사하는 것은 아니며 경우에 따라 직역이익단체와 대척점에 선 경우도 확인할 수 있었다.

보건의료분야 규제의 역사적 배경을 보면 근대국가는 의료인에게 면허를 부여하는 대신 국가 유지에 필요한 공공의료 부문에 의사(의료인)들을 동원하고 통제할 명분을 얻었으며, 우리나라의 경우 이러한 국가의 개입은 1962년 무의지역에 강제로 의사를 동원 배치하고 이 명령에 불복한 의사들에게 고발 또는 의사면허 취소까지 이어진 사례에서도 잘 나타난다.

보건의료단체들은 정부의 이같은 규제가 나올 때 마다 어떤 방식으로 대응해야 할지 학습이 되어 때로는 건의, 청원과 같은 온건한 방법으로 대응하기도 하지만 경우에 따라 시위, 단식과 같은 적극적인 방법으로 대응하기도 하고 나아가 국회와 정부의 여러 채널을 가동하여 소통을 해 왔다.

1990년대는 시민사회의 본격적인 등장으로 그동안 억눌렸던 이익집단들의 요구가 봇물처럼 터져 나와 보건의료분야의 정책적 쟁점들이 첨예하게 대립되었다. 예를 들면 의약분업은 목포시범사업(1982-1985) 실시 후 1994년 개정약사법에 의약분업 실시 시기를 1999년 7월로 명시하고도 정부는 의약단체와 새롭게 등장한 시민단체의 압력에 밀리면서 제대로 된 목소리를 내지 못하다가 국회에서 당초 시기보다 1년 늦춰 시행시기를 정해주는 대로 제도시행에 들어가는 등 정부의 존재감은 미약하였다. 주요 보건의료정책 결정과정에서 해당 이익단체가 나서서 국회를 움직이고 정부는 뒷전에 서서 끌려가는 형국이었다고 할 수 있다.

국회에서의 보건의료 정책이 그 어느 때보다 집중적으로 조명되었던 시기도 이 시기였고 국회 보건복지위원회에서는 의약분업을 둘러싸고 의 약사 출신 국회의원간에 극명한 의견의 차이를 들어내었으며 비의 약사 출신 국회의원들은 공식적으로 의약분업을 논의하는 소위원회에서 의 약사 출신 의원들을 배제시키는 상황을 보이기도 했다.

의약분업은 단순히 의와 약을 분리하는 정책이 아니고 의약분업의 실현에 따르는 수많은 보건의료이익단체간의 이해가 걸려있는 정책이었으니 학위논문을 비롯한 수많은 연구와 간행물이 쏟아져 나온 시기이기도 하다.

가령 한약까지 의약분업을 동시에 시행할 것인가, 일반약과 전문약의 의약품 분류, 대체조제와 밀접한 생동성시험 문제, 나아가 약대 6년제까지 복잡다기(複雜多岐)하고 걸려있는 이익단체만도 의사와 약사, 한약과 관련된 한의사와 신설될 한약사를 배출하는 대학의 학과까지 국회의원실은 이들 단체들의 청원서와 건의 호소문 등 홍보물이 매일 수북이 쌓이는 상황이었다.

따라서 이 연구는 이미 의약분업이 의 · 약사 출신 국회의원들에게 매우 의미있는 의제임에도 이미 수많은 보고서와 논문들을 통해 의약분업 당시 의약단체의 활동은 이미 대부분 들어났다고 보고 의약분업과 관련된 국회활동은 후일 별도로 정리하고자 이 책에서는 제외하였다.

한편 의약분업과 같은 대형 의제의 입안과 관련하여 실제로 학계 일각에서는 정책을 입안하는 데 무능한 입법부나 법률적 판단을 게을리 하고 있는 사법부보다는 시민단체와 소비자단체들이 오히려 보건의료의 개혁을 주도하는 양상이라고 보기도 했다.

최근 이익집단 활동이 현저하게 증가되고 있고 국회의원들과 이익집단의 상호관계가 일회적인 것이 아니라 지속성을 지니고 있기 때문에 이익집단들이 제공하는 정보의 정확성과 신뢰성이 그 이익집단의 영향력을 크게 하는 요소로 작용하고 있으며, 옳고 그르고를 떠나 헌법재판소는 '국민이 자신의 권익을 위해서 국가기관 등의 정책결정 및 집행과정에 전문가인 로비스트를 통하여 자신의 의견이나 자료를 제출할 수 있다면 국민은 언제나 이러한 의견전달 통로를 이용하여 국정에 참여할 수 있으므로 국민주권의 상시화가 이루어질 수 있다는 점에서 국가기관은 정책결정에 필요한 좀 더 많은 자료와 전문가의 조력으로 합리적인 의사결정을 할 수 있다는 점에서 전문가나 전문가 집단의 로비활동은 적극적으로 권장할 사항으로 보인다.'는 판시(헌재 2005. 11. 24. 2003헌바108)가 있었다.

그러한 점에서 이 연구는 보건의료분야는 물론 사회적으로도 반향을 불러일으킨 주요 보건의료정책의 결정과정에 보건의료직 출신 국회의원들이 직역관련 단체와 어떻게 상호작용을 하였는가에 대한 것이다.

따라서 위의 상황을 종합하여 볼 때 보건의료분야 국회의원과 단체는 의료전문가주의가 아닌, 봉사와 이타심에 기반을 둔 활동을 전제로 사회가 전문가에게 특권을 부여하고 전문가들은 사회의 주요한 업무를 담당한다는 이른바 신의료전문가주의(New Medical Professionalism)에 향후 추진 방향을 둘 필요가 있다고 보여진다.

또한 이 연구가 향후 보건의료 전문가 출신 국회의원과 전문가단체(이익단체)가 합법적인 로비와 포획의 경계를 어떻게 구분하여 공익과 직역이익이라는 서로 이질적이거나, 대척점에 있는 두 변수에 어떻게 접근하는 것이 바람직한 것인지 가늠자를 마련하는데 계기가 되기를 희망한다.

저자 류창욱

목차

목차

목차

CONTENTS

목차

❖ 표 목차

CONTENTS

목차

CONTENTS

❖ 그림 목차

❖ 부　록

제1장 서 론

제1절 연구의 배경

다양한 사회이익들이 표출되고 갈등하고 조정되는 무대로서 의회의 역할은 중요하며, 의회의 입법과정에서 이익집단이 얼마나 결정적인 역할을 하는가에 대해서는 학자에 따라서 다양한 입장을 보이고 있다. 전통적 견해는 이익집단이 의회의 정책결정과정을 지배하며 의원은 '사회 내 개별적 특수이익의 전달자'라고 보는(Schattschneider, 1963) 반면에 이익집단을 정당 지역구 대통령 동료의원 등 정책결정과정에 영향을 미치는 다양한 요인들 중 하나로 보는 시각(Kingdon, 1989; Fenno, 1973)도 있다.

우리나라에서 이익집단, 그중에도 보건의료단체의 이익표출활동은 대부분 의약분업 사태, 그리고 한약분쟁[1]에 집중되어 있다. 그 단적인 예가 보건의료단체 중 가장 역사가 깊고 정치적 역량이 크다고 하는 의사단체의 경우 "2000년 의약분업 사태가 나기 전까지 의사들의 의식도 중세 상인길드나 동업자조합의 수준을 넘어서지 못하고, 의사협회는 친목단체의 수준을 넘지 못하고 있다"(조병희, 2003)는 지적이 있을 정도였다.

이 연구는 제헌국회부터 가장 많은 국회의원을 배출하고 그들 중 상당수가 의사협회 임원을 지낼 만큼 영향력을 잠재하고 있는 보건의료집단이 과연 그럴까 하는 의문에서 출발하였다.

일반적으로 정책은 정책결정자에 의해 결정되고, 정책결정자는 정치체제의 구조적 특성 및 운영방식 등에 의해서 행동의 제약을 받으므로 정책은 결국 정치체제의 산물로 보는 학자들이 대부분이다(정정길, 1997: 94).

보건의료정책도 예외는 아니어서 대부분의 우리나라 보건의료정책은 국회에서 입법한 보건복지부 소관 정책을 규정하는 보건의료정책 및 보건산업 관련 법률에 근거하여 규율되고 있을 뿐만 아니라 막대한 보건의료정책 사업들도 국회의 예산 승인을 받아야 집행된다.

또한 국회는 법률제정 외에 대통령령 · 총리령 · 부령의 행정입법 그리고 지방자치단체

---

1) 한약분쟁 당시 한의사 출신이 국회에 미진출 상태라 의약분업시 의 · 약사 출신 국회의원이 국회에 진출하여 활동한 경우와는 다르므로 수평적으로 비교하는 것은 적절치 않은 점이 있다.

의 조례 규칙의 자치입법까지를 포함한 국내 실정법 전반의 제정과정에 영향력을 행사하는데 그것은 국회가 직접 제정하는 법률 외에 하위법령인 령과 규칙 등 행정입법과 지방자치단체의 조례규칙 등도 국정감사, 상임위원회 정책질의, 총리 또는 장관을 대상으로 하는 대정부질문 등을 통해 잘못된 행정입법과 자치입법의 개정도 촉구하여 개정을 이끌어낼 수 있다는 점에서 폭넓은 영향력을 갖는다.

보건의료분야의 입법과정은 지속적이고 연속적인 정책과정의 중요한 부분으로, 모든 국가권력은 의회의 입법과정을 통해서만 정당성을 인정받게 된다는 점에서 국회에서의 입법은 정책으로 숨을 불어넣는 결정적인 장이 된다.

한편 입법과정은 국회와 정부의 입법 발의에 의해 시작될 수 있고, 보건의료분야의 직역단체들에 의해 입법청원을 통해 이루어질 수 도 있다.

이미 보건의료정책은 의약분업 사태와 한약분쟁 등을 통해서 들어났듯이 개별 보건의료 전문분야의 이해가 첨예하게 얽혀 있다.

뿐만 아니라 보건의료 분야의 직역단체 또한 역사가 깊고[2] 그 기반이 다른 분야 이익단체보다 상대적으로 견고하고 회원 모두가 법률에 의해 배타적 권리를 인정받고 있는 전문직의 단체라는 특징을 갖고 있다.

역사성 외에도 회원 수, 재정자립도, 사회적 영향력 그리고 의료법과 약사법 등에 법적 근거를 갖고 있는 등 대 국회 활동에 월등히 우월한 조건을 가지고 있어 사회적으로 이슈가 되는 대 국회활동을 로비의 시각[3]으로 보는 경우가 적지 않다.

특히 의사, 치과의사, 한의사, 약사, 간호사 등 5개 단체는 전국단위로 조직력을 갖고 제헌국회부터 회원들이 국회에 진출하여 지난 53년간의 헌정사를 보면 의사(의학)출신 국회의원이 법학(31.2%), 정치학(19.2%), 경제학(11.2%), 군사학(7.7%)등 4개 전문분야에 이어 가장 많은 국회의원을 배출한 분야이며(김현우, 1996: 102-103), 이는 앞의 김현우의 연구에서 배제한 약학, 간호학, 치의학, 한의학 전공자를 합치면 그 순위는 가히 압도적이라 할 수 있다. 그래서 국회에서 보건의료직이 정책의제의 설정, 정책형성, 정책집

2) 5개 보건의료단체는 대한의사협회가 1908년 창립되었고 대한간호협회가 1923년, 대한약사회가 1928년, 대한치과의사협회가 1947년, 대한한의사협회가 1945년 창립된바 있어 최소 60년 이상 된 단체들이다.

3) 최희경은 '주요 의료단체의 정책로비과정 비교' 한국정책학회보 15권 3호(2006년)에서 의약분업과 한약분쟁 과정에서 어떤 로비과정을 펼쳐서 어떤 결과를 얻었는지에 대해서 해당 집단의 간부, 상대 집단 간부, 언론인, 정치인, 공무원 등 여러 사람들의 인터뷰를 통해서 규명하고 있다.

행, 정책평가 등 제반과정에 미친 영향은 간과하기 어렵다.

또한 학계 일각에서는 "특정단체 회원이 정치적으로 공무원이나 실무담당 공무원으로 임명되는 경우 이들은 소속단체를 위해 활동할 수 있으며, 이 같은 예는 법조계, 의료계, 교육계 출신들이 정치적으로 공직에 임명되는 경우가 대표적"이며 "이들은 자신의 전문성을 필요로 하는 부서에서 계층을 이루어 포진하는 경우가 많다. 이들이 행사하는 권력은 일반대중과 정치권에서는 잘 확인되지 않는 경우가 많으며, 이는 법률에 의거하여 구체적인 프로그램이나 규정을 설계하고 집행하거나 감독하는 등 업무의 성격이 기술적이고 관료적이기 때문"(최희경, 2006)이라고 보고 있다.

그런가 하면 '임기만료 폐기'된 2007년 정부제출 개정의료법과 관련된 의사협회의 대국회활동(언론은 '로비'로 간주)을 '이익단체의 정부 포획'(김대순, 2011)이란 시각으로 바라보고 있어 불과 10여년을 사이에 두고 보건의료분야(단체)에 대한 학계의 시각은 '무능'에서 '고도의 로비력을 갖춘 집단'으로 극명하게 엇갈리고 있다.

정리하면 한국의 보건의료단체는 최소 77년 이상 114년에 이르는 역사를 가지고 있으면서도 십수년 전까지 친목단체의 범위를 벗어나지 못하다가 2000년 의약분업을 계기로 갑자기 활발한 이익활동을 하여 정부를 포획하는 정도로 대국회, 대정부 활동력이 신장되었다는 것이다.

행정학적 시각에서 '정책'의 정의를 보면 "바람직한 사회상태를 이룩하려는 정책목표를 달성하기 위해 필요한 정책수단에 대하여 권위있는 정부기관이 공식적으로 결정한 기본방침"이며 이를 위한 주요 3대 요소는 정책목표, 정책수단과 더불어 정책대상 집단이라고 보고 있다(정정길, 1998: 53)는 점을 돌이켜 볼 때 보건의료 전문직의 국회에서의 보건의료정책결정과정에 대한 연구는 매우 큰 의미를 갖는다고 할 것이다.

특히 지금까지 국회에서의 보건의료정책 결정과정에 대한 연구는 의약분업, 한약분쟁 등 특정 이슈를 중심으로 연구가 진행되어 왔으며, 그 대상도 이슈와 직접적인 관련이 있는 해당 단체의 특정 이익표출 양상을 중심으로 다루어져 왔다. 이 연구는 우리나라 보건의료단체의 이익표출활동을 살펴보는 것은 물론, 그러한 활동가운데 동일직역출신 국회의원의 의정활동과 관계 맺기의 실태를 확인함으로써 보건의료단체의 이익표출활동과 보건의료인 출신 국회의원의 직역관련 의정활동을 파악하고자 한다.

제2절 연구의 필요성

보건의료분야 전문직단체들은 정관에서 설립목적을 '회원들의 이익을 위해 설립되었다'고 밝히고 있듯이[4] 일찍이 각 단체 소속 회원들인 의사, 약사, 한의사, 치과의사, 간호사, 병원들의 이익을 위한 활동을 효과적으로 수행하기 위한 정치세력화를 꾀해 왔다.

이미 1970년대부터 대한의사협회가 의사협회 외곽단체로 '의정회'를 출범시켜 정치세력화를 지향하였으며, 비슷한 시기에 대한병원협회가 '병원정책연구회'를 조직하여 운영하였다. 이어 대한치과의사협회, 대한간호협회, 대한한의사회, 대한약사회가 잇달아 직역의 이익을 위한 대외활동을 위해 별도의 조직을 만들어 회원권익을 위한 대국회 및 대정부활동과 회원들의 국회 및 지방의회 진출지원 활동을 해 왔다.[5]

또한 의료인(의사, 치과의사, 한의사, 간호사) 및 약사 출신 국회의원들 중 본인들의 역량과 노력에 의해 국회에 진출한 의원들이 상당수 있지만, 이와 더불어 보건의료단체의 정치세력화를 위한 노력에 힘입어 국회에 진출한 보건의료전문직 출신 국회의원도 있다.

보건의료인 출신 국회의원은 제헌국회부터 국회에 진출하여 20대 국회까지 169명의 의원을 배출하였는데 이들 중 연인원 10여명이 보건의료단체장 출신이다.

현재 세계 각국의 국회 위원회 운영방식은 영국을 제외한 대부분의 국가에서는 위원회 중심주의를 채택하고 있다. 우리나라 국회도 6대 국회이후부터 상임위원회를 중심으로 국회를 운영하고 있어 국회의원의 전문성이 매우 중요한 문제로 인식되고 있다. 우리나라 보건의료 전문직출신들의 국회진출이 관련분야의 전문성을 국회보건복지위원회에서 어떤 형태로 표출하고 있는지에 대한 심층적인 연구가 필요하다.

지금까지 이 분야 연구는 관련 직종 출신 국회의원들의 의정활동을 간과하고 있다. 특히 대부분의 보건의료단체들이 해당 직역출신을 통해 직역의 이익을 표출하는 정책의 청원소개와 입법을 추진하고 있음을 고려할 때 이 분야의 연구가 갖는 의의는 적지 않을 것이다.

---

4) 대한의사협회 정관 제2조 ' …… 의도 앙양, 의학기술의 발전 보급, 의권 및 회원권익옹호와 회원 상호간의 친목을 목적으로 한다.'고 밝히고 있으며 이는 다른 보건의료전문직 단체의 정관도 유사하다.

5) 대한간호협회의 간호정우회의 정관 제2조(목적)은 '본회는 정치활동을 통하여 간호를 발전시키고 국민건강증진에 기여함을 목적으로 한다'고 밝히고 있으며, 제4조(사업)는 '제2조의 목적달성을 위하여 '간호정치인 발굴과 육성에 관한 사항 (중략) 간호의 발전을 위한 정책 및 정치 활동에 관한 사항을 명시하고 있다. 또한 공개되지 않은 다른 보건의료단체가 만든 유사조직들도 그 목적은 비슷하다.

제3절 연구의 목적

전국민의료보험 제도의 실시이후 낮아진 병원문턱은 국민들로 하여금 건강권에 대한 인식도 변화시켜 이제는 의식주와 함께 기본권으로 인식하게 되었다. 또한 보건의료분야 정책들은 국민보건과 의료보장 정책에 참여하는 다양한 전문직들의 이해가 첨예하게 얽혀있어 제헌국회 이후 주요정책 결정과정에 예외 없이 이견과 갈등이 표출되고 이의 조정이 정책성공의 여부를 결정짓는 경우 또한 적지 않았다.

그러나 개인의 이념 혹은 정치적 선호형성은 그의 개인적 배경 혹은 사회계층적 위치에 의해 영향을 받는 측면이 크며 이에 관한 이론적 논의는 매우 역사가 깊어서 컬럼비아학파 등에 의하면 동일한 집단에 속한 개인들은 '집단정체성'(group identity)을 형성하게 되는데 그 결과 유사한 정치적 신념을 갖게 되고 반대로 서로 다른 집단에 속한 개인은 상이한 정치적 신념을 갖는다고 한다(김석우 · 김용주, 2012: 24).

국회의원의 기본적 사회철학은 그가 의사당에 들어오기 전에 이미 결정되어 있다(Baily, 1951)는 지적도 있어 사회적 배경 -보건의료직 출신 국회의원들의 의정활동이 의사당에 들어오기 전 자신의 직업- 에 의해 활동이 많은 영향을 받는다는 이론이 현장에서 어떻게 작동하는지도 전문직출신 국회의원의 의정활동 고찰에 주목해야 할 과제이다.

특히 본 연구의 대상이 되는 대표적인 보건의료직종이라 할 의사, 약사, 한의사, 치과의사, 간호사 출신 국회의원들은 이전 직업이 국민의 건강과 직결되어 있는 직업으로 일정한 자격검증을 거쳐 국가로 부터 면허를 부여받아 해당 직에 종사할 수 있는 권리를 부여 받음과 동시에 다른 사람들로부터 면허의 배타성을 보장받고 수년 혹은 수십 년 자신의 전문직종에 종사하여 왔다는 점에서 더욱 그러하다.

이 연구는 지금까지 단편적인 면을 중심으로 부각되어온 보건의료직 출신 국회의원들의 해당분야 의정활동이 과연 출신 직역과 어떠한 관계에 있는지 밝히고자 한다.

따라서 이 연구의 결과는 보건의료전문직 출신 국회의원의 사회적 배경이 직역이익과 공익에 어떻게 작용하였는지 가늠할 수 있을 것이다.

제4절 연구방법 및 범위

이 연구는 의사, 약사, 치과의사 한의사, 간호사 단체의 대외활동 중 1948년 제헌국회 이후 2022년 제21대 국회 전반기 까지 국회 보건복지위원회를 중심으로한 대 국회활동을 분석하고 의사, 약사, 치과의사 한의사, 간호사 등 5개 보건의료전문직 출신 국회의원의 의정활동과 직역의 현안과의 상관관계를 국회속기록 중 관련 발언만을 가려 분석하였다.

또한 같은 기간 위의 5개 전문직 단체의 보도자료와 기관지[6]를 분석하여 동일 직역출신 국회의원의 발언과 동일직역 전문가 단체와의 해당 정책의 연대와 유대의 정도를 살펴보고 이에 대한 일간신문과 방송의 시각을 함께 짚어 보았다.

이상과 같은 연구의 목적과 연구의 범위를 염두에 두고 진행한 이 연구는 국회 속기록과 관련단체가 발간한 기록물과 관련문헌들을 기초한 이론적 분석과 사례분석방법을 주로 사용하였다.

국회 상임위원회제도가 시행된 6대 국회 이후는 보건복지위원회 상임위원회 회의록, 국정감사제도가 시행되고 국회 보건사회위원회(민의원)가 활동을 시작한 5대 국회부터는 국회보건복지위원회 국정감사 회의록 중 보건의료 직역출신 국회의원의 직역관련 발언내용과 직역관련 입법 활동 및 청원소개 활동을 모두 분석하였다.

다만 이 기간 중 의약분업과 한약분쟁은 연구의 의제에서 배제했는데 이는 이미 수많은 연구에서 직역단체의 이익표출을 주제로 많은 연구가 이루어졌으므로 상대적으로 학계에서 간과된 앞의 두 주제를 제외한 정책의제를 망라하였다.

또한 '청원'의 경우는 국민 각자가 국민의 대표기관에 거대정부(Big Government)의 강력한 힘에 의하여 침해된 자기의 권익을 구제하거나 이를 사전에 방지하기 위한 예방적 수단으로서 그 위상이 있으므로, 국회는 이를 성실히 처리함으로써 청원인 개인의 권익보호 뿐만 아니라 나아가 국회 자체의 역할 강화의 한 수단이 됨(김종두, 1984)으로 연구에 포함시켰다.

그러나 유감스럽게도 6대 국회부터 12대 국회까지 청원에 관한 기록이 유실되고 13대 국회 청원 기록부터 국회가 소장하고 있어 6대 국회부터 12대 국회 임기 말까지 25년간

6) 대한의사협회는 '의협신문'을, 대한치과의사협회는' 치의신보'를, 대한한의사협회는 '한의신문'을, 대한약사회는 '약사공론'을, 대한간호협회는 '간호신문'을 기관지로 발간하고 있다.

의 국회 보건복지위원회 청원에 관한 기록은 반드시 소관 상임위원회를 거치도록 하고 있다는 점에 주목하고 국회 보건복지위원회 상임위원회 회의록을 모두 열람하여 속기록에 나타난 청원을 분석하였다.

이에 앞서 관련 직역단체인 의사 치과의사 한의사 약사 간호사단체 중앙회의 대국회 활동을 통해 표출된 직역 현안 중 직역의 이익을 표출한 사안이 해당 직역출신 국회의원의 의정활동에 어떻게 반영되었는지를 사례분석을 통해 보건의료단체의 국회에서 이익표출과 직역 국회의원의 상관관계를 추적하였다.

한편 관련 단체의 정책활동은 해당 단체가 발간한 협회사(協會史) 또는 회무보고자료, 기관지 기사와 관련단체의 보도자료와 간행물 그리고 필요에 따라 일간신문과 방송 등의 기사도 보충적으로 사용하였다.

제5절 선행 연구의 검토

국내 보건의료 정책결정과정에 대한 연구 중 전문직 출신 국회의원의 활동을 연구한 논문은 많지 않다. 입법과정에서 성립되는 보건의료전문직 출신 국회의원, 정부 주무부처 등의 입법행위 기관과 보건의료분야 이익단체와의 상호관계에 대하여 비교적 최근에 학계의 관심이 고조되고 있다. 이러한 관심은 보건의료분야의 직역단체들이 자기들의 이익을 추구하기 위하여 의원이나 정부에 이익표출활동을 할 때 그 활동을 어떠한 관점에서 바라볼 것인가에 관한 것이었다. 이러한 사례 중에서 하나는 정부입법의 경우 어떤 직역단체가 정부에 로비를 하고, 그 결과로 정부가 관련 법률개정안을 마련하여 국무회의를 통과한다면 이를 이익단체에 의한 정부포획으로 보는 것이다(김대순, 2011). 다른 하나는 입법행위자인 의원이나 정부는 이익단체가 요구하는 정책이 자기들의 이해에 부합될 때 이를 수용하는 정책결정을 하게 되고, 이익집단은 이익을 추구하기 위하여 지대추구행위(정부 개입에 의해 독립적, 배타적 특혜를 얻을 목적으로 정부에 대해 행하는 자원낭비적 로비활동)를 할 수 있다고 보는 것이다(김권식, 2013).

이익단체의 국회 또는 정부에 대한 로비가 법적으로 인정되고 있기는 하나 지대추구행위와 포획행위가 중요한 이유는 이익단체가 이러한 행위를 통하여 자기들이 원하는 입법이 성립되었을 때, 이로 인하여 얻게 되는 이익단체의 이익이 공익과 부합되지 않을 경우 그 피해가 국민 다수에게 미치기 때문이다. 이러한 이유 때문에 입법과정에서는 누구보다도 국회의원의 정책사안에 대한 판단이 중요하게 된다. 의원입법의 경우는 물론이고, 정부 입법의 경우에도 발의된 법안이 국회의 소관 상임위원회에서 심의되고, 그 결과에 따라 본회에 상정되어 처리되기 때문이다.

그러나 이와 같이 입법과정에서 일어나는 보건의료 전문직 출신 국회의원의 판단과 입법 활동이 중요함에도 불구하고 직역단체들의 이익추구활동에 대해 의원들이 의정활동을 어떻게 수행하고, 또 왜 그렇게 하는지에 관해서는 국내에서 거의 연구가 이루어지고 있지 않았다. 다만, 보건의료전문직 의원의 의정활동을 조사한 연구가 2편 있으나 하나는 직역단체와 직역국회의원의 정책연대 활동을 조사하지 않았고(최희경, 2006), 다른 하나(오무경, 2009)는 4명의 의사출신 의원 중 보건복지위원회 소속 2명의 의원만을 연구대상으로 설정하여 연구결과의 일반화 가능성이 낮다. 그 외에는 보건복지위원회 의원들의 사회경력 또는 전공의 상임위원회 활동과의 부합도(이은호, 1985 ; 문희철, 1989), 의원들의 사회적 배경 또는 사회적 특성(김경숙, 1994 ; 유창선, 1994), 의원의 의정활동이 아닌 직역단체 간 대립 시의 의원의 정책수단 선택(김권식, 2013)이나 이익단체의 정부에 대한 활동(김순양, 1993 ; 김대순, 2011) 등에 관한 연구로서 의원의 의정활동을 다루고 있지 않다.

이 연구는 보건의료단체의 대 국회활동이 지대추구활동이냐 포획이냐를 구획하기보다 지금까지 전무하였던 5개 보건의료단체의 대 국회활동과 동일 직역 국회의원과의 연대를 정리함으로써 보건의료전문직 출신 국회의원들이 관련 직역단체의 이익보전을 위한 의정활동을 수행하는 과정에서 어떤 행태를 보이는가에 대한 기초적 자료생성에 방점을 두고자 하였다.

제2장 이론적 고찰

제1절 정책결정 개념

정책은 학자들의 시각이나 목적에 따라 다양하게 정의되고 있는데 Lasswell은 정책을 "문제해결을 위해 미래 탐색을 위한 가치와 행동의 복합체"라고 정의(Lasswell, 1951: 11-13)하였고, Easton은 "희소한 사회적 가치의 권위적 배분 또는 권위적 산출물의 일종(Easton, 1965: 315)"으로 정의하였다.

우리나라에서는 정책을 "바람직한 사회현상을 이룩하려는 정책목표를 달성하기 위해 정부가 의식적으로 결정한 기본방침(정정길, 2011: 35)"이라고 정의하였으며, "대부분의 사회구성원과 관련이 있는 시급한 문제들을 권위적으로 해결함으로써 삶의 질과 공익을 향상시키고자 하는 정부 및 공공기관의 미래지향적인 활동지침 또는 활동목표(유훈, 1990: 23)"라고 정의하기도 하였다.

김대순은 "정부가 특정목표를 달성하기 위해 의도적으로 선택한 행동지침을 의미하는 것으로 이는 미래에 발생될 문제에 대해 목표를 정하고 이를 해결하기 위하여 정부가 의식적으로 선택한 기준(김대순, 2011: 34)"으로 보았다.

한편 정책과정[7]에 대한 실증적 연구는 과거부터 정치학자들이 가장 많은 관심을 가져온 분야이며, '정책의제설정 ⇨ 정책결정 ⇨ 정책집행' 중에서 정책학자들이 가장 많은 관심을 보인 부분은 정책결정[8]이다(정정길, 2010: 21).

정책결정(policy Making)은 현실적인 문제해결 방안을 개발, 평가하고 선택하는 것

---

7) ※정책과정(류지성, 2009: 69-70) : 정책과정 (policy process)에 대해서 여러 견해가 있으나 내용적으로는 공통된 것이 많다. 그 중에서 이론적인 틀로서 가장 자주 인용되는 정책과정 모형의 하나인 Anderson의 정책과정에서 제시하는 다섯 단계는 다음과 같다.

① 문제정의와 정책의제형성 단계 : 정책당국이 심각성을 인정하여 해결해야 하는 정책 문제를 선정하는 단계.
② 정책형성 단계 : 문제해결에 이바지할 수 있고 실현 가능한 대안들을 발전시키는 단계.
③ 정책채택 단계 : 최종안을 선택하고 지지를 모아서 권위있는 기관이 의결하거나 합법성을 부여하도록 하는 단계.
④ 정책집행 단계 : 정부의 행정기구가 결정된 정책을 실행에 옮기는 단계.
⑤ 정책평가 단계 : 정책이 효과적이었는지를 판단하고 성공이나 실패의 원인을 찾는 단계로 보고 이중 ②+③을 흔히 '정책결정' 단계로 분류한다.

8) ※정책결정 : 정책과정 중 가장 많은 연구의 대상이 되어 온 것이 정책결정이다. 그것은 정책결정이 정책과정 중에서도 정책과 행정에서 핵심적인 역할을 하는 과정이기 때문이다. 좁은 의미에서의 정책결정은 "어떤 문제가 정책문제로 제기될 경우 이를 해결할 정책목표를 설정하고 이를 달성할 수 있는 여러 가지 대안들을 고안검토하고 정책대안을 채택하는 일체의 활동"을 가리킨다. 정책은 정책결정의 산물(output)이라고 할 수 있다.

과 관련된 정부의 모든 활동을 일컫는 것으로 정부기관이 정책목표를 달성하기 위해 장래의 활동지침을 결정하는 것이라고 할 수 있다.

정책결정은 매우 복잡한 과정이며 동태적이고 변화무쌍하여 예측이 불가능하다. 따라서 정책결정은 정책환경에 따라 변하는데 정책결정의 개념에는 다음과 같은 뜻이 내포되어 있다(문재우, 2008: 249).

① 정책결정의 주체는 정부 또는 공공기관으로서 민간기관에 의해서 수립되는 사적정책(private policy)과 구별된다는 점에서 정책이 지니는 특성인 강제력과 정통성(legitimacy)을 가진다.
② 정책의 목적은 당연히 공익(public interests)의 구현에 두고 있다는 점에서 사익의 추구에 목적을 둔 민간기업의 정책과 구별된다.
③ 정책의 관계대상은 정부기관이나 일반 또는 특정 내외국인이다.
④ 정책결정에 이용되는 접근방법은 정책과정에 개입되는 합리성(rationality)의 정도에 따라 규범적 이상적 접근방법과 현실적, 경험적 접근방법으로 크게 나뉜다.
⑤ 정책결정은 분리된 하나의 의사결정이 아니라 장기적인 행동유형과 관련된 일련의 연속적 결정으로서 여러 이해문제가 뒤섞여진 복잡하고 동태적인 과정이다.

정책결정과 의사결정은 모두 대안의 선택과정이라는 점에서 일치하지만 양자는 서로 다른 양상을 띠고 있다.

① 정책결정의 주체는 정부기관이지만 의사결정은 공 사 부문의 결정을 모두 포함한다.
② 의사결정은 어느 계층과 단계에서도 적용될 수 있는 일반적 개념이지만 정책결정은 공적 문제에 한정된다.
③ 의사결정은 원칙상 한 번의 선택을 의미하지만 정책결정은 일련의 선택들과 그것의 수정으로 이루어진다.

이와 같은 이유로 정책결정자는 정책 목표를 정할 때 정치체제의 구조적 특성 및 운영방식 등에 의해 행동에 제약을 받게 됨으로 정책을 정치체제의 산물로 보게 되는 시각이 나타나게 된다. 특히 정부가 다양한 정책을 수립하고 집행하는 과정에서 사회적 영향력을 앞세운 이익집단(interest group)에 의해서 정책오류 또는 정책실패를 범하게 되는 사례를 종종 볼 수 있다. 이는 독점적 지위를 확보하려고 노력하는 이익집단이 정부의 정책을 그들의 이익에 부합되도록 정보를 활용하고 유능한 인적자원을 동원하여 정부 정책에 영향력을 행사하기 때문이다(김대순, 2011: 1).

이익집단들은 자신들의 이익에 유리한 정책이 수립되도록 유도하거나, 자신들의 이익에 불리한 정책이 만들어지지 못하도록 정책결정과정에서 활발한 이익표출 활동을 한다. 또 정부와의 협상을 벌일 목적으로 각종 자료의 왜곡 등을 위하여 같은 목적을 가진 이익집단과 한시적으로 연합형성(Coalition)을 하기도 한다. 이 경우 이익집단의 표출활동이 국민적 관심 사항에 대하여 국민적 관심을 환기시킴으로써 더 나은 정책결정이 이루어지도록 많은 정보제공은 물론 해결방안에 대한 다양한 의견제시를 한다는 긍정적인 측면이 있다. 이 때 정부는 정부대로 국민의 절대적 지지를 얻으며 원활한 정책을 추진할 수 있게 되고 이익집단은 이익집단대로 정책에 대한 지지와 함께 자신들의 의견을 정책에 반영함으로써 저항감도 줄일 수 있다.

그러나 이익표출 과정에서 이익집단의 압력 때문에 당초 정부가 의도했던 방향과는 정반대로 이익집단에 유리한 정책결정을 하게 되는 부정적 측면이 나타나게 되는데 이를 조지 스티글러(George Joseph Stigler) 등은 포획(Capture), 즉 공익목적을 위해서 존재하여야 하는 정부가 당초 추구하고자 하는 정책목표 또는 의도와는 다르게 자신들의 사적 이익을 만족시키고자 하는 이익집단의 특정압력에 의하여 그들의 선호와 일치되는 입장에 서서 정책을 추진하는 것으로 보았다(김대순, 2011: 1).

즉 정책이 미래를 예측하여 이루고자 하는 바의 활동지침, 또는 결정이라고 한다면 정책결정은 정책의 목표인 바람직한 공익의 상태를 달성하는데 초점이 맞추어져 있기 때문에 동태적이며 복잡한 과정(Dror, 1968: 12)이며, 유훈 등은 정책결정을 채택된 정책문제의 해결을 위해 순차적으로 정책목표를 세우고 여러 대안들 중 최적 대안을 선택하는 일련의 과정(유훈 외, 1982: 11)으로 보았다.

이 같은 이론들을 종합하여 정책결정은 공익을 위한 문제해결 방안을 도출하기까지 검토한 여러 가지 대안 중에서 정책결정권자가 의도하는 방향으로 최적의 대안을 선택하는 과정, 특히 국회에서 이루어지는 일련의 과정 속에 최적의 대안을 선택하는 과정으로 파악한다.

제2절 정책결정 과정분석을 위한 이론모형

정책결정과정을 어떻게 설명할 수 있는지에 대한 이론은 이루 열거할 수 없을 정도로 많다. 뿐만 아니라 정책결정을 설명하는 이러한 이론들을 어떻게 나눌 수 있는가에 대한 이론 역시 다양하다. 여기서는 권력(power) 배분과 정책결정의 관계를 기준으로 대표적인 정책결정 이론모형을 검토하고자 한다.

권력과 정책결정의 문제는 근본적으로 누가 정책을 결정하느냐 하는 문제이다. 이에 대한 정책결정과정 이론모형은 대표적으로 엘리트 이론, 다원론 그리고 조합주의 모형인데 여기서는 이에 한정해서 검토하였다.

즉 국가의 정책이 어떻게 만들어지고 집행되는지는 국가의 사회에 대한 개입의 방법, 개입의 정도, 개입의 수단에 따라 다르고 이러한 다양성은 권력구조이론으로 설명이 가능 하다. 그리고 권력구조 이론은 정책과정의 공식적 비공식적 참여자들의 상호관계에서 나타나는 정치적 균형점이 어디서 형성되는지를 설명하는 이론이기도 하기 때문에 여기서는 이러한 구분이 복잡한 현상을 지나치게 단순화시키고 있다는 지적이 있음에도 불구하고 이러한 구분을 통하여 정책에 대한 입장이 달라지는 이유와 그 과정에 대한 이해를 도울 수 있다고 보고 이러한 분류를 따랐다.

1. 엘리트 이론모형(문재우, 2008: 263-267)

엘리트 이론의 관점에서 '대중'은 정책에 대해 무관심하고 모르기 때문에 엘리트가 정책 문제에 대한 의견을 결정하는 것으로 파악한다. 정책은 대중의 요구를 반영하는 것이라기보다는 엘리트에서 대중으로 '하향적'으로 흘러간다는 이론이다.

엘리트 이론은 다음과 같이 요약할 수 있다.

① 사회는 권력을 가진 소수와 권력을 갖지 못한 다수로 나누어져 있다. 소수만이 사회적 가치의 배분에 관여하고 대중은 정책결정에 참여하지 못한다.

② 지배하는 소수는 지배받는 대중을 대표하지 못한다. 엘리트는 사회경제적 계층의 상층에서 주로 배출된다.

③ 사회가 안정되고 혁명을 피하기 위해서는 비엘리트가 엘리트로 가는 과정이 완만하

고 지속적이어야 한다. 비엘리트는 엘리트의 기본적인 합의를 받아들이는 경우에만 지배집단에 편입될 수 있다.

④ 엘리트는 사회체제의 기본가치와 체제유지라는 점에서 공통의 합의를 가지고 있다. 미국의 경우 엘리트의 기본적인 합의는 사유재산의 존엄성, 최소한의 정부개입, 개인의 자유 등이다.

⑤ 정책은 대중의 요구가 아닌 엘리트의 지배적 가치를 반영하는 것이다. 정책의 변화는 혁명적이기 보다는 점증적이다.

⑥ 엘리트는 무관심한 대중으로부터 직접적인 영향을 거의 받지 않는다. 대중이 엘리트에 영향을 미치기보다는 엘리트가 대중에 영향을 미친다.

이와 같은 바탕을 가진 엘리트 이론은 정책에 대해서 가지는 의미는 다음의 세 가지이다.

첫째, 대중보다는 엘리트의 이해관계를 반영 : 정책은 대중의 이해관계를 반영하기보다는 엘리트의 이해를 반영한다. 따라서 변화나 개혁은 엘리트가 가치나 이해를 다시 정의할 때에만 가능하다. 그러나 이것이 반드시 대중의 복지에 반한다는 것을 의미하는 것은 아니다. 다만 대중의 복지는 엘리트의 이해관계를 유지할 수 있는 한도 안에서 보장된다는 것이다.

둘째, 엘리트와 대중 : 대중이 엘리트에 영향을 미치는 것이 아니라 엘리트가 대중에 영향 을 미친다고 본다. 따라서 선거나 정당은 상징적 가치일 뿐, 정책의 결정이나 정책대안의 제시에 대중이 영향을 미칠 수 있는 것은 아니다.

셋째, 엘리트의 공통적 합의와 사회유지 : 엘리트는 사회체제의 근간을 이루는 규범에 대해 일정한 합의를 가지고 있으며, 사회체제의 유지와 기본적인 '경기규칙'에 동의를 하고 있다. 사회의 안정성과 유지는 이러한 합의에 달려있으며, 정책대안도 이 합의의 한도 안에 있을 때에만 고려의 대상이 된다.

2. 조합주의(Cawson, 1986: 38)

조합주의(corporatism)란 구체적인 사회정치적 과정으로서, 독점 기능적 이익을 대표하는 조직들이 공공정책의 수립에 관하여 국가기관과 정치적 교환관계를 이루는 것이다. 공공정책의 수립에 관여하는 제 조직은 스스로에게 위임된 권한을 통하여 집단이익을 대표하면서 동시에 결정된 정책의 실행을 책임지는 역할을 하게 되는 것이다(Cawson, 1986: 38).

권위주의적 국가조합주의[9]가 아닌 민주적인 형태의 사회조합주의[10]는 전체 사회적인 차원에서 사회통합을 이루어 내고, 공동선의 분배적 정의를 도모하고 있다. 좌파와 우파적 관점을 국가론적 입장에서 통합하면서 복지와의 관련성을 강조하는 것으로 정리할 수 있을 것이다(최경구, 1993 : 102). 자유방임과 같은 자유주의적 사상을 포기하고 노동을 포함하는 이익단체의 집합적 조직을 받아들이는 한편, 사적인 부의 추구가 인정된다. 자본주의사회에서의 집단주의의 일반적 성장과 함께 개인(시민, 노동자, 고용자 등)의 이익은 점차로 결합과 연합 등을 통해 중재되는 것으로 보게 된다(고영복, 2000 : 347).

국가조합주의 이론은 정부주도적인 경제발전을 추진해온 우리나라 정책결정을 설명하는 데도 도움이 될 수 있으며, 사회조합주의는 제 2차 대전 후 정부주도의 관료적 경제계획을 세워나가면서 미국과는 다른 자본주의체제를 구축한 유럽국가식 조합주의를 말한다. 영국, 독일, 오스트리아, 스웨덴 등의 유럽 국가들은 기업가단체대표, 노동자단체 대표, 정부대표의 3자 연합을 통해 주요 경제정책을 결정하는 3자 협의체제를 발전시켰다. 이러한 사회조합주의는 사회경제체제의 변화에 순응하기 위하여 이익집단의 자발적 시도로 부터 생성된 조합주의이다. 3자 협의체제의 예로는 1960년대 이후 생성된 영국의 국민경제발전평의회, 독일의 협력위원회, 스웨덴의 국가노동시장위원회 등이 있다(정정길, 1998: 233).

3. 다원주의(김창엽, 2000: 262-267)

다원론(pluralism)을 주장하는 연구자들의 공통적인 견해는 자유주의적 이론에 따라 개인의 권리를 강조하고, 권력분산에 따른 집단의 다양성을 주장한다는 것이다. 이처럼 개인의 권리보호와 권력의 분산을 통한 사회질서를 주창하는 다원론은 일반적으로 다음

9) 국가의 권위에 의해 위로부터 조직되어 국가에 의해 사회의 집단에 침투되는 방식에 의해 제도화된다. 조합이 국가의 보조적이며 종속적인 기관이 되면서 국가의 정당성과 기능이 조합 이외의 근거에서 비롯되는 유형이다. 국가조합주의는 다원주의를 급속하게 해체시키면서 나타나게 된다. 특히, 국가조합주의 이론은 정부주도에 의하여 경제발전을 추진하여 온 국가들의 정책결정과정을 잘 설명하고 있다(박윤형, 2003 : 26).

10) 사회경제체제의 변화에 순응하려는 이익집단의 자발적 시도로부터 계층협력체제로 나타나는 헤게모니가 확립된 안정된 지배의 소산이며, 계층들 간의 이해가 상호의존하고 있다는 신념이 사회에 만연해 있기 때문에 가능한 것이다. 사회조합주의는 느리고 거의 인식할 수 없을 정도로 서서히 진행되는 다원주의의 쇠퇴와 함께 점진적이며 장기적인 제도화의 과정을 거치게 된다(박윤형, 2003 : 27).

과 같은 명제를 가진다고 주장하고 있다.

① 개인의 만족은 작은 정부단위에서 보장되는데, 이는 각각 대표성을 지니고 있기 때문이다.

② 공공기관들이 지역적으로 흩어져 있을 때 통치권력이 대표성을 지니지 않는 것을 막을 수 있다.

③ 사회는 다양한 종교적, 교육적, 문화적, 전문적, 경제적 조직으로 구성되어 있다.

④ 이와 같은 사적(私的) 조직체들은 자발적이다.

⑤ 정책은 집단 간의 자유로운 상호작용의 결과이다.

⑥ 정부는 집단 간의 조화에 의해 형성된 공통적인 요소에 따라 행동한다.

이와 같은 다원론의 특성을 바탕으로 할 때 이것이 정책과정에서 가지는 의미는 다음과 같이 요약 할 수 있겠다.

첫째, 민의가 정책에 반영된다는 것으로, 다원론은 대중과 엘리트간의 연계장치로서 선거나 정치체계의 유용성을 인정하며, 이러한 의미에서 민의가 정책에 잘 반영된다고 주장한다.

둘째, 참여자 간의 상호조정이 얼어난다는 것으로 다원주의적 사회에서는 참여자간의 상호 조정과 정치적 점증주의가 성행한다.

셋째, 정치과정 참여자로서 이익집단이 존재한다는 점이다. 서로 다른 이익집단 사이의 합의와 조정을 보장하는 것이 정부의 역할이라고 주장한다.

넷째, 정책목표가 불명확하고 다목적적이라는 것이다. 다원적 사회에서는 모호하고 다목적적인 정책결정이 성행하고, 상충되는 이해관계를 조화시키는 추상적인 정책목표가 수립된다.

다원론적 관점에서의 정책결정은 이익집단 상호간의 경쟁과 상대적인 영향력의 차이에 따 라 이루어지는 균형상태에서 결정이 이루어지는 것으로 이해되고 있다. 뿐만 아니라 일정한 신념에 대한 합의를 전제로 하고 있기 때문에 체제에서 벗어날 수 있는 집단과 개인에 대한 억제작용도 할 수 있다.

그러나 다원론은 불평등한 사회구조를 가진 국가의 경우 기존질서에 의한 불평등이 정당화되고 국가가 엄정한 중립적 중재자라기보다는 강력한 이익집단에 종속될 수 있다는 본질적인 문제가 있다. 특정집단에 의한 이익의 과도한 독점, 지나친 경쟁으로 인한 사회의 불안정, 불평등을 합리화하는 안정, 정치적 부패. 따라서 이러한 문제가 정책결정의 측면에서는 보다 강력한 이익집단의 이해를 반영하는 결정이 이루어지기 쉽고 이는 대체로 혁신적이기보다는 보수적이고 기존의 이해관계를 유지하는 방향으로 정책결정이 이루어지기 쉽다는 것을 뜻한다.

한편 이상의 이론과 관련 국회와 이익단체의 상관관계를 살펴보면 국가조합주의 방식의 이해표출은 기존의 권위주의적 정권의 통치수단으로서의 성격을 강하게 띠고 있어 한국사회의 분화과정에서 이러한 국가조합주의의 틀에 가리워진 다양한 형태의 이슈들이 사회로부터 제기되고 이를 통한 이해표출이 나타났다. 이는 소위 다원주의의 이익대표체계와 직접적인 관계가 있다고 보는 의견(정연정, 2002)도 있다.

그 의견은 다원주의화 과정에서 시민 이익집단[11]들이 국회의 활동과 개별 국회의원의 활동을 제한하기 위해 다양한 형태의 대중동원 활동을 전개하고 있으며, 직업이익집단들은 정치적 영향력 형성을 위한 로비활동 및 인적 네트워크 형성 활동을 주로 전개하고 있는데 이는 정치구조 및 이해표출 구조가 다원화된 시스템 아래서 대개의 경우 실제로 선거에 직접 후보자를 출마시킬 수 없기 때문에 자신들의 이해를 입법화하기 위해 국회 및 개별 국회의원과 지속적으로 관계 맺기를 하여 자신들의 이해를 정치적 또는 입법적으로 관철시키는 경향이 있다고 보는 것이다.

이익단체의 의회에서의 이익표출이 사회의 다원화 및 엘리트(Elite)화와 직접적인 관계가 있으며, 이는 다시 입법조직들의 변화를 유도하는 경향이 있다는 의견이다.

4. 보건의료분야 이익단체의 이론모형

한국의 경우 이익대표체제는 미국의 경우처럼 다원주의적 이익집단정치체제 보다는 조합주의 모형에 더욱 근접하다는 것이 이른바 민주화 이전까지의 전형적인 유형이라는데 학자들의 의견이 대체로 일치되고 있다.[12]

11) 이익집단을 특정한 이해를 공유하는 개인들로 구성된 직업이익집단(professional interest group)과 불특정다수의 이해를 대변하는 시민이익집단(citizen interest group)으로 구분할 수 있다.

12) "국가조합주의 이론은 정부주도에 의하여 경제개발을 추진해온 우리나라의 정책결정과정을 잘 설명할 수 있는 부분이 많다(

그러나 민주화 이후 보건의료분야 이익단체의 패턴에 대해서는 학자들 간에 의견이 엇갈리고 있는데 일부에서 다원주의로 기울고 있다고 보는 견해도 있다.[13)]

이는 보건의료정책도 여타 정책과 마찬가지로 군사독재시절 정부주도의 정책입안과 집행을 하는 추세였으나 민주화 이후 각종 민간단체의 다양한 목소리가 분출되면서 과거와 달리 이러한 민간단체의 주장이 여러 경로로 정책에 반영되는 등 변화가 일었기 때문이라는 지적이다.

한편 보건의료 분야 이익대표체제에 대해 사회조합주의로 보는 시각이 있다. 그것은 보건의료 분야는 여전히 국가가 주도하고 있으나 정책결정 과정에서 상당한 전문적 정보와 지식이 필요한 분야이기 때문에 정책결정시 전문이익집단에 의존적일 수밖에 없다고 보기 때문이다. 또한 정책집행과 관련해서도 정책관장을 하고 있는 정부와 정책대상자인 국민 사이에 정책전달자에 해당하는 보건의료전문가가 필연적으로 개입되는 특징이 있기 때문이라는 것이다. 즉 정책집행과정에서 정책결정자와 정책대상자 간의 직접적인 접촉이 발생하는 일이 극히 드물기 때문에 정책결정자인 정부는 전문이익집단으로부터의 순응확보가 필수적이며 때에 따라서는 집행권한의 일부를 위임하게 되는 것이라고 보았다(김순양, 1993).

이처럼 민주화 이후 보건의료 분야 이익대표체제에 대한 학계의 의견이 다양한 것은 우리나라 정부와 보건의료단체의 관계가 한 가지 패턴으로 설명하기 어려운 복합적인 요소가 있다는 의미이며 다양한 보건의료정책마다의 특성에 따라 그 특징을 달리하기 때문일 것이다.

정정길, 2011 : 245)"는 지적이 있으며, 김순양(1993)은 사회정책과정에서 이익대표체제의 변화를 연구 결과관계구조의 측면에서 기업이익집단, 노동이익집단, 의 · 약단체를 대상으로 한 전문이익단체 모두 다원주의 모형보다 조합주의 모형의 특성에 근접하였다고 지적하고 이중에서 정부와 전문이익집단의 관계가 보다 실질적인 조합주의적 관계구조를 형성한다고 논했다.

13) 조승민은 민주화 이전 권위주의 정치체제하에서 한국의 이익집단들은 강력한 국가에 의한 조합주의적 통제를 받았으나, 1987년 민주화를 계기로 다양한 이해관계를 반영하는 이익집단들이 생겼고, 이들은 과거와 달리 자율성을 가지고 국가와의 갈등적인 상황을 야기하면서 구성원의 이익을 추구하려는 다원주의적인 이익집단정치를 추구하고 있다고 논하였다(조승민, 2004).

제3절 보건의료분야 규제의 역사적 배경과 보건의료정책의 특징

1. 보건의료분야 규제의 역사적 배경

근대 국가는 자본주의 경제체제를 발전시키기 위한 사법, 행정력을 지닌 통치조직으로 재구축되었으며 국가단위의 건강한 노동력과 군사력을 확보할 수 있도록 보건위생체제를 갖추어야 했다. 따라서 국가는 의료인에게 면허를 부여하는 대신 국가유지에 필요한 공공의료부문에 의사(의료인)들을 동원하고 통제할 명분을 얻게 되었다.

우리나라도 의료인에 대한 자격과 면허규정을 법제화한 것은 국가적 필요에 의해서였다. 근대 제국주의 열강의 압박에 문호를 개방한 조선정부는 부국강병을 위해 서구의 의사면허 제도를 적극적으로 도입하였다(이주연, 2010: 386).

이후 일제 말기에 개정된 조선의료령[14]은 의료인력의 징발을 위한 9개 조항을 신설했는데 의료업자들은 중앙회에 소속되어 국가의 국민체력향상 정책에 협력해야 하며, 국가가 지정한 업무에 종사할 의무가 명기되었다.

1945년 광복 후에는 일제의 공립병원 중심체계는 붕괴되고, '개업허가제'나 '사립 병원 취체(取締)' 조항은 형식으로만 남아서 의사들의 학력이나 자격취득 경로와 관계없이 개업과 전문과목 표방이 난립했다. 일본의 항복으로 3 8선 이남 지역에 미군이 진주하여 9월 8일부터 1948년 8월 15일 남한단독정부가 수립되기까지 3년 동안 실시한 군사통치 시기인 미군정기에는 민간이 진료서비스를 담당하는 미국식 자유개업체제가 된 것이다. 초대 보건후생부장(이용설)은 '의료시설과 전문과목 담당의사의 부족'으로 의료국영론을 시기상조(1947)로 규정하는 한편 '민간이 종합병원을 많이 설립하고, 보건행정의 발전을 위해 선진국으로부터 많은 것을 배우는 것이 가장 중요한 일임을 강조하였다(신좌섭, 2000: 224).

정부 수립 후 대한민국의 보건의료 정책은 분단국으로 군사력 증강과 경제개발에 밀려 뒷전으로 물러남에 따라 보건후생부는 사회부 보건국으로 격하(1948.8) 되고 말았다. 이때 사회부 보건국을 보건부로 승격 독립시킨 주역은 다름 아닌 보건의료 단체들이었다.

1949년 대한의사협회의 전신인 대한의학협회는 당시 치과의사, 간호사, 약사단체들과

14) '조선의료령', 조선총독부관보, 1944. 9. 14.

뜻을 모아 의사출신 국회의원이면서 국회 문교사회분과위원장이던 이영준 의원[15]과 역시 의사출신의 이범교 의원을 청원소개의원으로 하여 '보건부 독립청원서'를 제출, 국회에서 이 문제를 정식으로 논의하는 장을 마련했다.

뿐만 아니라 당시 대한의학협회 윤일선 회장과 정구충 부의장은 신익희 국회의장에게 적극적으로 보건부 독립의 당위성을 설명하였으며 대한간호협회 대표는 이승만 대통령의 부인 프란체스카 여사를 예방하여 보건부 독립에 대해 협조를 부탁하는 등 범 보건의료단체가 적극적인 연합전선을 구축하여 이를 추진한 결과 국회에서 67대 32로 가결(1949. 7. 25)을 이끌어내 보건부를 독립하는데 일조했다(이주연, 2010: 389).

이로써 1949년 7월 정부조직법이 개정됨에 따라 보건부가 독립되었고 초대 장 차관에 모두 의사출신이 발탁되어 장관에 세브란스 의대 구영숙 교수가, 차관에 이갑수 서울의대교수가 취임하였다.

한편 보건부가 독립되었다고 하지만 일제가 남기고 떠난 식민의료문화를 청산할 시간도 없이 전쟁을 맞았고, 전쟁은 미국을 포함한 선진국의 의학지식, 의술방식, 의료체계가 아무런 여과장치 없이 그대로 이식되는 계기가 되었다.

일제강점기 관주도의 공공의료 중심의 보건의료에 익숙해 있던 우리 정부의 보건의료분야 예산은 해방과 군정기 정부 예산의 1%대(여인석 외, 2012: 306)[16]였고 일제강점기 공립병원 중심체계가 붕괴된 자리에 무비판적으로 받아드린 미국식 의료가 자리했다.

이에 대해 일각(신오성, 1994)에서는 "국가가 보건의료에 대해 자유방임적인 태도를 취함으로써 의료에 대한 공공적 책임을 은폐하고 최소한의 개입과 무관심을 정당화하려고 했다."고 진단하고 의료기관 개설허가제가 신고제로 완화된 것은 국가가 공공의료 시설이나 인력에 직접적인 재정투자를 하기보다 의사들이 재정을 투자하도록 하여 민간의료를 활성화시키기 위한 것이었다고 짚었다.

요컨대 국가가 해야 할 공공의료서비스를 의사들의 사재로 설립되고 관리, 운영되는 민간 의료기관에 그대로 편승하고자 했다는 것이다.

이 같은 지적이 설득력을 얻는 것은 미군정기가 끝난 직후인 1949년 조사에서 전체 1만

15) 세브란스 교장 역임.

16) 1949년 보건부예산은 국가예산의 1.2%에 불과했는데, 이나마도 1947년에 비해 3배 이상 증가한 숫자이다.

6,274병상 중 국공립 의료기관이 1만 2,725병상(78.2%), 사립 의료기관이 3,549병상(21.8%)로 국공립 의료기관이 압도적 비율을 차지했다. 일제강점기부터 행방전후까지 국공립병원의 병상수가 사립병원을 크게 앞질렀으니(여인석 외, 2012: 333) 오늘날 공공의료기관 병상수가 9.2%인 현실을 비교하면 그 격차가 너무 크다.[17)]

일제 치하의 국공립병원중심의 의료체계는 개업 제한체제가 붕괴되고 실질적인 자유개업 체제가 되면서 해방공간에서 오히려 의료기관의 도시편중, 무의촌 문제의 심화와 같은 역기능이 들어나기 시작하였다.(신좌섭, 2000 : 226)

1949년 대한의학협회 윤일선 회장은 초대 보건부장관 구영숙에게 "조선의료령을 폐기하고 새로운 의료령을 제정할 것, 지방행정 기구에 보건국을 설치할 것 개업허가를 철폐할 것, 의사사업세를 면제할 것"을 건의하였다(윤일선, 1949: 125-128).

이후 보건부가 정부제출로 의료법을 준비하던 중 6.25전쟁이 발발하여 진행이 되지 못하고 1951년 5월 의사출신의 한국원 의원이 '국민의료법(의안번호: 020120)'을 대표발의하여 1951년 7월 28일 수정가결 되었는데 이 국민의료법에 대한의학협회가 건의한 내용 중 1900년 '의사규칙'부터 지속되어온 의료기관 허가제가 신고제로 바뀌었으며 영업세가 면세되었다.

건국 이후 이미 이때부터 의사단체가 정부의 규제완화에 나선 것이다.

그러나 건국 이후 우리나라 보건의료제도를 처음으로 규율한 '국민의료법'은 '제 5절 의료업자의 권리'에서 의료기술의 시행에 대한 불간섭 보장(26조)과 진료에 필요한 약품과 의료기자재의 압수불가(27조), 의약품 및 기자자재의 우선수급 권리(29조)등[18)]을 제외하고는 국민의료법 전 조문이 대부분 의료인 및 의료기관에 대한 규율을 그 내용으로 하고 있다.

그 중 몇 가지를 살펴보면 의료업자의 면허조건으로 '의사 · 치과의사 또는 한의사가 되고자 하는 자는 문교부장관이 인가한 의학 · 치과의학 또는 한의학을 전공하는 대학을

17) 2015년 현재 공공의료기관 병상수는 9.2%이며 민간의료기관은 90.8%이나(2016 국회 남인순의원 요구자료), 한양대 의과대학 신영전 교수팀이 2022년 2월 국민건강보험공단 의뢰로 연구한 결과인 '한국 공공의료의 역사적 기원과 변화에 관한 연구'에서는 공공의료기관 점유율 11.0%로 조사되어 점유율이 높아진 것으로 변화가 확인된다.

18) 국민의료법 '제 5절 의료업자의 권리'의 제26조 '의료업자에 대하여는 본법 또는 기타 법령으로 규정한 바 이외에는 의료기술의 시행에 대하여 누구든지 간섭할 수 없다', 제27조 '의료업자가 진료상 필요로 하는 약품, 의료기구와 자재는 차압 또는 압수할 수 없다', 제28조 '의료업자는 본법 또는 기타 법령에 규정된 바 이외에는 환자에 대한 문서의 열람 또는 그 비밀을 탐지코자 하는 자에게 대하여 그 요구에 응하지 아니한다' 이다, 제29조 '의료업자는 의료상 필요한 약품, 기구 또는 기타 자재에 대하여 우선적으로 공급을 받을 권리를 보유한다'. 전항에 부수되는 물품, 노력과 교통기관에도 동일한 권리를 보유한다.

졸업한 자나 주무부 장관이 시행하는 검정시험에 의하여 앞의 학교를 졸업한 자와 동등의 학력이 있다는 인정을 받은 자로서 의사 · 치과의사 또는 한의사의 국가시험에 합격한 자'로 하여(제13조) 종전에 의대, 치대졸업과 동시에 의사면허를 부여받던 방식에서 강화했는데 이는 국가에서 면허 부여에 대한 주도권을 가지고 의사의 수급을 통제하기 위함이었다.[19)]

또한 의료인에 대한 국가의 직접적인 통제는 지속되어 의료법 17조는 '주무부장관은 국민 보건의 향상을 도모함에 필요하다고 인정하는 때에는 의료업자를 2년 이하의 기간을 정하여 그 지정한 장소에서 지정한 업무에 종사케 함을 명령할 수 있도록'하고 '주무부 장관은 의료업자에 대하여 의료보건 시책상 필요한 지도명령을 할 수 있다'와 동법 시행세칙은 주무부장관의 명령 하에 의사의 거주권의 자유를 박탈할 수 있으며 명령에 위반할 때에는 6개월간 형무소에서 복역'하도록 하고 있어 강력한 국가통제를 법제화하였다.[20)]

한편 이와 같이 국가가 직접적으로 의사를 통제하는 조항은 10여년이 지난 1962년 3월 5일 (1962. 3. 20 공포)국가재건최고회의 제16차 상임위원회에서 이른바 의사강제동원령의 근거가 되는 내용이 포함된 국민의료법 개정의 통과로 개정의료법에도 그대로 반영, 승계되었다.

〈표 1〉 국민의료법(1951년 제정)과 의료법(1962년 전부개정)의 의사강제동원령 관련 조문비교

국민의료법(법률제221호)	전부개정의료법 (국가재건최고회의법률제1035호)
제17조 주무부장관은 국민보건의 향상을 도모함에 필요하다고 인정하는 때에는 의료업자를 2년이하의 기간을 정하여 그 지정한 장소에서 지정한 업무에 종사케 함을 명령할 수 있다. 제18조 주무부장관은 제17조의 규정에 의하여 지정한 업무에 종사케 한 의료업자의 생활을 보장할 책임이 있다.	제21조(지정업무종사명령)① 보건사회부장관은 국민보건의 향상을 위하여 필요하다고 인정할 때에는 의사, 치과의사, 한의사, 조산원 또는 간호원에 대하여 2년이내의 기간을 정하여 그 지정하는 장소에서 지정하는 업무에 종사할 것을 명할 수 있다. ② 보건사회부장관은 전항의 규정에 의하여 지정하는 장소에서 지정하는 업무에 종사하게한 의사, 치과의사, 한의사, 조산원 또는 간호원에 대하여 각령으로 정하는 보수를 지급하여야 한다.

19) 국회사무처, '제11회 국회임시회의 속기록' 제31호. 1951. 7. 21.

20) 의사신문 "관료 통제 심해 기본인권박탈, 국민의료법은 시급히 개정되어야 한다". 1961. 4. 10.

이밖에도 국민의료법은 진료거부금지(제22조), 환자의 비밀누설 금지(제25조), 의료수가의 소관 지방청장의 인가(제44조)등을 통해 모두 규제하였다.[21]

〈표 2〉 의사의 의무와 권리, 무자격 의료업자에 대한 처벌규정의 변화 [22]

제정 및 개정 연도	(의사 · 치과의사 · 한의사) 의무와 권리	부정(무자격) 의료업자에 대한 처벌규정
대한제국기 의사규칙 (1900. 1. 2	–개업인허장 발부 후 명부에 올려야 개업이 가능함.	–관청의 허락없이 의사나 약제 사로 활동하는 사람들에게 "십원 이상 백원이하 벌금에 처한다." [21] –의술규칙 자격이 없는 자는 개업신청을 거부한다.
일제식민기 (1913. 11. 15)	–진찰없이 치료, 진단서 · 처방전 교부금지 –검안 없이 검안서 · 사산증서 발행금지. –학위나 전문과명외 치료요법, 경력광고 금지. –처방전에 환자이름 · 연령 · 약명 · 분량 · 용법 · 용량 · 처방연월일 기재. –진료부는 환자이름 · 연령 · 직업 · 병명 · 진료연월일 기재 후 10년간 보존. 개업허가제 사립병원취체규칙(1919.조선총독부령제53호).	–의사의무규정 위반 시 벌금이나 과태료부과 –의사면허 없이 의업금지 혹은 정지처분에 위반하여 의업을 한 자 등은 2백원 이하의 벌금에 처한다.
일제식민기 조선의료령 (1944. 8. 21)	–일제의 '국가주의' 개념 강조, 의료인력과 시설의 징발과 국가지정 업무복무 및 국민체력 향상 정책 협조 의무	의무규정 위반 시 벌금이나 과태료를 부과한다.
미군정(1946)	–개업허가제는 형식으로만 남음. –사립병원 취체는 경찰위생배제로 폐기. →자유개업체제	
국민의료법 제2대 국회 의원입법 (1951. 9. 25)	–의료기관 개설 신고제. –주무부장관이 2년 이하 지정업무 종사와 지도 · 명령, 연구 · 강습 명령 권한 지님. –주무부장관의 명령 하에 의사의 거주권의 자유를 박탈할 수 있으며 명령에 위반할 때에는 6개월 징역형(17조).	–2년 이하의 징역 또는 십 만원 이하의 벌금 또는 과료 처한다. 1. 의료업자의 면허없이 의료업자 행위를 한다. 2. 업무의 정치처분을 받은 의료업자로서 의료행위를 연속한 자.
의료법 국가재건최고회의 (1962. 3. 20)	–의료기관 개설허가제. –정기신고제. –주무부장관이 2년이하 지정업무 종사와 지도 · 명령, 주무부장관의 지도나 명령 불복시 면허 취소.	면허대여, 무면허 의료행위자는 5년 이하의 징역 또는 50만환 이하의 벌금에 처한다.

21) '내부령(內部令), 제27호, '관보'. 1913. 1. 15.

22) 이주연(2010), 의료법개정을 통해본 국가의 의료통제, 의사학 제19권 제 2호 통권 제37호, 395쪽을 기본으로 재구성.

한편 5.16군사쿠데타로 정권을 잡은 박정희 정권은 의료시설의 도시편중으로 도서·오벽지 등의 무의촌 문제를 해결 하고자 군사혁명위원회를 개칭한 국가재건최고회의[23]에서 의료법[24]을 개정, 의료 균점화를 위한 국가주도의 의료통제와 전문직 관리, 그리고 육성안을 꾀했다.

1959년 우리나라 국민의 외래진료율은 6%, 입원율은 0.5%였고, 60년대 병상 이용율은 50%에 불과했다.[25]

그리고 1960년대 초반 우리나라는 국민1인당 GNP 87달러(1960년)에 정부 보건예산 1%미만, 의사수도 절대 부족한 상황이었다(조병희, 1994: 113).

이러한 인프라를 바탕으로 정부는 단시일 내 국민보건의료의 균점화를 위해 중장기적인 의학교육기관의 증설이나 의료인력 증원, 보건의료예산 확충이 아닌, 의료인력을 통제하여 효과적으로 관리 운영하는 방안을 채택한 것이다. 즉 의료기관 개설허가제, 정기신고제, 지정업무 종사명령제도가 그것이었으며 이에 불응 시에는 '면허 취소' 라는 초강수를 두었다.

또한 박정희 정부는 전국적으로 무의면을 없앤다는 방침 하에 3차에 걸쳐 모두 9백 4명의 공의를 동원하고 임지로 가지 않은 공의들은 면허를 취소하기도 했다.[26]

국가재건최고회의에서 개정된 의료법은 이밖에도 의료기관 개설신고제[27]를 허가제로 강화하고 시행규칙에는 서울특별시의 의료개설 할당제를 적용, 의·치·한의원 할당제(TO)에서 의사는 인구 2,000:1, 치과의사는 8,000:1, 한의사는 6,000:1을 기준으로 하여 그 범위를 벗어나면 서울특별시에서 개업을 할 수 없도록 하였다(이주연, 2010: 407).

또한 의료인 정기신고제는 매년 면허실태와 취업상황 등을 보사부장관에게 신고토록

23) 5.16 쿠데타로 정권을 잡은 박정희가 군사혁명위원회를 발족한 후 이를 국가재건최고회의로 명칭을 바꾸었는데 이 기구는 국가의 최고통치기관으로서 지위를 가지게 하는 전문(全文) 24조와 부칙으로 된 국가재건비상조치법(國家再建非常措置法)을 제정·공포함으로써 법적인 기구가 되었다. 입법·행정·사법의 3권을 통합하고, 국민의 기본적 인권은 혁명과업 수행에 지장이 없는 한도 내에서만 보장하는 등 헌법의 일부 효력마저 정지시키는 등 강력한 힘을 가졌다.

24) 의료법(법률제1035호), '관보' 1962. 3. 20.

25) 보건사회부, "보건통계연보", 1992.

26) 의사신문 "보사부서 무의촌에 비취임한 공의들 5명에 면허취소" 1962. 8. 13.

27) 국민의료법 제30조는 "의료업자가 의료기관을 개설코자 할 때에는 주무부장관이 정한 바에 의하여 10일이내에 계출(屆出)하여야 한다"이나, 국가재건최고회의에서 통과시킨 의료법 제39조(의료기관의 개설허가)는 ①의사, 치과의사 또는 한의사가 의료기관을 개설하고자 할 때에는 각령으로 정하는 지역을 제외하고는 보건사회부령의 정하는 바에 의하여 서울특별시장 또는 도지사의 허가를 받아야 한다"로 개정되었다.

하고 이에 따라 전국의 의료인들의 각각의 소속단체를 통해 정기 신고토록 함으로써 정부의 의도와는 무관하게 보건의료단체의 입장에서는 회비징수의 활성화로 재정적으로 큰 보탬이 되었으며, 이는 점차 보건의료단체가 회원의 이익을 적극적으로 표출할 수 있는 힘을 기르게 된 배경이 되기도 했다.

군사정권의 이 같은 보건의료에 대한 강력한 규제는 군사정권이 끝난 이후 정부에 의해 규제완화가 이루어진 것이 아니고 의사단체의 후원아래 의사출신 국회의원[28]의 의료법개정안 발의로 가장 큰 규제였던 '지정업무종사명령 및 의료기관 개설허가제도'가 폐지되는 기록을 남겼다.

한편 이 같은 환경 속에서 1961년 5월 16일 쿠데타로 수립된 박정희 정권은 '선 건설 후 민주론'을 내세우며 통치에 들어갔다. 1962년 제 5차 개정헌법 제 30조 제 2항에서 처음으로 '국가는 사회보장의 증진에 노력하여야 한다'고 규정하여 국가적 의무로서 '사회보장'을 천명하였고, 이에 따라 1963년 11월 5일 법률 제 1437호로 전문 7개조의 「사회보장에 관한 법률」을 제정하였다.

정부가 사회보장에 관심을 갖게 된 배경은 북한 사회주의 정권과의 체제 경쟁에서 비롯된 것이었다. 박정희 정권의 보건정책 역시 체제경쟁에서 이기기 위한 전략이었으며, 1977년에 국민 일부를 대상으로 실시되었던 의료보험제도는 이런 전략이 가장 주효했던 사례에 해당한다. 하여튼 세계적으로 유례가 없을 정도로 단기간에, 전 국민들을 대상으로 한 국민의료보험으로 발전해나갔는데 이 시기의 특징은 의료의 사회화 (socialization of health care)가 두드러지게 이루어졌다는 데 있다(이종찬, 1999: 139).

의료보험법이 처음 제정[29]된 60년 대 초반은 외국자본의 적극적 도입을 통한 공업화가 〈자립경제〉와 〈조국근대화〉로 귀결된다는 서구 근대화론에 바탕을 두고, 정부주도하에 외자도입 및 수출, 저임금 · 저곡가정책에 의존하여 경제개발 5개년 1차 계획(1962~1966) 사업이 시작되던 시기였다.

의료보험법은 사회보장에 관한 법률에 의하여 의료보험사업을 행함으로써 근로자의

28) 6대 국회에서 대한의사협회가 만든 '지정업무종사명령과 의료기관의 개설허가제도를 폐지'하는 내용을 담은 개정의료법안을 마련하여 의사 국회의원인 김성진 의원이 다듬어 '의료법중개정법률안(060167)'을 발의7(1964.4.20.)했으며, 이를 반영하여 국회 보건사회위원회 대안(의안번호: 060413)이 본회의를 통과함으로써 두 가지 독소조항이 폐지되었다.

29) 의료보험법은 1963년 12월 16일 법률 제1623호로 제정되었다. 의료보험법안 초안은 강제보험으로 국가재건최고회의에 제출되었지만 임의의료보험으로 수정되어 법안이 통과된다. 이에 반해 산업재해보상보험은 원안대로 통과되었다.

업무외의 사유로 인한 질병 · 부상 · 사망 또는 분만과 근로자의 부양가족의 질병 · 부상 · 사망 또는 분만에 관하여 보험급여를 함을 목적(제1조)에서 제시하고 있듯이 사회보험으로 그 출발을 알렸으나 임의적인 적용방식으로 인하여 정책효과를 보지 못하고 6년여를 유명무실한 상태로 있다가 1970년 근로자 · 군무원 · 군인 등을 대상으로 한 강제보험 형식으로 「의료보험법」이 개정되었다. 그러나 이 또한 보험의 강제적용과 사회적 제반여건의 어려움으로 인하여 시행령조차 마련하지 못하다가 1979년이 되어서야 강제 임의적용의 병행과 당연적용의 범위를 단계적으로 확대할 수 있도록 하는 내용으로 전문이 개정되었다. 이어 1977년 7월 1일부터 5백인 이상 사업장 근로자와 공업단지 근로자에게 강제 적용토록 하였으며, 1979년 7월에 300인 이상의 사업장근로자까지 그 적용범위를 확대하고 1979년 1월부터는 공무원 및 교직원 의료보험을 실시하였다.

1981년 7월부터 홍천군, 옥구군, 군위군을 대상으로 지역 의료보험 시범사업을 개시하였으며 이듬해 7월부터는 강화군, 보은군, 목포시를 대상으로 지역의료 보험 시범사업을 확대 적용하였다.

직장의료보험은 이후 100인 이상 사업장근로자에서 16인 이상 사업장근로자 등으로 적용범위를 확대해오다가, 1988년 5인 이상 사업장근로자까지 확대적용 실시하였다.

1997년 12월 「국민의료보험법」이 제정되고, 1998년 10월 1일에 동법에 의한 국민의료보험관리공단이 출범함에 따라 그 동안 다수 보험자방식(조합주의방식)의 의료보험제도를 통합주의 방식의 의료보험 제도로 변경, 공교 공단과 227개 지역조합을 통합하기 위한 시도가 계속되었다. 1998월 12월 23일 「국민건강보험법」이 국회를 통과하였으며, 2000년 7월 지역과 직장 의료보험이 완전 통합되는 「국민건강보험법」이 시행 되었다. 이로써 우리나라는 세계적으로도 그 유례를 찾을 수 없는 당연 강제지정제의 형태로 운영되는 의료보험제도를 갖게 된 것이다(박윤형, 2012: 34).

그러나 성과위주로 이루어진 정부주도의 의료보험은 내실보다 속도에 치우쳐 실시되었으며, 정부의 부담을 최소화하기 위해 정부는 관리운영비만 대고 보험료는 고용주와 노동자에게 절반씩 부담시켰다. 조합 운영방식 또한 의료보험운영의 부담을 지지 않으려는 정부의 의도가 있었다.

뿐만 아니라 급속한 보험확대를 위해 모든 의료기관을 강제지정하였고, 의료수가는 낮게, 보험급여범위는 좁게 책정하였다. 의료보험이 실시된 1977년의 경우만 보면 의료수가는 관행수가의 절반정도에 머물렀고 국민은 의료보험을 의료수가 할인제도로 인식하였다.

의료보험제도가 실시되기 전 인구 1인당 연간 의사방문 수가 1회였으나 1989년에는 6.41회로 증가했다. 1977년에는 1.5일이던 진료일수가 1991년에는 8.2일로 대폭 증가했다.

한편 의료보험제도의 확대실시로 국민들의 병원 방문 횟수는 급격히 증가하고 미비한 의료전달체계로 환자들은 의원급이나 중소병원보다 인력, 시설, 장비 등이 고급화된 대형 병원 쏠림현상이 심화되었다. 특히 대형병원의 증설은 민간부분이 주도했는데, 이는 국가 부담을 최소화하려는 정부의 의도도 작용했다(여인석 외, 2012: 343).

80년대 중반부터 격렬해진 민주화운동은 후반에 들면서 6 · 10민주항쟁과 연이은 노조의 대 투쟁은 의료기관도 예외가 아니어서 노조가 있는 병원들은 노사갈등이 발생했다. 1990년대는 시민사회의 본격적인 등장으로 그동안 억눌렸던 이익집단들의 요구가 봇물처럼 터져 나와서 보건의료 분야에서도 몇 가지 정책적 쟁점들이 첨예하게 대립되었다.

의료보험체계를 놓고 조합주의를 고수하려는 의료보험연합회(의료보험조합)와 통합일원화를 주장하는 시민사회 단체와의 대격돌이 있었다. 통합방식으로 결정되기까지의 갈등 속에서 의사단체는 진료비심사기구 독립 등 의료계의 이익을 표출하며 통합방식을 지지하였다. 결국 의사단체가 10여년에 걸쳐 도모해 온 '의료보험 진료비 심사기구 독립'이란 열매를 얻었다. 그러나 독립된 심사기구는 당초 의료계가 원했던 진료비 심사만이 아닌 '평가'란 혹을 붙여 '심사평가원'으로 나타났다.

양 한방 일원화 정책은 일원화 정책과 이원화 정책에서 오락가락 하다가 한약분쟁 사태를 겪으면서 이원화로 가닥을 잡았다. 그러나 한의사 측의 현대의료기기 사용문제와 관련하여 단체 간 힘겨루기가 계속되는 가운데 정부는 애매한 태도로 일관하고 있다. 한약분쟁과 의약분업은 우리나라 의약관행을 바꾸었으나 약제비용은 가파르게 상승하고 의료계(양 한방 포함)나 약계, 정부 모두 그 결과에 만족하지 못하고 있다.

이밖에도, 치과의료계의 관심이 높았던 수돗물 불소화 등 한국사회의 근대적 보건의료체제(modern health care regime)를 확립하려는 개혁논쟁이 지속되고 있다. 정책을 입안하는데 실제로 무능한 입법부나 법률적 판단을 게을리 하고 있는 사법부보다는 시민단체와 소비자단체들이 오히려 보건의료의 개혁을 주도하는 양상이 벌어지자(이종찬, 1999: 142), 이제 보건의료계는 정부와 국회 외에 시민사회를 설득해야 하는 과제를 또 하나 추가하게 되었다.

건국 이후 보건의료정책의 이 같은 궤적을 돌이켜 보면 한국의 보건의료분야 정책에 대해 보건의료분야 이익단체들의 대 정부 및 대 국회활동의 특징은 첫째, 정부의 과도한 정책추진에 대해 기득권을 고수하기 위한 저항의 일환으로 시도되는 이익표출. 둘째, 정부의 정책미비로 인한 보건의료 정책의 포획시도 현상. 셋째, 이익단체들 간의와 이익의 표출 충돌로 인한 관련 이익단체들의 집단적 이익표출 행위. 넷째, 새로운 정부의 정책에 대한 저항의 일환으로 시도되는 이익표출. 다섯째, 정부의 신규 규제정책에 대한 소통부재와 준비부족에 기인한 이익표출 등으로 대부분 그 원인은 정부의 정책추진 태도에 기인한다고 볼 수 있겠다.

2. 보건의료정책의 특징

보건의료정책의 적용 대상인 보건의료서비스는 다른 분야의 서비스 · 재화와 확연히 구별되는 다음과 같은 특성을 가지고 있다(문재우, 2002: 양봉민 외, 2015).

첫째, 발병 예측의 불가능성이다. 응급의료서비스 수요의 주요 원인이 되는 각종 사고는 물론, 각종 질병 역시 언제 어떠한 것이 발생할 지 알 수 없고, 따라서 병 치료를 위한 의료서비스 역시 언제, 어떠한 내용의 서비스가 필요할 지 알 수 없다.

둘째, 보건의료서비스 투입 결과에도 불확실성이 존재한다. 질병 원인은 물론, 회복 및 치료과정에는 여러 복합적인 요인이 작용하므로 치료 결과는 예상한 대로 되지 않을 수 있다. 이는 특히 신의료기술(state of the art technology in medicine)의 경우 현저하며, 일부 유명의사의 치료방법이 유행적으로 확산 소멸하는 현상의 배경이 되기도 한다(information cascade in medicine).

셋째, 질병 발생기전 및 의료서비스 효과 등과 관련해 정보의 비대칭성(asymmetry of information)이 존재한다. 이에 의해 의료서비스의 구매 과정에서 소비자 무지(consumer ignorance) 현상이 발생하고, 이에 따라 의료공급자에게 대리인(agent) 역할 의뢰가 불가피하게 되며, 의료공급자의 대리인 역할과 의료공급자 자신의 이익 추구가 충돌하는 데서 발생하는 본인- 대리인 문제(principal-agent)를 야기한다.

넷째, 전염병 등 일부 질병의 경우 외부불경제(negative externality)가 발생하고, 이에 따라 해당 의료서비스의 소비에 의해 긍정적 외부경제(positive externalty)의 효과가 발생된다.

다섯째, 현대 복지국가(welfare state)에서는 공중보건(public health)과 기본적인 보건의료(necessary health care)에 대해 국민 누구나 그 생존을 위해 필요한 최소한의 수준을 향유할 권리가 인정되고 있으며, 이는 헌법에 건강권 등으로 명시된다.

이와 같은 보건의료서비스의 특성은 대부분의 국가에서 사회보험 또는 국가재정에 의해 보건의료서비스를 보장하고, 보건의료서비스 생산 및 제공 과정에 대한 국가 개입의 근거가 되고 있다. 특히, 보건의료서비스의 수요자와 공급자 간에 정보의 비대칭성이 존재하게 되는 보건의료서비스의 특성은 소비자 보호를 위한 정부의 개입과 각종 규제의 논리적 배경이 되기도 한다.

이처럼 일반재화와 분명히 다른 특징을 가지고 있는 보건의료분야는 정부규제 또한 다른 분야보다 많다.

보건의료분야에 규제가 많은 이유는 보건의료서비스를 둘러싸고 수요자와 공급자간의 정보의 비대칭성으로 인한 수요자의 불이익을 방지한다는 차원에서 정부가 개입하기 때문이다(이규식, 2002: 365).

그러나 같은 정부의 개입이라도 양적 성장우선의 경제개발기에 대통령의 관심을 받으면서 압도적으로 행정의 분위기를 주도하고 강력한 지도력을 발휘했던 경제부처와 달리 보건의료행정은 분배나 복지가 특징이면서도 규제의 보완장치로 반드시 병행되어야 할 '육성과 지원'은 국가의 경제개발 우선정책에 밀려났다. 따라서 보건의료의 행정이야말로 규제는 크고 지원 육성은 상대적으로 취약한 구조를 가지게 되었다.

뿐만 아니라 우리나라 여타 관료체제가 그러하듯 급속한 성장과 팽창과정에서 공동화(空洞化)라는 독특한 제도적 변화를 거쳤다.[30] 한약조제권 분쟁에서 들어났듯이 보건의료정책은 권위주의 정권하에 강한 국가권력에 안주하여 닥쳐오는 중대한 정책과제의 해결을 미루어오는 보건행정의 복지부동 정책기조를 유지해오며, 민주화과정에서 요구되

30) 공동화란 '국가가 강력한 산업화의 과제를 급속히 달성하면서 관료조직이 관료화되기보다 오히려 관료적 성격 즉 법 준수, 전문성, 외부와의 절연성, 예측가능성 등이 상실되는 현상을 겪는다'는 것이다.

는 적정한 국가공권력의 역량을 제대로 발휘하지 못하였다(하용출, 2005: 34).

1977년 의료보험제도가 실시되던 해는 제4차 경제사회발전 5개년계획의 원년이었다. 이때 건강보험의 요양기관 지정, 진료수가 고시, 의료기관 설립기준 고시 등이 보건의료계에 적용되기 시작한 것은 대표적인 규제로 꼽히는 사례로 보건의료인들이 느끼는 이때의 규제들의 체감지수는 법규보다 오히려 높았다(이규식, 2002: 386).

사회보험방식의 전국민의료보험제도 시행 이듬해인 1990년 우리나라 국민의료비 구성 중 사회보험 재정은 26.7%, 정부재정 9.9%, 민간재원은 63.4%였다(이규식, 2002: 385).

정부의 사회보험재정이 전체 의료비에 26.7%에 불과한 상황에서 정부재정 9.9%를 제외하고도 3분의 2에 육박하는 63.4%를 민간재원에 떠넘기는 제도였다. 사회보장제도를 한다면서 국가는 제도 시행시 가장 필요로 하는 재정(財政)의 절반도 보태지 않았다. 규제 위주로 전국민의료보험 제도를 주도하기 시작함으로써 요양기관[31]이나 국민 모두에게 희생과 양보를 담보로 출발한 이 제도는 단기간 내에 몸집을 불린 대표적인 규제행정 제도였다.

국민의 입장에서 보면 사회보험 재원이 빈약하니 의료보험 급여내용도 빈약할 수밖에 없다. 따라서 나머지 모자라는 재원은 본인부담으로 메울 수밖에 없는 절반의 사회보장이었다.

해방 이후 미군정기를 거치면서 자유방임에 익숙해진 보건의료계 입장에서는 갑자기 정해진 틀 속에서 보건의료 활동(진료, 투약, 간호 및 조산)을 하고 정해진 보수를, 그것도 원가 미만 수준의 보수를 받아야 하고, 그나마도 의료서비스를 받은 직접 당사자(환자)도 아닌 제3자(보험자)가 '요양급여 기준'이란 잣대를 들이밀어 이것저것 가위질 하고 내주는 진료보수를 지급하는 시스템이다 보니 끊임없는 갈등구조가 될 수밖에 없었고 보건의료단체들은 정부의 이 같은 혹독한 규제에 대응하는 방법들을 학습하고 경험을 축적하게 되었다.

뿐만 아니라 의학 · 치의학 · 한의학 · 약학 · 간호교육기관의 급격한 증설로 보건의료 현장은 심각한 인력수급 불균형을 초래했고, 어느 나라에서도 볼 수 없는 의원과 병원, 대

31) 1992년도 한국생산성본부가 '대외비'로 내놓은 '의료기관 경영수지 분석연구'에 의하면 의원급의료기관의 91년도 종합원가율은 107.4%로 적자를 시현하고 있으며 산부인과는 원가율이 140.4로 가장 높은 것으로 나타났다(한국생산성본부, 1992: 105).

학병원이 외래환자 진료를 두고 경쟁을 벌여야 의료기관이 유지되는 구조(박윤형, 2012: 48)이다 보니 의료보험이란 규제를 피해갈 수 있는 비급여진료와 영안실, 매점, 식당 등 의료 외적 수입과 의약품 랜딩비와 같은 편법적인 방법에 눈을 돌려 부족한 진료수입을 채우는 비정상적인 의료기관 운영이 관행처럼 되어 버렸다. 그리고 2006년에 와서 국회는 아예 이러한 편법을 법제화하기에 이르렀다.[32)]

이 같은 한국적 보건의료 역사와 환경은 우리나라 보건의료분야 전문직단체(이익단체)들의 대 국회, 대정부 활동과 보건의료분야 직역 출신 국회의원들의 의정활동의 행태에도 고스란히 투영되어 있다.

건국 이후 상당기간 동안 우리나라 보건의료단체들은 '정부조직법상 보건부 독립', '한지의료인의 정규 의료인화', '의사보건소장 충원'과 같은 단위 이익집단의 이익표출에만 집중했다고 규정하기보다 국민과 국가의 장기적인 보건의료정책을 내다본 대승적 활동이었다는 명분을 갖고 있기에 국회상임위원회에서도 상당한 영향력을 행사했다.[33)]

또 보건의료인 출신 국회의원들도 관련 상임위원회에서 보건의료분야의 전문가로 인정받으면서 의정활동을 할 수 있었다.[34)]

---

32) 2006년 10월 27일 의료법개정에 따라 법 제42조(부대사업) "①의료법인은 개설하는 의료기관에서 의료업무를 행하는 외에 보건복지부령이 정하는 바에 따라 다음 각 호의 부대사업을 할 수 있다." 4.「장사 등에 관한 법률」제25조 제1항의 규정에 따른 장례식장의 설치 · 운영 5.「주차장법」 제19조 제1항의 규정에 따른 부설주차장의 설치 · 운영 7. 그 밖에 휴게음식점영업, 일반음식점영업, 이용업, 미용업 등 환자 또는 의료법인이 개설한 의료기관 종사자 등의 편의를 위하여 보건복지부령이 정하는 사업 등을 운영할 수 있도록 하였다.

33) 5대 국회(38회국회 7차회의록 21쪽)에서 국회에서 북한출신 '펠셀의사면허 부여에 관한 청원'과 관련하여 당시 보사부 정무차관이 '구제방안을 모색하고 있는데 **대한의사회에서는 큰 반대를** 하고 있다.'고 보고하고 있으며 의사출신의 박충모 의원은 "한지의사법이 작년에 폐지되었는데 '펠셀의사' 문제를 해결하려면 한지의사법규를 다시 살려가지고 하기 전에는 어렵다. 그런데 것을 고치려면 지금 **의사협회에서 반대**한다. 각 대학에서 수백명이 나오는데 의사가 남아도는데 이것이 되느냐"라며 **의협**의 분위기를 전하고 있다. 또한 6대 국회 (39회보건사회위원회 5차 회의록 3쪽에서는 비의사출신 신형식 위원이 "공의를 꼭 배치해야 옳으냐 그렇지 않으면 다른 방도를 강구하는 것이 옳으냐 하는 문제는 지금 **대한의사회에서** 논의되고 있다"고 발언하였으며 39회 6차회의록 2쪽에서 박주병 보건사회부장관은 상임위원회 업무보고에서 '결핵과 나병에 대한 홍보를 **대한의약협회와 상의**해서 하기로 하고 대강 내락을 받았다고 보고하고 있다.

34) 제6대 국회 보건사회위원회 1964년 4월 14일 회의에서 당시 위원장 대리인 홍익표 의원이 **"의료관계법 소위원회는 이영준 위원(의사) 김성진 위원(의사) 신권우 위원(약사)** 이 세 분입니다 이의 없습니까?(좋습니다 하는 이 있음)"으로 기록되어 있고 (제41회 10차회의록 1쪽), 1964년 7월 31일 상임위원회에서 약사법중개정안소위원회 위원인 신권우 위원이 **"약사회로부터 약사법개정안에 대한 청원이 본위원회에 제출되어 4월14일 약사법개정에 대한 소위원회를 구성**했습니다. 소위원은 이영준, 김성진, 본인 세 사람으로 구성되었습니다"라고(제44회 보건사회위원회 8차회의록 5쪽)기록되어 있다. 이어 7대국회(66회 보건사회위원회 2차 회의록 37쪽)에서 오원선 위원이 "여태까지 법안심사를 하다가 소위원회를 구성하면 여기에 대해서 잘 아는 위원들이 소위원회에 들어가거나 관심을 많이 가지고 계신분이 들어가는 것이 과거의 예이었는데 여기에 의사출신 의원이 저까지 합쳐서 세분인줄 아는데 그러면 자연히 우리들이 들어가게 되기 때문에 이것은 소위원회 구성보다도 본 상임위원회에서 날짜가 좀 걸리더라도 충분히 토의를 하셔서 여기서 결정을 하는 것이 가장 좋은 방향이 아닌가 생각합니다. 또 일부 전문적인 문제가 들어갔기 때문에 의사출신 아닌 위원들도 합해 가지고 소위원회를 구성한다면 소위원회 위원이 많아야 되리라고 봅니다"고 발언하고 있어 보건의료관련 법안 및 현안 심의시 소위원호에 전문직 출신의원으로 일정한 입지가 있었던 것으로 유추되고 있다.

이후 한약분쟁, 의약분업을 겪으면서 국가 보건정책결정 환경에 대한 지배능력(governability)상실, 정책결정과정의 주도권 상실과 조정능력의 미비로 인한 정책의 번복과 비일관성 등을 경험(하용출, 2005: 33)하면서 국회 상임위원회 환경과 보건의료단체에 대한 국회의 시각도 과거 전문직단체로서의 위상에서 이익표출에만 집중하는 이익집단으로 평가되기 시작하였다.

과거 6대, 7대 국회 상임위원회에서 보건의료인 출신 국회의원들은 전문인으로서 입지가 탄탄하여 보건의료 현안에 대해서 이들 보건의료직 출신의원에게 자문을 구하던 상황이었으나 의약분업 사태를 겪으면서 상황은 완전히 역전되었다.[35]

즉, 각자의 입장과 이익표명이 극명하게 엇갈리고 있음이 동료의원 및 국민에게 의 약사출신의원들에 의해 그대로 노출된 것이다.

국회 상임위원회에서는 의약분업 시행과 관련된 의약품 분류, 생물학적 동등성 시험, 일반의약품 수퍼판매, 약대 6년제 문제 등 여러 사안에서 의견이 엇갈린 의약단체의 입장이 의 약사출신 국회의원을 통해 상당부분 그대로 국회 상임위원회에서 표출되었다. 이에 관련 보건의료직 출신 국회의원의 상임위활동 패턴을 잘 아는 비 보건의료인 출신 국회의원들이 제동을 걸고 나서기도 했다.[36]

국회 상임위원회 환경이 보건의료계에 유리하지 않은 상황으로 전개됨에 따라 보건의료단체 또한 과거 전문가단체로 인정받으면서도 충분히 대 국회활동을 가졌던 방식에 한계를 맞이하게 된다. 개별단체의 회원들 또한 보다 적극적으로 대국회 활동을 요구하는 계기가 되었다.

이에 따라 해당직역의 문제점을 가장 잘 아는 자단체(自團體) 회원(성원) 출신 국회의원과의 연대에 보다 많은 공을 들이게 되었고, 나아가 회원들의 국회진출에 관심을 기울이게 된 것은 어쩌면 당연한 수순이라 할 수 있을 것이다.

---

35) 16대 국회 '의 · 약 · 정 합의에 의한 약사법 개정 건의사항 보고'를 하던 중 의사출신의 박시균 위원은 의 · 약사출신의원들이 직역을 대변한다는 여론과 관련하여 "제가 보건복지위원회에 오지 않기로 (우리 당)총재님한테 부탁하고 총무한테 부탁했는데 보건복지위원회에 와서 발언하면 의사를 대변한다고 동료위원들이 말씀을 해서 상당히 어려운데……"라고 발언하고 있다(제216회 보건복지위원회 제1차 회의록 17쪽)

36) 2000년 12월 11일 의 · 약 · 정 합의로 약사법개정에 관한 건의서가 국회 보건복지위원회에 전달되어 이를 토대로 국회에서 약사법개정안을 입안해 달라는 요청과 관련 소위원회를 구성하기 위한 '약사법개정안기초소위원회' 위원으로 의사출신의 박시균 의원과 약사출신의 김명섭 의원이 포함된 명단을 당시 국회 전용원보건복지위원장 발표하자 김태홍 위원이 국민의 관심이 몰려있는 의약분업을 다루는 약사법개정안 기초소위원으로 의약사의원의 배제문제를 거론하자 같은 상임위원회의 심재철, 조희욱, 이원형 의원들이 동조, 강력한 문제제기 끝에 정회 후 이들 의 · 약사의원을 배제하고 소위원회를 다시 구성했다(제216회 국회 보건복지위원회 제1차 회의록 12쪽).

제3장 우리나라 보건의료분야 정책결정 구조

제1절 주요 정책과정 참여자들

1. 공식적 참여자들

정책과정에는 공식적 참여자와 비공식적 참여자가 있다 대의민주주의 국가에서는 선거에 의하여 선출되는 대통령이나 국회의원, 이들의 지휘 감독을 받는 행정부(행정관료) 그리고 사법부가 정책과정에 공식적인 참여자가 된다. 다음의 그림에서 보면 공식적인 참여자를 중심으로 정책결정의 절차를 행정부처의 최일선 실무계층에서 제안된 의견이나 안건이 화살표 방향을 따라서 보고 제시되어 행정부 내에서는 최종적으로 대통령에 의해 결정된다.

그리고 국회의 의결이 필요한 경우에는 국회로 이송되어 최종결정이 이루어진다. 이 과정에서 집권당은 정부기관이 아님에도 비공식적인 참여자로 당정협의를 통해 행정부와 정책을 협의하여 국회에 제출할 정책을 조율하기도 한다.

행정부에서의 정책결정 절차를 보면 행정부처 내부의 정책결정 절차, 국무회의처럼 부처 간의 의견조정 및 행정부 내의 중요한 안건을 처리하는 회의기관의 의사결정 그리고 대통령과 대통령 비서실의 정책참여로 이루어진다. 정부 내의 정책결정은 대통령이 최종 결정하는 경우도 있으나 국장 이하에서 결정되는 경우도 많다.

〈그림 1〉 우리나라의 정책결정과정(정정길 외, 2011: 112)

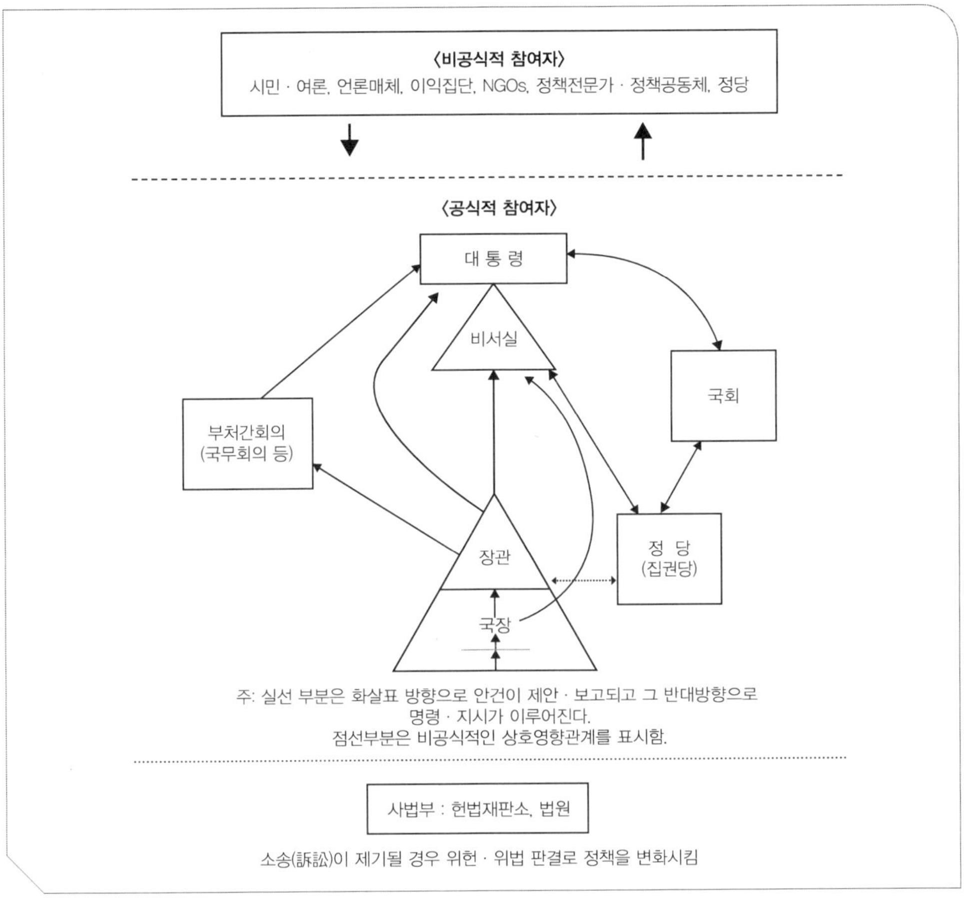

한편 대통령과 행정부를 거치지 않고 정책이 만들어지는 경로는 국회의 입법과 사법의 판결을 통한 정책참여이다.

사법부의 정책과정 참여는 헌법재판소나 법원이 국가의 정책결정과 관련하여 소송이 제기되면 법리에 따라 국민여론, 사회적 분위기 등을 참조하여 판결한다. 새로운 진보적 정책이나 보수적 정책이 사법부의 최종판결을 통해 만들어지는 경우가 있는데 이는 사법부가 이 분야의 정책을 새롭게 결정하는 사법적극주의의 산물이다. 이에 반해 법리에만 충실함으로써 적극적인 판결을 하지 않는 경우는 사법소극주의라고 보는 견해가 있다. 우리나라는 1988년 헌법재판소가 창설된 이후 문민정부를 거치면서 위헌판결을 통해 수많은 정책변동이 있었다(정정길 외, 2011: 113).

2. 비공식참여자들

정책과정에서 공식참여자들 외에도 상당수의 비공식참여자로 분류되는 참여자들이 있어 정책결정에 영향을 미친다. 여기서 비공식 참여자들이란 정당, 비정부단체, 이익집단, 일반국민과 여론, 전문가 와 언론기관 등과 같이 정책과정에 큰 영향을 미치지만 정책과정에 참여할 수 있는 공식적인 지위나 권위를 가지고 있지 않은 정책참여자들을 일컫는다(류지성, 2009: 93-109).

〈표 3〉 비공식참여자들[37]

구분	내용
정당	정권획득 목적(정치적 결사체)정책과정 참여(여당은 준 공식적 참여) * 이익집단이 가지고 있는 가장 큰 매력은 선거에서 영향을 미칠 수 있는 유권자와 선거에 필요한 자금의 동원력이므로 정당은 그들이 목표를 성취시키기 위해서 이익집단의 정치적 지원이 절대적으로 필요하며 반면에 이익집단은 그들의 목표를 정책에 반영시키기 위해 정당을 필요로 한다
이익집단	공통의 이익을 위해 결성된 단체 정책대안 제시, 정책의제 설정에 영향력 행사 정책집행을 방해하는 거부점(veto point)역할
비정부단체 NGO	비정부기구, 공익목적으로 자발적으로 결성 사회문제의 해결 소외계층의 이익대변 정책대안제시 및 갈등 중재자로서의 역할 수행
일반국민(여론)	조직화되지 않은 대중 또는 개인 인터넷발달로 정책과정상의 영향력 증대
전문가(학자)	정책의 분석 평가, 대안제시
언론기관	국민 참여자 간의 의사전달 정책과정상 투입과 산출기능 수행

이 연구에서는 여러 비공식참여자중 본 연구와 관련이 깊은 이익집단(interest group) - 주요 5개 보건의료단체에 한정하여 살펴보기로 한다.

이익집단은 동일한 목표를 가지고 있거나 공동의 목표를 추구하는 개인들의 집합체로 정의되고 있다. 공동의 목표를 가진 개인들이 집단화하는 이유는 개인적으로 목표를 추구하여 소기의 목적을 거두는 것보다 집단을 만들어 자신들의 이해관계를 추구하는 것이 훨씬 효과적이기 때문이다. 이익집단은 자신들의 이해관계에 영향을 미치도록 정부, 의회 등의 정부기관에 영향력을 행사한다. 영향력 행사의 방법은 크게 두 가지로 첫째는 국

37) 정책결정에 있어서 이익집단의 포획에 관한 연구- 복지관련 법안개정사례를 중심으로(김대순, 2011: 44)의 표를 기본으로 재구성.

회의원이나 고위 정책결정자들에게 문제해결에 필요한 정보와 자료를 수집, 제공하고 이 과정에서 자신들에게 유리한 것만을 선택적으로 제공하거나 자료를 왜곡하기도 한다. 둘째는 정치적 지원을 내세워 정책결정자가 자신들에게 유리한 정책을 결정하도록 정치적 압력을 행사하거나 이미 시행하고 있는 정치적 지원의 철회나 압력을 행사함으로써 유리한 결정을 이끌어 내기도 한다.

이들은 일반국민과 달리 행정관료나 국회의원들에게 접근할 수 있는 손쉬운 통로를 확보하고 있거나 수시로 그들과 만나 자신들의 이해관계를 설득할 수 있다. 이익단체는 그들 분야의 전문성 · 성취욕구 · 재정능력 · 문제에 대한 몰입수준 등이 높기 때문에 다른 어떤 비공식참여자에 비해 정치적으로 큰 영향력을 발휘할 수 있기 때문이다. 이처럼 이익집단이 지속적으로 관련 행정부처와 의원들의 활동을 주시하는 이유는 정부의 어떤 결정도 고객(clientele)의 의사에 반하는 일이 없도록 하기 위함이다(Levine, 1990: 201).

제2절 국회에서의 정책결정 과정

1. 국회의 지위와 권한

오늘날 민주정치는 간접 민주정치를 토대로 하는 대의정치 또는 의회정치로 불린다. 국회는 입법에 관한 권한, 재정에 관한 권한, 일반 국정에 관한 권한, 외교에 관한 권한을 통해 정부에 대한 감시기능과 견제기능을 갖는다.

헌법상 나타난 의회의 기능 또한 국민의 대표기관으로서의 기능, 입법기관으로서의 기능, 정책 통제기관으로서의 기능, 그리고 최고기관으로서의 기능을 들고 있다(김철수, 1984: 517-521).

Packenham은 의회의 주요기능을 입법기능, 충원기능, 사회화 기능, 국정에 영향을 주는 기능, 난국탈출 기능, 이익표출 기능, 문제해결 기능, 대 행정부 감독기능을 들고(Packenham, 1970)있으며 김광웅 등은 Mezey의 분류방식을 기초로 법률이나 공공정책을 발의 심의, 확정하고 정책집행을 감독하는 제반 정책기능, 국가와 사회, 정부와 시민을 연계시키는 대표기능, 정치체제의 안정과 유지에 기여하는 기능 등 세 가지로 지적하고 있다(김광웅 외, 1991: 21-22).

한편 Boynton과 김종림은 개발도상국 의회의 기능을 다음과 같이 세 가지로 제시하고 있다(Boynton & 김종림, 1975: 16-21).

첫째, 의회는 목표설정기관으로서 직접 법률을 제정하기도 하고 행정부가 제출한 법률을 수정하기도 하는 기능을 수행한다.

둘째, 의회는 갈등관리자적 역할을 수행한다. 의회는 국민대표기관이라는 성격 때문에 이익집단의 다양한 이익상의 또는 이념상의 갈등을 해결하는 중요한 역할을 수행한다.

셋째, 의회는 국민통합기능을 수행한다. 의원들은 선거구민들의 다양한 요구를 직접 행정기관에 연결시키기도 하고 그것을 정책화하는데 있어서 전달자의 역할을 담당함으로써 국민의 정책지지도를 높이고 국가의 통합을 가져오게 하는 기능을 수행한다.

학계 일각에서는 의회의 기능을 정치체제의 중요한 한 부분을 이루는 제도적 장치로서 파악하는 연구가 있다. Almond와 Powell은 이러한 관점에서 의회의 주요기능을 체제기능, 과정기능, 정책기능으로 분류(Almond & Powell, 1979: 266-269)하고 있다. 체제기능에는 각종 법을 제정하는 기능, 행정부가 필요로 하는 지도력을 제공하는 기능, 국민을 정치적으로 사회화시키는 기능, 정부와 국민을 연결하는 기능 등이 포함되어 있다.

또한 과정기능에는 이익의 표출 및 집결기능, 정책결정 및 집행에 관계되는 기능 등이 포함된다. 마지막으로 정책기능에는 원내의 모든 위원회가 전문화되고 의원들이 소속 정당별로, 쟁점별로 집단화되는 현상 등을 포함하고 있다.

2. 국회에서의 정책결정 과정

정책과정에 영향을 미치는 참여자중 공식적인 참여자는 국회, 대통령과 국무위원, 중앙행정기관과 지방자치단체, 사법부 등이며 비공식적인 참여자는 정당, 비정부단체, 이익집단, 일반국민과 여론전문가 집단, 언론기관 등이다(류지성, 2009: 85).

본 연구에서는 공식적인 정책 참여자 중 정책결정을 합법화(legalization)시키는 기능을 가진 국회를 중심으로 살펴보고자 한다.

국회의 고유권한중 '입법에 관한 권한'은 헌법에 대한 개정 제안과 의결권, 그리고 법률의 제정과 개정권을 들 수 있다.

법치국가에서 법률은 정부의 모든 활동에 근거가 되므로 법률의 제정 · 개정 · 폐지는 의회의 가장 중요한 권한이라고 할 수 있다. 국회의원 10인 이상이 발의한 법안이나 정부에 의해서 제출되어 국회 상임위원회와 본회의의 의결을 거쳐 확정된 사항에 대해 대통령이 공포함으로써 발효된다. 국회의 입법활동은 정부 정책을 최종적으로 합법화시키는 중요한 과정이며 정부입법의 경우 이 과정에서 수정, 가감되기도 한다.

국회는 국민이 직접선거에 의해 선출한 국회의원들이 법률제정과 국가의 예산을 심의하고 중요한 국정을 결정하는 최고의 의사결정 기관이다. 국회는 대통령과 더불어 중요한 국민의 대표기관 중 하나로 선거를 통한 민주적 정당성을 바탕으로 정책과정에 큰 영향을 미치고 있다. 정책집행 단계에는 권력분립의 원칙상 내재적 한계가 있지만 정책과정에서 그 영향력은 입법국가 시대는 말할 것도 없고 행정국가 시대에도 상당하다 할 것이다.

정책결정과정에 있어서도 의회는 국민의 대표기관으로 중요한 정책을 최종적으로 결정할 입법권이라고 하는 권한을 지닌다.

국가의 대부분의 중요한 정책은 그 근거를 법률에 두고 있기 때문에 국회는 입법권을 통하여 강력한 정책결정권을 행사할 수 있다. 즉 법제의 형태를 띠고 있는 정책가운데 최고의 권위를 갖고 있는 정책은 법률, 예산 등 입법부의 의결을 통해 형성되며, 국회의 입법과정은 대통령령, 부령, 기타 행정명령의 형태로 이루어지는 행정부의 정책형성의 핵심내용과 방향성을 실질적으로 결정한다(김권식, 2013: 159).

한편 국회의원이 법률안을 발의할 경우 일정 수 이상의 동료의원들의 찬성을 얻어 법률안을 발의할 수 있는데 찬성의원의 수는 제헌국회 이후 지난 반세기 동안 여러 차례 바뀌었다.

1공화국에서는 국회의원 10명이상의 찬성이 있어야 법안발의가 가능했으며 2공화국에서는 민의원과 참의원으로 국회를 양원제로 운영함에 따라 민의원의 경우 10인 이상, 참의원의 경우 의원 5인 이상의 찬성을 얻도록 하였다 이후에 국회법 개정에 따라 10인 이상과 20인 이상을 오가다가 2003년 1월 '찬성의원 10인'으로 완화하여 현재(2014. 4.)에 이르고 있다.

한편 시민사회와 언론들이 앞 다퉈 국회의원의 입법실적 등이 포함된 의정활동 평가를 발표하기 시작하면서 국회의원들이 법안발의가 급격히 증가하는 가운데 대표발의한 의원자신을 제외한 최소 9명의 의원들의 서명을 품앗이 하는 경우가 적지 않아 이익단체와 특정직역 출신 국회의원이 작정하면 직역이익과 관련된 법안의 발의가 보다 용의한 환경이 만들어졌다.[38)]

그 외 국회는 조약체결과 비준동의권과 '정부재정에 관한 권한'이 있어, 정부예산의 심의 결정권과 정부예산 결산심사권을 가지고 있다.

세 번째가 의회의 일반국정에 관한 권한으로 ①국정감사 조사권 ②헌법기관 구성권 ③탄핵소추권 ④국무총리와 국무위원 해임권의권 ⑤국무총리와 국무위원 정부위원 출석요구권과 질문권 등을 들 수 있다. 이중 국정감사권은 9차 개헌법에서 1988년 부활되어 의회는 매년 9월 10일부터 20일간 국정 전반에 대해 감사를 실시한다. 의회의 국정조사는 국정의 특정사안을 대상으로 수시로 할 수 있다. 의회는 국정감사 조사를 통해 국정운영의 실태를 파악하고 입법과 예산심의를 위한 자료를 수집하며 국정의 잘못된 부분을 적발 시정함으로써 입법 예산심의 국정통제와 감시기능을 효율적으로 수행한다.

이상에서 볼 수 있듯이 의회는 정책과정 전반적인 분야에 영향력을 행사할 수 있는 제도적 장치를 갖고 있을 뿐만 아니라 정책을 직접 만들 수 있는 권한도 가지고 있어 의회의 정책과정에 대한 참여는 매우 적극적이라 할 수 있다.

법률안이 해당 상임위원회에 회부되면 일부 개정법률안은 15일, 제정 또는 전부개정법률안은 20일이 경과한 후 의사일정으로 상정할 수 있다 의사일정에 상정된 법률안의 심사는 먼저 제안의원으로부터 법률안의 취지설명을 듣고 해당위원회 소속 전문위원으로부터 해당법률안을 검토한 내용이 담긴 전문위원 검토보고를 듣는다. 이어 이를 바탕으로 소속 위원들이 제안의원에게 질의와 답변을 듣는 대체토론을 거친다. 이때 법률안이 제정법률안이거나 전부개정법률안이라면 위원회에서 생략하기로 결정하지 않는 한 공청회나 청문회를 개최하여야 한다.

한편 이러한 절차를 마친 법률안은 소관 상임위원회 내 법안심사소위원회(일반적으로 5인-11인의 위원으로 구성)에 회부하고 법안심사소위원회에서 심사한 법률안은 소관 상임위원회의 표결을 거쳐 법제사법위원회에 회부된다. 법제사법위원회에서는 이를 받아

38) 문화일보(2013. 6. 5.). "내용도 모른 채 '서명 품앗이'", "전문가들 "자기 법안 서명 받으려 상부상조" 란 제목의 기사에서 법안의 내용이나 취지를 제대로 뜯어보지 않고 상부상조 차원에서 국회의원들이 법안 발의안에 서명해주는 관행이 문제, 전문가들은 국회의원들 간에 유행처럼 번지고 있는 '법안 발의 품앗이' 관행을 비판했다고 보도하고 있다.

체계자구 심사를 거쳐 본회의에 상정되고 본회의에서 의결되어야 법률안이 확정된다.

〈그림 2〉 입법 절차[39)]

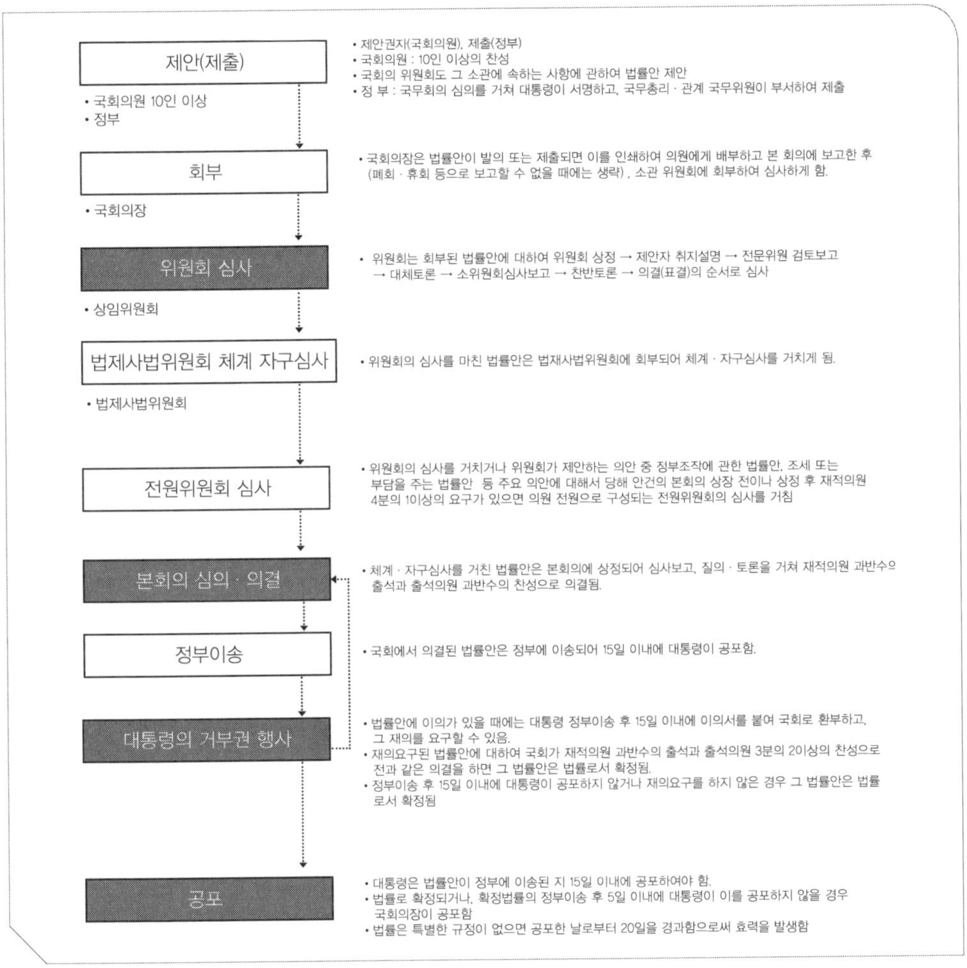

이 밖에도 국회는 본회의 및 상임위원회를 통한 정책개선 촉구 및 대안제시 활동을 들 수 있다.

국회는 매년 9월 1일 국회법 제 4조와 5조의2 ②항1호에 의거, 100일 동안 정기국회를 열고 본회의는 물론, 상임위원회 및 대정부질문을 통해 정부의 정책을 점검, 문제점을 지적하고 대안을 제시한다.

39) http://www.assembly.go.kr

또한 국회는 정기국회 외에도 매 짝수월(8월 · 10월 및 12월을 제외한다) 1일(그 날이 공휴일인 때에는 그 다음날)에 임시회를 열어야 하는데 이 때 임시회의 회기는 30일로 한다. 임시국회 기간 동안에도 국회의원은 국회법 제 122조의 2의 규정에 따라 임시회의 회기 중 1주는 국무총리 및 장관을 대상으로 대정부질문을 할 수 있는데 대정부질문은 외교 · 행정 · 경제 · 사회 · 통일 · 문화 등 국정전반에 걸쳐 진행된다.

이밖에도 국회는 공청회를 통한 주요사안에 대한 파악과 관련 직역의 입장 청취, 입법 및 정부의 정책개선을 촉구하는 중요한 자료로 사용할 수 있다.

상임위원회는 소관 상임위원회의 쟁점 현안에 대해 공청회를 개최할 수 있는데 국회보건복지위원회도 그동안 의약분업, 한약분쟁 등은 물론 이해관계가 얽긴 많은 법안상정을 앞두고 공청회를 개최한바 있다.

상임위원회가 주최하는 공청회는 해당분야 전문가와 이해관계자들을 모아 공청회를 개최하는데 국회법 제64조(공청회)의 ①항에는 〈위원회(소위원회를 포함한다. 이하 이 조에서 같다)는 중요한 안건 또는 전문지식을 요하는 안건을 심사하기 위하여 그 의결 또는 재적위원 3분의 1 이상의 요구로 공청회를 열고 이해관계자 또는 학식 · 경험이 있는 자 등(이하 "진술인"이라 한다)으로부터 의견을 들을 수 있다. 다만, 제정법률안 및 전부개정법률안의 경우에는 제 58조 제 6항의 규정에 의한다〉고 되어 있으며 ③항은 '진술인의 선정과 진술인 및 위원의 발언시간은 위원회에서 정하며, 진술인의 발언은 그 의견을 듣고자 하는 안건의 범위를 넘어서는 아니된다'고 명시하고 ④항은 '위원회가 주관하는 공청회는 그 위원회의 회의로 한다'고 밝히고 있다.

국회 보건복지위원회 주최로 개최한 공청회 중 이해관계가 첨예한 건강보험 및 의약분업, 의료분쟁조정법, 한의약육성 간호사법 등 관련 공청회에는 의(치의 및 한의사 포함) 약 단체 및 간호사 단체 등도 각각 대표를 진술인으로 출석시켜 직역의 입장과 이익을 주장하였다.

국회 보건복지위원회 속기록과 국회도서관에 등록된 국회보건복지위원회 공청회 자료 중 보건복지위원회가 주최한 보건의료분야 공청회는 다음과 같다.

〈표 4〉 국회 보건복지위원회가 주최한 보건의료관련 현안에 대한 공청회(1989. 2. 2. ~ 2017. 12. 31.)

제목	일 시	국회 보건복지위원회 회차
의료보험관계법안 공청회	1989.2.10	제 144회 13차 회의
의료보험급여심사기구 독립에 관한 공청회	1993.7.7	제 162회 제1차회의
의약분업 실시에 관한 공청회	1999.1.4	제 199회 4차회의
공공의료기관(국립의료원, 국민의료보험관리공단 일산병원,국립안)개편방안에 관한 공청회	1999.8.26	제 207회 1차회의
건강기능식품법률안의 효율적 제정방향에 관한 공청회	2001.11.27	제 225회 제13차회의
인간복제금지관련법제정에관한공청회	2003.2.19	제 236회 제3차회의
의료분쟁조정법제정에관한공청회	2003.2.20	제 236회 제4차회의
암관리법제정에관한공청회	2003.2.20	제 236회 제4차회의
한의약육성등에관한법률제정에관한공청회	2003.6.18	제 240회 제3차회의
국민건강보험제도개혁특별위원회 설치 및 운영 등에관한특별법제정에 관한 공청회	2003.6.18	제 240회 제 3차회의
간호사법 제정에 관한 공청회	2006.5.1	제259회 제6차회의
장기요양보험법(가칭)제정관련공청회	2006,11.2	제262회 제7차회의
의료분쟁 조정관련 법안 공청회	2007.3.6	제265회 제4차회의
건강정보보호법안 공청회	2007.4.7	제267회 제5차회의
한 · 미 FTA 보건의료분야 협상결과 실태규명을 위한 청문회	2007.6.18	제268회 제4차회의
사회보험 징수통합관련 법안 공청회	2009.2.19	제281회 제1차회의
건강정보보호 관련법 제정 공청회	2009.2.20	제281회 제2차회의
약사법개정관련 공청회	2011.10.31	제303회제8차
국가알코올 폐해예방 및 감소에 관한법률 제정관련 공청회	2015.3.3	제331회 제4차 회의
-문신사법 제정 관련 공청회 -한의사의 의료기기 사용 확대관련 공청회	2015.4.6	제331회 제7차 회의
희귀난치성질환관리및환자지원 등에 관한 법률제정 공청회	2015.10.30	제337회 제7차회의
제약산업 발전 방안 모색을 위한 공청회	2016.8.17	제345회 제1차 회의
- 의료기기산업의 육성 및 지원에 관한 법률 제정 관련 공청회 - 보건의료 인력 지원 특별법 제정 관련 공청회	2017. 8. 28.	제20대국회 제353회 제2차 보건복지위원회
사회서비스 관련 법률안에 대한 공청회 -고독사 예방 관련 법률안에 대한 공청회 -만성질환의 예방 및 관리에 관한 법률안에 대한 공청회	2019.4.4	제5차(-제20대국회 제367회 제5차 회의
-국립공공의료대학 설립 관련 법률 제정에 관한 공청회 -생명존중및국민건강권보장확대를위한법률제정에 관한 공청회	2019.11.22	제371회(임시회) 제6차회의
공중보건위기대응의약품등개발촉진및지원관련법률안에대한공청회	2020.8.26	제381회국회(임시회) 제1차회의
간호법 제정에 관한 공청회	2021.8.25	제390회 제2차 회의

끝으로 국회의원은 민원인의 '청원'을 소개하는 활동을 통한 민의의 수렴, 정책에 반영하고 새로운 제도를 입안하는 자료로 삼는다.

우리나라 헌법 제 26조의 ①항에서 모든 국민은 법률이 정하는 바에 의하여 국가기관에 문서로 청원할 권리를 가진다고 명시하고 있고 ②항에서 국가는 청원에 대하여 심사할 의무를 진다고 명시하고 있다. 또 청원법 제 4조 (청원사항)에서 청원사항으로 "피해의 구제, 공무원의 위법 · 부당한 행위에 대한 시정이나 징계의 요구, 법률 · 명령 · 조례 · 규칙 등의 제정 · 개정 또는 폐지, 공공의 제도 또는 시설의 운영 등" 4가지로 규정하고 그 대상기관으로 동 법 제3조에서 "국가기관, 지방자치단체와 그 소속기관, 법령에 의하여 행정권한을 가지고 있거나 행정권한을 위임 또는 위탁받은 법인 · 단체 또는 그 기관이나 개인, 그 밖에 국가기관 등의 권한에 속하는 사항으로 규정하고 있어 사실상 제 5조 (청원의 불수리) 에 속하는 "감사 · 수사 · 재판 · 행정심판 · 조정 · 중재 등 다른 법령에 의한 조사 · 불복 또는 구제절차가 진행 중인 때"이거나, "허위의 사실로 타인으로 하여금 형사처분 또는 징계처분을 받게 하거나 국가기관 등을 중상모략하는 사항인 때", "사인간의 권리관계 또는 개인의 사생활에 관한 사항인 때", "청원인의 성명 · 주소 등이 불분명하거나 청원내용이 불명확한 때"를 제외하고는 청원권을 보장하고 있다.

또한 동 법 5조 ②항에서 "청원서를 접수한 기관은 제1항 각 호의 어느 하나에 해당하는 사유로 청원을 수리하지 아니하는 때에는 그 사유를 명시하여 청원인에게 통지하여야 한다. (법 제9조: 90일 이내)"고 밝히고 있어 청원을 제출한 국민에게는 청원수리 여부와 관계없이 그 결과를 통보해 주도록 되어 있다.

청원권자인 국민은 청원법 제 7조에 의하여 청원서를 주무관서 또는 처분관서에 제출할 수 있게 되어 있어 청원서를 제출할 수 있는 기관은 국회는 물론 행정부 지방자치단체 등 여러 곳이 있을 수 있음에도 청원인들이 국회에 청원서 제출을 선호하는 이유는 유관기관에 청원하였으나 실효를 거두지 못하여 청원대상 기관을 국회로 하는 경우가 과반수 이상으로 나타났다.[40]

40) 청원과 관련된 논문은 매우 드물다. 김낙성(한국국회청원제도와 그 개선방안에 관한 연구. 단국대학교 행정대학원 석사논문. 1885. 56쪽)은 응답자 144명중 69.06%가 국회에 청원한 사유로 유관기관에 청원했으나 실효가 없어서라고 대답했다고 밝히고 있으며 같은 김종두(국회청원제도와 그 발전방향에 관한 연구, 서울대학교 행정대학원 1984 석사논문41쪽)는 77명의 응답자중 56.6%에서 같은 대답을 얻었다고 밝혔다.

국회를 청원대상으로 한 청원인 중 절반 이상 또는 3분의 2가량이 정부 또는 유관기관에 청원서를 제출하였으나 기대를 충족하지 못해 국회에 청원을 낸 만큼(김종두, 1984), 마지막으로 청원서를 제출하고자 하는 국민은 국회 청원에 거는 기대가 크다. 최근 청와대에서 직접 '국민청원'을 받고 있지만, 30일 동안 20만 명 이상의 추천이 있어야 답변을 받을 수 있다.

한편 국회 홈페이지에 제헌국회 이후 12대 국회까지 청원기록이 없어서 국회사무처에 정보공개 청구를 했으나 제헌국회 이후 12대까지 국회 청원기록은 분실되어 자료가 없다는 답변이었다.[41)]

따라서 본 연구를 위해 국회보건복지위원회 속기록을 근거로 5대 이후 12대까지 청원을 찾아 정리한바 기록을 찾을 수 있는 5대 국회부터 12대 국회보건복지위원회에 모두 206건의 청원이 접수되었다. 이중 보건의료분야 청원이 65건, 비보건의료 분야청원이 141건으로 보건의료분야 청원은 보건복지위원회에 접수된 전체 청원의 31.5%였다. 보건의료단체가 낸 청원은 25건으로 같은 기간 보건복지위원회에 접수된 청원의 21.5%였으며 보건의료분야 청원을 기준으로 38.5%였다.

보건의료단체가 국회에 청원서를 제출하여 입법 또는 정책개선으로까지 이어진 대표적인 사례는 대한치과의사협회의 구강보건법 제정과 구 의료보험법 41조 7항의 개선 및 의료보험체불진료비 해소 및 진료비 위탁 건 등 여러 건이 있다.

〈표 5〉와 〈표 6〉은 5대 국회부터 18대 국회까지 청원현황이다. 국회사무처에 정리되어 있지 않은 보건복지위원회의 청원은 국회속기록에서 찾아 정리하였다. 5대~12대 국회의 청원과 국회 홈페이지에 정리되어 있는 13대 국회부터 18대 국회까지의 청원을 분리하여 정리하였다.

국회에 자료가 보관된 13대 이후 18대까지의 청원현황을 보면 전체 258건의 청원이 접수되었다. 이중 보건의료분야 청원은 59건, 비보건의료 분야 청원 152건으로 보건의료분야 청원은 22%로 나타나 12대 국회 이전에 비해 보건의료분야의 청원이 감소하는 양상을 보이고 있는 것으로 나타났다. 그러나 보건의료분야 청원 중 79.7%인 47건이 보건의료단체의 청원으로 나타나 보건의료단체의 청원이 대폭 증가한 것으로 나타나고 있어 보

41) 정보공개청구/청구번호: 12090003, 문서번호: 의정종합지원-2442(비공개결정)

건의료분야 이익단체들의 대국회 활동이 12대 국회 이후 적극적으로 변화하고 있는 것으로 유추되고 있다.

〈표 5〉 5대~12대 국회 보건복지위원회 청원 현황

대별 / 내용	5대	6대	7대	8대	9대	10대	11대	12대	합계
보건의료분야 청원	2	24	15	1	13	0	7	3	65
비보건의료분야 청원	15	46	18	3	5	0	16	13	116
주요 이익단체 청원	0	8	2	0	14	0	0	1	25
국회 청원 합계	17	78	35	4	32	0	23	17	206

〈표 6〉 13대~20대 국회 보건복지위원회 청원현황[42]

대별 / 내용	13대	14대	15대	16대	17대	18대	19 대	20대	합계
보건의료분야 청원	5	10	11	25	6	2	4	6	59
비보건의료분야 청원	17	24	22	49	24	16	12	13	152
주요 이익단체 청원	4	7	9	22	4	1	0	0	47
국회 청원 합계	26	41	42	96	34	19	16	19	258

이 밖에 국회는 앞에서 지적했듯이 국회법 127조(국정감사와 국정조사)와 127조의 2[43] 및 '국정감사 및 조사에 관한 법률'에 따라 정부의 국정(國政)을 감사할 수 있는 권한을 가지고 있다.

국정감사는 '국정감사 및 조사에 관한 법률' 제2조에 따라 국회는 국정전반에 관하여 소관 상임위원회별로 매년 정기회 집회일 이전에 감사 시작일 부터 30일 이내의 기간을 정하여 감사를 실시한다. 다만, 본회의 의결로 정기회 기간 중에 감사를 실시할 수 있다.

42) http://likms.assembly.go.kr

43) 국회법 제127조(국정감사와 국정조사) 국회의 국정감사와 국정조사에 관하여 이 법이 정한 것을 제외하고는 국정감사및조사에관한법률이 정하는 바에 따른다.[제120조에서 이동, 종전 제127조는 제134조로 이동 〈1991.5.31〉]
제127조의2(감사원에 대한 감사요구 등) ①국회는 그 의결로 감사원에 대하여 감사원법에 의한 감사원의 직무범위에 속하는 사항중 사안을 특정하여 감사를 요구할 수 있다. 이 경우 감사원은 감사요구를 받은 날부터 3월 이내에 감사결과를 국회에 보고하여야 한다.〈개정 2010.3.12.〉 ②감사원은 특별한 사유로 제1항에 규정된 기간 이내에 감사를 마치지 못하였을 때에는 중간보고를 하고 감사기간의 연장을 요청할 수 있다. 이 경우 의장은 2월의 범위 이내에서 감사기간을 연장할 수 있다.[본조신설 2003.2.4.]

제3절 보건의료정책과 국회 상임위원회

1. 국회 상임위원회의 역할과 보건복지위원회의 위상

영국을 제외한 대부분의 국가들은 국회를 상임위원회 중심주의로 운영하고 있다. 우리나라도 6대 국회 이후 의회활동의 전문성과 분업화를 통해서 효율성을 높이기 위해 상임위원회 중심주의를 채택하고 있다. 이는 의회가 전문적인 직업관료로 구성된 행정부를 효과적으로 견제하고 수준 높은 입법 및 정책제시를 하기 위함이다.

국회에서 보건의료정책의 입안과 결정의 근간이라 할 보건의료 관계법과 제도를 소관하는 위원회는 보건복지위원회로, 국회법 제 37조 상임위원회와 그 소관에는 보건복지부와 식품의약품안전처가 보건복지위원회 소관인데 보건의료인 출신 국회의원들이 재임기간 중 가장 많이 활동하는 위원회이기도 하다.

국회법 제 37조(상임위원회와 그 소관) ① 상임위원회와 그 소관은 다음과 같다.
12. 보건복지위원회
가. 보건복지부 소관에 속하는 사항
나. 식품의약품안전처 소관에 속하는 사항

1994년 국회사무처가 발간한 자료에 의하면, 상임위원회 중심제로 국회가 운영되면서 특별한 경우를 제외하면 상임위원회에서 심사한 내용이 그대로 본회의에서 의결되었다. 제 9대 국회 이후 상임위원회에서 심사한대로 본회의에서 의결되어 사실상 국회 보건복지위원회는 보건의료관련 법제는 물론 정책결정에 보건복지위원회가 매우 중요한 역할을 하고 있는 셈이다.

따라서 국회의원의 소관 상임위원회 관련 전문지식의 유무와 깊이 등이 매우 중요한데, 일부 연구에 의하면 9대 국회부터 13대 국회까지 보건복지위원회에서 활동한 국회의원 백3명의 전공을 분석했더니, 법학이 가장 많아서 22명이었고 다음이 의학(간호학 포함)으로 19명이었다고 밝혔다(문희철, 1989). 그러나 약학전공 의원 8명을 합치면 보건의료분야는 27명으로 1위인 법학전공자보다 5명이나 많은 것으로 나타났다. 즉 보건의료전공자가 보건복지위원회를 가장 선호한다고 볼 수 있는 것이다.

〈표 7〉 9대~13대 국회 국회 보건복지위원의 전공별 분포(문희철, 1989)

전공분야	의원수	비고
법학	22명	
의학(간호학포함)	19명	약학전공 의원 8명 포함 시 보건의료전공 의원은 27명임
경영 · 경제	17명	
정치(행정)학	17명	
사관학교	10명	
약학	8명	

뿐만 아니라 전체 상임위원회를 대상으로 분석한 손병권의 연구에서 보건복지위원회에서 활동한 의약계 출신이 31.3%로 나타났다.

〈표 8〉 상임위원회 소속 의원의 경력별 배경(손병권, 2004)

직업별 / 상임위원회	법조인	교육자	사회 운동가	의약계
법사위원회	80%			
교육위원회		50.8%		
환경노동위원회			33.3%	
보건복지위원회				31.3%

의사출신 의원들은 6대부터 10대 까지는 보건복지위원회 참여가 활발하지 않았으나, 11대 국회부터 보건복지위원회를 선호하였다. 11대 20대 국회까지 59명의 의사의원 가운데 40명이 임기(전후반 각각 2년) 중 최소 1회 이상 보건복지위원회에서 활동한 것으로 나타났다.

〈표 9〉 보건의료인 출신 의원수(6대 국회 ~ 20대 국회)

총 보건의료인출신 의원(총 의사출신의원)	보건의료인 출신 보건복지위원 (괄호안은 의사출신의원)
127명(69명)	78명(43명)

비의료인 출신 의원들에게 보건복지위원회는 지난 13대 국회까지 기피위원회였다. 이후 14대국회부터 17대 국회까지는 인기위원회도 기피위원회도 아닌 중간지대였으나, 18대 국회부터는 대부분의 의원들이 선호하는 상임위원회가 되었다. 그것은 국민건강보험

등 사회보장제도가 자리를 잡아가면서 보건복지 행정에 대한 인식이 높아지고 생활밀착형 정책에 많은 국민들의 관심이 높아졌기 때문인 것으로 풀이되고 있다.

한편, 여당이 보건복지위원회에 관심을 갖기 시작한 것은 15대 국회 부터로, 당시 여당인 신한국당이 과거 야당에 배정하던 보건복지위원회 위원장직을 협상대상 위원회에 포함시키는 것을 검토하기 시작하면서 보건복지위원회는 최소한 비인기상임위원회란 오명을 벗었다.

〈표 10〉 의원선호도에 따른 상임위원회(13대–18대 국회)

대별 위원회	13대	14대	15대	17대
선호/ 인기위원회	건설, 교통 체신, 재무, 농림수산, 외무통일, 국방	재정경제, 건설교통, 내무, 통상산업, 통일외무	재정경제, 건설교통, 통상산업, 통일외무, 내무	건설교통, 통일외교통상, 문화관광, 재정경제
기피/ 비인기위원회	국방, 행정, 보건사회, 문화공보, 노동	법제사법, 행정, 국방, 환경노동, 정보	행정, 문화체육, 국회운영	법제사법, 환경노동

대별 위원회	18대	19대	20대	21대
선호/ 인기위원회	국토해양, 지식경제, 보건복지, 외교통상 통일, 기획재정	국토위, 지식경제, 교육과학기술, 기획재정, 문화체육관광방송통신 외교통상통일, 농림, 보건복지	국토, 교육문화체육관광, 산업통상자원, 정무, 농림축산식품 해양수산, 기획재정	국토, 산업통상자 원 중소벤처기업, 교육, 농림축산식품해양수산
기피/ 비인기위원회	법제사법, 환경노동, 국방	행정안전, 환경노동, 국방	국방 , 환노 , 안행	국방, 환경노동, 과학기술정보방송통신

* 제13대–17대 국회: 오혜진, 한국 국회 상임위원회 입법자율성에 관한 연구; 보건복지위원회를 중심으로, 숙명여자대학교대학원 박사논문, 81쪽.
* 제 18대 국회: 주간동아 2010.5.4. 734호 (16–21쪽).
* 제 19대 국회: 파이낸셜뉴스(2012.5.13.)를, 인용하여 구성
* 제 20대 국회: 연합뉴스(2016.4.24.)"20대 당선인 최고인기 상임위는 국토위…국방위는 '꼴찌' "
* 제 21대 국회: 충남일보(2020.5.31.) "21대 국회 인기상임위, 상임위원장 물밑경쟁 치열"
* 제 21대 국회: 조선일보(2020.6.6.) "21대 국회 '과방위' 벌써 우려된다"

2. 소관 상임위원회별 보건의료인 출신 국회의원 현황

제헌국회 이후 상임위원회 중심주의로 국회가 운영된 것은 6대 국회부터이다. 국회 상임위원회 속기록에 의하면 4대 국회부터 보건관련 상임위원회로 사회보건위원회가 활동을 시작하였으며 이후 5대 국회에서 보건사회위원회로 상임위원회 활동을 한 것으로 기

록이 나와 있다. 이에 따라 국회 보건사회(복지)위원회 속기록에 수록된 보건의료인 출신의원들의 활동기록에 의하면 4대 국회에는 모두 6명의 의사출신 의원과 1명의 약사출신 의원이 진출했는데 이중 사회보건위원회에서 활동한 의원은 의사출신으로 보건사회부장관과 의협이사를 지낸 정준모 의원과 세브란스의학교 교장 출신의 이영준 의원, 그리고 약사출신으로는 대한약사회장을 지낸 민관식 의원으로 기록되어 있다.[44)]

또 5대 국회에는 의사출신 의원이 무려 11명이나 지역에서 당선되어 국회에 입성하였으나, 이중 보건사회위원회에서 활동한 의원은 이영준, 박충모 의원 2명이었다. 이는 의사출신 국회의원들이 의정활동의 무게를 직역의 대표성보다는 지역의 대표성과 정치적 입지에 두었던 것으로 보인다.[45)]

이러한 현상은 상임위원회 중심주의로 국회가 운영되기 시작한 6대 국회에 와서도 크게 달라지지 않아서 의사출신 3명중 2명만 보건사회위원회에서 활동하였고 나머지 1명은 외무위원회에서, 약사출신 1명은 재정경제위원회에서 활동했다. 또 7대에도 의사출신 의원 7명중 보건사회위원회에는 오원선만 전후반기 모두 활동했고, 박병선과 박기출은 후반기에는 다른 위원회에서 활동하였다.[46)]

이처럼 국회가 상임위원회 중심주의로 운영된 이후에도 의사출신 의원들이 보건사회(복지)위원회를 선호하지 않은 것은 보건사회위원회가 타 위원회에 비해 상대적으로 정치적 중요도가 높지 않은 정책분야였기 때문에 대부분의 의원들의 관심 밖으로 밀려나 있었기 때문으로 풀이되고 있다.

이처럼 여야를 막론하고 특별한 관심을 받지 못했던 보건복지위원회가 1977년 외환위기 이후 의료 복지후생 문제에 대한 관심이 높아지면서 15대 국회부터 여당에서 관심을 갖기 시작했다(오혜진, 2011, 72). 신한국당 15대 총선 직후인 4월 고위당직자회의에서 과거 야당에 배정하던 교육, 통상산업, 환경노동, 보건복지위원회의 위원장직을 협상하기 위한 방안을 검토하면서 당시 여당인 신한국당 손학규 대변인은 "상임위원회에 대한

44) 4대 국회에 의사출신으로 이영준, 정준모, 조영규, 조경규, 최규옥 박충모 의원 등 6명이 활동하였으나 사회보건위원회 상임위원회에 이름을 올린 의원은 이영준, 정중모 의원과 약사출신으로 민관식 의원만이 있을 뿐이다.

45) 5대 국회에 의사출신은 박충모 ,신현돈, 조영규, 박희수, 김동호, 김성환, 김종해, 박권희, 전석봉, 오정국 등 11명이 당선되었으나 보건사회위원회에서 활동한 의원은 이영준, 박충모 의원밖에 없었다.

46) 6대 국회에서는 의사출신으로 민병기 위원이 외무위원회에서 약사출신으로 민관식 의원이 재정경제위원회에서 활동하였고 7대에는 보건복지위원회에서 활동한 3명을 제외한 양달승 의원이 국방위원회에서 이병주 의원이 교통체신위원회에서 김천수 의원과 문태준 의원이 농림위원회에서 활동하였다.

평가기준이 정치적 고려에서 실생활과 얼마나 밀접하게 연관되어 있느냐 하는 데로 옮겨지는 추세"임을 지적하면서 유권자들의 피부에 닿는 생활정치를 위한 의정의 필요성을 강조하였다.[47)]

또한 1977년 의료보험제도가 500명 이상의 사업장 근로자를 대상으로 실시되고 4차 경제개발 5개년계획의 일환으로 생활보호 대상자에 대하여 의료보호사업을 실시하게 됨으로써 주요 사회보장정책의 확대 및 실현 등으로 의료보장에 대한 국민의 체감지수도 눈에 띄게 높아졌다.

이후 의료보험은 2년 뒤인 1979년 공무원 및 사립학교 교직원과 300명 이상의 사업장 근로자까지 확대되었으며, 1988년에는 5명 이상의 사업장까지 확대되는 한편 1989년에는 전국민의료보험을 달성하게 되었다. 또 1987년에 한방의료보험이, 1989년에는 약국의료보험이 실시되어 국회 보건사회위원회의 의료현안이 폭발적으로 증가하였다.

뿐만 아니라 의료보험과 함께 주요 사회보장제도인 국민연금제도가 1988년 1월 1일부터 시작됨에 따라 국회의원들이 보건복지위원회에 대한 관심은 과거에 비해 조금씩 달라지기 시작하여 14대 국회부터는 적어도 비인기상임위원회란 불명예는 벗어났다

한편 보건의료인 출신 국회의원들은 인기상임위원회로 분류되기 전인 11대 국회에서 9명의 보건의료인출신 국회의원 중 8명이 전후반기 모두 보건사회위원회에서 상임위원회 활동을 하였으며 나머지 2명도 전후반기 중 한번은 보건사회위원회에서 활동하였다. 이어 12대 국회에서는 7명 보건의료인 출신의원 중 6명이 보건사회위원회에서 활동했다. 13대 국회에서는 8명중 3명은 전후반을, 3명은 전후반 중 1번을, 그리고 나머지 2명은 비보건복지위원회에서 활동했다. 14대 국회에서는 7명중 5명이 보건복지위원회 활동을 하여 어떤 경우는 보건의료인출신들이 모두 보건복지위원회에 몰렸다.

〈표 11〉 보건의료인 출신 의원 중 보건복지위원회에서 활동한 의원현황(6대~20대 국회)

총 보건의료인출신 의원 수 (총 의사출신 의원 수)	보건의료인 출신 보건복지위원 수 (괄호안은 의사출신 의원 수)
127(69)	78명(43)

47) 조선일보. "상임위원장 자리 중진들 '줄서기' ". 1996. 4. 23.

이 같은 현상 속에 의료계 출신 국회의원의 법안발의 건수는 언론계 출신에 이어 두 번째로 높고 법안가결 건수는 의료계 출신이 가장 높은 것으로 나타나 있다.(남혜진, 2008).

전체 국회의원 1인당 발의법안과 보건의료인 출신 의원 1인당 발의법안 수를 비교(박경미, 2008)한 결과 13대 국회의 경우 전체 의원의 발의 법안 평균건수는 1.9건인데 보건의료인 출신은 1건으로 전체 의원보다 밑돌았다. 그러나 17대 국회를 보면 전체의원 발의 법안건수가 17.3건, 보건의료인 의원이 42.6건으로 2.4배에 이른다. 따라서 13대 국회부터 17대 국회까지 평균 법안발의 실적을 보면 보건의료인 출신 의원이 전체의원 평균의 2배 가까이 된다.

〈표 12〉 보건의료인 출신 국회의원의 법안발의 현황(13대~17대 국회)

대별		13대	14대	15대	16대	17대	평균
의원 1인 당 발의법안 수	전체의원 발의 법안(건)	1.9	1.1	3.8	7.0	17.3	6.2
	보건의료인출신의원 발의 법안(건)	1.0	1.4	9.2	4.7	42.6	11.8

제4절 국회에 진출한 보건의료전문인 출신 국회의원(제헌~18대 국회)

1. 보건의료전문직 출신의 국회진출 현황과 활동

1) 의사출신 국회의원의 현황과 입법활동

제헌국회 이후 보건의료분야 전문직 출신중 가장 먼저, 그리고 가장 많이 국회에 진출한 직군은 의사출신이다.

제헌국회에는 모두 9명의 의사출신 국회의원이 당선되었다. 6대 총선부터 비례대표제도가 채택(강장석, 2009: 12)되었으나, 이때에도 보건의료직 중 유일하게 국회에 진출한 의사출신 의원들은 전원 지역구에서 선거구민의 선택을 받았다.

해방과 건국 그리고 남북 간 이데올로기의 충돌을 겪으면서 처음으로 신생 대한민국 국민의 대표를 선출하는 제헌국회의원이라는 점에서 볼 때 제헌국회에 입성한 의사출신 국회의원들은 국회입성 전 경력 면에서도 이후 의사출신 국회의원들과는 확연히 구별된다.

국회의원이 되기 전 이들 중 2명이 독립운동을 했으며, 2명이 지역 대동청년단 단장 을,

그리고 군정청 공의와 중국 유학생활을 한 것으로 나타나 대체로 당시 선각한 지식인들인 것으로 나타났다. 이들 중 정규 의과대학을 졸업하고 의사가 된 사람은 6명이고 나머지 3명은 조선총독부 의사시험, 또는 미군정청 의사시험을 통과한 검정의사 출신이다(http://www.rokps.or.kr).

참고로 최다선 의사출신 의원은 국회의장을 지낸 정의화이고, 제헌국회에 입성한 의원 중 4번 국회진출에 성공한 의사출신 의원은 이영준[48]과 조영규[49]이다.

한편 1948년 5월 31일 구성되어 1950년 5월 30일까지 활동한 제헌국회는 임기 중 6.25 전쟁의 발발과 제1공화국 수립 전 미군정기에 시작된 제헌국회라는 특수한 시대적 상황 등으로 의사출신 국회의원 전원이 한건의 법안도 발의하지 못했다.

그러나 제헌국회 제2회 정기회 35차 회의(1949.2.19 국회 본회의 회의록 3쪽)에서 당시 대한의학협회(현 대한의사협회)가 주축이 되어 범 의료계가 벌이고 있던 정부조직법 중 사회부 산하에 있던 보건국을 보건부로 독립하자는 운동[50]이 벌어지자 당시 국회 문교후생위원장으로 활동하던 이영준의원이 이 같은 내용의 청원안을 국회에 청원 소개하여 재석의원 129명중 찬성 67표, 반대 31표로 가결하는 성과를 두었다. 이로서 정부조직법상 사회부 보건국을 보건부로 승격시킴으로써 제헌국회에서 의사단체와 의사출신 국회의원의 대 국회활동의 연대를 보였다.

이어 2대 국회(1950.5 1954.5)는 모두 5명의 의사출신 국회의원이 의사당에 진출했다.[51]

전원이 지역구 의원으로 권병노 의원을 제외한 이용설, 조경규, 구덕환, 한국원은 정규 의과대학을 졸업한 사람들이었다.[52]

2대 국회에서는 한국원이 국민의료법안과 면허세법개정안을 발의하여 통과시킴으로서 오늘날 의료법의 기초를 세우는 한편[53] 의사에게 부과되는 면허세에 제동을 걸었다.

---

48) 세브란스의전 교장출신으로 제헌국회, 4대 ,5(대민의원 부의장과 국회부의장), 6대 국회의원을 지냈다.

49) 중국 북경대학 경제과(2년) 수료 후 조선총독부 의사시험에 합격하여 전남 광주도립의원의 봉직의를 거쳐 전남 영광에서 개업하다가 제헌국회, 3대,4대, 5대 국회의원으로 의정생활을 했다.

50) 2대 대한의사협회 윤일선 회장 때의 업적으로 보건부독립 촉진운동을 들수 있다 정부가 수립되면서 군정 때부터 있던 보건후생부가 없어지고 사회부 보건국으로 되었다. 국민보건은 국가의 백년대계이므로 의협을 중심으로 한 각 보건관계단체는 보건의료단체 대표자회의를 열고 보건부독립촉진회를 결성하고 촉진운동을 벌였다(대한의학회, 1988: 546).

51) 헌정회 홈페이지에는 이갑성 의원이 세브란스의학전문학교 출신으로 기재되어 있으나 이는 세브란스병원 약국에 근무한 경력의 오류로 확인되었다.

52) 이용설, 조경규는 세브란스의학전문학교 출신이었으며 구덕환은 경성의전, 한국원은 대구의전 출신이다.(헌정회 회원프로필 참조)

53) 2대 국회에서는 의사출신 국회의원 중 한국원이 국민의료법안 제정과 면허세법중개정법률안(대안반영폐기)을, 조경규가 밀수입방지임시조치법안을 발의(폐기)하는등 입법활동에 일정한 성과를 보이기 시작했다. (국회 의안정보시스템) 또한

2대 국회에 이어 3대 그리고 4대까지 국회진출에 성공한 의사출신의원은 조경규 외에 조영규, 육완국, 정준모, 김철주 등이었는데 이중 조경규, 육완국, 정준모 등이 정규의학교육 과정을 거쳐 의사면허를 취득한 인물이다[54]. 3대 국회에 진출한 의사출신의원들도 법안을 발의한 의원은 전무하다.

4대 국회 회기 중에 4.19혁명이 일어났는데, 이로 인해 4대 국회 회기는 2년 2개월이었다. 4대 국회는 박충모 의원을 제외하고는 의사출신 의원 대부분이 재선 이상 의원이 다시 국회에 입성했으며 회기 중 법안을 발의한 의원은 조경규 의원이 유일하게 법원조직법 중 개정법률안을 발의했으나 회기불계속 폐기처리 됐다.

5대 국회 회기 중에 5.16군사정변이 일어나 회기는 1년 2개월에 불과했다.

특히 5대 국회는 민의원과 참의원 등 양원제를 실시했는데 민의원에 11명의 의사출신 의원이, 참의원에 2명의 의사출신의원이 의회에 진출하여 지금까지 우리나라 헌정사상 가장 많은 의사출신 의원이 국회에 진출했다.

민의원에 당선된 의사출신의원 중 3선의원 이상은 이영준, 조영규였고,[55] 재선의원이, 신현돈, 박충모였으며, 박희수, 김동호, 김성환, 김종해, 전석봉, 오정국, 박권희가 초선의원이었다. 이중 정규의학교육을 받은 의원은 김동호, 김성환, 김종해, 오정국, 박권희로, 박희수와 전석봉을 제외한 초선의원 5명이 정규 의학교육을 받은 의원이었다.[56]

참의원은 경성의학전문학교 출신의 정순응과 최상채가 당선되었다.

5대 국회에서 입법활동은 유일하게 박권희가 재외교포재산반입에관한특별조치법안을 두 번에 걸쳐 발의했으나 회기불계속 폐기됐다.

6대 국회부터 비례대표제가 실시되어 6대 국회에 진출한 의사 출신의원 3명중 이영준(민중당 · 동대문 을)을 제외한 김성진, 민병기[57]가 민주공화당 전국구 의원으로 국회의원이 되었다.

한국원이 발의한 국민의료법안은 제헌국회에서 정부 입법으로 '의사 및 치과의사법안'이 국회에 제출되었으나 회기 불계속으로 폐기된 바 있다.

54) 육완국은 경성제대 의학부출신이며, 정준모는 일본 경도제대 의학부 출신이다(헌정회 회원프로필 참조).

55) 이영준 의원은 제헌, 4, 5, 6대 의원을, 조영규의원은 제헌 3, 4, 5대 의원을 지내 4선의원이다.

56) 김동호, 김성환은 세브란스 의학전문학교출신이었으며 오정국은 경성의학전문학교축신이었고 김종해는 일본 대판고등의학전문학교를, 박권희는 일본 동경자혜의과대학을 졸업했다.

57) 김성진은 경성제대 의학부를, 민병기는 경성의학전문학교를 졸업했다.

이전 4대, 5대 국회 임기가 비정상적으로 1-2년에 불과했던데 비해 정상적으로 국회가 운영된 6대 국회에서는 김성진이 '의료법개정법률안'을, 민병기가 결핵예방법안을 각각 발의, 대안반영폐기 또는 수정가결로 국회 본회의를 통과함으로써 의사출신 국회의원의 입법 활동도 활기를 띠기 시작했다.

7대 국회에는 전국구의원으로 당선된 이병주와 지역구에서 당선된 6명의 의사출신의원 등 7명의 의사출신 의원이 당선되었는데 이들은 모두 정규 의학교육을 마친 의사들이었다.[58)]

7대 국회에서 의사출신 국회의원들의 입법 활동은 박병선이 의료관계법(수정가결) 1건을 포함 모두 5개의 법안을 발의했고 오원선이 의료보험법개정법률안(수정가결)을, 이병주가 비 보건의료분야 1개 법률안을, 박기출이 의료법중개정법률안을 포함 3개 법률안을, 문태준이 비보건의료분야 법안 1개를 발의하여 대부분의 의원들이 고른 입법성적을 보였다.

8대 국회는 10월 유신으로 1년 3개월간 의정활동을 했는데 의사출신의원 중 재선 이상 의원은 이병주, 문태준[59)]이었으며 초선은 박숙현(지역구)과 장덕진(전국구)이 국회에 진출하여 의사출신 의원 4명이 의정활동을 했는데 회기가 짧았던 탓에 입법실적은 전무했다.

10월 유신으로 유정회의원의 국회진출이 있었던 9대 국회에서는 지역구 의원으로 이병주, 문태준, 박숙현, 박귀수, 정희섭이, 유정회 출신으로 구임회(임기: 3년) 등 7명의 의사가 국회의원에 당선되었다. 유정회 임기 3년을 활동한 구임회를 제외하고 6명의 의원은 5년 8개월이란 적지않은 임기였음에도 의사출신의원들의 입법활동은 비교적 저조하여 이병주와 박귀수가 각각 1건씩 비의료분야의 입법활동을 했다.

3명(정희섭, 박숙현, 문태준)의 지역구 의사출신 국회의원을 배출한 10대 국회는 12 · 12 군사 반란, 5.17 쿠데타로 정상적인 국회활동에 제동이 걸렸다. 정권을 장악한 전두환의 신군부에 의해 국회기능이 중단되고 국가보위입법회의(國家保衛立法會議)가 그

58) 박병선, 문태준은 서울의대를, 양달승, 오원선 은 세브란스의대를, 이병주는 서독 프랑후르트의대를 김천수는 대구의대를, 박기출은 일본 동경의학전문학교를 졸업했다.

59) 이병주는 7, 8, 9대의원을, 후일 대한의사협회 회장을 지낸 문태준은 7, 8, 9, 10대 의원을 역임하여 전체 의정생활 중 각각 3선과 4선을 거쳤다.

기능을 대신함으로써 1년 6개월 만에 회기가 끝났는데 회기가 짧았던 만큼 의사출신의원들의 입법활동도 전무하다.

11대 국회에는 5명의 의사출신이 당선되었는데 이중 지역구로 김찬우, 이병직과 전국구로 김집, 손춘호, 이정빈이 국회의원에 당선되었다. 입법활동은 김찬우 의원이 비 의료분야 법안 1건, 손춘호 의원이 진폐증 관련 법안 1건(공동발의)이었다.

11대에 이어 12대 국회 입성에 성공한 의사출신 국회의원은 이병직(지역구)과 김집(전국구)이 있으며, 초선으로 박성태가 전국구로 국회에 들어옴으로서 의사출신의원은 3명이 되었다. 이 중 김집이 비의료관련 법안 1건과 의료법개정법률안 1건 등 2건의 법률안을 발의했고, 박성태가 공무원및사립학교교직원의료보험법중개정법률안(원안가결)과 의료보험법중개정법률안(수정가결)등 의료관계 법률안 2건을, 김집이 의료법중개정법률안을 발의(수정가결)했다. 이병직은 비보건의료법을 발의(폐기)했다.

13대에는 지역구로 박병선, 황성균이 당선되었고 전국구로 송두호, 신영순이 국회에 진출하였다. 의료관련 입법활동은 송두호가 국민건강보험법개정안(대안반영폐기)을 포함 2건의 법안을 발의했고, 박병선이 의료보험법중개정법률안과 공교의료보험법개정안을 발의(2건 모두 대안반영 폐기)했다. 신영순은 비의료분야 법안 2건을 발의함으로써 4명의 의사출신 의원 중 3명이 입법활동을 했다.

13대에 이어 14대는 송두호와 김찬우가 지역구 의원으로 당선되었으며 전국구 의원으로 주양자, 문창모, 양문희가 국회에 입성, 5명의 의사출신의원을 배출했다.

주양자는 응급의료에 관한 법률(수정가결)등 2건의 제정법률안(수정가결)과 개정법률안등을 포함 모두 8개의 법안을 발의했다.

이 중 '응급의료에 관한 법률' 58조(응급의료행위에 대한 형의 감면)는 '응급의료종사자가 응급환자에게 발생된 생명의 위험, 심신상의 중대한 위해 또는 증상의 현저한 악화를 방지하기 위하여 긴급히 제공하는 응급의료로 인하여 응급환자가 사상에 이른 경우 그 응급의료행위가 불가피하고 응급의료행위자에게 중대한 과실이 없는 때에는 그 정상을 참작하여 형법 268조의 형을 감경하거나 면제할 수 있다'는 내용으로 후일 의료분쟁조정법 등의 입법에도 영향을 미쳤다.

이 밖에 양문희(임기만료 폐기)가 국민의료보험법 1건, 문창모가 의료보험법개정법률

(폐기)안을 포함 2건의 법안을 발의했다.

14대에 이어 15대 국회에는 전국구 의원으로 재선(비례대표 승계)된 주양자를 제외한 황성균, 정의화, 김찬우, 박시균이 모두 지역에서 당선되었다. 이들의 입법활동은 황성균이 국민의료보험법개정법률안 3건(대안반영 폐기, 수정가결)을 발의하였고 정의화가 의료분쟁조정법안(임기만료폐기), 국민건강증진법안(대안반영폐기)을 김찬우가 농어촌등 보건의료를 위한 특별조치법중개정법률안 발의(대안반영폐기)를 포함 2건의 법률안을 발의하였으며 박시균이 정신보건법중개정법률안(대안반영폐기)을 발의하여 활발한 의료관련 법안의 입법활동을 하였다.

16대 국회에는 이미 국회경험을 쌓은 김찬우, 정의화, 박시균 등 다선의원 외에 지역구 초선으로 고진부가 당선되었으며, 비례대표로 박금자가 16대 국회 회기종료를 앞두고 의원직을 승계하여 5명의 국회의원을 배출했다.

16대 국회에서 의사출신 국회의원들의 입법 성적은 김찬우가 의료관계법안 1건을 발의했고, 정의화가 의료관계법안 1건을 포함하여 모두 6개의 법안을 발의했으며 고진부가 비의료관련 법안 2건, 박시균이 의료관계법안 4건을 포함 8건의 법안을 발의했다. 특히 박시균은 중소병원 육성을 법적으로 뒷받침하기 위한 중소병원육성법안을 발의(폐기), 중소병원의 지원 방안을 법제화하는 노력을 기울였다.

이어 17대에 들어와서는 안홍준, 정의화, 신상진이 지역구 의원에, 비례대표로 안명옥이 국회의원에 당선되었다.

이 중 신상진은 대한의사협회장 출신으로, 같은 시기 대한약사회장 출신의 비례대표로 당선된 원희목과 함께 직역단체장 출신으로 주목을 받았다.

17대 국회에서 정의화가 의료관련 법안 1건을 포함하여 10개 법안을 발의했고, 신상진이 의료관련 법안 3개를 포함 29개 법안을 발의했으며, 안명옥이 의료관련법안 30개를 포함 1백45개 법안을 발의했다.

18대 국회에는 안홍준, 정의화, 신상진이 지역구에서 당선되어 재선이상 다선의원이 되었으며, 조문환이 비례대표 초선으로 당선되어 4명의 의사출신이 배출되었다. 이들의 입법활동은 안홍준이 의료관련 법안 12개를 포함 73개 법안을, 정의화가 의료관련 2개 법안을 포함 26개 법안을, 신상진이 의료관련법안 19개를 포함, 76개 법안을, 조문환이 비의료관계 법안 14개를 발의했다.

19대 국회에는 정의화, 안홍준, 박인숙이, 지역구에서, 김용익, 신의진, 문정림이 비례대표로 국회에 진출했다. 이중 후반기 국회의장에 당선된 정의화는 바쁜 일정에도 남북보건 의료 교류관련법률안 등 2개 의료관련 법안을 포함 총 19개 법안을 발의했으며 17대~19대 국회까지 3선의원으로 의정활동을 한 안홍준은 2015년 당시 새누리당의 '국가간호 · 간병제도 특별위원장으로 활동하면서 포괄간호서비스의 법적근거 및 기본계획 수립 등을 반영한 의료법 개정과 당시까지 간호교육 기관에 따라 수업 연한이 일정하지 않던 간호교육 기간을 조정하여 전문대학의 간호관련 학과의 교육기간을 4년으로 상향조정하고 그 과정을 이수한 사람에게는 학사학위를 수여할 수 있도록 하는 고등교육법개정안 등 총 121개 법안을 발의하는 등 간호관련 법 개정에 괄목할만한 의정활동을 했다.

울산의대 학장 출신으로 서울송파구에서 당선된 박인숙은 진료 중 의료인 폭행을 근절하기 위해 부당한 의료기관 종사자에게 폭행 또는 협박으로 진료방해를 하는 경우 1년이상 10년이하의 징역에 처하도록 하는 의료법개정안 등 137개 법안을 발의했다

비례대표 (초선)에 서울의대 교수로 의약분업, 건강보험통합 등 현실 보건의료정책 개혁에 깊이 참여했던 김용익교수와 연세의대 정신과 신의진교수, 가톨릭의대 재활의학과 교수로 재직하면서의사협회 대변인으로 활동하던 문정림교수 등이 당선되어 자신의 전문분야에서 괄목할만한 의정활동을 펼쳤다.

20대 국회에는 지역구에서만 3명의 의사출신 의원이 진출했는데 의협회장 출신의 신상진, 국민의당 대표 안철수(2017년 대선 출마를 위해 사퇴), 그리고 박인숙의원이다.

이들의 입법활동은 신상진이 두 번의 의료법개정안을 포함 82개 법안을 발의하였고 안철수가 2번의 의료법개정안을 포함하여 81개의 법안을 발의하였으며 박인숙이 6번의 의료법 개정안 발의한 것을를 포함, 1백47건의 법안을 발의했다,

21대 국회에는 광주 광산갑구에서 이용빈이 당선되고 비례대표로, 신현영이 국회입성에 성공했는데 2021년 12월 말 현재 신현영의원은 46건의 법안발의를, 이용빈은 같은 기간 42건의 법안을 발의했다.

2) 치과의사출신 국회의원의 현황과 입법활동

수적으로는 적지만 의사와 같은 시기에 국회에 진출한 보건의료 전문직종은 치과의사이다.

윤재욱[60]은 영등포에서 대동청년단 소속으로 제헌국회에 출마, 국회의원에 당선된 후 3대 국회에서 무소속으로 당선되어 최초의 치과의사출신 국회의원이 되었다. 그는 1949년 의사협회를 중심으로 의료단체들의 보건부 독립운동을 전개할 당시 보건부 독립을 위한 의료단체 청원 소개의원이었던 의사출신 국회의원 이영준, 이범교 등과 국회에서 적극적인 활동을 하였다(대한의학회, 1998: 548).

3대 이후 14대 국회까지 치과의사 출신 국회의원은 배출되지 않았다. 15대 국회에 와서 황규선, 김영환이 각각 여야 지역구의원으로 국회의원에 당선되었으며 여기에 영화배우이며 치과의사출신인 신영균이 여당 비례대표로 국회의원이 됨으로서 3명의 치과의사출신이 국회의원이 되었다.

이들의 입법활동은 황규선이 구강보건법안을 발의(수정가결)하였으며 김영환이 비의료 분야 법안 10건을 발의하였다.

16대 국회에서는 신영균이 15대에 이어 비례대표로 진출하였으나 15대에 이어 16대에도 입법실적은 없었다. 또한 김영환이 지역구에서 재선되었으나 입법실적은 비의료분야 법안 2건이다.

17대에는 지역구에서 김춘진이 당선되어 1명의 치과의사 국회의원이 배출되었다. 김춘진은 2건의 의료법개정법률안(임기만료폐기)등 모두 37건의 법안을 발의했다.

18대에는 지역구에서 김영환, 김춘진이 당선, 2선 이상으로 국회에 입성했으며 여기에 전현희가 야당 비례대표로 국회의원에 당선됨으로써 3명의 치과의사출신이 국회에 진출, 제헌국회 이후 가장 많은 치과의사출신 의원이 배출되었다.

이들 중 김춘진이 '서울대학교치과병원설치법일부개정법률안'과 '국립대학치과병원설치법일부개정법률안' 등 치과분야 법안 2개를 발의하였고, 전현희가 '구강보건법일부개정법률안' 등 7개의 (치과)의료분야법안을 포함 모두 1백 42개의 법안을 발의했다. **19대 국회에 김영환, 김춘진이 지역구의원으로 당선되었으며, 김영환이 비보건의료관련 법안**

60) 피어선성경학교 출신으로 치과의사검정시험에 합격, 치과의사가 되었으며, 서울시치과의사회장을 역임했다.

25개를 발의하였으며, 김춘진이 구강보건법일부개정안을 포함 137건의 법안을 발의했다.

20대 국회에는 전현희와 신동근이 지역구의원으로 국회진출에 성공했는데 전현희는 총 143건의 법률안을 발의하였다. 이중 의료법개정안 1건, 응급의료에 관한 법률개정안 1건을 제외한 대부분의 발의 법률안이 비보건의료 관련 법안이었다.

21대 국회에는 인천시 정무부시장을 지낸 경희대 치대출신의 신동근이 인천서구에서 당선되었는데 입법성적은 2021년 12월 말 현재 구강보건법개정안을 포함, 37건이다.

3) 한의사출신 국회의원의 현황과 입법활동

보건의료전문직 중 가장 적은 국회의원을 배출한 한의사 출신 국회의원은 모두 지역구의원 출신으로 13대 국회에서 대한한의사협회장 출신의 안영기와 18대에서 강동구한의사회장 출신의 윤석용 등 2명을 배출했다.

한의사로 가장 먼저 국회의원에 당선된 안영기는 21대 대한한의사협회장 때에 한방의료보험을 전국으로 확대 실시하는데 적지 않은 역할을 하고,[61] 바로 13대 국회에 진출하였으나 입법활동은 활발하지 않아서 비 보건의료 관련 법안 1건을 발의했다. 이에 비해 18대 국회에 지역구선거를 통해 국회에 입성한 강동구 한의사회 회장출신의 윤석용은 "'한의학'을 전통적으로 내려오는 한의학을 기초로 하거나 이를 토대로 응용 개발한 의료행위"로 법제화하여 한의계의 여망인 현대의료기 사용의 법적 근거를 마련하기 위해 진력했다 한의약육성법 일부개정법률안 발의로 나타난 이같은 입법움직임에 의료계의 강력한 반대여론이 있었으나[62] 결국 한의약육성법 일부개정법률안(의안번호: 1805527, 제안일자: 2009.7.24.)은 그 입법취지가 반영된 위원회 대안이 통과되는 성과를 거두어 한의계가 크게 반겼다. 윤석용은 보건의료관련 법안 15건을 포함 91개 법안을 발의했다.

이후 19대, 20대, 21대 국회에 한의사의 국회 진출은 성사되지 않았으며 다만 20대 국회에서 한의사는 아니나 법대출신의 원광대학교 한의과대학 겸임교수인 한의학박사 김종회가 전라북도 김제시부안군에서 출마하여 국회의원에 당선된바 있다.

61) 한의신문. "한의협 명예회장들이 말하는 '내 생애 최고의 순간들…'". 2010. 12. 27 에서 본인 회고담 중.

62) 데일리메디. "국회 수석전문위원 '한의약육성법 개정 실익 적어'". 2011. 6. 21. 일자는 최근 국회 보건복지위원회 법안소위를 통과한 한의약육성법 중 '현대적으로 응용 · 개발한 의료행위'라는 문구는 의료계 등의 강력한 반대로 '시대 발전에 맞게 응용 · 개발한 한방의료행위'로 변경된 바 있다고 밝히고 있다.

4) 약사출신 국회의원의 현황과 입법활동

의사와 치과의사에 이어 세 번째로 국회에 진출한 보건 전문직종은 약사이다.

약사출신으로 처음 국회의원이 된 사람은 민관식[63]으로. 4대와 5대 국회에서 비 약사 관련 분야 입법을 각각 1건씩 한 정도로 입법활동은 활발하지 않았으나 약사사회에서 그가 지닌 영향력은 대단한 것으로 알려지고 있다.

6대 국회에 진출한 약사출신으로 신권우가 국회의원에 당선되었는데, 신권우는 서울특별시와 부산시, 그리고 도에 약사회지부를 설치할 수 있도록(안 제12조의 2: 약사회의 지부 등)하여 약사회 조직 정비를 뒷받침하는 내용을 법에 반영하고 개국약사들과 함께 국민을 대상으로 약을 판매하던 약종상 및 매약상제도를 철폐하는 내용을 골자로 하는(안 제 37조 의약품판매업자의 시설기준등) 약사법 개정안을 1966년 9월 정기국회에 제출, 이듬해인 1967년 2월 입법취지가 위원회 대안에 반영, 통과되는 결실을 거둠으로써 약사들의 여망에 한발자국 다가섰다.

7, 8, 9대 국회에서는 약사 출신의 국회 진출이 이루어지지 못했다. 10대 국회부터 김완태(11-13대), 김정수(11-15대), 이상희(11-12대, 15-16대)가 진출했으나 보건의료관련 입법활동은 전무하다. 12대 국회에는 김완태, 김장숙(12-13대), 대한약사회장출신의 김명섭(15-16대)과 정필근(14대) 등의 당선으로 국회 진출이 이루어졌으나 의약관련 입법은 전무하다. 15대 국회에서 김병태가 19개 비 의약관련 법안을 발의했는데 이중 부가가치세법중개정법률안(2000. 5. 29 임기만료폐기)이 부가가치세 면제 대상에 의약품·의료장비 및 의료용구 등 보건위생 관련사업을 추가하는 내용이 포함되어 있어 본인의 전문분야인 의약과 관련된 이해가 반영된 법안이었다.

또 15대 국회에서 활동한 오양순의 경우 2개의 비 의약 관련 법안을 발의했다. 이중 화장품법안은 약사법에서 화장품을 의약품 등의 범위에 포함시켜 의약품과 유사하게 규제함으로써 화장품의 특성을 외면한 채 국내 화장품산업의 경쟁력이 취약해진다고 보고, 약사법과는 별도의 화장품관리법을 제정하여 화장품에 대한 적절한 관리와 동 산업의 경쟁력 배양을 하고자 하는 법안으로 대안에 반영되고 폐기되었다.

63) 3, 4, 5, 6, 10대 국회 지역구의원으로 당선된 5선 의원으로 10대 국회에서 국회부의장을 지냈다. 국회의원 재직시 약사회장과 함께 대한체육회장등을 겸직했고 문교부장관으로 입각하는 등 국회는 물론 행정부 내에서도 상당한 영향력을 지닌 인물로 평가되고 있다.

16대 국회에서 김명섭이 총 15개 법안을 발의했는데 이중 의약관련 법안은 '마약류관리에관한법률중 개정법률안(2002년 11월 8일 대안반영폐기)과 한국희귀의약품관리센터를 설립하여 희귀의약품 관련 정보를 수요자와 공급자에게 신속히 제공하는 것을 골자로 하는 약사법중 개정법률안(2001년 2월 28일 폐기) 등 모두 2개 법안이다.

17대 국회에는 김선미, 장복심, 문희가 진출했다. 이중 김선미는 폐기제품명과 함께 약품의 제품군을 처방전에 병기하되 단, 항생제 스테로이드, 향정신성 약품의 3대 약물만 한글로 처방전에 표기하도록 하는 의료법중개정법률안(임기만료폐기) 1건과 34건의 비의약 관련법안 등 모두 35개 법안을 발의했다.

장복심은 약국의 개설자가 될 수 없는 자에게 고용되어 약사 또는 한약사의 업무를 하는 약사 또는 한약사에 대하여 면허를 취소하거나 1년의 범위 내에서 그 기간을 정하여 자격정지를 명할 수 있도록 하는 내용이 포함된 약사법개정법률안을 발의(수정가결)하는 등 보건의료관련 법률안 13건을 포함 모두 42개의 법안을 발의했다.

문희는 의료기관에서 환자에게 사용하는 의료기구를 멸균 · 소독하도록 하고, 전염의 우려가 있는 소모성 비품은 일회용제품으로 사용하도록 하는 내용 등을 포함한 의료법 일부개정법률안 등 모두 4개의 보건의료관련 법안을 포함하여 총 25건의 법안을 발의했다.

18대 국회에서는 대한약사회장 출신의 한나라당 비례대표로 국회에 진출한 원희목과 민주당의 김상희, 전혜숙 등 모두 3명의 약사출신 의원이 활동했다. 이중 원희목은 약사법만 6번 개정안을 발의하여 이중 '의약품 도매상이 의약품 판매업의 허가를 받으려는 경우 의약품 보관창고를 갖추도록 하며 의약품 보관창고의 면적은 165제곱미터 이상(수입의약품 · 시약 · 원료의약품만을 취급하는 도매상의 경우에는 40제곱미터 이상으로 한다)으로 하도록' 하는 내용이 포함된 약사법개정안을 발의, 대안반영 되었다. 또 '제약산업육성 및 지원에 관한 특별법안'은 수정가결 되는 등 약사 및 보건의료과련 법안 18건을 포함 모두 50건의 법안을 발의했다. 전혜숙은 '의료기관의 개설자 및 그와 특수한 관계에 있는 자 등이 의약품 도매상을 개설하거나 도매상의 허가를 받으려는 법인의 지분을 소유하는 경우에는 당해 법인에 도매상 허가를 제한'하는 내용을 담은 약사법 개정법률안(대안반영 폐기)에 이어 '약사 또는 한약사는 의약품의 구매 등의 업무와 관련하여 부당하게 금전, 물품, 편익, 노무, 향응, 그 밖의 경제적 이익을 제공받을 수 없도록'하는 내용이 포함된 약사법개정법률안(대안반영 폐기) 등 2건의 약사법개정법률안을 발의, 대안반영 폐기되어 사실상 입법취지를 달성하는 등 2건의 약사관련 법안을 포함하여 모두 34건의 법안을 발의했다. 김상희는 비보건의료관련 법안 57건을 발의했다.

19대 국회에는 김상희, 김미희 등 2명의 여성약사가 당선되었다. 이중 부천 소사에서 당선된 김상희의원은 약대 6년제 시행 후 약대생이 보건복지령이 정하는 범위 내에서 의약품을 판매할 수 있도록 하는내용을 담은 약사법개정안을 발의하는 등 총108개 법안을 발의했다. 또 통합진보당 소속으로 성남 중원구에서 당선되어 처음으로 국회에 입성한 김미희는 2014년 12월 헌법재판소의 통합진보당 해산판결로 국회의원직을 상실함에 따라 2년 반 정도 의정생활을 할 수 있었는데 이 기간동안 간병서비스를 요양급여의 범위에 포함시키는 내용 등을 반영한 국민건강보험법개정안등 총 15개 법안을 발의했다. 20대 국회에서는 지역구에서 김상희, 전혜숙이 당선되었는데 김상희는 7차례 약사법개정안을 발의한 것을 포함 146건의 법안을 발의하였으며 전혜숙은 6건의 약사법개정안을 포함, 115건의 법안을 발의하였다. 또 비례대표로 김순례, 김승희가 20대 국회에 진출했는데 김순례는 5차례의 약사법개정안을 포함, 48건의 법률안을 발의하였으며 김승희는 3건의 약사법개정안을 포함, 168건의 법률안을 발의했다.

21대 국회에는 지역구에서 김상희, 전혜숙, 서영석이 당선되었고 서정숙이 비례대표로 국회에 입성했는데 김상희는 2021년 12월말 현재 61건의 법안을 발의하였고 전혜숙은 40건을, 서영석은 46건을, 서정숙은 21건의 법안을 발의하였다.

5) 간호사 출신 국회의원의 현황과 입법활동

간호사 출신 국회의원은 전원 비례대표로 국회에 진출했는데 이중 정영희(2008년 친박연대 비례대표)를 제외하고는 모두 대한간호협회 주요 임원을 지냈다. 즉, 신경림(19대)을 비롯해 김모임(1981년 민정당 전국구), 최영희 · 김화중 전 회장(2000년 새천년민주당 비례대표), 이애주 감사(2008년 한나라당 비례대표)가 모두 대한간호협회 임원출신이다.

임원 중에도 이애주만 감사를 지냈을 뿐 김모임, 김화중, 최영희 의원과 19대 국회에 진출한 신경림까지 모두 간호협회 회장을 지냈는데 이중 처음 국회에 진출한 사람은 김모임이다.

김모임은 11대 국회보건복지위원회 의원으로 활동하면서 국회상임위원회에서 여러 차례 과거 의사의 보조인력으로 인식해온 간호사의 위상을 향상시키기 위해 활동한 인물이다.[64] 이후 간호사출신 최초의 보건복지부장관으로 입각하기도 했다.

11대 국회 이후 15대 국회까지 간호사 출신의 국회진출이 이루어지지 못하다가 16대 국회에서 김화중과 최영희가 비례대표로 국회에 진출했는데 이중 김화중은 김모임에 이어 보건복지부장관에 발탁되어 간호사로서는 두 번째로 정부의 보건의료 및 복지정책분야의 수장을 지냈다.[65]

법안 발의 실적을 중심으로 살펴보면 김화중이 간호 관련 법안 3건을 발의(대안반영폐기)하였다. 최영희가 9건의 법안을 발의, 이중 간호관 련 법안은 농어촌 보건의료를 위한 특별조치법중 개정법률안(철회)이다. 이어 18대 국회에서 정영희가 고등교육법(간호대학 등 포함) 일부개정법률안을 발의(임기만료)했다.

특히 간호사출신 국회의원 중 이애주는 의료인 면허재등록제 도입 및 취업신고를 의무화하는 조항이 포함된 의료법개정안(의안번호: 1805614)을 대표발의하여 2011년 4월 대안반영 폐기됨으로써 대한간호협회의 기대에 부응했다.

한편 19대 국회에서는 간호협회 회장을 거친 신경림이 비례대표로 국회에 진출하여 의료법 2조 2항 중 간호사의 업무를 과거 '진료보조' 대신 '의사처방에 의한 처치' '간호판단'과 같은 내용으로 바꾸는 의료법개정안 (의안번호 1917064) 등 65개 법안을 발의하였으며 20대 국회에서는 국군간호사관학교 교장 출신의 윤종필이 41개 법안을 발의하였다.

21대 국회에는 대구 계명대학교동산병원 간호부원장으로 대구 코로나진료현장에서 진료지원을 하던 의사출신의 국민의 당 안철수 대표에 의해 발탁되어 국민의 당 비례대표 1번으로 국회에 입성한 최연숙과 간호사로, 한국노총 부위원장과 의료노련위원장을 역임한 이수진이 국회에 입성했다. 이중 최연숙은 2021년 12월말 현재, 대한간호협회의 오

64) 김모임 의원은 제11대 국회의원으로 활동하면서 국회보사위원회 제5차 회의록 40쪽에 의하면, 〈농어촌주민의 보건의료를 위한 특별조치법〉보건진료원을 도시 저소득영세민까지 확대하는 방안과 정신과환자의 조기퇴원을 지역사회보건과를 통 의사의 처방에 따라 보건간호사가 가정에서 치료 간호할 수 있게하는 제도를 시행하는 방안을 제시하는 한편 미국과 같은 간호사에 의해 주도되는(Halfway-Home)이라든지 아니면 너싱 홈(Nursing-Home)제도에 대한 정책입안을 촉구하기도 했다.

65) 오마이 뉴스. "김홍신, '김화중은 간호사 대표'". 2003. 3. 31.
김화중 의원이 16대 국회의원 임기중 보건복지부 장관으로 발탁되자 당시 한나라당 김홍신의원은 "김화중 장관은 국민의 대표가 아니라 간호사의 대표였다"고 주장하고 "김장관이 국회 교육위원회 국정감사 발언을 조사한바 보건교사와 간호사에 대한 질의가 집중되어 있었고 김장관이 국회의원 시절 발의한 모든 법안은 간호사와 직접적 이해관계가 있는 법안"이라고 지적했다.

랜 숙원사업인 간호단독법으로 '간호 · 조산법안(의안번호: 2109127)을 포함하여 28개 법안을 발의했으며 이수진은 노동관련 법률안이 다수를 차지한 가운데 93개 법률안을 발의했다.

2. 보건의료전문직의 비례대표 진출 현황

하나의 선거구에서 1명의 당선자를 선출하는 현행 소선거구제에서는 국회의원의 전문성보다 유권자를 동원할 수 있는 능력이 우선시 되므로 이를 보완할 수 있는 장치로 비례대표제를 운영해 왔다. 이는 일정한 직업군 내지 이익집단 등의 이해관계를 대표하는 직능대표를 사회 여러 영역에서 선출함으로써 해당영역의 전문성을 높일 수 있다는 강점 때문이다. 우리나라는 이 같은 단순다수제의 지역구 선거제를 보완하고 전문가의 국회 진출의 길을 열어 이들의 전문성이 국회 정책과정에 발휘되도록 하는 비례대표제가 6대 국회부터 시행되었는데 보건의료 전문인들은 6대 국회부터 현재까지 꾸준히 비례대표로 국회에 입성하고 있다.

현재까지 직능대표성이 강한 비례대표 의원에 의사출신 23명이 국회에 진출하여 보건의료직 출신 중 가장 많이 국회에 진출했다. 두 번째가 약사출신으로 14명, 그리고 세 번째가 간호사 출신으로 9명, 그리고 치과의사 출신이 3명이었으며, 한의사 출신은 아직 비례대표의원이 배출되지 않았다.

이들 비례대표 중 직역단체 중앙회 회장 출신은 의사가 1명, 약사 1명 그리고 간호사가 3명이었으며, 치과의사단체장과 한의사단체장 출신은 20대 국회 현재까지 비례대표 국회의원이 배출되지 않았다.

〈표 13〉 6대~21대 국회 (연인원)

직역별	국회의원 수	비례대표의원(%)	단체 중앙회장출신
의사	70	23 (32.85%)	1
치과의사	14	3 (21.42%)	0
한의사	3	0 (0%)	0
약사	33	14 (42.42%)	1
간호사	9	9 (100%)	3
계	129	45 (37.98%)	5 (11.11%)비례대표의원 중 단체장 비율

3. 보건의료 직역단체 임원 출신 국회의원 현황

제헌국회 이후 18대 국회까지 보건의료단체장 출신으로 가장 먼저 그리고 가장 많은 수의 단체장이 국회에 진출한 직종은 의사출신이며, 약사출신 및 간호사출신[66]이 각각 3명의 단체장 출신 국회의원을 배출했다.

간호협회장 출신이 의 약사출신 단체장보다 늦게 국회에 진출하였으면서도 가장 많은 비례대표를 배출한 것은 대한간호협회가 49개 여성단체가 회원단체로 참여하고 있는 한국여성단체협의회 회원단체이며, 간협회장 출신 국회의원 3명 모두 한국여성단체협의회의 회장 또는 제 1부회장 출신이라는 점이 주요 배경으로 유추된다. 즉, 주요 정당들이 간호협회장을 간호계와 여성계의 대표성을 지닌 비례대표 국회의원 후보로 무게를 두어 당선에 유리한 순위로 발탁해 왔다는 것이다.[67]

이에 비해 한의사단체장 출신 국회의원은 1명을 배출하였으나 직능대표성을 배경으로 한 비례대표가 아닌 지역구의원 출신이며, 치과의사회장 출신 국회의원은 아직 배출되지 않았다. 특히 치과의사는 시기적으로 의사 다음으로 빠른 2대 국회부터 국회의원을 배출하였음을 돌이켜 볼 때 다른 단체에 비해 상당히 늦는 셈이다.

이들 단체장 출신의 입법활동 실적은 의원 간에 매우 편차가 커서 의협회장 출신의 경우 4선 의원(7,8,9,10대)에 대한의사협회장을 4차례나 역임한 문태준의 경우 비보건의료 분야인 '농약관리법 중 개정법률안' 1건이었던데 비해 동일하게 4선(17,18,19,20대)의원을 지낸 신상진[68]의 경우 감염병의예방 및 관리에 관한 법률 일부 개정법률 안 등 총 205개의 법률안을 발의했다.

대한약사회장 출신 의원의 경우도 이와 유사하여 3, 4, 5, 6, 10대 국회의원과 7차례나 대한약사회장을 지낸 민관식의 경우 약사사회에 미친 영향에 비해 입법활동은 '지방자치법중개정법률안'등 비보건의료 분야 법안 2건을 발의하는데 그쳤다.

이에 비해 13, 15, 16대 등 3선 의원출신의 대한약사회장 3선 출신인 김명섭의 경우 '

---

66) 본 연구의 범위에는 포함시키지 않았지만 19대 국회에 신경림 전 간호협회장이 비례대표로 진출하여 19대 국회까지 확대한다면 5개 보건의료단체 간호협회장 충신이 4명으로 가장 많이 국회에 진출했다.

67) • 11대 국회 김모임: ,한국여성단체협의회 부회장(1979) 한국여성정치연맹 총재, • 16대 국회 김화중: 한국여성단체협의회 회장(2006.03), • 16대 국회 최영희: 한국여성단체협의회장(1997), 할당제 도입을 위한 여성연대 공동대표 • 19대 국회 신경림 한국여성단체협의회 제1부회장 (2009.02)

68) 신상진 의원은 17, 18대에 이어 19, 20대에도 연이어 지역구 국회의원에 당선되어 20대 국회 현재 4선의원이다.

천연물 신약연구 개발촉진법안' 등 총 21개 법안을 발의했다. 이 중 12개 법안이 보건의료관련 법안이었다. 또한 가장 최근 의정활동을 한 원희목은 두 차례의 약사회장을 지내고 18대 국회 비례대표로 의정생활을 했는데, 제정 법률인 제약산업육성 및 지원에 관한 특별법을 포함 총 50개 법안을 발의했다. 이 중 약사법만 5차례 개정안을 발의하여 해를 거듭할수록 법률안의 발의율이 높은 것으로 나타났다.

한편 한의사협회회장 출신인 안영기와 대한간호협회회장 출신의 김모임도 법안발의 실적은 이렇다할 만한 것이 없다. 김모임[69]의 경우는 보건복지위원회에서 보건복지부를 대상으로 한 정책질의를 통해 간호사의 외연 확대와 권익신장에 많은 노력을 기울였다.

김화중은 국회에 진출한 이후 보건복지부장관을 역임하기도 했는데 임기 중 간호관계 법률 3건을 발의하였고 최영희는 4개 보건의료관련 법안 등 총 9개 법률을 대표발의했다. 19대 국회의원으로 의정활동을 한 이후 2차례 더 대한간호협회장(32, 33, 37, 38대)을 역임한 신경림은 대체로 간호사의 활동영역인 보건소의 통합건강증진사업의 근거규정 신설과 동 사업에 종사하는 전문인력의 고용안정 의무규정을 신설하는 내용을 반영한 지역보건법개정안(의안번호: 1913819을 발의하였으며(대안반영폐기) 남자간호대학생이 증가하는 추세에 따라 간호사도 의사 치과의사 한의사)와 같은 대체복무를 할 수 있는 제도를 신설하는 안을 담은 1901699] 농어촌 등 보건의료를 위한 특별조치법 일부개정법률안(신경림의원 · 임기만료폐기)을 발의했다.

또한 의료법 2조(의료인)2항의 5호 '간호사의 임무'를 현행 '상병자(傷病者나 해산부의 요양을 위한 간호 또는 진료보조 및 대통령령으로 정하는 보건활동'에서 폭넓게 대폭 확장[70]하는 내용을 담은 의료법개정안을 발의했다.

---

69) 김모임 의원은 국회 상임위원회에서 보건복지부장관에게 보건진료원에 의한 1차 보건의료사업을 도시 저소득영세민까지 확대할 것과 병원에 지역사회보건과 또는 지역사회보건간호과를 설치하자는 정책을 건의하고 2년 후 이 연구가 어느 정도 진행됐는지 확인하는 정책질의를 했다(제119회 국회 보사위원회 제5차 회의록 40쪽).

70) 신경림의원의 의료법개정안 제2조 2항5호
간호사는 질병의 예방, 만성질환 관리 및 건강의 유지 · 증진 · 회복을 위하여 행하는 다음 각 목의 업무를 임무로 한다.
가. 환자의 간호요구에 대한 체계적인 관찰, 자료수집, 간호판단 및 요양을 위한 간호

〈표 14〉 보건의료단체장 출신 국회의원의 상임위원회 활동 및 발의법안

대 별	보건의료단체명	의원명	활동상임위	대표발의 법안	비고
7,8,9, 10대	대한의사협회장	문태준	운영위원장 상공위원장 보건복지위원	농약관리법중개정법률안(7대 · 수정가결)	지역구의원, 보건복지부장관, 세계의사협회장
11대	〃	손춘호	보건복지위원	진폐의예방과진폐근로자의보호등에관한법률안(공동)수정가결	비례대표의원
17,18, 19,20대	〃	신상진	보건복지위원	총 115개 법안발의 의료법 일부개정법률안(대안반영폐기)	지역구 의원
3,4,5, 6,10대	대한약사회장	민관식		국민체육진흥법중개정법률안(가결) 지방자치법중개정법률안(가결)	지역구의원 문교부장관
13,15, 16대,	〃 (25,26,27대)	김명섭	보건복지위원	총21개 법안을 발의, 이중 12개 법안이 보건의료관련 법안임.	지역구의원, 구주제약창업운영, 국회정보위원장
18대	〃 (33대~34대)	원희목	보건복지위원	총 50개 법안발의. 이중 약사법 개정안만 5회 발의	비례대표의원
13대	대한한의사협회장	안영기	보건복지위원		지역구의원
11대	대한간호협회회장	김모임	보건복지위원		비례대표, 보건사회부장관
16대	〃	김화중	교육위원	임기중 간호관계 법률 3건발의	비례대표, 보건사회부장관
16대	〃	최영희	〃	보건의료관련 4개 법안등 총 9개 발의법률	비례대표
19대	〃 (32,33,37,38대)	신경림	보건복지위원	보건 의료관련 34건을 포함 총 65개 법안 발의	비례대표

※ 국회 홈페이지 및 5개 보건의료단체 기관지 기사 및 보건의료단체사 등을 토대로 구성.

– 이 표에서 법안발의 현황은 대표발의 또는 1인 발의만을 집계한 것임

한편 보건의료단체 중앙회장을 포함한 5개 단체 시도지회 임원경력을 가진 보건의료인 출신 국회의원은 제헌국회부터 20대 국회까지 전체 보건의료인출신 국회의원(연인원) 169명 중 46.15%인 78명에 이른다.

이는 보건의료단체의 임원활동을 통해 국회진출의 꿈을 갖게 되었거나 개인적 성향이 정치지향적인 보건의료인이 단체임원 활동에도 관심을 갖는 경우가 많은 것이라 볼 수 있을 것이다.

〈표 15〉 보건의료인 출신 국회의원중 직역단체 임원출신 현황(제헌국회~21대 국회)

직업	의원 수	직역단체 임원 (해당 직역 출신 의원 %)	단체중앙회장 출신 의원 (해당 직역 출신 의원 %)
의사	108	41 (37.96%)	8명
치과의사	16	5 (31.25%)	0명
한의사	3	2 (66.67%)	1명
약사	42	24 (57.14%)	9명
간호사	9	6 (66.66%)	4명
계	178	78 (43.82%)	22명

제4장 보건의료분야 이익단체의 대국회 활동

제1절 이익단체의 개관

1. 이익단체의 개념

일반적으로 '이익'의 사전적 개념은 "물질적이나 정신적으로 보탬이 되는 것"이란 의미를 가지고 있어 이익집단(interest group)의 개념은 이처럼 공통의 이익증진을 목적으로 모인 사람들 또는 모임을 의미한다고 볼 수 있다.

Truman은 이익집단의 정의를 "이해관계를 공유한 집단으로서 사회의 다른 집단에게 특정 요구를 하거나 대항하기 위해 만든 집단 또는 특정한 요구를 제시하고 관철시키려는 집단"으로 보는 파도이론을 주장하면서 이들은 정부에 자신들의 특정요구를 주장하게 될 때 정치적 이익집단(political interset group)으로 변모한다고 지적하였다(이극찬, 2006: 351-352).

Bentley와 Alexander는 이익집단을 'mass of activity(Bentley, 1967: 209-210)'로, '어떤 정치체계에 대해 특정한 요구를 대표하는 결합체인 정치집단(political group)'이라고 정의(Alexander, 2005: 30-31)하였으며, Finer는 이익집단을 '자신들이 선택한 방향으로 정책에 영향을 주기위해 집단적으로 활동하는 조직체(Finer, 1960: 117)'로 정의하였다.

우리나라에서는 류지성이 '동일한 목표를 가지고 있거나 공동의 목표를 추구하는 개인들의 집합체가 곧 이익집단(류지성, 2001: 99)'이라고 지적했는데, 그것은 개인보다는 집단을 만들어 이해를 추구하는 것이 훨씬 효과적이기 때문이라는 것이다.

한편 이러한 이익집단은 정책과정에서 자신들에게 유리한 결정이 이루어지도록 하기 위해 정부의 정책결정자에게 공식, 비공식적인 경로를 통해 다양한 방법을 병행하여 자신들에게 유리한 결정이 이루어지도록 압력을 행사하기 때문에 압력단체(pressure group)라고 불리기도 한다(정정길 외, 2011: 182).

2. 이익집단의 유형

이익집단은 개별 국가의 정치, 행정, 사회경제적 여건의 차이 및 이익집단의 구조, 재정 규모와 이에 따른 활동범위와 다양한 기능 등으로 학계에서도 그 분류 방법이 다양하다.

이익집단이 압력단체라고 보고 당파적집단(sectional groups), 촉진집단(promotional groups), 기타집단(other groups)으로 분류하기도 하며(Mckenzie, 1955: 11-12), 기업가단체, 노동단체, 임의적 이익집단으로 나누기도 한다(Wilson, 1981: 83).

우리나라에서는 이정희가 사용자집단, 노동자 집단, 농민집단, 교육자 집단, 전문지식인 집단, 공익집단, 연합조직 등 일곱 가지 범주로 분류했다(이정희, 2010: 233-249).

현재 일반적으로 가장 많이 사용하는 분류방법은 그들의 특성에 따라 경제적 집단(economic groups), 공익집단(public interest groups), 동류 이익집단(solidarity interest groups) 등으로 유형화 할 수 있다(류지성, 2010: 412).

이중 경제적 집단은 전경련, 무역협회, 대한변호사회 등과 대한의사협회, 대한약사회 등 동종의 직종 혹은 직업에 종사하는 사람들로 구성되어 구성원의 직업별 경제적 특수이해를 극대화하기 위해 결집하여 활동하기 때문에 제한적 이익집단(Restrictive Interest Group)이라고 하기도 한다.

한편 공익집단은 경제정의실천연합, 참여연대, 환경운동연합, 한국소비자단체협의회 등 특정사회 문제에 대하여 동류의 문제의식을 가진 사람들이 모여 사회전반에 걸쳐 폭넓은 이익을 도모하고자 하는 멀티 이슈집단을 일컫는다.

이 밖에 동류 이익집단은 여성단체연합과 같이 인종, 성별, 연령 등과 같은 특징을 공유하는 사람들끼리 정체성을 유지하고 발전시키기 위해 결집하여 호주제 · 사형제 폐지 등과 같이 사회복지적 차원에서 집단의 주장을 관철시키기 위해 형성된 촉진적 이익집단이라 할 수 있다.

또한 이를 집단 이익의 내용에 따라 분류할 때, 특정집단의 구성원에게 이익의 효과가 미치는 경제적 집단 즉 제한적 이익집단은 사적 이익집단(Private Interest Group)이라고 할 수 있다.

이에 반해 Almond와 Fowell은 이익집단을 이익표출과 방법에 의하여 의사단체, 약사단체 등과 같이 구성원들의 이익을 위해 자생적으로 설립된 결사적 이익집단(Association Inerest Group)과 혈연, 지연 등 일차적 유대관계를 기초로 형성된 비결사적 이익집단(Non Association Inerest Group), 제도적 이익집단(Institutional Association Interest Groups), Anomie적 이익집단(Anomic Interest Groups)으로 구분(Almond & Fowell, 1978)한다.

의사회, 약사회 등 보건의료단체가 속한 결사적 이익집단은 직종 · 직업별 단체로 회원들의 이익을 내외적으로 표출하고 달성하기 위해 만들어진 단체다. 이들 이익집단은 집단의 특수 이익표출을 위해 넉넉한 자금력을 바탕으로 인적, 물적 자원과 조직력을 갖고 회원들의 이익표출과 이의 달성을 위해 정치, 행정체계의 인맥과 유대관계의 활용을 시도한다. 이익표출을 위해서는 체계화된 절차를 통해 입법 행정체계의 조정역할도 하면서 사회전반에서 발생하는 원초적 요구를 처리한다는 점에서 현대사회에서 가장 대표적인 이익집단의 유형이라 할 수 있을 것이다(권정하, 2001: 10).

3. 이익집단의 정치적 위상

이익집단은 집단의 이익을 증진하기 위해서 노력하기 때문에 다른 개인이나 집단, 또는 전체이익에 반대되는 활동을 하는 파벌(faction)집단과 같이 취급되기도 하지만 이익집단은 정치체제 내에서 없어서는 안 될 중요한 기능을 수행하고 있다는 것이 Truman과 같은 집단이론가들(group theorists)의 주장이다(정정길, 2010: 178).

먼저 이익집단이 스스로의 이익을 위해서 정부에 요구하는 것이야말로 그 이익집단이 원하는 진정한 요구가 된다고 보는 것으로, 예를 들면 기업주가 대신 주장하는 것이 아니라 노동조합이 직접 주장하는 것이야말로 노동자의 진실한 이익을 대변할 가능성이 커진다고 보는 것이다.

다음으로 국민 개개인보다는 이들 개인들이 집단을 구성하여 공동으로 정부에 대하여 자신들의 이익을 요구하는 것이 효과적이라는 시각이다. 개인들은 자금, 시간, 능력 등이 모두 부족하기 때문에 자신들의 이익을 위해 정부에 주장하기 어려운 경우가 대부분이기 때문이다. 따라서 보다 많은 사람들이 조합을 구성하여 전문요원을 임명하고 대표자를 뽑아서 활동을 하게 되면 조합원 개인의 입장에서 적은 노력을 가지고도 강력한 영향력을 행사할 수 있다는 것이다. 그래서 Truman과 같은 집단이론가들은 이익집단의 활동이야말로 정당한 정치적 요구를 정부에 전달하는 가장 민주적인 방법이라고 주장하는 것이다(정정길 외, 2011: 178).

정책과정과 관련하여 이익집단의 성격을 볼 때 그것이 순수한 영리집단의 이익 추구에만 있는 것이 아니고 정책결정 장치와 정책집행 장치와의 관계에 있어 여과장치를 통해 간접적으로만 정책과정에 관여하는 것이 아니라 직접 정치과정에도 관여한다는 점이다.

이를 크게 구분해서 내적요인과 외적요인으로 양분하고 있는데, 이 요인들은 이익집단의 성격을 설명하는데 필요조건은 아닐지라도 충분조건은 될 수 있다고 보았다. 이와 관련된 학자들의 주장은 다음과 같다.

첫째, 이익집단의 영향력을 결정하는 요인으로서 집단의 규모, 재정력, 활동, 집단 간의 연합 및 상호작용의 유형, 집단 및 정책결정구조의 내적유형을 지적하고 있다(Almond, 1965: 399).

둘째, 정책유형, 태도(광의廣義의 정치문화), 정부 및 이익집단 양측의 정책결정구조의 특성을 결정요인으로 들고 있으며 이는 외적변수와 내적변수의 혼합이라고 보고 있다(Eckstein, 1960: 416-418).

셋째, 이익집단이 사회 내에서 차지하는 전략적 위치, 집단의 내적 제 특징과 관련된 제 요소, 정부기관 자체의 특징적 요소를 들고, 내적 제 특징과 관련된 제 요소, 정부기관 자체의 특징적 요소로써 응집력, 조직 구조, 사회적 위치, 리더쉽, 정치적 환경 등을 지적하고 있는데 이들은 집단자체가 지닌 이익표출 활동의 자원으로 평가될 수 있다고 보았다(Truman, 1971: 506-507).

이중 둘째와 셋째, Truman과 Eckstein의 견해는 본질적으로 같은 입장으로써 이익집단의 영향력은 집단자체의 내적요인은 물론 관련사회와 압력투입의 직접적 대상인 정부구조와의 3자 교섭의 결과라고 보고, 이익집단의 영향력 결정의 내적 요인으로 집단구성원의 수, 역사, 경제력 및 기타의 자원, 조직결속력, 지도적 역량 등을 지적하고 있다.

그러한 의미에서 본 연구의 대상으로 하고 있는 의사, 치과의사, 한의사, 약사, 간호사 단체 등 주요보건의료단체의 경우, 5개 단체 모두 반세기 이상의 역사를 가지고 있으며 전원 유료회원에 의한 회비징수 등[71]을 하고 있음을 감안할 때 협회의 재정도 상당수준에

71) 의료법 제28조(중앙회와 지부 ①의사 · 치과의사 · 한의사 · 조산사 및 간호사는 대통령령으로 정하는 바에 따라 각각 전국적 조직을 두는 의사회 · 치과의사회 · 한의사회 · 조산사회 및 간호사회(이하 "중앙회"라 한다)를 각각 설립하여야 한다.②

이르고 있다.

특히 조직의 결속력 강화와 정치적 영향력의 극대화를 통한 이익획득을 위해서는 재정능력 즉 경제력 확보가 매우 중요한 의미를 갖는다는 점에서 보건의료 5단체의 이익표출과 이익획득을 위한 인프라는 다른 단체에 비해 상당히 양호하다 할 것이다.

〈그림 3〉 이익집단의 재정상태에 다른 정부의 태도(한상진, 1985,: 288)

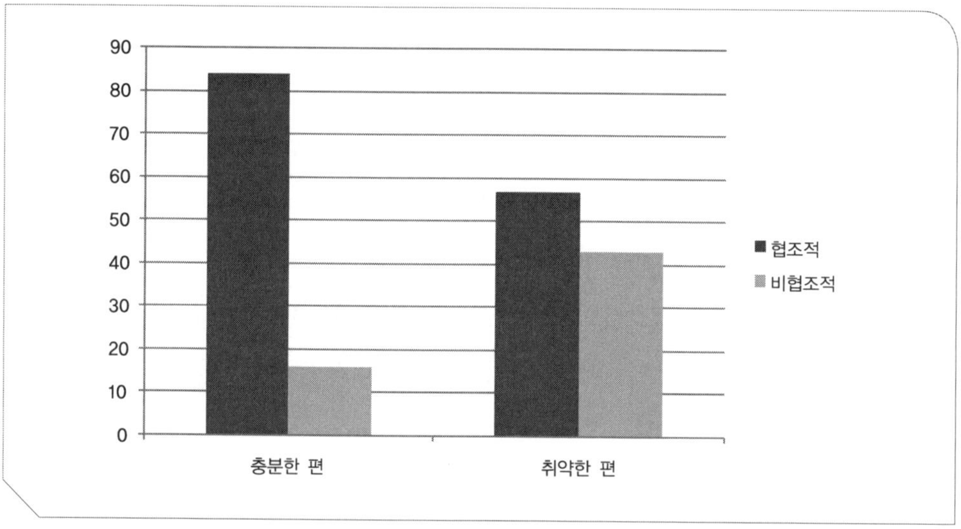

4. 정책과정에서 이익단체의 역할

현대사회가 점점 복잡해지고 전문화되어 감에 따라 국민은 정부의 일방적 정책추진에 대해 자신들의 이해에 따라 호불호를 적극적으로 표시하고 민간부문과의 상호작용에 많은 관심을 요구하게 되었다. 이에 따라 정부도 그간 독자적인 정책추진 행태에서 벗어나 민간부분과의 상호협력에 보다 많은 관심을 갖는 등 그 중요성을 인식하게 되었다(주성수, 2001: 9-32).

중앙회는 법인으로 한다. ③제1항에 따라 중앙회가 설립된 경우에는 의료인은 당연히 해당하는 중앙회의 회원이 되며, 중앙회의 정관을 지켜야 한다.'로 되어 있어 의료법 및 약사법(11조3항)에 명시된 보건의료단체의 회원은 모두 소속단체에 가입하는 것을 명문화하고 있으며 의료법 '제25조(신고) ① 의료인은 대통령령으로 정하는 바에 따라 최초로 면허를 받은 후부터 3년마다 그 실태와 취업상황 등을 보건복지부장관에게 신고하여야 한다.'라고 명시하고 ②항 '보건복지부장관은 제30조제3항의 보수교육을 이수하지 아니한 의료인에 대하여 제1항에 따른 신고를 반려할 수 있다.'③항은 보건복지부장관은 제1항에 따른 신고 수리 업무를 대통령령으로 정하는 바에 따라 관련 단체 등에 위탁할 수 있다.'고 되어 있다 또 제30조(협조의무) ① 중앙회는 보건복지부장관으로부터 의료와 국민보건 향상에 관한 협조 요청을 받으면 협조하여야 한다.〈개정 2008.2.29, 2010.1.18〉 ② 중앙회는 보건복지부령으로 정하는 바에 따라 회원의 자질 향상을 위하여 필요한 보수(補修)교육을 실시하여야 한다.〈개정 2008.2.29, 2010.1.18〉③의료인은 제2항에 따른 보수교육을 받아야 한다.'고 되어 있어어 5개 보건의료단체 회원은 소관 단체에 가입을 하지 않을 수 없게 되어 있으며 가입시 회비 납부는 당연조건이 되어 있다.

따라서 정부는 이익집단의 대표나 그 구성원의 일부를 각종 심의위원회 위원으로 참여시켜 정부와 국민간의 의사소통을 통해 저항감을 최소화시키기도 하고 정책문제의 해결을 위해 이익집단의 의견을 전폭적으로 수용하여 대안을 제시하기도 한다. 또 행정부에서 수행하기 어려운 전문가의 참여가 필요불가결한 분야이거나 정부가 일방적으로 추진하기 어려운 정책에 대해서는 이익집단에 업무를 위탁 또는 대행토록 그 필요경비를 지원하기도 한다(김대순, 2011).

즉 이익집단은 정부의 정책추진에 직 간접으로 참여하는 한편 공익을 저해하는 각종 사회문제에 대해서도 집단 구성원 및 국민의 지지를 동원해 정부가 해결해줄 것을 요구하면서 실현 가능성 있는 대안을 정부에 제시하는 역할을 수행한다.

이러한 이익집단의 정책과정상의 영향력은 앞으로도 더욱 확대될 전망이다. 이정희는 이러한 현상과 관련 "최근 이익집단은 스스로 당위성을 피력하고 공천과정에도 적극적으로 영향력을 행사하고 있는데 15대 국회의 경우 약 80여명 정도가 이해관계에 있거나 해당업무를 수행하는 상임위원회에 진입해 사적이익을 추구할 가능성이 있다(이정희, 2010: 149-150)"고 지적하였다.

5. 이익단체의 영향력 행사양상

이익집단이 정책참여 및 정책결정과정에서 영향력의 행사방법은 지적인 방법과 정치적인 방법 등 매우 다양하다. 먼저 개인적인 친분에 의해 비밀리에 접촉해 직접적인 청탁이나 압력을 행사하는 경우가 있다. 두 번째가 편지, 전화, 트위터, 인터넷 민원 등의 탄원을 들 수 있는데 흔히 강제 또는 선동의 형태로 선거구민을 이용하거나 라디오, TV, 신문 등 언론매체를 통한 광고 등 강력한 메시지 전달을 하는가 하면 직접 간행물을 만들어 거리 배포를 가거나 릴레이 1인 피켓 시위 등의 간접방법을 사용하기도 한다(이극찬, 2006: 394-397).

의약분업사태 때 의약단체가 신문광고, 거리 홍보전단 배포, 의약분업 실시시기의 연기를 요구하는 국회청원 등은 모두 자신들의 주장을 피력하고 영향력을 행사하기 위한 것이라 할 것이다.

이익단체의 영향력 행사 방법 중에는 정치권이 선거를 앞두고 먼저 이익단체에 손을 내미는 경우도 있다.

1995년 35년 만에 부활한 6.27지방선거를 앞두고 같은 해 4월 당시 여당인 민주자유당 당무회의와 확대 당직자회의에서 김정수(약사출신), 정호영, 김형오, 김한규 의원 등이 " 한약분쟁으로 정부에 대한 약사들의 여론이 악화되어 선거에 나쁜 영향을 미칠 것이 우려된다며 대책을 촉구 한바 있고, 같은 시기 청와대 민정수석실은 인천시 약사회 등에 " 한약분쟁과정에서 정부에 강한 반발을 보이는 대한약사회 인천시지부와 청년약사협의회 간부들을 만난 자리에서 6.27 지방선거에서 특정후보를 지지해달라는 요청과 함께 '현행 약사법이 약사의 한약조제를 크게 제한하고 있는 것은 사실이나 정부가 단속을 하지 않으면 되지 않느냐고 말했다는 일간지 보도[72]가 있었다.

한약분쟁의 또 다른 당사자인 한의사협회가 이 기사를 보고 강력 반발[73]하였으며 이후 6.27지방선거 결과는 민주자유당이 참패했다. 그러자 같은 해 7월 5일 열린 민자당 당무회의에서는 "노동부장관 출신의 당 중진의원이었던 남재희 의원이 '선거준비 기간 동안 덩치가 큰 약사회를 적으로 돌린 졸속성을 지적하지 않을 수 없다' 고 개탄"했다[74]는 사실로 미루어 약사회가 정치권의 '부탁'을 들어주었는지 여부는 차치하고 정치권도 세(勢)가 큰 이익단체에 로비를 한다는 사실이 들어났다.

한편 보건의료단체가 보건복지위원회에서 활동하는 국회의원이 주최 또는 주관이 되어 여는 각종 직역 관련 정책심포지엄이나 토론회, 세미나에 공동주최, 혹은 후원단체나 주관단체가 되어 행사를 여는 일은 입법기관인 국회의원들에게 강력하게 자단체의 입장을 어필하고 주장하는 바를 효과적으로 전달하는 기회이다. 그것은 상임위원회에서 활동하는 국회의원들과의 유대강화로 이어져 정책사안을 입법이나 청원으로 연결하여 해결하는 계기가 된다는 점에서 많은 이익단체들이 선호하는 방식이다.[75]

---

72) 한겨레신문. "청와대 특정후보 지원 말썽". 1995. 4. 12.

73) 한의신문. "약사회에 후보지지 요구, 지방선거 관련 정국주목" 1995. 4. 17.
개정약사법은 약사의 한약조제금지와 한약사의 배출을 통한 의료이원화가 주요골자이다. 그리고 보건복지부가 관보에 게재한 '약국 한약조제지침' 100처방 외에 '가감불허'로 약사들의 불만이 팽배해 있었다. 이러한 상황에서 청와대가 약사들이 지지한 당선자를 통해 조례 등을 개정해서라도 약사들에게 가감을 허용케 하겠다는 기사가 나가자 한의계가 강력 반발한 것이다.

74) 경향신문. "거듭안나면 내년 총선거 몰매, 민자당 당무회의 속기록". 1995. 7. 5.

75) 이들 단체들이 국회 보건복지위원회 의원들과 공조하여 여는 정책심포지엄이나 정책토론회에는 직접 공동개최하는 국회의원 외에 국회보건복지위원회 소속 국회의원들이 동료의원의 행사를 축하하고 격려하기 위해 참석하기도 하여 보다 많은 국회 보건복지위원들과 안면을 넓힐 수 있는 기회가 된다. 따라서 공조하는 의원이 다선의원이거나 여당 또는 야당의 실세, 거물급의원이면 행사에 참여하는 의원은 더욱 많을 수 밖에 없다.

그 사례 중 하나로 18대 국회에서 간호사 출신 이애주 의원의 경우 2009년 6월 12일 '의료인 면허재등록제 도입 및 취업신고 의무화를 위한 토론회(국회도서관 대강당)'를 주최하여 여기서 도출된 여러 의견들을 입법에 반영하여 2009년 7월 30일 의료법개정안(의안번호: 1805614)을 발의하였으며 이것이 위원회 대안(의안번호: 1811418)으로 2011년 4월 4일 통과함으로써 입법취지가 달성되었다.[76)]

18대 국회의 또 하나의 사례로 원희목 의원이 대표위원으로 활동하던 '국회보건복지포럼'에서 '제약산업 육성 및 지원에 관한 특별법' 제정을 위한 공청회(2008.9.18. · 의원회관 소회의실)를 개최하여 관계기관 및 관련단체의 의견을 반영, 2008년 11월 6일 '제약산업 육성 및 지원에 관한 특별법안(의안번호: 1801776)이 발의되었다. 이 법안은 원희목 의원이 대표발의하여, 2011년 3월 10일 국회 본회의에서 수정가결 되었다.

이 밖에 2009년 11월 24일 국회의원회관 소회의실에서 전현희 의원과 국회국민건강복지포럼 주최하고 보건복지부, 대한의사협회, 대한병원협회, 대한치과의사협회, 대한한의사협회, 대한간호협회 등이 후원하여 '안정적인 진료환경조성을 위한 전문가 입법 공청회'에서 도출된 여러 가지 사안을 법제화한 의료법일부개정법률안의 경우 폐기되어 결실을 보지는 못했지만 국회의원과 보건의료단체가 정책공조를 한 주요한 사례라 할 수 있을 것이다.

〈표 16〉 보건의료인 출신 국회의원이 주최한 국회 내 행사와 관련 입법상황(17대국회-19대 국회)

행사명(개최일정)	주관 의원	관련 단체	비고
연명치료중단의정책적대토론회: 보라매병원사건을중심으로세미나2004.8.25.의원회관	안명옥(의)	대한의사협회주관	의료법일부개정법률안(173974 · 임기만료폐기)
남북보건의료의교류및협력증진에관한법률」제정을위한공청회 2005.6.24	안명옥(의)	주최:한민족평화네트워크	남북보건의료의 교류 및 협력증진에 관한 법률안(172308)임기만료폐기

76) 이애주 의원 안(의안번호: 1805614)은 〈의료인은 최초로 면허를 받은 후부터 5년마다 보건복지가족부 장관에게 면허를 재등록하도록 함(안 제11조의2 신설)〉이 보건복지위원회 대안에서 〈의료인은 3년마다 실태와 취업상황 등을 보건복지부 장관에게 신고하도록 하며, 신고하지 아니하는 경우 신고할 때까지 면허 효력을 정지할 수 있도록 함(안 제25조 및 제66조)〉으로 수정되어 통과되므로써 의원입법의 취지가 달성되었음.

국민건강보험 보장성 확대방안:노인틀니, 스케일링 등: 보건의료정책 세미나 첫 번째 2008.6.26.(국회의원회관회의실)	전현희 (치)	전 치협 조영식보험이사 및 기획이사 토론자로 참여	국민건강보험법일부개정법률안(1801088 · 임기만료폐기)
간호사인력난 해결을 위한 정책토론회, 2008.7.8(국회헌정기념관대강당)	김춘진(치)	대한병원협회공동주최	
제약산업 육성 및 지원에 관한 특별법,제정을 위한 공청회2008.9.18(국회의원회관회의실)	국회보건의료 포럼	대표의원: 원희목 (약)	제약산업 육성 및 지원에 관한특별법안(1801776 · 수정가결)
보건의료계의 불합리한 카드 수수료 어떻게 해결하나!: '위기의 의료한경'극복위한토론회 시리즈 II 2009.2.24.(의원회관회의실)	전혜숙(약)	대한병원협회, 대한의사협회, 대한약사회, 대한한의사협회, 대한치과의사협회	부가가치세법 일부개정법률안(1806870 · 임기만료폐기)
노인장기요양보험제도의 성공을 위한 정책토론회 2008.8.14 · 의원회관 소회의실)	이애주(간) 주최		노인장기요양보험법 일부개정법률안(1801860 · 원안가결
'제약산업 육성 및 지원에 관한 특별법' 제정을 위한 공청회2008.9.18. · 의원회관	국회보건의료 포럼주최	비고/대표의원 · 원희목(약)	제약산업 육성 및 지원에 관한특별법안(1801776 · 수정가결)
합리적인 태아성감별 방안 마련을 위한 입법공청회 2008.9.10의원회관	국회국민건강복지포럼 주최전현희(치)	후원:보건복지부 · 대한산부인과학회	의료법개정안(1801842 · 대안반영폐기
국가경쟁력 제고를 위한 의료산업화와 일자리 창출 정책토론회2009.4.2 · 의원회관	안홍준(의) 주최	주최:대한병원협회 공동	소회의실)
의료인 면허재등록 및 취업신고 의무화를 위한 정책토론회 2009.6.12 · 국회도서관	이애주(간) 주최		의료법일부개정법률안(1805614 · 대안반영폐기)
간호사 교육환경 개선을 위한 토론회 2009.6.16국회 헌정기념관 대회의실	정영희(간)		고등교육법일부개정법률안1811007 · 임기만료폐기)
남자간호사 병역대체복무제도 도입을 위한 입법공청회2009. 7.21 · 국회의원회관소회의실	전혜숙(약) 주최		병역법일부개정법률안 1806430 · 임기만료폐기
한의약육성법개정안및 부수국산한약재직거래사업 기금안에 관한 국회의원초청정책세미나 2009.9.16 · 국회도서관대강당	윤석용(한) 주최		한의약육성법일부개정법률안(1807053 · 대안반영폐기)

한방의료에서 뜸치료의 현황과 제도개선을위한 세미나2010.9.1 · 의원회관	윤석용(한) 주최	대한한의사협회주최	
병원간호사업활성화를 위한 정책 토론회 2009.9.17. 국회도서관	이애주(간) 주최	대한간호협회 공동주최	
간호사 근무형태 다양화 및 근로환경개선을 위한 정책토론회 2009.10.12 국회도서관	이애주 (간) · 정영희(간) 주최	대한간호협회 주최	
안정적인 진료환경 조성을 위한 전문가 입법공청회 2009.12.2. 의원회관 소회의실	전현희 (치) · 국회 국민건강복지포럼주최	보건복지가족부, 대한의사협회, 대한병원협회, 대한치과의사협회, 대한한의사협회, 대한간호협회	의료법일부개정법률안 (1806807 · 폐기)
미국사례로 본 한국전문간호사제도의 발전방향 국제학술대회2009. 7.30. 이화-삼성교육문화관	이애주(간) 주최	대한간호협회 주최 한국간호평가원 · 한국간호대학(과)장협의회 주관	의료법일부개정법률안 1805614 · 대안반영 폐기
한의약육성법개정과 국산한약재 직거래사업기금을 위한 국회정책세미나:"한의약산업발전방향은 국민이 원하는 방향으로!"2010.2.3. 의원회관회의실	윤석용(한) 주최	주관:사단법인 한국한약재생산협회/후원:보건복지부, 농림수산부, 대한한의사협회	한약이력추적관리에 관한 법률안 (1805042 · 임기만료 폐기
간호교육학제일원화를위한공청회 2011.2.28. 의원회관회의실	주최:정영희(간), 서상기, 안민석	후원: 대한간호협회	고등교육법 일부개정법률안1811007 · 임기만료폐기
메르스(MERS)"이후 한국의료 무엇이 달라져야 하나": 2015.7.8. 의원회관회의실	이목희, 김용익(의) · 정진후	전국보건의료산업노동조합 주최	김용익의원:의료법일부개정법률안 1918566 · 임기만료 폐기
박근혜정부'의료영리화 정책' 진단 토론회 2014.1.14. 의원회관회의실	김용익 (의) · 김현미 · 이언주 주최		1918567보건의료기본법 일부개정법률안 2016.2.18.임기만료 폐기
보건의료 관점에서 본「서비스산업발전기본법」의 문제점 2013. 11. 13.국회도서관	김용익 (의) · 김현미주최	민주당 정책위원회주관	서비스산업발전기본법안(1918564임기만료 폐기)
'공중보건'과 '일차의료' 기능강화 대토론회: 만성질환관리와 지역사회 및 사업장 기반 일차의료 확산을 중심으로2013.6.17. 의원회관	김용익 (의) · 문정림(의) 주최	대한예방의학회, 대한가정의학회, 대한직업환경의학회 주최	1917360] 의원급 의료기관지원 등에 관한 특별법안/임기만료 폐기
건강보험 보장성강화 국고지원 확대를 위한 토론회 2019.7.23. 의원회관 제9간담회의실	윤일규(의) 김정우 주최		

대형병원환자 집중현황분석을 위한 전문가대 토론회, 일시 2019. 7. 19. 의원회관 신관 3 세미나실	김상희(약) 윤일규(의), 오제세, 기동민		

* 의원명 옆에 '의'는 의사출신 의원을, '치'는 치과의사출신 의원을, '한'은 한의사 출신 의원을, '약'은 약사 출신 의원을 '간'은 간호사 출신이며 의원명과 관련단체 중 진한 글씨는 유관 보건의료단체와 협력하여 개최한 행사임

국회에서의 국회의원과 유관단체가 공조하여 개최하는 각종 정책세미나나 공청회, 토론회 등은 5개 보건의료단체 모두 대내적으로는 개별 단체의 집행부가 그들의 역동적인 대 국회 이익 표출활동을 회원들에게 강력하게 어필하는 기회가 될 것이다.

보건의료 분야의 경우 1993년과 1995년 두 차례 한약분쟁과 2000년 의약분업사태를 겪으면서 보건의료단체들의 정책분야 이익표출 활동은 그동안 정부(보건복지부) 중심의 활동에서 대 국회활동에도 보다 많은 관심을 돌리게 되었다. 국회의원, 특히 보건복지위원들과 연대하여 각 단체가 당면하고 있는 정책현안들을 주제로 하여 심포지엄, 정책토론회 등을 개최하는 사례가 급격하게 증가했다.

이는 각 보건의료단체가 자신들이 당면한 현안을 국회에서 이슈화시키는 교두보를 마련하고 나아가 현안의 법제화를 기대할 수 있기 때문이다.

제2절 이익단체로서 보건의료 전문가단체

우리사회의 여러 전문분야 - 변호사, 세무사, 공인회계사 단체 등을 이익단체라고 볼 때 보건의료분야는 대한의사협회, 대한약사회, 대한한의사협회, 대한치과의사협회, 대한간호협회 등을 이익집단으로서 전문가 단체라고 할 수 있다.

전문가 단체란 장기간 전문적인 훈련을 받아서 형성된 전문적 지식체계를 보유하고 있으면서 특정전문직을 수행하는 전문가들이 모여서 해당분야의 사회적 봉사목적과 자신들의 지위향상과 같은 복지목적을 위하여 활동하는 단체이다.

이는 근대사회의 직업체계 내에서 가장 중요한 변화중의 하나로 등장한 전문직들이 모인 결사체라는 점에 주목을 받고 있다. 이들 전문직은 다음의 특징을 가지고 있다(Nicholas, 1983: 50).

① 분명하고 필요불가결한 사회적 봉사를 제공하여야 한다.
② 일반인이 가질 수 없는 지식체계를 보유하며 이에 정통하여야 한다.
③ 장기간의 전문적인 훈련을 받아야 한다.
④ 사회봉사를 제공하는 데에서 지적이며 전문적인 기여를 하여야 한다.
⑤ 의뢰인과의 관계가 이익보다는 봉사라는 개념으로 유지되어야 한다.
⑥ 의뢰인과의 관계가 윤리적 원칙에 이루어져야 한다.
⑦ 봉사에 대한 규약과 조건을 확립하고 자신이 내린 판단과 행위에 대해 명확한 책임을 져야한다.
⑧ 구성원 모두에게 확립된 규약을 강요할 수 있는 조직이 있어야 하며 사례비 및 노동조건 등 자신들의 이익을 대변할 수 있어야 한다.
⑨ 직무수행의 시기 및 방법과 자신의 판단에 의해 이를 수행할 수 있는 자유가 있어야 한다.
⑩ 대중으로부터 인정과 존경을 받아야 한다.
⑪ 기존의 구성원들이 취업통제권을 가지고 있어야 한다.

이들 전문가단체는 이익집단의 영향력을 행사하는 주요변수라고 할 수 있는 경제력, 영향력, 사회적 명성, 규모, 응집력, 정책결정자와의 친밀도 등(정정길, 2003: 178-179)에서 다른 단체보다 비교우위에 있는 경우가 적지 않아 이들의 대국회 활동은 국회에서의 정책결정에 적지 않은 변수로 작용할 개연성이 높다.

특히 본 연구의 주요대상이라 할 수 있는 의사 · 약사 및 간호사 단체 등 5개 보건의료분야 전문가 단체들은 다른 이익단체들과 비교할 때 재정규모가 클 뿐만 아니라 세입의 대부분을 회원들의 회비로 충당하기 때문에 재정자립도도 높다. 또한 집단활동을 이론적으로 뒷받침해 줄 수 있는 제도적 장치[77]를 어느 정도 갖추고 있으며, 이를 통하여 대국회 및 대정부활동에 필요한 정책자료를 수집하고 생산할 수 있다. 셋째 해당 전문직종 종사자의 활동을 규율하는 법률에 의해 설립되었고 따라서 법인체로서의 성격을 가지고 있다(박정용, 2002: 320-321).

77) 대한의사협회는 의료정책연구소를, 대한치과의사협회는 치과의료정책연구소를, 대한한의사협회는 한의학정책연구소를, 대한약사회는 의약품정책연구소를, 대한간호협회는 간호정책연구소를 2009년에 발전적으로 독립 법인화하여 운영하고 있어 5개 보건의료단체가 모두 자체 정책연구기능을 확보하고 있다. 대한의사협회 의료정책연구소의 경우 박사급 연구원 다수를 포함 10여명의 연구진을 갖추고 있으며, 수가협상 등 대한의사협회 주요정책을 지원하고 있다.

제3절 보건의료단체의 위상과 대외활동을 위한 기반구축

1. 보건의료단체의 법적 위상

보건의료단체는 여타 이익단체들에 비해 장기간 전문적인 훈련을 받아서 형성된 전문적 지식체계를 보유하고 있으면서 국가로 부터 면허를 부여받은 배타적 권리를 보유한 전문직들의 결사체라는 점에서 특히 주목할 만하다.

이들 단체들은 특정전문직을 수행하는 전문가들이 모여서 해당분야의 사회적 봉사목적과 자신들의 지위향상과 같은 복지를 위하여 활동하는 것을 목적으로 하고 있는데 근대사회의 직업체계 내에서 중요한 변화 중 하나로 손꼽히고 있다.

Larson은 그의 저서 'The Rise of Professionalism(1979)'에서 "전문가집단은 사회적으로 중요한 영역을 지적, 조직적으로 지배하고자 하는 시장조직"이라고 하고 "전문화과정은 특수한 전문지식과 기술이라는 희소자원의 가치를 사회적, 경제적 보상으로 전환하려는 시도이다. 희소자원의 유지는 시장이나 전문기술이나 지식을 독점하고 사회계층에서 전문적 지위를 독점하려는 경향에서 나타난다"고 주장했다. 그는 전문화과정을 전문가집단이 자신들의 사회적 위상이나 특권뿐 만 아니라 경제적 지위를 개선하기 위해 추진하는 집단이동 프로젝트(collective mobility project)로 분석하였다. 집단이동 프로젝트는 궁극적으로 전문가 개개인의 가치와 자율성을 보장하기 위한 것으로 Larson은 전문가단체의 자본이익추구 성향에 주목하면서 특정단체가 일단 전문가적 지위에 오르면 그들은 자본주의 질서를 위한 핵심 이데올로기 기능을 위해 봉사하며 개별전문가들은 스스로 자율성과 가치를 지닌 것으로 믿게 된다고 주장하였다. 그럼에도 불구하고 Larson은 전문가의 이윤추구경향을 연구의 초점으로 삼지는 않았다 그것은 그가 전문직업성의 중요한 양상은 그들이 스스로의 이미지를 투사한다는 것, 즉 그들의 이데올로기를 가지고 있다는 것이며 전문화의 이데올로기 권력은 일반인이 전문가를 도덕적으로 우월하다고 보는데 있음을 강조하였다. 따라서 결국 그가 강조하고자 했던 연구의 핵심은 전문직업성의 이데올로기적 기능이라고 할 수 있다(최희경, 2010: 139).

한편 우리나라의 보건의료분야 전문직단체는 의료법 및 약사법 등 관련법에 근거를 갖고 설립, 운영되고 있는데 이들 대한의사협회, 대한치과의사협회, 대한한의사협회, 대한간호협회 등은 의료법 28조와 29조 그리고 30조와 32조에 의거, 협회의 설립과 정부로부터 의료와 국민보건 향상에 관한 협조 요청을 받으면 협조해야 할 의무를 지니며 정부로부터 일정한 감독을 받도록 하고 있다.

의료법에 명시된 의료단체 관련 조항

제28조(중앙회와 지부) ① 의사·치과의사·한의사·조산사 및 간호사는 대통령령으로 정하는 바에 따라 각각 전국적 조직을 두는 의사회·치과의사회·한의사회·조산사회 및 간호사회(이하 "중앙회"라 한다)를 각각 설립하여야 한다.
② 중앙회는 법인으로 한다.
③ 제1항에 따라 중앙회가 설립된 경우에는 의료인은 당연히 해당하는 중앙회의 회원이 되며, 중앙회의 정관을 지켜야 한다.
④ 중앙회에 관하여 이 법에 규정되지 아니한 사항에 대하여는「민법」중 사단법인에 관한 규정을 준용한다.
⑤ 중앙회는 대통령령으로 정하는 바에 따라 특별시·광역시·도와 특별자치도(이하 "시·도"라 한다)에 지부를 설치하여야 하며, 시·군·구(자치구만을 말한다. 이하 같다)에 분회를 설치할 수 있다. 다만, 그 외의 지부나 외국에 의사회 지부를 설치하려면 보건복지부장관의 승인을 받아야 한다. 〈개정 2008.2.29., 2010.1.18.〉
⑥ 중앙회가 지부나 분회를 설치한 때에는 그 지부나 분회의 책임자는 지체 없이 특별시장·광역시장·도지사·특별자치도지사(이하 "시·도지사"라 한다) 또는 시장·군수·구청장에게 신고하여야 한다.
⑦ 각 중앙회는 제66조의2에 따른 자격정지 처분 요구에 관한 사항 등을 심의·의결하기 위하여 윤리위원회를 둔다. 〈신설 2011.4.28.〉
⑧ 윤리위원회의 구성, 운영 등에 관한 사항은 대통령령으로 정한다.〈신설 2011.4.28.〉

제29조(설립 허가 등) ① 중앙회를 설립하려면 대표자는 대통령령으로 정하는 바에 따라 정관과 그 밖에 필요한 서류를 보건복지부장관에게 제출하여 설립 허가를 받아야 한다. 〈개정 2008.2.29., 2010.1.18.〉
② 중앙회의 정관에 적을 사항은 대통령령으로 정한다.
③ 중앙회가 정관을 변경하려면 보건복지부장관의 허가를 받아야 한다.〈개정2008.2.29. 2010.1.18.〉

제 30조(협조 의무) ① 중앙회는 보건복지부장관으로부터 의료와 국민보건 향상에 관한 협조 요청을 받으면 협조하여야 한다.〈개정 2008.2.29., 2010.1.18.〉
② 중앙회는 보건복지부령으로 정하는 바에 따라 회원의 자질 향상을 위하여 필요한 보수(補修)교육을 실시하여야 한다.〈개정 2008.2.29., 2010.1.18.〉
③ 의료인은 제2항에 따른 보수교육을 받아야 한다.

제 32조(감독) 보건복지부장관은 중앙회나 그 지부가 정관으로 정한 사업 외의 사업을 하거나 국민보건 향상에 장애가 되는 행위를 한 때 또는 제30조제1항에 따른 요청을 받고 협조하지 아니한 경우에는 정관을 변경하거나 임원을 새로 뽑을 것을 명할 수 있다.〈개정 2008.2.29. 2010.1.18.〉

또한 대한약사회와 한약사회도 약사법 제2절 11조 17조까지 7개 조문에서 설립, 운영, 보수교육은 물론, 의료법과 마찬가지로 보건복지부장관으로부터 국민보건 향상에 필요한 사업이나, 약사(藥事) 및 약사 윤리 또는 한약사 윤리에 대한 협조 요청을 받으면 이에 협조하여야 한다고 명시하고 있다.

약사법에 명시된 약사단체 관련 조항

제2절 약사회 및 한약사회

제11조(약사회) ① 약사(藥師)는 약사(藥事)에 관한 연구와 약사윤리(藥師倫理) 확립, 약사의 권익 증진 및 자질 향상을 위하여 대통령령으로 정하는 바에 따라 대한약사회(이하 "약사회"라 한다)를 설립하여야 한다.
② 약사회는 법인으로 한다.
③ 약사회가 설립되면 약사는 당연히 그 회원이 된다.
④ 약사회에 대하여는 이 법에서 규정한 것 외에 「민법」 중 사단법인에 관한 규정을 준용한다.
⑤ 약사회는 제79조의2에 따른 자격정지 처분 요구에 대한 심의 · 의결을 위하여 윤리위원회를 둔다. 〈신설 2011.6.7.〉
⑥ 윤리위원회의 구성, 운영 등에 관한 사항은 대통령령으로 정한다. 〈신설 2011.6.7.〉

제12조(한약사회) ① 한약사는 한약 및 한약제제에 관련된 약사(藥事)에 관한 연구와 한약사윤리 확립, 한약사의 권익 증진 및 자질 향상을 위하여 대통령령으로 정하는 바에 따라 대한한약사회(이하 "한약 사회"라 한다)를 설립하여야 한다.
② 한약사회는 법인으로 한다.
③ 한약사회가 설립되면 한약사는 당연히 그 회원이 된다.
④ 한약사회에 대하여는 이 법에서 규정한 것 외에 「민법」 중 사단법인에 관한 규정을 준용한다.
⑤ 한약사회는 제79조의2에 따른 자격정지 처분 요구에 대한 심의 · 의결을 위하여 윤리위원회를 둔다. 〈신설 2011.6.7.〉
⑥ 윤리위원회의 구성, 운영 등에 관한 사항은 대통령령으로 정한다.〈신설 2011.6.7.〉

제13조(인가 등) ① 약사회 또는 한약사회를 설립하려면 대통령령으로 정하는 바에 따라 정관이나 그 밖에 필요한 서류를 보건복지부장관에게 제출하고 보건복지부장관의 인가를 받아야 한다.〈개정 2008.2.29., 2010.1.18.〉
② 약사회 또는 한약사회가 정관에 적어야 할 사항은 대통령령으로 정한다.
③ 약사회 또는 한약사회가 정관을 변경하려면 보건복지부장관의 인가를 받아야 한다. 〈개정 2008.2.29. 2010.1.18.〉

제14조(약사회 및 한약사회의 지부 등) ① 약사회 및 한약사회는 대통령령으로 정하는 바에 따라 특별시 · 광역시 · 도 · 특별자치도(이하 "시 · 도"라 한다)에 지부를 설치하여야 하며, 특별시 · 광역시의 구와 시(특별자치도의 경우에는 행정시를 말한다. 이하 같다) · 군에 분회를 설치할 수 있다.〈개정 2011.6.7.〉
② 약사회 또는 한약사회가 그 지부 또는 분회를 설치하면 지체 없이 특별시장 · 광역시장 · 도지사 · 특별자치도지사(이하 "시 · 도지사"라 한다)에게 신고하여야 한다.

제15조(연수교육) ① 보건복지부장관은 약사 및 한약사의 자질 향상을 위하여 필요한 연수교육을 명 할 수 있다. 〈개정 2008.2.29., 2010.1.18.〉
② 제1항의 연수교육에 필요한 사항은 보건복지부령으로 정한다. 〈개정 2008.2.29., 2010.1.18.〉

제16조(협조의무와 위탁) ① 약사회 또는 한약사회는 보건복지부장관으로부터 국민보건 향상에 필요한 사업이나, 약사(藥事) 및 약사 윤리 또는 한약사 윤리에 대한 협조 요청을 받으면 이에 협조하여야 한다. 〈개정 2008.2.29., 2010.1.18.〉
② 보건복지부장관은 대통령령으로 정하는 바에 따라 약사(藥事) 및 약사 윤리 또는 한약사 윤리에 관한 업무의 일부를 약사회 또는 한약사회에 위탁할 수 있다. 〈개정 2008.2.29., 2010.1.18.〉

제17조(경비 보조) 보건복지부장관은 약사회 또는 한약사회의 사업이 국민보건 향상에 필요하다고 인정할 때나 약사회 또는 한약사회에 대하여 약사(藥事) 또는 한약사(韓藥事)에 관한 교육 · 조사 · 연구를 명령하거나 위탁한 경우에는 필요한 경비의 전부 또는 일부를 보조할 수 있다.〈개정 2008.2.29. 2010.1.18.〉

이 밖에 국민건강보험법 45조에는 요양급여비용 산정을 위해 국민건강보험공단 이사장과 의약계를 대표하는 사람들과의 계약을 명시하고 있으며 동법 시행령에서는 "의약계를 대표하는 사람"을 구체적으로 대한의사협회장, 대한치과의사협회장, 대한한의사협회장, 대한조산사협회장, 대한간호협회장, 대한병원협회장, 대한약사회장을 말하고 있음을 명시하고 있다.

국민건강보험법 및 동법 시행령에 명시된 의약단체 관련조항

국민건강보험법

제45조(요양급여비용의 산정 등) ① 요양급여비용은 공단의 이사장과 대통령령으로 정하는 의약계 를 대표하는 사람들의 계약으로 정한다. 이 경우 계약기간은 1년으로 한다.

국민건강보험법 시행령

제20조(요양급여비용계약의 당사자) 법 제 45조 제 1항에 따른 요양급여비용의 계약 당사자인 의약계를 대표하는 사람은 다음 각 호와 같다.

1. 「의료법」 제 3조 제 2항 제 1호 가목에 따른 의원에 대한 요양급여비용: 같은 법 제2 8조 제 1항에 따른 의사회의 장
2. 「의료법」 제 3조 제 2항 제 1호 나목 및 제3호나목에 따른 치과의원 및 치과병원에 대한 요양급여비용: 같은 법 제 28조 제 1항에 따른 치과의사회의 장
3. 「의료법」 제 3조 제 2항 제 1호 다목 및 제3호다목에 따른 한의원 및 한방병원에 대한 요양급여비용: 같은 법 제 28조 제 1항에 따른 한의사회의 장
4. 「의료법」 제 3조 제 2항 제 2호에 따른 조산원에 대한 요양급여비용: 같은 법 제28조제항에 따른 조산사회 또는 간호사회의 장 중 1명
5. 「의료법」 제 3조 제 2항 제 3호 가목 · 라목 및 마목에 따른 병원 · 요양병원 및 종합병원에 대한 요양급여비용: 같은 법 제52조에 따른 단체의 장
6. 「약사법」 제 2조 제 3호에 따른 약국 및 같은 법 제91조에 따른 한국희귀의약품센터에 대한 요양급여비용: 같은 법 제 11조 제 1항에 따른 대한약사회의 장
7. 「지역보건법」에 따른 보건소 · 보건의료원 및 보건지소와 「농어촌 등 보건의료를 위한 특별조치법」에 따라 설치된 보건진료소에 대한 요양급여비용: 보건복지부장관이 지정하는 사람

이 밖에도 보건의료분야 전문직 단체들의 법적 위상은 2011년 4월 7일 제정되어 2013년 4월 8일부터 시행된 "의료사고 피해구제 및 의료분쟁 조정 등에 관한 법률(법률 제10566호)"에서도 찾아볼 수 있다.

동법 2조 '정의'에서 보건의료인단체 및 보건의료기관단체를 의료법에 따라 설립된 의료인단체 및 약사법에 따라 설립된 대한약사회 및 대한한약사회로 명시하고 제20조(조정위원회의 구성 및 운영)에서는 조정위원 정수의 5분의 1에 대해 보건의료인단체 또는

보건의료기관단체에서 추천한 사람(보건의료에 관한 학식과 경험이 풍부한 사람)을 추천하도록 하고 있으며 제45조(의료배상공제조합의 설립 · 운영)에서는 보건의료 단체들이 공제조합운영의 법적 근거를 제시하고 있다.

의료사고 피해구제 및 의료분쟁 조정 등에 관한 법률

제2조(정의)1.-5.(생략)

6. 의료분쟁조정에 "보건의료인단체 및 보건의료기관단체"란 「의료법」에 따라 설립된 의료인 단체 및 의료기관 단체와 「약사법」에 따라 설립된 대한약사회 및 대한한약사회를 말한다.

제20조(조정위원회의 구성 및 운영) ① 조정위원회는 위원장 및 50명 이상 100명 이내의 조정위원으로 구성하고 비상임으로 한다. 다만, 제37조제2항에 따른 조정조서 작성 등을 위하여 상임 조정위원을 둘 수 있다.

② 원장은 다음 각 호의 어느 하나에 해당하는 사람 중에서 조정위원을 임명 또는 위촉한다.

1. 조정위원 정수의 5분의 2는 판사 · 검사 또는 변호사의 자격이 있는 사람(외국의 법제에 관한 학식과 경험이 풍부한 사람을 2명 이상 포함하여야 한다)
2. 조정위원 정수의 5분의 1은 보건의료에 관한 학식과 경험이 풍부한 사람으로서 보건의료인단체 또는 보건의료기관단체에서 추천한 사람(외국의 보건의료에 관한 학식과 경험이 풍부한 사람을 2명 이상 포함하여야 한다)
3. 생략
4. 생략

제45조(의료배상공제조합의 설립 · 운영) ① 보건의료인단체 및 보건의료기관단체는 의료사고에 대한 배상을 목적으로 하는 의료배상공제조합(이하 "공제조합"이라 한다)을 보건복지부장관의 인가를 받아 설립 · 운영할 수 있다.

② 공제조합은 법인으로 한다.

③ 공제조합은 의료사고에 대한 배상금을 지급하는 공제사업을 운영하여야 한다.

④ 보건의료기관개설자는 자신이 소속되어 있는 보건의료인단체 및 보건의료기관단체가 운영하는 공제조합의 조합원으로 가입할 수 있고, 공제조합에 가입한 경우 공제조합이 정하는 공제료를 납부하여야 한다.

⑤ 공제조합의 설립 · 운영 등에 관하여 필요한 사항은 보건복지부령으로 정한다.

⑥ 공제조합에 관하여 이 법에서 규정된 사항 외에는 「민법」 중 사단법인에 관한 규정을 준용한다

2. 보건의료단체의 이익표출활동을 위한 기반구축과 부작용

보건의료단체들은 주요 설립목적이 회원의 권익향상인 만큼 개별 단체의 회원의 권익향상을 위한 각종 활동이 가장 중요한 회무활동이라 할 수 있다.

따라서 이들 단체들은 일찌기 대 정부, 대 국회 활동을 하는데 개별단체가 직접적으로 접촉하기에는 한계가 있다고 보고 이를 보다 효과적으로 펼치기 위한 인프라 구축에도 관심이 컸다.

이 중 선두주자인 대한의사협회는 다른 보건의료단체보다 약 20년 정도 앞선 1970년

한국의정회를 설립하고 2008년 '의료법 국회 로비'[78]문제가 불거져 사회적인 문제로 대두되고 대한의사협회 회장이 검찰조사를 받는 등 큰 파장을 겪으면서 의정회를 폐지하기 전 까지 38년간 의협의 회원 권익활동을 해왔다.

의정회(醫政會)는 대한의사협회가 일본의사회의 외곽단체인 '일본의사동맹'의 대외활동에 착안하여 1970년도 대의원총회에서 의사협회와는 별도의 기구로 창립했다.[79] 그로부터 5년 뒤인 1975년 대한의사협회 정기대의원 총회에서 의정회 무용론과 해체론이 대두되자 1977년 4월 한국의사연합회로 명칭을 변경하였고 회장단은 의사협회 회장이 추천, 시도지부협의회에서 선임토록 하였다. 그 후 대한의정회로 다시 명칭을 바꾸었다가 문민정부 출범 후 당시 사회분위기가 대국회활동이 어려워짐에 따라 이름을 국민보건연구회로 바꾸었으나 얼마가지 않아 다시 이름을 의정회로 바꾸었다. 로비문제로 국회 보건복지위원회에서까지 '현안'[80]으로 다루던 2008년 당시 의정회장은 대한의사협회장이 겸직하고 있었다는 점에서 모단체(母團體)인 대한의사협회의 대외활동에 직접적으로 영향을 미치는 단체임을 시사했다.

의정회에 이어 설립된 치정회는 대한치과의사협회의 대국회 대정부활동을 포함한 대외활동의 창구역할을 위해 1989년 2월 창립되어 대한치과의사협회 제 28차 대의원총회에서 승인을 받고 활동을 시작하였다.

치정회는 대한치과의사협회 목적사업에 활기를 불어넣고 치협의 당면문제 해결을 위해 2008년 문을 닫을 때까지 대한치과의사협회 외곽단체로 치협의 대국회활동 등 정책활동을 전면에서 지원해 왔다. 1989년 2월 창립되어 필리핀치대 교육현황조사 및 보고서 작성, 산업안전보건법시행규칙 개정, 의료보험수가 현실화, 국민건강증진법 제정, 정부내 구강전담부서 설치, 국립치대 독립화 법안제정, 치대 신증설 저지, 국회의원 후원 등 치협 목적사업에 활기를 불어넣는 일을 18년간 해왔다(대한치과의사협회, 2011: 473).

대한한의사협회의 외곽단체인 한방의정회는 1970년 12월 대한한의사협회가 주축이 되고 한약협회도 참여하여 한약협회는 한방의정회의 부회장을 맡아 정치권 등 대외활동

78) 한국일보. '로비의혹 의원들 의협총회서 의료법 의협지지 발언'. 2007. 4. 25.

79) 의협신보 196912.29 "대한의정회 26일 발기, 의정회 발기인대회에서 명주완 의협회장은 비여, 비야의 성격으로 대한의학협회 목적달성을 위한 정치기능단체 결성" 일본의사연맹을 그대로 따왔다고 밝히고 의료계를 지원할 다수의 국회의원을 원내에 들어가도록 지원할 것이라고 천명했는데 이자리에는 대한한의사협회 임원 10여명이 옵서버로 참여했다고 밝혀 한방의정회 설치를 위한 사전답사였던 것으로 보인다.

80) 국회 제267회 보건복지위원회 제4차 회의록.

에 적극적으로 나서기 시작했다(대한한의사협회, 2012: 406).

이어 개설된 간호협회 외곽단체인 간호정우회도 대한의정회나 대한치정회와 유사하여 간호정우회 활동에 대해 간협신보[81]에서는 다음과 같이 밝히고 있어 이들 보건의료단체가 왜 외곽단체를 따로 두었는지 시사하고 있다.

"간호계 인사의 중앙정계 진출을 위한 지원활동은 물론 간호정책에 필요한 전략개발 등 간호협회의 목적사업을 측면 지원하는 대외적 활동을 전담하게 될 것이다. 또한 국내 보건의료계에서도 한국의정회가 지난 1970년 발족되어 활발한 활동을 전개하고 있는 한편 약정회, 한국치정회, 한국병원정책연구회 등도 나름대로 관련 보건의료단체를 지원하고 있으며 지방자치시대를 맞아 그 활동 폭을 한층 넓혀 나갈 것으로 보인다. 지방의회에서 다뤄지는 사항들은 노인 및 아동복지, 부녀복지, 생활보호, 모자보건, 청소년문제, 소비자보호, 생활환경개선 등 지역주민들의 일상생활과 직결되는 것들이다 이 같은 사항은 대부분 여성들의 관심사일 뿐만 아니라 정치지향적인 남성들보다는 실무지향적인 여성들에게 더 적합하다는 측면에서 관련분야에 전문지식을 갖춘 간호사들의 적극적인 관심과 참여가 요망된다. 물론 간호정우회가 창립되었다고 해서 코앞에 다가온 기초의회 선거나 간호계 당면과제 해결에 당장 큰 역할을 기대하는 것은 무리일 것이다. 그러나 다가오는 광역의회 선거는 물론 국회의원 대통령 선거 등에서 간호계를 대변할 수 있는 인물을 지원한다거나 장차 대한간호협회의 목적과 사업달성을 위한 대정부 및 대국회 활동 등에서 간호정우회가 막중한 역할을 담당해 줄 것을 기대해 마지않는다."

81) 대한간호협회 "대한간호협회 70년사(1997)" 277-278쪽: 간협신보(1991. 3. 14.) 재인용.

〈표 17〉 보건의료단체의 정치세력화를 위한 별도조직 현황

단체명	대국회 · 대정부활동을 위한 별도조직	설립연도	비고
대한의사협회	한국의정회	1970.4	2008년 해체
대한병원협회	병원정책연구회	1990	1997년 해체
대한치과의사협회	치정회	1989.2	2008년 해체
대한한의사협회	한의정회	2000	2008년 해체
대한간호협회	간호정우회	1991	운영중
대한약사회	약정회	2002	2007년 해체

그러나 이 같은 정치색채를 띈 보건의료단체의 외곽단체들은 2008년 이른바, '대한의사협회의 의료법 관련 국회 로비사건'[82]이 발생하여 세간의 이목이 따가워지고 국회와 언론의 질타를 받게 되자 가장 먼저 의정회를 폐쇄했다. 이때를 전후해서 치정회와 약정회도 폐쇄했다.

한편 이들 보건의료분야 5개 단체들은 보다 장기적이고 깊이 있는 정책개발과 국회의원 제안 입법과 정부제출 입법등 정책변화에 효과적으로 대응하기 위하여 앞에서 열거한 대국회, 대정부 활동을 위한 외곽단체와는 별도로 각 협회의 정책활동을 지원할 정책연구소를 개설했다.[83]

이들 연구소의 설립배경은 대한의사협회 의료정책연구소가 설립배경에서 밝히고 있듯이 정부의 정책에 대응논리를 개발, 이를 통해 모단체(母團體)의 대 국회, 대 정부활동을 지원하는 것이라 할 수 있을 것이다.[84]

82) 서울신문. "他의료단체 '숨은 로비' 없었나". 2007. 4. 27.
2007년 4월 24일 국회 제 267회 보건복지위원 제 4차 상임위원회(火))에서 〈위원회 현안문제〉로 의사협회의 의료법 로비문제를 집중적으로 다루고 강도 높은 질타가 있었다.

83) 대한의사협회는 의료정책연구소(2002)를, 대한치과의사협회는 치과의료정책연구소(2008)를, 대한한의사협회는 한의학정책연구원(2006)을, 대한약사회는 의약품정책연구소(2005)를, 대한간호협회는 간호정책연구소(2004)를 개설했다.

84) 대한의사협회 의료정책연구소 홈페이지, 의료정책연구소 설립배경, '정부주도의 소극적 의료정책 환경에서 의료계의 문제점을 극복하고 능동적인 대안제시와 생산적 정책형성, 현실적 의료상황에 기초한 이론적 연구와 실증적 분석, 현장중심의 조사사업을 토대로 실천적 정책대안을 개발, 제시함으로써 민간의료정책의 정책선도 집단으로서 위상을 정립'1, 모 단체의 정책을 이론적으로 뒷받침하기위해 정책연구를 전담할 연구소를 설립하였다.

〈표 18〉 주요 보건의료단체가 설립한 정책관련 연구기관

단체명	정책연구기관	설립 연도	비고
대한의사협회	의료정책연구소	2002.7	정부주도의 의료정책환경에서 의료계의 어려움을 극복하고 의료정책에 대한 능동적인 대안제시와 생산적 정책형성을 위해 설립
대한병원협회	한국병원경영연구원	1999.7	병원정책의 선도와 효율적인 병원경영을 지원하는 역할을 수행
대한치과의사협회	치과의료정책연구소	2008.1	치과의사협회의 정책역량을 강화하여 급변하는 의료환경 변화에 능동적으로 대처하고 치과의료발전에 기여하고자 설립
대한한의사협회	한의학정책연구원	2006.11	초대 변철식원장은 보건복지부 보건정책국장, 한방정책관, 식약청 차장 등을 역임한 관료출신임.
대한간호협회	간호정책연구소	2004	과학적인 간호정책 입안
대한약사회	의약품정책연구소	2005.10	대한약사회, 제약협회, 한국의약품도매협회 공동출연

이 밖에도 위의 5개 보건의료단체는 회원의 결속과 회원을 위한 정보제공 등을 위해 각각 정기간행물로 기관지를 발행하고 있는데 이는 각 단체의 이익표출을 위한 공감대 형성과 확산, 결속 등을 위한 주요매체로 활용하고 있다.

〈표 19〉 보건의료 단체의 기관지

단체명	기관지명	창간	발행주기	발행인
대한의사협회,	의협신문	1967년	주2회	대한의사협회장
대한치과의사협회	치의신보	1966년	〃	대한치과의사협회장
대한한의사협회	한의신문	1967년	〃	대한한의사협회장
대한약사회	약사공론	1968년	〃	대한약사회장
대한간호협회	간호사신문	1976년	〃	대한간호협회장

3. 외국의 보건의료단체의 이익표출을 위한 기반 구축현황

한편 보건의료단체가 적극적인 이익표출을 위해 외곽단체를 운영하는 경우는 우리나라뿐만 아니라 일찍이 외국의 의료단체에서도 동일한 사례를 찾아 볼 수 있는데 미국 일본의 의사단체의 경우를 예로 들면 다음과 같다.

1) 미국의 예

미국의사협회(American Medical Association: AMA)는 1847년 '의과학 및 의학 기량의 발전과 공공보건 증진'을 사명으로 천명하면서 자율적으로 필라델피아에서 결성되었다. AMA의 주요활동은 회원권익의 보호 및 신장과 관련된 것들이며, 대부분의 회원들이 AMA가 효과적으로 국가적 차원에서 자기의 이익을 대변하는 것으로 인식하고 있다(노공균 외, 2004).

AMA가 미국의 보건의료정책 형성에 큰 영향력을 발휘한 역사적 사례는 1934년 도입이 추진되었던 건강보험제도 도입을 저지한 사건이다. 1929년 이후 대공황으로 소득격차의 심화, 실업률과 의료비 상승을 겪으면서 시민단체가 건강보험 및 실업대책을 포함하는 정부의 지원책을 요구하자 프랭클린 루즈벨트 대통령이 1934년 건강보험제도 도입계획을 발표했으나 AMA가 강력 반발하면서 무산되었다. 그 후 트루먼 대통력이 '전국적이고 보편적인 사회보장의 일환으로 운영되는 건강보험개혁안'을 추진하였으나 AMA 등이 당시 확산되고 있던 사회주의에 대한 국민의 두려움을 이용하여 '사회주의 의료체계'라고 강력히 비판하면서 그 시도도 좌절되었다. 이후에도 케네디, 지미 카터, 빌 클린턴 등 역대 대통령들이 건강보험제도의 개혁을 추진했으나 모두 좌절되었다.

그러다가 2009년 11월 하원에서 통과, 이어 상원에서 H.R.3509 법안 상정에 따라 오바마 대통령이 마련한 건강보험개혁안이 2010년 3월에 양원을 모두 통과함으로써 그동안 건강보험 사각지대에 놓여있던 5,400만 명 가운데 불법체류자 등을 제외한 3,200만 명이 건강보험에 수혜를 입게 되었다(전진영, 2010).

미국의사협회는 현재 건강보험개혁법(PPACA)에 전반적으로 찬성하는 입장을 취하고 있다. AMA는 '모든 미국 시민이 적정 가격에 양질의 건강보험 적용에 대한 접근성을 가질 수 있도록 한다는 포괄적인 목표를 지지하며, AMA정책에 부합하는 법안을 추진하기 위해 관련 의회의원들과 함께 협력해 나갈 것' 이라는 입장을 밝힌 바 있다. 과거 여러 차례에 걸친 건강보험 개혁 시도에서 꾸준히 반대의사를 표명했던 미국의사협회가 이 같이 태도 전환을 한 이유는 이번 개혁이 실보다는 득이 많다고 판단하였기 때문이다. 미국의사협회는 이 개혁안이 자신들이 요구한 7가지 핵심 요구사항 중 5가지를 충족하고 있다고 설명하고 있다.

AMA가 이와 같이 의료보험 정책 등 보건의료정책에 영향력을 발휘할 수 있었던 것은 1961년 11월에 설립한 미국의학정치활동위원회(American Medical Political Action Committee: AMPAC)의 활동에 힘입은 바 크다.

1957년 미국 의회가 은퇴한 노인들을 대상으로 하는 사회보장제도의 일환으로 입원보험(Hospitalization insurance)제도를 'Forand법안'이란 이름으로 법제화하려 하자 AMA는 이것이 궁극적으로 강제 의료보험을 시행하기 위한 사전 작업이라고 보고 이를 저지하기 위한 방법을 찾기 시작하였으며, 이미 노동계가 정치활동위원회(Political Action Committee)를 설립하며 유사한 목적으로 활용하고 있는 것에 주목하여 AMPAC를 설립하였다. AMPAC는 당파에 관계없이 뜻을 같이하는 정치인이 참여하는 것을 원칙으로 하고, 운영재원은 개인기부와 회비, 그리고 제약회사 지원 등으로 마련되었으며, 주요업무는 의회 로비를 위한 기금 마련, 매스컴을 통한 전국적인 광고활동, 의사협회와 정책노선을 같이하는 정치인에의 기부, 입법안의 소개와 해제 및 수정 그리고 상하의원에 상정되는 모든 제 개정 법률안을 항상 주의 깊게 관찰하여 개입의 필요성 여부를 판단하는 일 등이다(노공균 외, 2004).

2천 년대 초반까지 미국의 지방정부, 주정부 또는 연방정부에 진출한 의사들은 약 3백명가량이었다. 이중에는 연방 상원의 원내총무를 역임한 심장전문의 Bill Frist가 있으며, 켄터키 주 주지사를 역임한 Ernie Fletchr 하원의원 등 10여명이 하원에서 활동한 바 있다.

2) 일본의 예

일본의사회는 1916년 11월에 설립된 전국단위의 직능단체로 1893년에 설립된 동경변호사회, 1881년에 설립된 대일본농회, 1900년에 설립된 산림조합과 더불어 일본 직능단체로는 가장 오래 된 단체이다. 일본의사회는 직접 정치활동에 나서지 않고 1948년에 조직된 일본의사연맹을 통해 현실 정치에 참여하고 있으며, 일본의사연맹의 위원장은 통상 일본의사회장이 겸직하고 있다.

일본 보건의료업계의 정치조직은 일본의사연맹 외에도 일본치과의사연맹, 일본약제사연맹, 일본간호연맹, 제약산업정치연맹, 일본약업연맹 등 6개 단체가 있으며. 이들 정치조직은 일본 내 각 분야 유사 정치집단 중 가장 활발한 활동을 하고 있는 것으로 알려져 있다. 일본 보건의료단체들이 외곽단체로 운영하는 위의 6개 단체 중 가장 활발한 활동을 하고 있는 정치집단은 일본치과의사연맹과 일본의사연맹이며 그 다음이 일본약제사연맹과 일본간호연맹으로 알려져 있다.

〈그림 4〉 일본의사회와 일본의사연맹의 조직적 관계

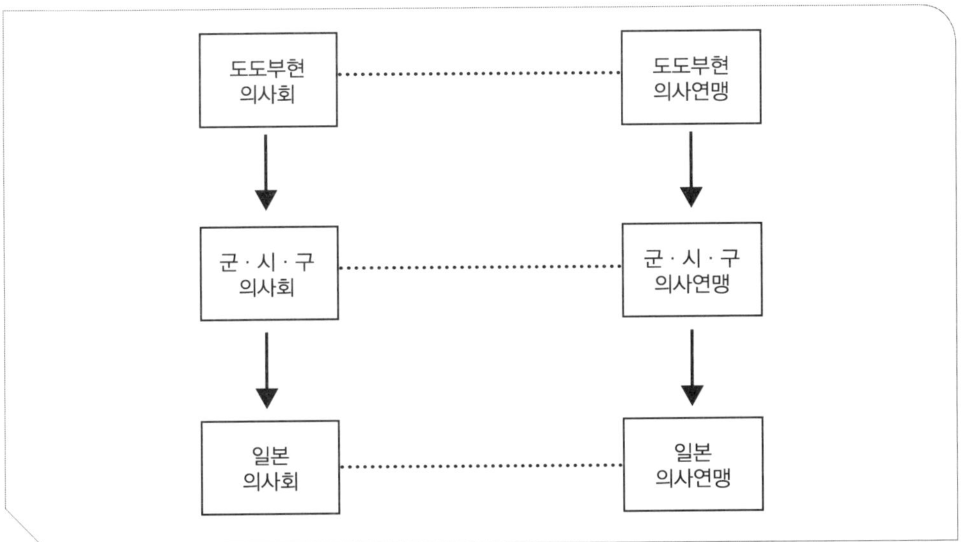

출처 : 의사단체의 정치세력화(박윤형 외, 2004)

일본의 정치과정에서 이익집단은 일반적으로 관료제-정당-이익집단의 삼자 간의 관계 속에서 이익표출 활동을 해 왔다. 유럽 국가들의 정치과정에서 볼 수 있는 것과는 달리, 이익집단이 관료나 정당 가운데 어느 하나와 유기적인 관계를 형성하여 영향력을 행사하고 있는 것이 아니라, 세 요소가 합쳐진 상태에서 기능하고 있다. 이러한 체계의 특성은 첫째, 관료제 차원에서 일본은 '작은 정부'의 이념에 따라 중앙집권적 권위보다는 실무 담당 부처의 효율적인 결정에 높은 비중을 두고 있다. 일본에서 중요한 정치적 경제적 결정이 관료에 의해 행해졌기 때문에 이익집단 중에는 자신들의 이해와 관련된 성청(省廳)에 로비하기 위해 결성된 단체가 많으며, 특히 예산 편성기에는 성청과 일체가 되어 이익집단 해당 분야의 공공지출 증가액을 결정하는 성격을 갖고 있다. 둘째, 이익집단 기능의 주체인 정당기능의 측면에서 타 정당에 비해 자민당의 월등히 우세한 당력과 그것을 유지해 나가는 파벌체제 및 당내 하위기관(특별위원회, 조사회, 의원연맹 등)이 복합적으로 이익갈등에 관여하는 특징을 보인다. 이러한 특징은 자민당 집권이 끝난 이후 미약해지기는 했지만, 자민당의 재집권 이후 형성된 연합정권도 역시 자민당 단독정권 때와 유사한 파벌구조를 지니고 있다는 점에서 그 구조가 보다 복잡화 되었을 뿐 정치 문화적 특성 자체에는 변화가 없었다.

1957년부터 1981년까지 일본의사회 회장으로 재직했던 다케미 다로 회장은 당시의 후생차관이나 유력한 정치인들과의 개인적 친분을 바탕으로 뛰어난 대외활동을 펼친 전설적 인물이다 . 의약분업을 완강히 거부함으로써 임의분업을 채택케 한 주역으로 의사의 조제권, 즉 자유재량권을 확보하는 등 일본의사회의 정치적 파워를 보인 인물이며 이때 일본의사회의 정치력은 유명하다. 그러나 자민당 일당정권이 붕괴된 이후 연립정권하에서는 이러한 유형의 활동이 효과를 보지 못하게 되었으며, 연립정권 이후 자민당이 재집권하였으나 절대다수의 의석을 차지하지 못하였기 때문에 상황은 여전히 이전과 같은 후생성과 족의원, 그리고 일본의사회 간의 밀월시대로 돌아가지 못하였다. 이에 따라 일본의사회는 직접 의료정책을 개발하여 입법화한다는 전략을 세우고 일본 의사회 종합정책연구기구(약칭: 일의총련日醫總硏)를 설립하여 직접 정당의 법률안 심사에 앞서 제출하거나 정당심사 이전에 자민당과 입법회의를 한 후 의원입법 형태로 법안을 발의하기도 하였다.

〈그림 5〉 일본의료정책의 결정과정

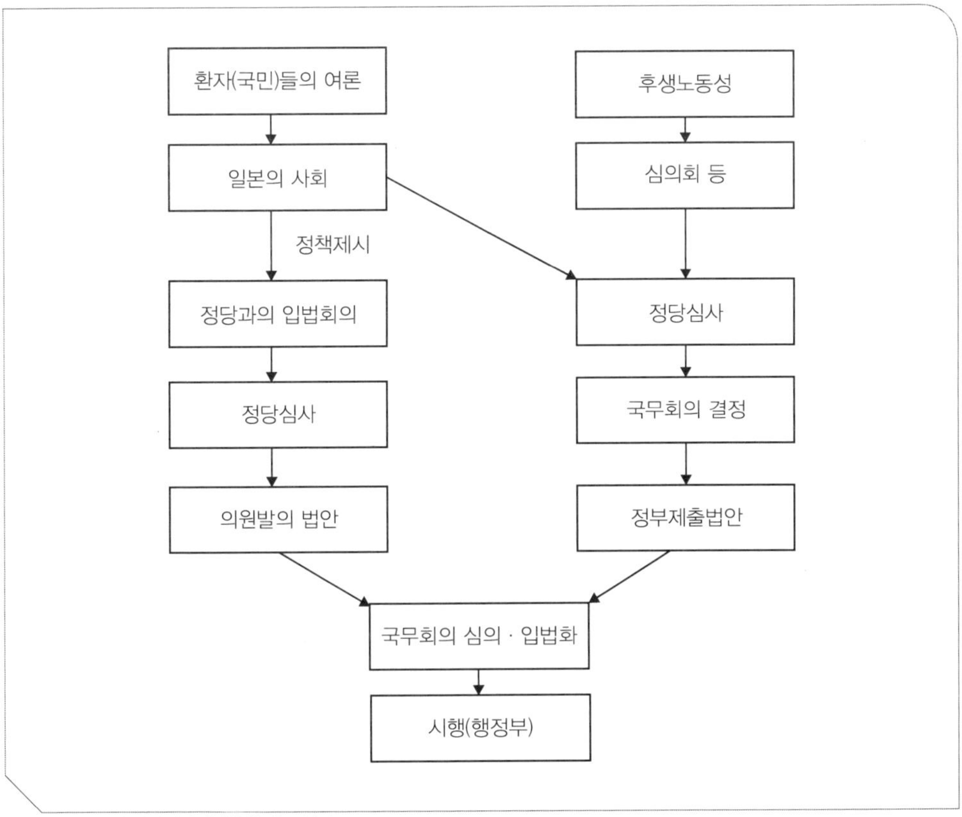

출처: 의사단체의 정치세력화(박윤형 외, 2004)

3) 한 · 미 · 일 의사회의 대외 정책활동 외곽단체의 운영방식 비교

보건의료단체의 역사가 깊고 일찍이 회원권익보호를 위한 이익표출활동이 활발하였던 미국과 일본의 의사단체는 다 같이 회원들의 권익보호를 위해 적극적인 활동을 펼치고, 이를 위해 협회가 직접적으로 나서지 않고 외곽단체를 활용하는 공통점을 가지고 있다.

이 같은 양상은 우리나라 보건의료단체들도 모두 외곽단체를 운영하여온 선례가 있다는 점에서 유사하다. 그러나 우리의 경우는 로비가 합법화되어 있지 않은데다 정치인 후원이 미국과 일본과 같이 공개적으로 이루어지지 않고 음성적으로 이루어져 왔기 때문에 어떠한 형태로 후원하고 후원규모는 어느 정도였는지 알려진 바가 없다.

미국과 일본 의사단체의 대 의회 및 대 정부 활동을 위한 외곽단체의 운영방식을 대한의사협회와 비교하면 다음 표와 같다.

〈표 20〉 한 · 미 · 일 3국 의사단체의 외곽단체 운영형태 및 정치활동 지원방식

단체명 / 내용	한국 (대한의사협회)	일본 (일본의사회)	미국 (미국의사회:AMA)
의사회 설립연도	1908년	1916년	1847년
대외활동을 위한 외곽단체	의정회(1970설립 · 2008폐지)	일본의사연맹 (1948)	미국의학정치활동위원회(American Medical Political Acti - on Committee:AMPAC, 1958)
의사회 외곽단체 운영형태	대한의사협회의 영향력 안에서 운영. 폐지할 무렵에는 회장이 겸직.	일본의사회 회장이 겸직하는 것이 관례.	AMPAC을 별도조직으로 운영하고, 전국 단위의 지부를 통한 모금으로 정치후원금을 지원하는 한편, AMA와 제약회사들로 부터 받은 자금은 후원금 외 항목에 사용.
정치활동 지원방식	비공개	초기에는 자민 당 후보를 무조건 지원했으나 나중에는 일본의사연맹과 정책 방향이 같은 후보 지원.	AMA와 정책기조가 같은 정치인 후원(의사 정치인 무조건 지원 지양). 2천년 대 초반까지 미국의 지방 정부, 주 정부 또는 연방정부에 약 3백명의 의사들이 진출.

출처: 의사단체의 정치세력화(박윤형 외, 2004).

또한 미국이 미국의학정치활동위원회(AMPAC), 일본이 일본의사연맹을 통해서 효과적으로 의료 및 의료보험 정책을 의회 및 정부와 소통하고 이익단체의 입장을 충분히 표출하여 왔던 사례들에 비해 대한의사협회 의정회의 활동은 어느 정도 소통하고 효과를 거두었는지 대외적으로 밝혀진 바가 없다.

4) 보건의료단체 대 국회활동의 특징

우리나라 주요 보건 의료단체들은 각각 회원의 권익신장을 위한 대외활동은 인접 보건의료단체와의 이해에 따라 일정 사안에 대해서는 공조하기도 하고 어떤 정책에 대해서는 대척(對蹠)양상을 보여왔다.

일찍이 정부직제 중 보건부 독립 문제[85]와 보건의료 직능단체에 회원 자율징계권 부여

85) "보건후생부 독립촉진회에는 대한의학협회, 대한치과의사협회, 대한한의사회, 대한한약종상회, 대한약제사회, 조선간호원협회, 대한약품공업협회, 대한약품도매협회, 대한국민보건후생회, 대한나병협회, 대한결핵협회, 대한성병예방협회, 서울치과의사회, 서울약제사회 서울간호원회가 가맹하였다." 대한의사협회, 대한의사협회100년사,대한의사협회, 364쪽 대한치과의사협회, 자료「보건후생부 독립촉진회」,『대한치과의사협회사』, 1980, 61쪽. 대한간호협회 70년사 편찬위원회, 대한간호협회 70년사, 대한간호협회, 1997, 59-61쪽

[86]에 대해서는 모든 보건의료단체가 뜻을 같이 했으나 의약분업 사태에서는 의사단체와 약사단체의 주장이 서로 평행선을 그었지만 의료일원화와 같은 주장에서는 궤를 같이 하였으며 유사의료업자에 대한 대응에서는 한의사단체, 의사단체, 치과의사단체가 함께 공조하며 침사 구사 등 유사의료업자의 입법화에 제동을 걸었다.

또 의료보험진료비 심사와 관련, 의사단체는 간호사가 진료비심사요원으로 참여함으로써 '의사의 진료'에 대한 비용를 간호사가 삭감한다고 오랫동안 불편한 심사를 드러냈고 농어촌 보건진료원으로 1차 의료에 종사하는 간호사에 대해 진료권침해라는 시각도 드러냈다.

약대 6년제로 학제를 변경하는 사안에 대해서는 의사단체와 한의사단체가 반대하는 입장을 견지해 왔으나 한의사협회는 한약분쟁의 합의문을 도출하면서 전격적으로 약학대학 교육연한을 연장하는 약대 6년제에 동의하기에 이른다(대한약사회, 2004: 179). 의료영리화와 관련하여서는 의사단체와 치과의사단체는 상당부분 이해를 같이하는 등 각 단체마다 이해에 따라 주장과 논리를 달리하고 있다.

간호사 단독법안은 간호협회가 수 십 년을 두고 총력을 기울이고 있으나 대한의사협회와 대한병원협회 등 의료단체와 간호조무사협회가 법안의 발의에 강력히 제동을 걸고 나섰다.

의협과 병협 등 의료단체들은 '간호 진단' 등에 대해 의사의 진료권 침해 소지에 예민한 반응을 보이고 있으며 실제 국회에도 반대 청원을 낸 바 있다.

〈표 21〉 주요 보건의료 현안 별 보건의료단체의 정책방향

단체명 / 현안	의협	치협	한의협	약사회	간협
보건부 독립	○	○	○	○	○
회원권익을 위한 대정부, 대국회활동을 지원할 외곽단체 결성	○	○	○	○	○
의료유사업자 법제화	×	×	×		

86) 안명옥의원 주최. 의협, 치협, 한의협, 약사회, 간협 주관, 보건의료계상생과 발전을 위한 대토론회, 2006. 6. 8.
의협신문 2006. 6. 11일자는 '한나라당 안명옥 의원(보건복지위)은 의협(5개 보건의료단체)이 회원징계를 보건복지부에 요청할 수 있는 권한을 부여한 의료법 개정안을 마련, 각계 의견을 수렴한뒤 대표발의 할 예정이라고 밝혔다. 개정안은 보건복지부장관이 의료인 면허에 대한 행정처분 권한의 일부 또는 전부를 의협 등 의료인 중앙회에 위임할 수 있도록 명시했다'고 보도했다.

보건소장 의사임용	o	o (치과의사도 포함 주장)	x (한의사도 포함 주장)	x (약사도 포함 주장)	
보건진료원의 1차진료	x			x	o
한지의사	x		o		
보건의료기관 면허세부과 철폐	o	o	o		o (조산협)
한약분쟁			x	x	
의료일원화	o		x	o	
의약분업	x				
약대 6년제	x (반대청원)		x → o (한약분쟁합의시)	o	
의 · 치 · 한의 · 약 · 간호대 신증설	x	x	x	x	x
의약인단체 회원 자율징계권 확보	o	o	o	o	o
한의약육성법일부개정법률안	x		o		
침구사제도 부활 · 유사의료업자	x		x		
6개 시민단체의 김화중보건복지부장관 퇴진요구에 대한 입장 표명(2003년 11월: 퇴진 반대 입장 표명)*	o	o	o	o	o
근육내자극치료(IMS)	의사시술 당연		의사시술 반대		
영리의료법인 도입	x	x	x	x	
간호사 단독법(안)**	x	조건부 찬성			o
정부내 직역관련 전담부서 부활 및 승격 운동		o	o		o
건강보험 적용 및 신규 수가 요청			o		o
비급여 진료비용 신고 의무화	x	x	x		
첩약급여화	x			x	
원격의료	x			x	
비급여진료비용 신고 의무화	x	x	x		
의과노인정액제		x	x	x	

* 참여연대, 민주노총 등 6개 시민단체는 김화중 장관이 포괄수가제의 시행 유보 등 의약계의 요구에 굴복했다고 보고 장관퇴진을 주장하자 앞의 5개 단체와 대한병원협회 등 6개 보건의료단체가 김 장관의 보건의료정책에 대한 합리적인 개혁의지를 적극 지지한다는 성명발표.

** 치협"간호법안 조건부 찬성은", "간호조무사 업무축소 등 불안요소 해결을 조건"으로 한 조건부 찬성임.(치의신보 2005.10.3)

제5장 주요 보건의료전문직 단체의 현황 및 대국회 활동 개요

5장에서는 5개 주요보건의료단체의 연혁과 회원 및 재정 규모와 건국 이후 2012년 까지[87] 각 단체별로 주요 권익표출 활동을 중심으로 정책현안을 짚어보고자 하였다. 이 장에서는 각 단체의 진정, 청원, 건의, 시위, 성명서 발표, 대 국회 활동 등 주요이익표출 정책현안을 대상으로 하되, 관련단체 회원출신 국회의원과의 주요입법 및 청원 등 정책공조 활동사례는 배제하였다.

이는 '제6장 보건의료전문직 출신 국회의원과 직역단체의 정책공조'에서 보건의료단체와의 직역출신 국회의원과의 정책공조 사례와 구별하기 위한 것으로, 보건의료단체가 중심이 되어 펼친 대 국회 이익표출 활동의 보편적 유형이 이번 장의 주요내용이라 할 수 있겠다.

따라서 이 절에서는 5개 단체가 자체 생산한 보도자료, 기관지 기사, 회사(會史) 등의 자료를 통해 추출한 주요 이익표출 정책사안 중 제6장에 수록하는 사례를 제외한 대 국회활동을 가려 소개하고자 한다.

제1절 대한의사협회의 현황 및 대 국회활동

2004년 대한의사협회 의료정책연구소가 펴낸 보고서(박윤형 외, 2004)에 의하면 의사협회는 건국 이후 회원들의 권익과 관련이 있는 사안마다 대 국회 및 대정부 활동을 펴왔다.

2018년 말 현재 보건복지부에 면허를 등록한 의사는 123,106명이며, 이 중 대한의사협회에 신고한 회원(휴직 등 기타 활동범위 포함)은 106,390명으로 면허등록자의 86.42%인 것으로 나타났다.[88]

또한 2021년도 대한의사협회의 예산은466억6,257만원규모[89]로 그 회세(會勢)는 상당

87) 보건의료단체의 국회에서의 이익표출 기간을 제헌국회부터 18대 국회 말까지로 하였으므로 이 기간에 해당되는 건국이후 2012년까지로 함.

88) 대한의사협회 의료정책연구소 2020. 6. 9,Table 1-13. 면허등록의사 및 신고건수〉

89) 청년의사. "2021년 의협 예산으로 전망하는 이필수 집행부 회무 방향은?". 2021.04.16

하다 할 것이다.

대한의사협회는 주요 보건의료단체들 중 제헌국회 때부터 국회의원을 가장 많이 배출하였는가 하면 정부수립 후 보건의료정책의 수장인 보건복지부장관 역시 가장 많이 배출했다.[90)]

이처럼 보건의료분야 단체 중 가장 일찍이 가장 막강한 영향력을 가졌던 대한의사협회는 정부의 보건의료 정책수립에 자의든 타의든 때로는 파트너로 때로는 강력한 회세를 바탕으로 사안별로 이익표출을 해왔다.[91)]

〈표 22〉 대한의사협회 국회활동(제헌~18대)

대별	정책현안	비고(관련 국회의원)
제헌	① '사회부 보건국 ⇨ 보건부' 독립 반영한 정부조직법 개정 주도(보건부독립촉진위원회: 윤일선 위원장 주도)	최규옥의원의 청원소개, 이영준 · 조영규 · 홍순옥의원이 국회 본회의에서 지원 발언(전원 의사출신)[92)]
6대	② 비의사 보건소장 임용 반대 및 유사의료업자 제도화 반대 운동	의사출신 김성진 · 이영준 · 민병기의원[93)] 국회에서 지원 * 소기의 목적 달성
7대	③ 의료기관 신규 영업세 부과 방침에 전면반대 투쟁[94)]	결과: 의료업에 대한 영업세부과 백지화
13대	④ 의료보험수가 인상위한 국회 앞 시위 및 지정서 반납[95)]	결과: 당초 목적 상당부분 달성
17대	⑤ 정부 제출 의료법개정안(의안번호: 176615) 입법 반대 투쟁과 로비파동(임기만료 폐기)	언론보도, 국회상임위에서 의사협회 로비문제 쟁점화
18대	⑥ 리베이트 쌍벌제 관련 의료법 및 약사법 등 개정저지 활동	법 통과로 소기의 목적달성 실패
20대	⑦ 문재인케어와 의협의 대응 … 국회에서 제1야당과 정책공조 협약도	의협의 수 차례 반대투쟁에도 문케어는 정부의 계획대로 진행됨

90) 1948년 보건부 독립 이후 2016년 현재까지 총 54명의 보건복지부장관 중 27.8%인 15명이 의사출신이다.

91) 〈대한의사협회 100년사, 2011〉과 〈의사단체의 정치세력화, 의료정책연구소, 2004〉를 기본으로 하여 국회속기록과 언론보도 등을 참조하였다.

92) 제1회 국회 본회의 제29호 속기록 23쪽, 제1회 국회본회의 제30호 속기록 12, 14, 18쪽, 제2회 국회 본회의 제35호 속기록 12, 14, 18쪽.

93) 대한의사협회는 귀순의사에게 일정한 절차를 거쳐 의사면허를 주는 귀순의사의 제도화를 위한 법안과 함께 3대 악법으로 규정하고 반대투쟁에 돌입, 보건소법 개정안에 대한 반대투쟁이 성과를 걷을 수 있었던 데에는 제 6대 국회 김성진(공화당) · 이영준(신민당) · 민병기(공화당) 의원 등 거물급 의사 출신 국회의원 특히 공화당 원내 총무를 맡고 있던 김성진 의원의 역할이 컸다고 평가하고 있다(대한의사협회, 대한의사협회 100년사, 2011, 93쪽).

94) 1967년 8월 영업세법 제1조(납세의무 가)에서 보험업 등 18개 대상업종 중 보건의료서비스업 등 3개 업종을 추가하는 한편 동법 제10조(과세표준과 세율)를 개정해 추가한 3개 영업세 부과 대상업종 중 의료 · 보험서비스업에는 1000분의 3의 세율을 책정해 의료기관에 영업세를 부과하는 계획발표.

95) * 의협신보. "조합별 지정 문제점 드러나, 원거리 거주 피보험자 진료비 불편 등 초래". 1987. 12. 28.
* 의협신보. "의보수가 12.2%인상, 의료계 요구에 크게 미흡. 수가조정제도 근본적 개선을". 1988. 12. 5.
* 대한의학협회, 대한의학협회 85년사, 1993, 176-179쪽.

1. '사회부 보건국 ⇨ 보건부' 독립 반영한 정부조직법 개정 주도(제헌국회)[96]

36년간의 일제치하에 눌려 있다가 해방되면서 건국과 함께 꾸리는 새 정부는 분단 상황에서 안보와 빈곤문제의 해결이 최우선 과제로 떠올랐다. 새 정부는 군사력 증강과 피폐한 경제문제 해결을 위한 정책을 가장 우위에 올려놓다 보니 보건의료분야는 상대적으로 뒤로 밀려 미 군정하의 보건의료정책을 주관하던 보건후생부(보건후생 부장: 이용설)는 정부조직법상 사회부 보건국으로 격하(1948. 8)되었다.

이에 당시 대한의학협회는 대한치과의사협회, 대한한의사회, 대한한약종상회, 대한약제사회, 조선간호원협회, 대한약품공업협회, 대한약품도매협회, 대한국민 보건후생회, 대한나병협회, 대한결핵협회, 서울치과의사회, 서울약제사회, 서울간호원회 등 보건의료단체가 뜻을 모아 "보건후생부 독립촉진회"를 결성, 보건부 독립을 위해 대 국회 및 대정부 활동을 펼쳤다.(대한 치과의사협회, 1980: 61).

이들은 각 단체의 인맥을 총동원하여 신생 대한민국의 보건행정의 중요성을 알리는 한편 "정부조직법상 사회부 보건국을 보건부로 독립"해 줄 것을 요구하는 청원서를 국회에 제출했다.

이 청원서는 제헌국회에 진출한 의사출신 국회의원과 치과의사 출신 국회의원이 힘을 합쳐 정부조직법개정안을 상정토록 했는데 이 법안은 재석의원 1백29명 중 찬성 67, 반대 31로 통과시키는 결실을 얻어냈다.[97] 이때 청원소개 의원은 의사출신의 최규옥 의원이 맡았고 국회 본회의에서 법안 통과를 위한 발언은 의사출신의 이영준 · 조영규 · 홍순옥 의원 그리고 서울시치과 의사회장을 지낸 윤재욱 의원이 뒷받침 했다.[98]

법 개정으로 보건부가 독립되고(1949. 7. 25) 이후 3년 6개월(1952.2-1955.2, 1960.9-1961.5)을 제외하고 20년간 보건부(1949-1952)와 보건사회부 (1955-1969) 장관은 의사

---

96) * 제헌국회 제2회 35차 본회의 속기록 7-8쪽.
* 동아일보. "보건부 독립청원 가결, 지방자치법안 2독회". 1949. 2. 20.

97) * 보건부 독립청원을 두고 국회 본회의에서는 비 의사출신의 박윤원, 김광중, 박해정, 최운교 의원 등이 우리나라는 반년동안 100억이라는 적자를 내는 정도로 국가경제가 어려운 상황에서 새로 부처가 늘어날 경우 아직 정상적인 기능을 발휘하지 못하는 정부의 재정적 부담 크다고 적극 반대했다. 법개정에 반대하는 의원들은 정부조직법 제정시에도 행정간소화와 국가재정감축을 위한 것이었다고 지적하고 3.8선으로 국토가 분단되어 있고 국내 치안도 확보되지 못한 상황에서 제정된지 5~6개월밖에 안되어 제대로 법 운영을 해 보지 않은 정부조직법을 개정하는 것은 문제가 있다고 적극적으로 반대했다(제헌 국회 제 2회 35차 본회의 속기록7-8 쪽).
* 동아일보. "보건부 독립청원 가결". 1949. 2. 20.

98) 제 1회 국회 본회의 제 29호 속기록 23쪽, 제1회 국회본회의 제30호 속기록 12, 14, 18쪽, 제2회 국회 본회의 제35호 속기록 12, 14, 18쪽.

출신들이 역임하는 계기가 되기도 하였다(이주연, 2010).

2. 비의사 보건소장 임용 반대 및 유사의료업자 제도화 반대 운동(6대)

6대 국회에서 전진한 의원이 침구사, 안마사, 접골사 등 유사의료업자를 제도화하는 법률을 발의하고, 조창대 의원은 보건소장에 비의사도 임명될 수 있도록 하는 보건소법개정안(1965 .11)을 발의하였다. 이에 대한의사협회는 귀순의사에게 일정한 절차를 거쳐 의사면허를 주는 귀순의사의 제도화를 위한 법안과 함께 이들 법안을 '3대 악법'으로 규정하고 반대투쟁에 돌입했다.

투쟁은 국회의사당 앞에서 시위를 하고 5천명의 연판장을 첨부한 "보건소법개정법률안에 대한 반대청원(소개의원: 김성진 의원)"과 "보건소법개정법률안에 대한 폐기청원(소개의원: 이영준 의원)"등 2건의 청원서[99]를 제출하는 한편 회원 1인당 5백원의 특별회비를 모금, 투쟁을 뒷받침했다. 또한 이들 3개 법안에 대해 의협의 입장을 국회의원에게 알리고 선거 시 의료계에 비협조적인 인물에 대해 이른바 낙선운동을 펼치기로 하였다.

1964년 12월 21일 전진한 의원이 대표발의한 의료유사업자와 관련한 법률안은 당시 법사위원회에서 의료법 제2조(의료업자의 종별) 및 제25조(무면허자의 의료사무 금지)에 위배된다는 이유로 두 차례나 보사위원회에서 반려됐다.[100] 특히 이 법안은 1965년 11월 의사가 아닌 공무원을 보건소장에 임용하려는 '보건소법개정안'과 함께 상정돼 의료계를 긴장시켰다. 이 두 법안이 국회 보사위원회에 상정되자 의협은 1월 7일 정부와 국회 등 관계기관에 국민보건에 미칠 악영향을 우려해 강력히 반대한다는 요지의 건의문을 전달하고 저지활동을 개시했다. 같은 해 4월, 대한의사협회 제 17차 정기대의원총회에서는 이 법안의 폐기를 주장하면서 반대결의문을 채택하고 대의원 모두가 국회의사당 앞에 집결해 시위를 벌이는 한편, '악법반대투쟁위원회'가 발족하여 결의문을 청와대와 국회 등 관계 요로에 보냈다. 또한 전국 1만 의사회원들의 연판장을 모아 진정서를 내고 지역 국회의원에게 법안의 부당성을 적극 설득하기로 했다. 7월 9일, 2차로 소집된 투쟁위원회

99) 제 6대 국회, 제5회 국회 제26차 보건사회위원회 속기록 2쪽.

100) 당시 국회 보건사회위원회에는 의사출신으로 이영준, 김성진 의원이 활동하고 있었는데 이들은 의사협회와 한의사협회의 반대입장을 전하며 침구사 등 유사의료업자는 제도권에 있는 한의사 등의 영역이라고 주장하며 유사의료업의 법제화에 강력히 반대했다(6대 국회 49회 4차 보건사회위원회 회의록 2쪽, 3쪽, 7쪽).

에서는 특별회비를 모아 투쟁위원회 활동을 뒷받침하게 하고 비상시 면허증을 반납하는 제 2단계 투쟁방법을 결정했다.[101)]

의협의 반대열기 속에 '의료유사업자 법안'은 1966년 12월 20일 '의료유사업자'란 용어 대신 '침구 · 안마 · 접골사에 관한 법률안'으로 명칭을 바꿔 의원입법안으로 제안됐으나, 1967년 3월 10일 본회의 상정이 보류되면서 자동 폐기됐다.[102)] 그러나 1968년 6월 제7대 국회에서 문제의 법안을 윤인식 의원이 그대로 발의하려고 한다는 정보를 입수한 의협은 6월 26일 즉각 건의문을 관계요로에 보내고 반대투쟁에 나섰다. 7월 1일 윤인식 의원은 의료계의 반대여론을 수용해 제안을 재검토하기로 하고 그 동안 법안제출을 위해 유사 의료업자들로 부터 받아온 서명날인을 중지하겠다고 밝혔다. 법안에서 '유사'란 명칭을 삭제하고 접골사는 정형외과 영역이라는 점을 감안해 '침사 · 구사 · 안마사에 관한 법률(의안번호:070387)'을 제출했으나 회기만료로 자동 폐기됐다. 유사의료업자 법안에 대한 반발은 의사뿐만 아니라 진료영역이 많이 겹치는 한의사들로부터 더욱 강도 높게 나옴에 따라 이 사안은 한의사협회의 주요현안이 되기도 했다. 특히 침구사의 합법화와 관련된 입안은 1970년대 이후에도 계속되어 주로 한의사협회가 강력한 대국회 활동을 펼치고 의협은 이에 적극 개입하지는 않았다.[103)]

1965년 11월 22일 국회보사위원회 조창대 의원이 현행 보건소법 제 6조 2항에 "다만 의사를 획득하기 곤란한 경우에는 보사부장관이 인정하는 자격을 가진 사람으로 임명할 수 있다"는 단서를 신설한 보건소법개정안(의안번호: 060687)을 국회에 대표발의 했다.

이 법은 제안이유를 "현행법에 의사만이 보건소장을 할 수 있게 되어 있어 의사확보가 곤란한 지역에 있어서는 장기간 보건소장이 결원이 되어 보건소 운영에 지장을 초래하고 있으므로 법을 개정하여 의사가 아닌 자 중에서도 보건소장을 할 수 있도록 그 문호를 개방하려는 것"이라고 밝히고 있다. 그 배경은 '1964년도 국정감사에서 보건소장의 공석이 상당수 있는 것을 보고 공석을 조속하게 충원할 것을 촉구했으나 1965년도 국정감사에서도 여전히 전년과 동일하게 빈자리를 채우지 못하고 있었다. 전남의 경우는 25군데 보

101) 의협신보. "의정질서 위한 대입법 투쟁 주효, 대의명분에 입각한 오직 전진만이". 1967. 3. 21.

102) 이 무렵 국회 보건사회위원회에 의사출신의 민병기 의원은 이법에 대해 의사협회가 반대한다고 전하며 이 법의 입법은 보건행정의 퇴보라고 지적했다(6대 국회 58회 27차 보건사회위원회 회의록, 10쪽).

103) * 의협신보. "유사의료업자법 저지". 1971.11.15.

건소 가운데 6군데 소장이 공석이었다.

조 의원은 당시 대부분의 의사는 개업을 원하고 보건소장과 같은 공무원을 원하지 않기 때문에 충원이 어려울 뿐만 아니라 보건소는 진료가 주요 업무가 아니라 질병 예방과 공중위생관리가 주요 업무이기 때문에 소장 직을 공석으로 두는 것보다는 의사 이외에 보건대학원을 졸업하거나 기타 공중보건 관련 업무에 대한 지식과 경험이 있는 사람을 임명하는 것은 큰 무리가 없을 것으로 본다고 제안 의도를 밝혔다.[104]

이 같은 소식이 전해지자 의협은 즉각 이를 의료유사업자법안과 함께 2대 악법으로 규정하고 결사반대하기로 결의했다. 이에 따라 같은 해 12월 7일 반대건의서를 요로에 제출했다. 그러나 의료계의 강력한 반대와 당시 정희섭 보사부장관과 서정준 차관 등 정부 고위 당국자의 반대의견에도 불구하고 국회 보사위원회는 이를 강행하는 기류였다.

서울시의사회는 그 해 12월 30일 임시총회를 소집하고 시내 병의원에서는 반대 현수막을 내걸고 궐기에 나섰다. 이듬해인 1966년 1월 14일 의협은 임시대의원총회를 소집, 반대투쟁위원회를 구성해 국회 앞에서 시위를 하는 한편 결의문을 채택하기에 이르렀다.

의협의 이러한 대 국회 활동[105]에 호응해 전국 의과대학장들이 연명으로 반대건의문을 제출했으며 임기가 거의 끝나가는 국회의원들에게 선거를 의식하도록 전문을 보내는가 하면[106], 2개 악법의 저지활동을 뒷받침하기 위해 7월 5일 임시총회 결의로 회원 1명당 500원씩 특별회비를 모금하기도 했다.[107] 이처럼 의료계의 반발이 예상 밖으로 커지자 12월 13일 보사위에서 보건소법개정안을 국회 본회의에 상정하지 않기로 방침을 세워 수습의 실마리가 잡혔다. 그러나 의협은 이에 그치지 않고 1967년 1월 16일 2개 악법을 반대하는 5천여 개원의사회원의 연판장을 청원문과 함께 대통령과 국회의장에게 제출했다. 결국 1967년 3월 10일 국회 본회의는 법사위까지 통과된 보건소법개정안의 상정을 보류

104) 6대 국회 53회 16차 보건사회위원회 회의록 12쪽.

105) 1966년 7월 21일 열린 제6대 국회 57회 12차 보건사회위원회에서 비의사출신의 정헌조 의원은 국회보건사회위원회가 2대안(보건소법개정안과 유사의료업자에 관한 법률개정안)을 편견없이 다뤘는데 의사협회와 약사회가 무식한 국회의원이 법을 통과시켰다고 선전하고 있다고 분개하고 있으며(21쪽) 김성철 당시 국회 보건사회위원장은 위원장 본인에게 의사단체가 비의사를 포함한 복수 보건소장 임용을 담은 보건소법개정안에 대해 '경고문'을 보냈다고 밝히며 유감을 표시하고 있다(25쪽). 이날 회의에서 당시 정희섭보건사회부 장관은 이원방 의원의 의약단체 면허반납결의에 대한 질문에 답하면서 '이미 의사협회와 약사회가 압력단체화 되어 있는 것은 사실'이라고 밝혔다(21쪽).

106) '보건관계법안 폐기를 촉구하며 앞으로 귀하의 재선을 축원함' 또는 '보건소법 중 개정법률(안) 및 유사의료업자 법안의 폐기를 촉구함'과 같은 전문을 보냄으로써 국회의원을 압박했다.

107) 동아일보. "의료유사법 통과되면 면허증 반납, 협조거부". 1966. 7. 5.

한 채 회기를 마침으로써 제 6대 국회에서 2년 3개월간 의료계를 달구었던 2개의 법이 자동 폐기됨으로써 일단락됐다.

대한의사협회는 이처럼 보건소법 개정안에 대한 반대투쟁이 성과를 걷을 수 있었던 데에는 제 6대 국회 김성진(공화당) · 이영준(신민당) · 민병기(공화당)의원 등 거물급 의사 출신 국회의원들, 특히 공화당 원내 총무를 맡고 있던 김성진 의원의 역할이 컸다고 평가하고 있다(대한의사협회, 2011: 93; 보건사회위원회 회의록).[108]

한편 보건소법 개악파동 소용돌이가 한 차례 지난 1970년 7월 20일 김태동 보사부장관은 42개 결원 보건소장의 충원책으로 비의사 보건직 또는 일반 행정직도 보건소장으로 임용할 수 있도록 보건소법 개정을 다시 추진하겠다고 밝힘으로써 1965년에 이어 두 번째 파동이 야기됐다. 김 장관은 같은 달 22일 강원도의 수재상황을 시찰하기 위해 춘천에 내려가 결원인 보건소장의 충원을 위해 보건소법을 개정할 의사를 밝혔다.[109] 이에 의협은 비의사 출신인사를 보건소에 임용하려는 보사부의 시도에 강력하게 반대하기로 결의하는 한편 결원이 된 보건소장의 충원을 위해 합리적이고 실효성 있는 대안을 모색하기로 방침을 세우는 등 보건소법 개정저지에 적극 나서기로 했다.

한편 이와는 별도로 24일 보사부에서는 보사부 고위관료와 의협 회장단, 각 학회장, 대한병원협회 회장단, 서울시의사회장 등 의료계 주요 인사들과의 간담회를 마련, 이 자리에서 김 장관은 그동안의 발표내용은 사실과 다르다고 해명함으로써 해결의 실마리를 찾게 됐다. 이날 한격부 의협회장과 김태동 장관을 비롯한 보사부의 고위관료들이 의견교환을 하는 자리에서 김장관은 보건소장 충원을 위한 타당성 있는 대안을 의료계가 제시한다면 보건소법 개정추진을 보류하겠다고 확약했고 보사부는 의료계에서 제시한 각종 대안에 대한 검토에 착수함으로써 사태가 수습된 것이다.

그러나 1974년 7월, 정부는 196개 보건소중 87개 보건소가 공석인 상태라고 밝히고 보건소법 개정을 통해 약사나 보건직 등도 보건소장에 임명할 수 있도록 복수직으로 바꿔 만성적인 보건소장의 결원문제를 해결할 계획임을 밝혔다.

108) * 대한의사협회 100년사, 대한의사협회, 2011.1 93쪽
* 국회 상임위원회 속기록: 김성진 의원은 보건소법개정반대 청원소개를 이영준의원은 보건소법개정안 폐기 청원소개를 맡아 국회에서의 의사단체의 반대 입장과 뜻을 같이 했고 상임위원회에서 보건소법 개정안 폐기도 주장하여 개정안 폐기를 매듭지었다(6대 국회 58회 26차 보건사회위원회 회의록 2쪽, 3쪽)

109) 동아일보. "인턴을 보건소서, 김보사장관의 말". 1970. 7. 23.

정부의 이러한 발표에 대한약사회는 적극 부응, 약사보건소장을 후보자로, ①35세 45세 미만의 약사면허 소지자 ②해당보건소 연고지 중심인물 ③보건대학원 출신 약사 ④행정 및 지도능력이 있는 약사를 적극 추천키로 결의했다.

또한 현행 보건소법 제4조(업무)중 ■보건사상 계몽 ■보건통계 ■의약에 대한 지도 ■국민보건향상과 증진 ■영업개선과 식품위생 ■학교보건과 구강위생 ■나병, 결핵 등 질병의 예방과 진료 등 13개 항 중 8개 항은 약무직이 담당해야 할 전문업무라고 주장했다.[110)]

이에 의협은 긴급 시도의사회장회의에서 정부가 보건소장 직무를 의사가 아닌 약사나 일반행정직 등도 수행하도록 하는 것은 국민보건 향상을 저해하는 중대한 실책이라고 보고 적극적으로 저지하기로 결의했다. 먼저 보건소장 복수직제 반대성명서를 발표하고 7월 24일 임시총회에서 저지방안과 공석중인 보건소장에 의사 출신 소장의 충원방안을 마련하기로 했다.

이처럼 의료계의 반발이 심하고 또 의료계가 자체적으로 공석인 보건소장을 충원할 수 있는 방안을 마련하고 있는 점을 감안해 7월 19일 열린 국무회의에서는 일단 8월 15일까지 복수직제에 의한 보건소장 충원을 유보하기로 의결했다. 이에 따라 의협을 중심으로 의사 보건소장을 확보하는 노력을 기울이는 한편 보사부는 보건소장 충원문제를 비롯해 의무직 공무원의 근본적 충원책으로 벽지 소장의 임기를 1년으로 하고 예방의학 수련의를 파견하면 이 기간을 예방의학 수련으로 인정해주는 방안을 제시했다. 이에 대해 의협은 보건소장의 보수를 일원화하고, 소장 임명권자를 도지사급으로 올리며, 소장직 급도 3급 갑 선으로 통일해줄 것을 요청했다.

자체적인 충원 노력과 정부와의 대화를 통해 문제를 풀어나가는 과정에서 약사회가 8월 22일 결원 보건소장 임용후보자로 자체 선정한 약사 63명을 추천, 명단을 보사부와 내무부 등 관계부처에 제출함으로써 문제는 새로운 국면으로 접어들었다. 대한약사회는 각 시도지부에 보건소장 임용후보자를 추천하도록 의뢰, 이를 회장단회의에서 종합심의하여 의사가 미처 추천되지 않은 지역을 중심으로 약사 63명을 선정했다.[111)]

110) 매일경제신문. "보건행정 차질없게,보건소장 복수직제 개정시비". 1974. 7. 25.

111) 대한의사협회 100년사(대한의사협회, 2011) 94쪽.

이 같은 상황에서 의협은 보다 적극적으로 의사보건소장 후보자를 찾은 결과 희망자 67명을 보사부에 추천했다.[112)]

한편 의협의 협조로 적지 않은 공석이 충원됐으나 인력은 여전히 부족한 상황이었다. 보사부는 소장이 충원되지 않는 이유로 대우가 낮고 소장의 임명권자가 군수이므로 사기가 저하되고, 또 인사권이 없어 행정처리가 어려운 점 이외에도 의사들이 지방 전출을 기피하고 보건소기구가 내무부에 속해 있어 업무전달체계가 잘 이루어지지 않고 있는 점을 들었다.[113)] 보사부는 이후 보건소장 대우개선 방안으로 월 25만 원 선의 봉급과 보건소장 특근수당을 2만원에서 5만원으로 인상하는 동시에 벽지 근무 의사수당도 6만 8000원에서 10만원 선으로 인상하기로 방침을 정함으로서 이 문제는 일단 수습되었다.

3. 의료기관 신규 영업세 부과 방침에 전면반대 투쟁(7대)[114)]

1967년 8월과 11월 두 차례에 걸쳐 정부는 의료기관에도 영업세를 부과한다는 방침을 발표해 의료계에 큰 파문을 일으켰다. 의료기관에 부과하는 영업세는 의료업의 특수성에 비춰 세계 각국뿐만 아니라 우리나라의 의료법에도 면제조항이 뚜렷하게 규정돼 있었다.

그런데 1967년 8월 재무부가 마련한 세제개혁안 가운데 영업세법개정안에 의료서비스업을 과세대상으로 삽입함으로써 의료기관에 과세를 하는 법적 근거를 만들고자 하였다.[115)]

당시 정부는 제 2차 경제개발 5개년계획을 3년 반으로 단축시키기로 방침을 세운 다음 개발계획을 뒷받침하기 위해 세수 증대를 목적으로 전면적인 세제개혁을 검토하고 있었다. 재무부는 1967년 8월 영업세법 제1조(납세의무 가)에서 보험업 등 18개 대상 업종 중 보건의료서비스업 등 3개 업종을 추가하는 한편 동법 제10조(과세표준과 세율)를 개정해 추가한 3개 영업세 부과 대상업종 중 의료 보험서비스업에는 1000분의 3의 세율을 책정해 의료기관에 영업세를 부과하는 계획을 세웠다. 뿐만 아니라 영업세법 개정에 수반

112) 의협신보. "보건소장 지원정보안내센터개설". 1988. 12. 1.
의협은 이후에도 의사보건소장 충원을 위해 '보건소장 지원정보안내센터'를 운영, 의사보건소장 충원을 위해 노력하고 있다.

113) 의협신보. "'처우개선방안 등 협의키로', '보사부 보건소장 충원대책을 마련'". 1975. 7. 7.

114) 1967년 8월 영업세법 제1조(납세의무 가)에서 보험업 등 18개 대상업종 중 보건의료서비스업 등 3개 업종을 추가하는 한편 동법 제10조(과세표준과 세율)를 개정해 추가한 3개 영업세 부과 대상업종 중 의료 · 보험서비스업에는 1000분의 3의 세율을 책정해 의료기관에 영업세를 부과하는 계획발표.

115) 경향신문. "직업(9)의사". 1968. 8. 5.

되는 조세감면규제법 개정과 영업세법 개정안을 포함한 전면적인 세제개혁안을 1967년 8월 24일 법제처에 회부, 법제처 심의가 끝나는 대로 차관회의와 국무회의를 거쳐 국회에 상정하게 돼 있었다.[116)]

이에 의협은 8월 29일 긴급 상임이사회를 열고 전국 1만여 회원들이 총궐기 반대투쟁에 나설 것을 호소하는 한편 8월 31일 반대건의서를 관계기관에 제출해 이 항목의 즉각적인 철회를 강력히 요구했다. 의협은 건의서에서 의료서비스업에도 영업세를 부과하는 것은 동서고금에 없는 기상천외의 발상이라고 밝히고, "현행의료법 제29조에도 의사의 의료업에 대하여는 영업세를 면제한다고 규정되어 있음은 곧 의료업이 영업이 아니라는 데서 연유된 것"이라고 지적하면서 "만약 의료인에게 영업세를 부과할 경우 전직 · 폐업 등으로 오는 의료체제의 혼란은 물론 각 지역의사회의 극한적인 반대투쟁" 우려가 있다며 즉각적인 시정을 요구했다.[117)]

시 · 도의사회는 임시총회를 소집해 의료인에 대한 영업세 부과는 의료행위의 공익성을 모독하는 처사라고 단정하고 이를 끝까지 반대하기로 결의하는 등 영업세 반대투쟁에 각 지역의사회와 회원들이 총궐기했다. 의협은 9월 15일 긴급 임시대의원 총회를 소집하고 의료업에 대한 영업세부과의 부당성을 재확인해 각 시 · 도의사회가 보내온 결의 내용을 종합한 반대결의문을 채택해 관계 요로에 제출하기로 했다.

정부 여당은 의료업에 대한 영업세 부과문제가 의료계의 강력한 반대에 부딪히자 9월 22일 의협의 건의문을 검토, 충분히 반영하여 '영업세 부과조항'을 삭제했다고 의협에 정식 통고함에 따라 사태는 일단 수습됐다.

그러나 같은 해 11월 10일 정부의 세제개혁안 심의에 착수한 국회 재경위원회에서 전문위원으로부터 심사분석 결과를 청취했는데, 이 자리에서 정인호 전문위원은 "영세민들도 세금을 내는데 의사들에게 영업세를 면제하는 것은 부당하다"며 "공익을 목적으로 하는 의료기관 이외의 사설 의료기관에는 영업세를 부과하도록 하는 조항을 영업세법에 삽입할 것"을 건의해 의료계에 다시 비상이 걸렸다. 의협은 "이는 의료업이 공익성을 띤 특수 직종임을 망각한 세계에서 유례를 찾아볼 수 없는 행위"라며 적극적으로 저지할 것을

116) 의협신문. "67 의계 빅 뉴스, 영업세 파동". 1967. 12. 25.
117) 의협신문. "개업의 영업세, '의계, 즉각 반발' ". 1967. 8. 31.

결의했다. 같은 날 의협 대표자들은 양순식 국회재경위원장을 방문해 이미 정부와 여당에서 폐기하도록 결정한 것을 전문위원이 다시 거론하는 것은 부당하다고 주장하고 시정을 촉구했다.

11월 15일에는 '의료업 영업세부과에 대한 반대건의서'를 앞서 받은 재무부와 공화당의'조항삭제' 공문사본과 함께 각 재경위원들 앞으로 보냈다. 이 의견은 결국 위원회에서 채택되지 않아 백지화됨에 따라 의협의 목표는 달성되었다.[118]

영업세 부과 반대 투쟁약사[119]

□ 재무부 세제 개혁안중 영업세법 개정안에 의료기관을 과세 대상에 추가
□ 1967.8.24 의협긴급 상임이사회 소집, 반대건의문 요로에 제출
□ 1967.8.31. 충남의사회를 필두로 전국 시도의사회 반대궐기대회
□ 1967.9.15. 의협 긴급대의원총회에서 반대투쟁하기로 재확인
□ 1967.9.17. 전국의사, 연판장을 모아 당국에 제출
□ 1967.9.22. 민주공화당에서 삭제했음을 의협에 통보
□ 1967.9.23. 재무부에서 삭제했음을 통보

4. 의료보험수가 인상위해 국회 앞 시위 및 지정서 반납 운동(13대)

1977년 의료보험제도가 시행된 이후 의협은 매년 의료보험수가의 인상을 최대과제로 정하고 이를 실현하는데 진력했다. 특히 전국민의료보험이 실시된 1989년을 전후하여 의협이 의료보험수가 인상을 위해 벌인 국회 앞 대규모 시위 및 지정서 반납은 사회적으로 큰 반향을 불러일으켰다. 의협은 1987년 8월 8일 시도지부장 회의를 통해 지역의료보험 확대실시에 앞서 선행돼야할 조건으로 진료비 적기지불 명문화, 진료비 심사기구 독립일원화, 보험수가 조정작업 조속 매듭, 요양기관 강제지정 조항 삭제, 직종 및 시범지역 체불진료비 청산 등의 내용을 담은 결의문을 채택했다.[120] 의협 산하 서울시의사회는 심사기구 독립, 의보수가 조정 등을 요구하면서 각 구별로 서명운동 추진과 함께 요구가 관철되지 않을 경우 지정서 반납도 불사한다는 강경한 입장을 밝히고 서명에 나선 바, 전국의

118) 의협신보. "영업세부과 백지화". 1967. 11. 20.
의협신문. "의료계 정치세력화/의사출신 국회의원 대외활동 진단, 의협, 악법제정 발 빠른 대응, 폐기 이끌어내기도". 2004. 3. 21.

119) 의협신보. "영업세 조항 태동, 의협에 통보". 1967. 11. 13.

120) 의협신문. "지역의료보험 확대실시 앞서 5개 조항 선행건의 결의문 채택". 1987. 8. 13.

개원의는 물론 분과학회협의회, 의학회, 병협, 사립대의료원장협의회도 적극 호응, 1만 350명 회원이 연판장에 서명했다.

의협은 1987년 11월 전국 의사회원이 서명한 연판장을 첨부해 경제기획원 · 보사부 · 민정당 등에 각각 보냈으며, 12월에는 연내 의료보험수가의 적정선 조정이 없으면 적당한 시기에 지정서를 반납하겠다고 발표했다. 같은 해 12월 19일 의협 시도지부장회의는 모든 의료기관을 요양기관으로 지정할 것을 당국에 촉구하는 3개항의 결의문을 채택하고, 선별 지정은 일체불응하며 개별 계약회원은 즉각 취소하도록 결정했다.[121]

그리고 이듬해 12월에는 의료보험제도에 변화의 기미가 보이지 않자 서울시의사회 임시 대의원총회에서 의료보험법 개정, 단체계약제 추진, 직종 의보진료비의 조속 지급, 보험수가 조정 등을 촉구하고 관철되지 않을 경우 지정서 반납, 시한부 파업 불사 등 투쟁할 것을 만장일치로 결의했다.

의협은 본격적인 투쟁에 앞서(1989년) 이전과 달리 수가인상의 타당성에 대해 이론적인 연구 결과를 기반으로 보다 구체적으로 제시하고자 한국생산성본부에 조사를 의뢰, 그 결과에 근거해 의료보험수가를 30.5% 이상 인상해야 한다는 조정안을 제시했다.

그러나 정부가 계속해서 미온적인 태도를 보이자 의협은 1989년 2월 24일 긴급 임시대의원 총회를 열고 국민의 건강권 확보 및 양질의 의료를 제공하기 위해서는 의료보험법을 반드시 개정해야 한다는 성명서와 결의문을 채택했다. 의협은 임시대의원총회를 통해 의료보험법 개정추진에 대한 전체 회원의 결연한 의지를 표명하는 하나의 방법으로 서울시의사회가 취합한 4320장의 지정서를 비롯해 각 시도의사회에서 취합한 요양취급기관 지정서를 의협에 제출하기로 했다. 또한 임시국회의 결과에 따라 지정서 반납과 함께 전국적으로 일시휴진 등 강력 대응하기로 결의했다. 임시대의원 총회가 끝난 직후 전국에서 모인 대의원 2백여 명은 국회의사당 앞에서 "요양기관 강제지정제를 철폐하라", "비민주적 유신악법을 청산하라" 등의 구호를 외치며 1964년 보건소법 개정 등 3대 악법 개정 사건 이후 25년 만의 시위를 벌였다.[122]

1989년 3월 9일 임시국회에서 국민의료보험법(안)이 여야 4당의 합의 아래 만장일치로 통과하면서 의료계가 요구한 관리운영체계의 일원화, 요양취급기관의 강제지정제를

121) 의협신보. "전국회원 서명 연판장 첨부 의료보험수가 현실화 건의". 1987. 11. 23.

122) 의협신보. "의료보험법 개정안 관철에 총력". 1987. 2. 27.

계약제로 전환, 의료보험수가조정위원회 설치, 보험급여심사원의 독립시설 등이 대폭 수용됨으로써 결론을 맺는 듯 했다. 그러나 같은 해 3월 16일의 국무회의는 여야 합의에 의해 만장일치로 통과된 통합의료보험법에 대해 대통령에게 거부권 행사를 건의하기로 의결하고, 이어 3월 27일 대통령의 거부권을 행사함으로써 그 동안의 의협 투쟁이 원점으로 되돌아가게 됐다.

의협은 국민의료보험법안의 국회 재심과정에서 다시 의료계의 요구가 반영될 수 있도록 계획을 세웠다. 1989년 4월 21 22일 제41차 정기 대의원총회, 5월 30일 시도지부장 회의를 개최해 의료보험수가의 합리적인 재조정을 촉구하고 이행이 안 될 경우 지정서를 반납하고 관행수가로 진료비를 받은 후 환자가 조합에서 진료비를 지급받도록 하는 등 강경책을 구사하기로 결정했다.

서울시의사회는 1989년 6월 8일 전국민의료보험 시행에 대비한 대토론회를 개최하고 적정 의료보험수가 제정을 촉구하고, 불법적인 약국 임의조제에 의한 보험급여 반대 등 의료계의 요구 조건을 받아들이지 않을 경우 요양기관 지정거부 및 일반관행수가로 진료할 것을 결의했다. 이날 토론회는 서울시의사회 회원 2천여 명이 참가하는 등 지대한 관심과 민감한 반응을 보였다. 전국의 지방 의사회에서도 이와 유사한 모임을 갖고 대응 태세를 갖추었다.[123)]

그러나 정부는 여전히 의보수가 7%선 인상'의 불가피성을 내세웠다. 이에 당시 김재정 회장은 1989년 6월 9일 조순 부총리 겸 경제기획원장관과 문태준 보사부장관을 방문하고 의료계의 입장을 전달했지만 별다른 성과가 없었다. 의협은 6월 14일 집행부 임원, 대의원총회 의장단, 의정회 임원, 각 시도 의사회장, 전체 이사 등이 참석한 의료보험비상대책회의를 열어 정부의 조정안에 승복할 수 없다고 선언하고, 지정서를 즉각 반납하는 한편 전국 규모의 의료보험대토론회를 서울에서 개최하기로 했다.

의협은 6월 15일 회장, 부회장, 보험이사 등이 연합회에 1차로 8천 8백여 매의 요양취급기관지정서를 반납하고 계속해서 전국 규모의 대토론회를 6월 21 22일 이틀 동안 서울에서 개최한다는 방침도 세웠다. 그런데 의협으로부터 요양취급기관 지정서를 반납 받은 연합회는 의료보험법 32조 5항의 규정을 들어 반납사유가 정당하지 못하다며 바로 의협

123) 의협신보. "서울시의사회 의보대토론회, 적정의료보험수가제정 촉구". 1989. 6. 12

에 반송했다. 한편 보사부는 의협의 요양기관 지정서 반납과 관련해 6월 15일 "요양취급 기관의 일방적 지정서 반납으로 보험자의 지정행위가 실효되거나 취소되지 않기 때문에 보험자에게 임의적으로 일반수가로 진료할 수 없으며 지정서 반납은 불가하다는 공식 견해를 밝혔다.[124]

의협은 1989년 6월 15일을 기점으로 수가조정 폭을 놓고 보사부와 줄다리기를 거듭했지만 별 다른 성과가 없었다. 결국 6월 16일 보사부는 의료보험수가 9% 인상을 확정 발표했다. 이 소식을 접한 의협은 같은 날 당국의 일방적 발표를 유감으로 생각하고 의원급 가산율을 4%에서 7%로 3% 상향 조정할 것과 수가구조 및 체계상의 개선 신항목의 추가 신설, 1990년 2월 수가 추가 인상 , 의료기관 금융지원 및 세계지원 등을 정부로 부터 확약 받았으므로 지정서 반납 및 의료보험대토론회 개최를 일단 유보한다고 발표했다. 의협은 6월 27일 의료보험비상대책회의를 개최하고 정부의 방침을 일단 수용하되 정부가 약속한 재조정 등 정부의 앞으로의 성의있는 태도를 예의 주시하기로 하고 그 동안의 강경투쟁을 철회했다.[125]

5. 정부 제출 의료법개정안에 대한 입법 반대투쟁과 로비파동(17대)

2006년 8월, 보건복지부는 현행 의료법이 1951년 국민의료법 제정 이후 1963년에 의료법 으로 제명이 변경되고 1973년 전면개정 이후 34년 동안 변화된 사회환경과 의료현장을 반영하지 못하여 선진의료체제의 수립에 미흡하다는 비판이 있었던바, 이를 반영하고자 준비에 들어갔다. 2006년 8월 28일 대한의사협회 등 직능단체 대표와 시민단체 대표, 관련 전문가 등으로 의료법 개정 실무작업반[126]을 구성하고 2007년 1월 12일까지 총 10회에 걸쳐서 실무작업반 회의를 열고 의료법 개정사항을 준비하였다.[127]

그러나 의료법과 관련된 가장 큰 직역단체인 대한의사협회는 실무작업반 회의가 끝난지 11일 만인 2007년 1월 23일 긴급 상임이사회를 열고 정부의 의료법 개정 추진에 대해

124) * 동아일보. "의보수가 한자리수 인상 수용 못해 … 의협, 국민건강담보 위협 직업윤리위배". 1989. 6. 15.
* 한겨레신문. "전국개업의 의료보험진료 거부, 8천8백명 지정서 반납 …… 보사부 강행땐 강력대응". 1989. 6.1 6.

125) 의협신보. "지정서 반납 대토론회 개최 의협 '결의'이행 일단 보류". 1989. 6. 19.

126) 실무작업반은 대한의사협회, 대한치과의사협회, 대한한의사협회, 대한간호협회, 대한조산협회, 대한병원협회 등 직능단체의 대표 각 1인, 경제정의실천시민연합, 녹색소비자연대 등 시민단체 대표 각 1인, 변호사, 의과대학교수 각 1인과 보건복지부 관련팀장으로 구성됨.

127) http://likms.assembly.go.kr에서 개정의료법 중 '제안이유'에서 발췌.

'의료계와 의사를 옥죄는 개악'이라고 천명하는 강력한 반대 의지를 담은 성명을 발표하고 이틀 뒤인 같은 달 25일 "의료법 전면 무효화"를 선언했다.[128]

또한 의협은 의료계의 입장을 충분히 반영한 대체법안을 조속한 시일 내에 마련해 정부의 개정안에 맞서는 등 의료법 개악을 무산시키는데 회무를 집중하기로 했다고 밝히고 특히 개정안중 제4조(의료행위)에 '투약'이 제외된 점과 40조(간호사 업무)에 '간호진단'이 삽입된 점은 의권의 침해는 물론 국민건강에도 막대한 위해를 끼칠 수 있다는 점을 강조하며 절대로 묵과할 수 없다는 입장을 거듭 확인했다.

아울러 제122조(유사의료행위 등)에서 유사의료행위를 할 수 있도록 규정한 것에 대해서도 문신 · 피부미용 · 마사지 등 유사의료행위를 합법화함으로써 국민건강에 악영향을 미칠 뿐만 아니라 제4조와도 정면 배치되는 모순을 드러내고 있다고 지적했다. 이와 함께 변호사 등 법조계의 전반적인 의견도 "일방적으로 의료계에 불리한 개정안"이라는 점을 상기시키며, 개정안의 전면적 거부를 다시 한번 천명했다.[129]

이에 앞서 이날 오후 5시 같은 장소에서 긴급 시도의사회장회의가 열려 개정안의 독소조항을 검토, "의료 자체의 정의마저 왜곡 · 축소돼 있는 개악을 저지하기 위해 끝까지 투쟁할 것"을 다짐하는 결의문을 채택하는 한편 입법예고 이전에 무산시키기 위해 대한병원협회는 물론 대한치과의사협회나 대한한의사협회의 공조를 이끌어 내는 등 적극적이고 다각적인 방법을 모색하기로 했다.[130]

그러자 보건복지부는 5일 의료법 전면 개정안에 대한 브리핑에서 별도로 '의협이 제기하는 5대 쟁점에 대한 복지부 반박내용 설명자료'를 배포했다.[131]

복지부가 개정안 가운데 꼽은 쟁점 5가지는 ▲목적(제1조) ▲투약이 배제된 의료행위 정의(제4조) ▲표준진료지침 제정(제6조) ▲간호사 업무 중 간호진단(제40조) ▲유사의료행위 합법화(제122조) 등이다. 복지부는 5개 쟁점에 대한 의협의 주장을 소개한 뒤 이에 대해 재반박했다.

---

128) 의협신문. "'의료법 개정 '전면 무효화' 선언". 2007. 1. 29.

129) 의협신문. "의협, '의료법개정안 전면거부'". 2007. 1. 25.

130) 의협신문. "의료계와 의사를 옥죄는 개악, 의협 23일 긴급 상임이사회 …… 대체법안 마련 등 강력 대응키로, 긴급 시도의사회장회의도 열려 …… '모든 방법 동원해 저지' 천명". 2007. 1. 23.

131) 의협신문. "목적 - 투약 - 표준진료지침 - 간호진단 - 유사의료행위 등, 의협 핵심주장에 대해 복지부 별도 해명". 2007. 2. 5.

- 목적조항: 의협은 "의료법의 규율범위가 '국민의료'에서 '의료인 · 의료기관'으로 축소되어 의료법의 위상이 약화됐다"면서 "의료인과 의료기관을 명시하여 이를 통제하려는 의도로 입법을 추진하고 있으며, 의료사회주의를 도모하는 것"이라고 주장하고 있다고 복지부는 전했다.

복지부는 이에 대해 "현행 의료법은 대부분 의료인 · 의료기관에 관한 조문이고 개정안에 신설된 조항이 모두 의료인 · 의료기관에 관한 규정이므로 목적조항이 '국민의료'에서 '의료인 · 의료기관'으로 변경되었더라도 의료법의 위상에는 변화가 없다"고 밝혔다.

- 의료행위에 '투약' 포함 여부: 의협은 "'투약'은 의사의 고유권한로서 약사법상 약사의 조제행위는 임시로 위임된 것"이라며 "대법원 판례에도 '투약'은 의료행위에 포함돼 있다"는 입장이라고 복지부는 말했다.

보건복지부는 이와 관련 "의협에 '투약'에 대한 개념 정의를 요구했으나 제시하지 못하고 있다"며 "개정안의 '통상의 행위'에는 의료계에서 합법적으로 이뤄지는 투약이 당연히 포함된다"고 주장했다.

보건복지부는 의사의 투약은 현행 의료법 제18조의 2와 약사법에 근거한 범위 내에서 당연히 인정되며, 현재 의료행위에 대한 개념이 없는 상황에서도 의료법과 약사법에 근거한 투약행위는 인정된다고 덧붙였다.

또한 "개정안에서 '투약'이 명시되지 않아 투약권이 박탈되었다는 의협의 주장은 논리적 비약"이라고 폄하하고 "조제권은 약사법에 근거하여 원칙적으로 약사의 권한이며, 의사는 제한된 범위내에서 조제권이 있다"고 밝혔다.

보건복지부는 "조제권을 약사에게 위임했다는 주장은 의약분업의 근본정신을 훼손하는 내용"이라면서 "의협이 원용하고 있는 대법원 판례(2002. 6. 20 선고 2002도807 사건)는 의약분업 이전의 의료행위에 관한 판례를 그대로 원용하고 있어 시대상황에 부합하지 못한다"고 주장했다.

- 표준진료지침 제정 근거 마련: 의협은 "의료행위를 규격화할 우려가 있으며, 의료행위에 대한 국가 통제의 수단으로 활용할 가능성이 있기 때문에 표준진료지침 관련 조항

을 반대한다"는 의견이다.

이에 대해 복지부는 "표준진료 지침의 제정은 전적으로 관계 전문학회 또는 단체에 위탁하도록 법률 규정에 명문화해 의료계 스스로 표준진료지침을 마련하고 이를 복지부장관이 공표하도록 함으로써 의료계의 자율권을 존중하고 있다"고 했다.

이어 "표준진료지침의 준수 여부는 강제사항이 아니라 자율적인 권고사항"이라며 "이번 의료법 개정안에 명문화하는 이유는 표준진료지침 제정시 소모되는 예산을 정부가 지원하기 위한 법적근거를 마련하는데 있다"고 밝혔다. 복지부는 2008년도 예산 100억원을 요구 중에 있다고 덧붙였다.

- 간호진단: 의협은 "진단은 의사만이 행할 수 있는 업무영역이므로 간호사도 진단을 행할 수 있게 되면 의사의 업무영역을 침해한다"며 "의사와 간호사의 수직적 분업이 수평적 분업으로 전환된다"고 주장한다고 복지부는 전했다.

보건복지부는 우선 이 조항을 개정하는 이유에 대해 "간호사의 업무범위가 추상적으로 규정되어 있어 의료현장에서 주사행위 등 간호사가 할 수 있는 업무인지 여부와 관련하여 많은 민원이 발생해 간호사의 업무범위를 보다 명확히 해주는 방향으로 개정을 추진한 것"이라고 밝혔다.

보건복지부는 의협의 주장에 대해 "간호진단은 의사의 의학적 진단에 따라 환자를 간호하는 과정에서 간호사가 취할 수 있는 행위에 대한 판단을 의미한다"며, "의료법상 간호행위는 의사의 지도하에 행하는 '진료의 보조' 외에 일정한 독립성이 인정되는 '요양상의 간호'를 인정하는 것"이라고 밝혔다.

특히 복지부는 "요양상의 간호를 행하는 과정에서 간호를 위한 선행적인 판단이 요구된다"며, "수술환자에 대한 간호를 행하면서 자세교정을 위하여 요양상 '간호적 진단'이 필요하다"고 주장했다.

- 유사의료행위 근거 마련: 의협은 "유사의료행위를 양성화해 불법의료로 인한 국민의 피해가 우려되며 검증되지 않은 비의료인에게 유사의료행위를 인정하는 것은 불법의료행위의 난립을 조장하는 것"이라고 주장한다고 복지부는 전했다.

보건복지부는 이에 대해 "유사의료행위에 대한 국민 욕구를 제도화하되, 검증되고 사회적으로 합의된 유사의료행위만을 선별하여 통제근거를 마련하여 국민건강을 보호할 필요가 있다"고 했다.

이어 "유사의료행위의 종류 · 자격 · 업무범위를 별도의 법률로 규정하여 제도권 내에서 일정한 자격을 갖춘 경우에만 허용된 범위 내에서 유사의료행위를 할 수 있도록 운영할 것"이라며, "이는 검증되지 않은 유사의료행위를 차단하여 불법의료로 인한 국민 피해를 방지하기 위한 조치"라고 반박했다.보건복지부의 이러한 반박은 결국 의협의 핵심주장에 수용을 모두 거부한 것이다.

한편 정부는 이 법안에 대해 2007년 2월 24일부터 같은 해 3월 25일까지 30일 동안 입법예고를 하고 2007년 3월 15일 공청회를 개최하여 국민의 의견을 수렴하는 등 정부 내 입법절차를 거쳤으며 국회보건복지위원회는 2007년 2월 6일 제265회 국회(임시회) 제1차 보건복지위원회를 열어서 보건복지부장관으로부터 의료법 개정 추진경과와 향후 대책을 보고 받고 보건복지부장관은 대한의사협회와 협의하여[132] 실무작업반에서 논의한 사항을 재검토하고 적절한 시기에 입법예고 등 입법절차를 진행하는 방안을 보고하였다.

그러자 2007년 3월 21일 개정의료법 반대를 위해 의협 · 치협 · 한의협 · 간호조무사협회 회원 10만명이 참여하는 범의료 대규모궐기대회를 과천에서 개최[133]하는 등 대한의사협회를 필두로 6개월여의 적극적인 저항이 계속되었다.

3월 궐기대회 이후 대한의사협회는 의료법 개정안이 규제개혁위원회 심의단계에 접어들자 대 국회 설득작업에 본격적으로 착수했다. 이 때 대한의사협회의 개정의료법 관련 대국회활동은 '의사의 설명의무', '의원급 의료기관에도 당직의료인을 의무적으로 두도록 한 조항(제63조)'외에 간호사와 관련있는 조항으로 의사의 업무를 규정한 제30조의 경우 "간호사, 조산사 및 의료기사에 대한 지도를 법조항에 명시해야 한다"고 주장했다.

간호사의 업무범위(제35조)에 '간호진단'이라는 용어가 들어간데 대해서는 "국내 간호대학 교과서에서 조차 '간호진단'은 미국에서도 정착이 안 돼 있고 아직 국내 현실에는

132) 한국일보. "의협, 의료법 개정 거부…집단휴진 추진". 2007. 2. 4.
대한의사협회는 2007년 2월 3일 임시총회를 열어서 실무 작업반이 검토한 개정사항을 입법으로 추진할 경우 집단휴진을 결의하였다.

133) 의협신문. "'개악 어림없다' 어려분 수고하셨습니다". 2007. 3. 21.
이날 궐기대회에서는 가장 큰 영향력을 발휘하는 의사단체들이 간호 관련 조항 외에도 '의사의 설명의무 조항과 의사의 업무를 규정한 제30조에 "'간호사, 조산사 및 의료기사에 대한 지도'를 법조항에 명시해야 한다"는 주장이 포함되어 있다.

맞지 않다고 기술돼 있다"며, "간호진단이란 용어를 굳이 의료법에 포함시키려는 것은 간호사가 단독 개원하여 경질환을 진단하고 처방할 수 있도록 한 간호사법을 통과시키기 위한 전단계로 볼 수 있다"고 주장했다. 또 간호조무사 업무에 '진료보조'가 포함돼야 한다고 주장하고, "'진료보조'라는 용어를 빼더라도 주사행위, 드레싱 등 특정 영역만 한정해 허용해야 한다"고 밝혔다.[134)]

〈표 23〉 개정의료법안 쟁점내용(대한의사협회 범의료비상대책위원회/2007.4.17)

입법예고안	현행의료법	조정 및 기망(欺罔)내역
유사의료행위 (안 제113조)	현재 관련조항이 없음/ 반대	법률체계상 부합하지 않아서 의료법에서 규정하지 않는다는 것일뿐 여전히 다른법률로 규정하려 하여 기망
비급여비용할인면제 허용(안 제16조)	현재원칙적으로 할인면제 불가능/ 반대(특히 61조3호)	비급여할인 · 면제의 핵심조항인 제3호(보험사와의 계약에 의한 할인 · 면제)는 그대로 둔채 실질적인 영향력이 없는 제4호(복지부령에 의한 할인 · 면제)만 삭제하고 마치 크게 양보한 것으로 기망
간호진단 (안 제35조)	현재 관련조항이 없음/반대	동양권 어느 나라도 법제화되지 않은 조항을 명문화하는 것은 진단개념의 혼란등을 유발하여 문제가 있다는 단체의견 묵살
설명의무 (안 제3조)	현재 관련조항이 없음/ 반대	선진국에서 조차 보편적으로 규정하고 있지않은 설명의 의무를 구체적 기준 없이 법조문에 명문화힐 경우 민 · 형사소송이 급증하게 된다는 단체의견 묵살
목적(안 제1조)	국민의료에 관한 규정–>의료인 의료기관에 관한 규정반대	현행 국민의료에 관한 규정에서 '의료인 의료기관에 관한 규정'으로 개정하게 되면 비의료인 또는 의료기관 밖에서 이루어진 불법의료행위를 처벌할 수 없게 되므로 당연히 받아드려야할 조항을 수용
임상진료지침 (안 제99조)	현재 관련조항 없음/반대	환자의 상태에 따라 맞춤진료를 불가능하게 하여 의료의 질을 저하시키게 된다는 단체의 의견을 수용
당직의료인 (안 제63조)	현재 관련조항 없음/반대	현재 병원급 의료기관에서도 간호사를 구하기가 매우 어려운 상황에서 의원급 의료기관까지 당직의료인을 두는 것은 비현실적이라는 단체의견 묵살
병원내 의원개설 허용(안 제51조3항)	현재 관련조항 없음/반대	병원 내 의원개설을 허용하게 되면 '병원급은 입원진료, 의원급은 외래진료를 위주로 하도록 하는 의료전달체계를 붕괴시킬 위험이 있다는 의견에도 불구하고 병원내 의원개설 기준을 전체병원에서 300병상이하로 병상 수만 조정하여 단체의견 묵살
각 위원회 구성(안 제97조101조)	의료심사조정위원회 · 신의료기술평가위원회에 의사수 부족/ 반대	위원구성의 비율과 관련하여 신의료기술평가위원회에 대해서만 단체의견을 반영하고 의료심사조정위원회는 아무런 언급이 없이 묵살

134) 의협신문. "의료법 개정안 '의료행위 개념' 삭제". 2007. 4. 11.

의료행위의 개념(안 제4조)	현행법 규정없음/투약명시 또는 조항전면 삭제 요구	의료행위의 개념을 규정짓지 않는 것이 세계적인 추이임에도 불구하고 대법원의 판례에 명시된 내용과 배치되는 조항을 새롭게 만들어 불필요한 직역갈등을 일으키다가 뒤늦게 단체 의견수용
의무기록부 작성	현행법상 의무기록 작성 시 '상세히'기록하도록 함/ '상세히'삭제요구	의무기록 작성 시 '상세히' 기록하라는 표현은 형사처벌 규정으로서 '명확성'의 원칙에 반하고 있으며, 자의적 판단이 가능하여 현재도 행정권이 남용되고 있다. '상세히'를 '충분히'로 자구수정하였으나 '충분히'라는 단어 역시 불명확한 표현으로 크게 바뀐 내용이 없음

※ 의협 기관지인 의협신문, 2007. 4. 17일자 "몸통은 두고 가지만 잘라내서야…"기사 중 복지부의 의료법전부개정법률안 입법예고안중 의료계 요구사항 반영과 관련, 쟁점 및 이의 조정사항을 정리하였음.

그러나 같은 대한의사협회의 이른바 개정의료법에 대한 문제제기[135]는 여기서 끝나지 않고 적극적인 대국회 활동을 통해 의사들의 이익활동을 표출하는 과정이 회원들에게 적나라하게 설명하는 내용이 언론에 보도됨으로서 대한의사협회의 대국회 활동은 '이익단체의 포획'의 전형으로 낙인이 찍히며 적지 않은 사회적 파장을 불러왔다.

의료법반대 투쟁 동력 잃어 2007.4.25 [내일신문]
장동익 의협회장 사퇴 표명, 복지부 "사과 요구" … 경실련 "검찰수사 촉구"

대한의사협회 장동익 회장의 '정 · 관계 로비' 발언 파문이 일파만파로 퍼지고 있다.
장 회장은 24일 자신의 발언으로 파문이 확산되자 사퇴의사를 표명했다. 이에 앞서 의협 전국시도의사회장단은 이날 긴급회동을 갖고 "물의를 미친 정관계 분들에게 깊은 사과를 한다"며 "장 회장에게 사퇴 권유를 했고 장 회장이 이를 받아들였다"고 밝혔다. 장 회장은 연합뉴스와 기자회견에서 "내부적으로 정리할 일을 하고 30일 공식 기자회견을 열고 사퇴할 것"이라고 말했다. 그는 "사방에서 사퇴를 종용하고 있는데다 누군가 이번 발언 파문에 대한 책임을 져야한다고 생각했다"고 사퇴이유를 밝혔다.

그는 이에 앞서 지난달 말 강원도 춘천에서 열린 전국 의사협회 시도 대의원 대회에서 "국회의원 3명에게 200만원씩 매달 600만원 쓰고 있고 열린우리당 한 사람, 한나라당 의원 2명에게 사용했다"면서 "연말정산 때문에 한나라당 중진 의원에게 1000만원을 현찰로도 줬다"고 말했다. 그는 또 "카드까지 해가지고 (의협의) 총무가 가서 한나라당 보좌관 9명을 완전히 우리 사람을 만들었다"면서, 복지부에 대해 "우리 본부 회장이 골프 접대하고 복지부에 있는 사람들에게 거마비도 집어주고 다 했는데, 그걸 먹고 또 딴소리들 하고 있다"고 주장했었다.

보건복지부는 24일 이와 관련 성명을 내고 "복지부 직원은 그 누구도 의사협회로부터 금품수수 및 골프접대를 제공받은 사실이 없을 뿐 아니라, 제안조차 받은 사실이 없음을 분명히 밝힌다"고 말했다.

복지부는"장동익 회장에게 존재하지 않은 사실에 대한 이러한 발언으로 정부의 도덕성과 신뢰를 훼손한 점에 대해 명백한 해명과 공식 사과를 요구한다"면서 "그렇지 않을 경우 단호한 법적 대응을 할 계획"이라고 밝혔다. 경실련도 이날 "이해관계가 첨예한 의료정책영역에서 이와 같은 의혹이 구체적으로 드러난 이상 사실관계 규명을 통해 의혹을 밝혀야

135) 의협신문. "4개 단체 의료법 '1인 시위' 돌입 2007.4.12일 정오부터 정부종합청사앞 거리시위 · 서명지 · 탄원서 사본 규개위에 일괄 제출". 2007. 4. 12.

> 한다"며 "관련당사자들이 밝힐 문제가 아니고 검찰이 나서서 철저한 수사를 해야 한다"고 촉구했다.
> 이번 장 회장 발언 파문으로 의협이 주도해온 의료법 개정 반대운동도 주춤해질 것으로 보인다. 범의료 의료법 비상대책위원회 관계자는 "예상치 못한 일이 벌어졌다"며 "앞으로 어떻게 해야 할지 모르겠다"고 말했다. 25일 노원구청 앞에서 벌일 예정인 노원구 지역 의사 · 한의사들의 의료법 반대 캠페인은 전날 취소됐다.
> 범현주 기자 : jbeom@naeil.com

이 일로 대한의사협회 장동익 회장은 회장직을 사퇴하고 서울중앙지방법원은 업무상 횡령과 정치자금법 위반 등의 혐의로 불구속 기소, 업무상 횡령과 정치자금법 위반 등의 혐의로 징역 1년6월과 벌금 천5백만원을 선고했는데 재판부는 피고인이 의협의 피해 등을 고려할 때 처벌하지 않을 수 없지만 1억원을 공탁했고 개인의 이익을 위한 목적으로 사용한 것이 아니라서 법정구속은 하지 않는다고 판시했다.[136)]

한편 다른 보건의료단체들도 대국회활동에 비상이 걸렸다.

이 같은 진통을 겪고 의료법전부개정법률안은 제269회 국회(정기회) 제7차 전체회의(2007년 11월 20일 상정)에서 제안설명과 검토보고, 대체토론 등을 마쳤으나 결국 더 이상 진행되지 못하고 국회 임기만료로 폐기되어 의료법개정문제는 포획시도로 끝났다(김대순, 2011).[137)]

6. 리베이트 쌍벌제 관련 의료법 및 약사법 등 개정에 대한 대응활동(18대)

리베이트 쌍벌제란 리베이트로 인한 비용이 약값에 반영되어, 국민이 불공정 리베이트로 인한 사회적 비용을 부담하게 되는 악순환을 근절시키기 위해 도입된 제도다.

2008년 기준으로 특정의약품을 처방한 의사 또는 조제 · 판매한 약사에게 그 약값의 일정 부분을 제공하는 리베이트 비용과 제약업체가 새로운 의약품을 납품해 주는 대가로 병원에 제공하는 등 불법 리베이트가 의약품 총매출액의 20%를 넘어서고 있고, 의료기기 시장도 의료기기 납품과정에서 가격, 품질, 서비스경쟁이 아닌 리베이트를 제공하는 관행이 있다고 보고[138)] 이를 근절하기 위해 국회 차원의 제도적 장치를 마련해야 한다는 여론이 확산되었다.

지금까지 의료인이 의약품 의료기기의 채택 처방 등과 관련하여 부당한 경제적 이익을

136) MBN뉴스. "장동익 전 의협회장 실형...법정구속 면해". 2007. 11. 16. 19:35. 검색일: 2018.1.18.

137) 김대순(2011)은 이 사례를 포획이라고 규정짓고 있으나 포획하고자 했던 의료법이 임기만료로 폐기되었기 때문에 본 연구에서는 포획시도로 규정하였다.

138) 최영희 의원 대표발의의료법 일부개정법률안 검토보고, 보건복지가족위원회, 수석전문위원 김종두, 2010. 2.

제공받는 경우 「형법」에 따른 배임수재죄 수뢰죄나 「독점규제 및 공정거래에 관한 법률」에 따른 불공정거래행위로 처벌이 가능했다. 하지만, 「형법」의 배임수재죄는 의료기관 개설자에게는 적용되지 않는다. 또 수뢰죄는 공무원 신분이 아닌 민간의료기관 종사자는 적용되지 아니하며, 「독점규제 및 공정거래에 관한 법률」의 불공정거래행위는 이익 제공 강요가 입증되어야 처벌이 가능하기 때문에 의약품 및 의료기기 채택 처방 등과 관련하여 부당한 경제적 이익을 제공받는 것을 처벌하는데 한계가 있었다. 이에 의료인이나 의료기관 개설자 등이 의약품 의료기기의 채택, 처방 사용유도 등 판매촉진을 목적으로 제공되는 금전, 물품, 편익 등을 제공받는 경우 2년 이하의 징역이나 3천만원 이하의 벌금에 처하도록 「의료법」에서 벌칙규정을 마련함으로써 「형법」이나 「독점규제 및 공정거래에 관한 법률」 등의 적용을 받지 않는 경우라도 처벌이 가능하도록[139] 국회에서 의원들이 다투어 의료법과 약사법 의료기기법 및 국민건강보험법 개정에 나섰다.

발의 의원들은 리베이트 등의 수수(授受)행위에 대해 여론은 연구개발에 전념해야 할 제약사가 상호간의 영업 경쟁으로만 내몰리게 하고, 리베이트 비용은 약값에 반영되어 약제비가 증가하고 결국 의료수가 인상에 따른 건강보험료의 인상 및 의료비 증가로 이어져 전 국민들에게 그 피해가 돌아간다고 보았다.

당시 리베이트 등의 수수행위에 대하여 2개월의 자격정지 등 행정처분은 가능하나 의료인이나 의료기관 개설자 의료기관 종사자 등을 직접 형사처벌하는 규정은 없으며, '형법'상의 배임수증죄나 '독점규제 및 공정거래에 관한 법률'상의 불공정거래행위 등으로 리베이트 제공 및 수령행위에 대하여 처벌할 수 있으나, 성격상 이들 행위는 은밀하게 이루어지고 적발이 쉽지 아니하여 범죄구성 요건 성립을 증명하기가 사실상 어려우므로 의약품 채택 처방, 의료기기 채택 사용 등의 업무와 관련하여 보건복지부령으로 정하는 금전, 물품, 편익, 노무, 향응, 그 밖의 경제적 이익을 취득하거나 제공하는 자를 처벌하도록 명확히 규정함으로써 사회공공의 일반에게 미치는 범죄행위에 대한 처벌의 실효성을 확보하고, 보건의료제도에 대한 투명성과 국민의 신뢰를 높이며, 나아가 국민의 건강보험료 및 의료비 부담을 줄여 보다 많은 국민이 양질의 의료서비스를 제공받을 수 있도록 하고자 한 것이다.

139) 의료법 일부개정법률안 대안(의안번호: 1808287)의 제안설명.

18대 국회에서 가장 먼저 의료법개정안을 발의한 의원은 2008년 8월, 김희철 의원이었으며, 이어 박은수 의원, 최영희 의원, 전혜숙 의원, 이은재 의원, 손숙미 의원이 잇달아 유사한 법안을 발의했다. 6개 의료법개정안 모두 의무 이행주체를 의료인 또는 의료기관 개설자로 하고 있는데 의료법 개정안 이외에도 리베이트와 관련된 법안은 약사법과 의료기기법, 그리고 국민건강보험법 개정안이 발의 되었다.

〈표 24〉 리베이트 관련 의료법개정안 주요내용 비교[140)]

구분	김희철의원 안 2008.8.22	박은수의원 안 2009.6.3	최영희의원 안 2010.2.4	전혜숙 의원 안 2010.2.23	이은재 의원 안 2010.4.1	손숙미 의원 안 2013.3.19
의무 이행 주체	의료인	의료법인의 대표자나 이사, 그 밖에 이에 종사하는 자	의료인이나 의료기관 개설자, 의료기관 종사자	의료인	의료인 또는 의료기관의 장	의료인, 의료기관 개설자(법인대표자, 이사, 그밖에 이에 종사하는 자), 의료기관 종사자
리베이트 범위	금전, 물품, 편익, 노무, 향응, 그 밖의 경제적이익	금품 또는 향응	보건복지부령으로 정하는 금전, 물품, 편익, 노무, 향응, 그 밖의 경제적 이익	금전, 물품, 편익, 노무, 향응, 그 밖의 경제적 이익	금품, 향응, 그 밖의 경제적 이익	금전, 물품, 편익, 노무, 향응, 그 밖의 경제적 이익
예 외	없음	대금지급 기일 단축에 따른 보상으로 금전 또는 물품을 지급받는 경우	없음	없음	없음	보건복지부령으로 정하는 경제적 이익은 제외
행정 처분	1년 이내의 자격정지	1년 이내의 자격정지	없음	1년 이내의 자격정지	1년 이내의 자격정지	1년 이내의 자격정지
처 벌	없 음	없 음	5년 이하의 징역이나 2천만원 이하의 벌금	3년 이하의 징역이나 1천만원 이하의 벌금(병과부과 가능)단, 그 제공받은 이익의 가액이 2천만원 이상인 경우 그 죄에 대하여 정한 형에 제공받은 가액의 2배 이상 5배 이하의 벌금 병과	3년 이하의 징역 또는 2천만원이하의 벌금. 단, 부당하게 제공받은 이익가액이 3천만원이상인 경우 그 죄에 대하여 정한 형에 제공받은 가액의 2배 이상 5배 이하 벌금병과	2년 이하의 징역이나 1억5천만원 이하의 벌금 단, 리베이트를 통해 취득한 경제적 이득 등은 몰수하고, 이를 몰 수할 수 없을 때에는 이에 상당하는 가액을 추징

140) 전혜숙 의원 발의 '의료법일부개정법률안(의안번호: 1807680) 심사보고서'. 7쪽. 보건복지위원회. 2010. 4.

또한 위의 6명의 의원들은 의료법 외에 약사법도 아래 표와 같이 입법취지를 담아 개정안을 마련, 의약품 구입에도 리베이트 근절의지를 반영한 법안을 발의했다.

〈표 25〉 리베이트 관련 약사법개정안 주요내용 비교[141)]

구분		김희철 의원	박은수 의원	최영희 의원	전혜숙 의원	손숙미 의원	이은재의원
의무이행주체	수수자	약사·한약사	약사·한약사	약사·한약사	약사·한약사	약사·한약사(약국 종사자 포함)	약사·한약사
	제공자	없음	없음	약사·한약사, 의약품의 품목허가를 받은 자·수입자, 의약품 도매상	약사·한약사, 의약품의 품목허가를 받은 자·수입자, 의약품 도매상	의약품의 품목허가받은 자·수입자, 의약품 도매상	없음
리베이트 범위		금전, 물품, 편익, 노무, 향응, 그 밖의 경제적 이익	금품 또는 향응	보건복지부령으로 정하는 금전, 물품, 편익, 노무, 향응, 그 밖의 경제적 이익	금전, 물품, 편익, 노무, 향응, 그 밖의 경제적 이익	금전, 물품, 편익, 노무, 향응, 그 밖의 경제적 이익	금품, 향응, 그 밖의 경제적 이익
예외		없음	대금지급 기일 단축에 따른 보상으로 금전 또는 물품을 지급받는 경우	없음	없음	보건복지부령으로 정하는 경제적 이익	없음
행정처분	수수자	1년 이내의 자격정지	1년 이내의 자격정지	없음	1년 이내의 자격정지	1년 이내의 자격정지	1년 이내의 자격정지
	제공자	없음	없음	없음	업무 정지	없음	없음
처벌	수수자	없음	없음	5년이하 징역이나 2천만원 이하 벌금	3년 이하 징역이나 1천만원 이하 벌금(병과부과 가능). 단, 그 제공받은 이익의 가액이 2천만원 이상인 경우 그 죄에 대하여 정한 형에 제공받은 가액의 2배 이상 5배 이하의 벌금 병과	2년 이하 징역이나 1억5천만원 이하의 벌금 (몰수·추징)	3년 이하 징역이나 2천만원 이하 벌금(병과부과 가능). 단, 그 제공받은 이익의 가액이 3천만원 이상인 경우 그 죄에 대하여 정한 형에 제공받은 가액의 2배 이상 5배 이하의 벌금을 병과

141) 전혜숙 의원 발의 '약사법 일부개정법률안(의안번호: 1807678) 심사보고서'. 보건복지위원회. 8쪽 2010. 4.

	제공자	없음	없음	3년이하의 징역이나 1천만원 이하의 벌금	없음	2년 이하 징역이나 1억5천만원 이하의 벌금 (몰수 · 추징)	없음
과징금		없음	없음	제공받은 경제적 이익의 50배	없음	없음	없음
신고자 보호		없음	없음	신분상 불이익 조치 금지, 신변보호 조치, 위법행위에 대한 책임 감면 등	없음	없음	없음
신고 포상		없음	없음	'상훈법'에 따른 포상 추천 및 대통령령으로 정하는 바에 따라 포상금 지급	대통령령으로 정하는 바에 따라 포상금을 지급	없음	없음

한편 위의 6명의 의원 중 최영희, 전혜숙, 손숙미 의원은 의료법 및 약사법 개정안에서와 마찬가지로 의료기기에도 리베이트 근절의지를 담아 법안을 발의했다.

〈표 26〉 리베이트 관련 의료기기법개정안 주요내용 비교(의원명 옆 괄호는 의안번호임)[142]

구분		최영희 의원(제7550호)	전혜숙 의원(제7681호)	손숙미 의원(제7905호)
의무이행주체	수수자	의료인, 의료기관 개설자 및 종사자	의료인, 의료기관 개설자 및 종사자	의료인, 의료기관 개설자 및 종사자
	제공자	의료기기 제조업자, 수입업자 판매업자, 임대업자	의료기기 판매자 및 임대자	의료기기 제조업자, 판매업자, 임대업자
리베이트 범위		금전, 물품, 편익, 노무 향응, 그 밖의 경제적 이익	전, 물품, 편익, 노무, 향응, 그 밖의 경제적 이익	전, 물품, 편익, 향응, 그 밖의 경제적 이익
처벌	수수자	없음	없음	없음
	제공자	3년 이하의 징역 또는 1천만원 이하의 벌금	3년이하의 징역, 1천만원이하의 벌금. 징역과 벌금을 병과할 수 있으며, 그 제공한 이익의 가액이 2천만원 이상인 경우 그 죄에 대하여 정한 형에 제공한 가액의 2배 이상 5배 이하의 벌금을 병과	2년 이하의 징역 또는 1억5천만원 이하의 벌금에 처함
신고 포상		「상훈법」 등에 따라 포상 추천가능, 포상금 지급	없음	없음

142) 전혜숙, 최영희, 손숙미 의원의 의료기기법 개정안중 조문을 비교하여 정리.

아울러 약사출신의 전혜숙 의원은 리베이트와 관련 이들 3건의 법안 외에「국민건강보험법 일부개정법률안(의안번호:1807679)」도 발의하였는데 주요골자는 의약품의 구매 · 처방 등의 업무와 관련하여 금전, 물품, 편익, 노무, 향응, 그 밖의 경제적 이익이 제공된 의약품에 대하여 요양급여대상에서 제한할 수 있도록 하는 내용을 담고 있다.

이처럼 의약품 등의 리베이트 문제가 사회문제화 되고 국회에서 의원발의로 입법이 가시화되자 대한의사협회와 대한병원협회 등 대표적인 의사 및 병원단체는 이의를 제기하였다. 대한의사협회는 리베이트에 대하여 합법과 불법의 명확한 기준을 법에서 규정하지 아니한 채 의료기관이 제약업체 등으로부터 받는 모든 경제적 지원을 금지하는 것은 죄형법정주의에 위배될 소지가 있다고 지적했다. 뿐만 아니라, 형량이 과도하며 리베이트를 받은 의료인 등에 대하여 5년 이하의 징역 또는 2천만원 이하의 벌금에 처하도록 규정하고 있는데, 이는 이 법에서 가장 중한 처벌규정이고, 처벌대상은 면허증 대여, 진료방해 행위, 전자처방전 또는 전자의무기록에 저장된 개인정보 탐지 · 누출 · 변조 · 훼손행위, 무면허의료행위 및 무자격자의 의료기관 개설 등 국민건강에 심각한 위해를 가하거나 환자진료정보에 대한 범죄에 해당한다고 지적하고 나섰다. 의협은 통상 의료인의 의료기관에서의 행위를 진료행위와 진료 외 행위(병원운영 및 관리행위 등 일체)로 구분하여 볼 때 소위 리베이트를 수수하는 것은 진료 외 행위로 볼 수 있는데, 이에 대하여 의료법에서 가장 중한 처벌로 규율함은 입법자의 재량을 넘은 것이며, 과잉처벌의 소지가 있다는 것이라고 항변했다.[143] 또 동 개정안이 규정하고 있는 '5년 이하의 징역'은 공무원 또는 중재인이 그 직무에 관하여 뇌물을 수수, 요구 또는 약속한 때 5년 이하의 징역 또는 10년 이하의 자격정지에 처하도록 한 '형법' 제129조(수뢰, 사전수뢰)와 형벌이 동일함. 리베이트 수수행위를 뇌물로 간주한 것으로 보이나, 공무원의 공무수행에 대한 공중의 신뢰를 담보하는 동 형법 규정과 의료인의 금품수수행위를 동질의 것으로 봄은 비례의 원칙에도 어긋나는 것으로 부당한 입법이라는 것이다.

한편 대한병원협회는 동 개정안 내용은 규정의 형태가 추상적인 관계로 행정청이 임의로 유추하여 자의적 해석을 하는 것을 허용하게 할 수 있어서 의사의 학문의 자유와 병원

143) 최영희 의원 대표발의의료법 일부개정법률안 검토보고. 국회 보건복지가족위원회, 수석전문위원 9쪽. 2010. 2.

의 직업수행의 자유 및 일반적 기본권으로서의 행복추구권 등을 과잉하여 침해할 뿐 아니라, 법 개정으로 인하여 얻는 공익보다 이로 인하여 발생할 기본권 침해의 피해가 더욱 클 것으로 예상되므로 비례의 원칙에도 반할 소지가 높다는 지적을 했다.[144)]

대한의사협회는 국회에 제출한 의견서에서 "의료계와 제약업계는 상호보완적 영역으로 제약업계에서 의학발전을 위한 지원도 현실적으로 필요한 상황이다. 과연 어느 범위까지를 사회적으로 중대한 위법행위로 볼 것인지, 어느 범위까지를 허용할 것인지에 대한 기준 정립이 없는 상태에서 동 법 개정을 추진하는 것에 대하여 반대한다고 밝혔다.

또 의약품 리베이트 쌍벌죄와 관련한 건강연대의 2010년 4월 5일자 성명서[145)]에 대한 반박성명[146)]에서 쌍벌죄 도입은 "약가거품 제거에 도움 되지 않는다. 근본적인 원인규명과 대안 마련이 필요하다"고 지적하고 의협은 정부나 시민단체 모두 이러한 근본적인 원인을 외면한 채, 약가거품에 대한 리베이트 쌍벌죄 논란으로 다시 또 그 책임을 의료계로 떠넘기고 있다고 다음과 같이 반박했다.

144) 최영희 의원 대표발의의료법 일부개정법률안 검토보고. 국회 보건복지가족위원회, 수석전문위원 10쪽. 2010. 2.

145) 건강연대 성명서 전문: 국회보건복지위 법안심사소위는 22일 리베이트 쌍벌죄 법안을 심사하면서 처벌예외 항목을 규정한 신설 단서조항에 '금융비용'을 추가하기로 하였고, 형사처벌은 징역2년 또는 벌금 3천만 원 이하로 규정하여 당초 합의하였던 1억5천만 원에서 크게 하향 조정되었다. 또한, 견본품제공, 학술대회 지원, 임상시험 지원, 제품설명회, 기부행위 등 복지부령에서 정하는 경우 처벌대상에서 제외하기로 하였다. 법안소위를 통과한 법률안은 국민의 여망과는 달리 입법취지에 반하거나 효과를 반감시키는 결과를 초래할 수밖에 없다고 판단하며, 입법안의 수정을 요구한다.
첫째, 백마진 합법화는 수정되어야 한다. 단서조항에 들어간 일명 '백마진' 으로 불리는 거래행태는 행위 당사자들도 인정하는 불법거래이다. 현행 실거래가 상환제도를 정면으로 위반하는 이러한 약가할인 행위를 '금융비용'이라는 이름으로 포장한다고 정당화될 수는 없다. 이 비용을 부담하여야 할 소비자인 어느 국민도 결코 이러한 불법마진을 인정한 적이 없다.
의약분업이 도입 된 이후로 약제로 인한 마진은 금지되고 있다. 그리고 약제의 마진 불인정으로 인한 요양기관에 대한 피해는 이미 수가로 보전되고 있다. 수가로 보존되어 왔던 사안을 '금융비용'이라는 눈속임으로 합법적인 약제의 마진을 인정한다면, 특혜이자 의약분업의 원칙을 훼손하는 것이다. 의·약사에게 수가를 인정해주고 약제의 마진을 허용하지 않는 것이 사회적으로 합의된 사안인 만큼, 이 조항의 삽입은 명백하게 사회적 합의를 무효화시키는 행위이다. 또한 '요양기관의 필수불가결한 필요에 의하여 이 조항이 필요하다'고 주장한다면, 수가와 연동하여 논의되었어야 했다. 그러나 그러한 논의과정은 전혀 없었다.
둘째, 강력한 처벌 조항이 삽입이 되어야 한다. 16일 소위 위원들이 합의하였던 벌금형은 1억 5천만 원이었으나 통과된 법안은 그 1/5에 불과한 벌금 3천만 원으로 축소되었다. 보건복지위 전문위원실이 검토한 의견도 1억5천만 원이었다. 리베이트를 척결하고자 하는 국회의 격렬한 논의과정과 강력한 의지는 어느 순간에 종적을 감추었다. 대폭 하향된 처벌조항은 실질적인 리베이트 근절 효과를 기대하기 어렵게 만들었다.
우리는 이미 리베이트 쌍벌죄를 조속히 도입하라는 의견을 개진하였으며, 그 전제는 효과적이고 입법취지가 제대로 반영된 법안이어야 한다는 것이었다. 그러나 법안심사소위를 통과한 법안은 크게 훼손되었으며, 그동안 정부, 국회, 시민사회 등이 동의했던 리베이트 척결 효과를 크게 반감시키고 있다. 보건복지위원회는 초심으로 돌아가 문제가 되는 조항의 폐기와 개정을 통하여 불법 리베이트가 실질적으로 근절될 수 있도록 하여야만 한다.

146) 의협 보도자료. "쌍벌죄 도입, 약가거품 제거에 도움 안돼, 의협, 건강연대의 성명서에 강한 반박표명". 2010. 4. 7.

리베이트는 약가마진에 대한 공식적인 보전책이 존재하지 않는 실거래가 상환제 등을 비롯해 잘못된 인센티브 구조를 만든 정부 정책의 잘못이다. 특히, 5번째 복제약 까지 최고가의 80% 수준을 인정해 주는 잘못된 복제약 가격책정 체계가 약가거품을 만들고 있으며, 약제비 절감의 장애요인이 되고 있다. 이러한 문제를 해소하기 위하여, 2005년 2월 부패방지위원회에서는 '요양기관이 보건복지부가 고시한 약가상한금액보다 저가로 의약품을 구매한 경우에 상한금액과의 차액 중 일부를 인센티브로 제공하는'저가구매 인센티브제' 도입을 제안한 바 있으며, 현재 건강보험법령 개정이 정부주도로 추진되고 있다. 그러함에도 '저가구매 인센티브제도'에 대하여 건강연대의 평가절하 발언은 이해하기 힘들다. 리베이트를 제약업체와 의료계의 나쁜 관행에 의한 것 인양 주장하는 것은 분명히 문제가 있다. 의료인의 리베이트 수수행위만을 도덕적, 윤리적 지탄의 대상으로 호도하기에 앞서, 리베이트의 동기를 파악하여 근본적인 대책을 제시하지 않는 것은 의료인 흠집내기에 불과하다는 비난을 피할 수가 없다. 아울러, 리베이트에 대한 쌍벌죄 도입은 저수가 속에서도 묵묵히 국민건강 증진을 위해 최선의 노력을 다하는 대다수의 우리나라 의사들에게 지나친 처사라 할 수 있다. 쌍벌제의 도입을 논하기 보다는, 의약품 실거래가 제도를 현실적으로 개선하고, 지나치게 높은 복제약 가격의 인하방안 강구 및 의약품 관리시스템 도입을 통한 의약품 유통구조의 투명화 등을 통해 근본적인 해결방안이 마련되어야 할 것이다. 또한, 방만하게 운영되고 있는 건보공단 조직의 슬림화 및 경영 합리화를 위하여 의료계 및 시민단체가 힘을 합쳐야 할 때이다. 매년 7천억원에 달하는 건보공단의 관리비 및 운영비가 지금 이 순간에도 줄줄 새고 있다.[147] 이에 대해 건강연대는 왜 침묵하고 있는가. 뿐만 아니라, 우리협회는 의사로 하여금 최선의 진료를 행할 수 없게 함으로써 국민 건강을 위협하고 건강보험제도를 파탄에 이르게 하는 총액계약제를 절대로 받아들일 수 없음을 이번 기회를 통해 다시 한 번 분명히 밝히는 바이다.

그러나 이 같은 의사 및 병원단체의 지적에도 불구하고 국회는 2010년 4월 28일 본 회의에서 리베이트 쌍벌제 관련 3개 법안을 찬성으로 가결하였고[148], 2010년 5월 18일 이명박 대통령 주재로 열린 국무회의에서 공포안을 의결했다.

통과된 개정의료법과 개정약사법, 개정의료기기법 대안으로 주요 내용은 다음과 같다.

147) 대한의사협회 의료정책연구소, "국민건강보험공단 결산서 분석" (2007년 12월)
공단의 관리운영비는 보험료 수입 대비 4%이상에 달하고 있고, 금액으로 환산하면 7천억원 이상이 매년 소요되고 있다. 관리운영비가 2003년 6천3백억에서 2006년 7천7백억원으로 4년 만에 무려 22%이상 증가하였고, 특히, 인건비는 3천7백억에서 무려 5천3백억원으로 43% 이상 증가하였다.

148) 사법일부개정법률안(대안: 1808285), 의료법일부개정법률안(대안: 1808287), 의료기기법일부개정법률안(대안: 1808291).

의료법 일부개정안(대안:1808287) 주요골자

가. 의료인, 의료기관 개설자 및 의료기관 종사자는 의약품 품목허가를 받은 자 · 품목신고를 한 자, 의약품 수입자, 또는 의약품 도매상으로부터 의약품 채택 · 처방유도 등 판매촉진을 목적으로 제공되는 금전, 물품, 편익, 노무, 향응, 그 밖의 경제적 이익을 받아서는 아니 됨(안 제 23조의 2 제 1항 본문 신설).

나. 의료인, 의료기관 개설자 및 의료기관 종사자는 의료기기 제조업자, 의료기기 수입업자, 의료기기 판매업자 또는 임대업자로부터 의료기기 채택 · 사용유도 등 판매촉진을 목적으로 제공되는 경제적 이익 등을 받아서는 아니 됨(안 제 23조의 2 제 2항 본문 신설).

다. 금지대상이 되는 부당한 경제적 이익 등의 범위에서 견본품 제공, 학술대회 지원, 임상시험 지원, 제품설명회, 대금결제조건에 따른 비용할인, 시판 후 조사 등의 행위로서 보건복지부령으로 정하는 범위 안의 경제적 이익 등인 경우는 제외함(안 제 23조의 2 제 1항 단서 및 같은 조 제 2항 단서 신설).

라. 보건복지부장관은 제 23조의 2를 위반한 의료인에 대하여 1년의 범위에서 면허자격을 정지하도록 할 수 있음(안 제 66조 제 1항 제 9호 신설).

마. 제23조의2를 위반하여 경제적 이익 등을 취득한 자는 2년 이하의 징역 또는 3천만원 이하의 벌금에 처하고, 이 경우 취득한 경제적 이득 등은 몰수하며, 몰수할 수 없을 때에는 이에 상당하는 가액을 추징함(안 제 88조의2 신설)

약사법 일부개정안 위원회 대안(의안번호:8285)의 주요내용

가. 의약품의 품목허가를 받은 자 · 수입자 및 의약품 도매상은 의약품 채택 · 처방유도 등 판매촉진의 목적으로 약사 · 한약사 · 의료인 · 의료기관 개설자 또는 의료기관 종사자에게 금전, 물품, 편익, 노무, 향응, 그 밖의 경제적 이익을 제공하여서는 아니 됨(안 제47조제2항 본문 신설).

나. 약사 및 한약사는 의약품의 품목허가를 받은 자, 수입자 또는 의약품 도매상으로부터 의약품 채택 등 판매촉진을 목적으로 제공되는 경제적 이익 등을 받아서는 아니 됨(안 제47조제3항 본문 신설).

다. 금지대상이 되는 부당한 경제적 이익 등의 범위에서 견본품 제공, 학술대회 지원, 임상시험 지원, 제품설명회, 대금결제조건에 따른 비용할인, 시판 후 조사 등의 행위로서 보건복지부령으로 정하는 범위 안의 경제적 이익 등인 경우는 제외함(안 제47조제2항 단서 및 같은 조 제3항 단서 신설).

라. 의약품의 품목허가를 받은 자 · 수입자 및 의약품 도매상이 제47조제2항을 위반하여 경제적 이익 등을 제공한 경우 업무정지 등 행정처분을 할 수 있도록 함(안 제76조제1항제5호의2 신설)

마. 보건복지부장관은 제47조제3항을 위반하여 경제적 이익 등을 제공받은 약사 또는 한약사에 대하여 1년 이내의 기간을 정하여 자격정지를 명할 수 있도록 함(안 제79조제3항제2호)

바. 제47조제2항 및 제3항을 위반하여 경제적 이익 등을 제공하거나 제공받은 자는 2년 이하의 징역 또는 3천만 원 이하의 벌금에 처하고, 이 경우 취득한 경제적 이득 등은 몰수하며, 몰수할 수 없을 때에는 이에 상당하는 가액을 추징함(안 제94조의2 신설).

의료기기법 일부개정안 대안(의안번호:1808291)의 주요골자

가. 의료기기 제조업자, 수입업자, 판매업자 또는 임대업자는 의료기기 채택 · 사용유도 등 판매 또는 임대촉진의 목적으로 의료인이나 의료기관 개설자(법인의 대표자나 이사, 그밖에 이에 종사하는 자를 포함한다) · 의료기관 종사자에게 금전, 물품, 편익, 노무, 향응, 그 밖의 경제적 이익을 제공하여서는 아니 됨. 다만, 견본품 제공, 학술대회 지원, 제품 설명회, 대금결제조건에 따른 비용할인, 시판 후 조사 등의 행위로서 보건복지부령으로 정하는 범위내의 경제적 이익 등인 경우에는 그러하지 아니함(안 제 12조 제 3항, 제 17조 제 2항 신설).

나. 안 제 12조 제 3항(제 14조 제 5항에서 준용하는 경우를 포함), 제 17조 제 2항을 위반하여 의료인이나 의료기관 개설자 등에게 경제적 이익 등을 제공한 자에게 업무의 전부 또는 일부의 정지를 명할 수 있도록 함(안 제 32조 제 1항 제 4호의2 신설).

다. 안 제 12조 제 3항(제14조제5항에서 준용하는 경우를 포함), 제17조제2항을 위반하여 의료인이나 의료기관개설자 등에게 경제적 이익 등을 제공한 자는 2년 이하의 징역 또는 3천만원 이하의 벌금에 처함(안 제 44조의2 신설).

위의 3건의 법안과 입법취지를 같이 하는 전혜숙 의원이 발의한 국민건강보험법개정안은 임기만료 폐기되었으나 의료법, 약사법, 의료기기법에 의약품 등 구매와 관련된 리베이트 관행에 대한 규제가 법의 틀 속에 들어감에 따라 이 문제와 관련된 대한의사협회 및 대한병원협회의 반대는 국회차원에서 반영되지 못했다.

그러나 전국의사총연합 등 의사단체는 리베이트 쌍벌제 법제화에 대해 지속적으로 문제를 제기, 지난 2013년 11월 5일에 이어 지난 17일 제 2차 리베이트 쌍벌제 헌법소원심판청구서를 헌법재판소에 제출했으나 헌법재판소(헌재)가 두 차례 모두 리베이트 쌍벌제 합헌결정을 내렸다.

헌재는 2015년 2월 26일 심판원 전원일치로 리베이트를 받은 의사들에게 형사처벌을 내리는 근거조항인 의료법 제23조2의 제1항 등이 헌법을 위반하지 않았다며, 전국의사총연합이 제출한 헌법소원심사청구를 기각했다.[149)]

7. 문재인 케어와 의협의 대응 … 국회에서 제1야당과 정책공조 협약도

2017. 8. 문재인 대통령은 취임 3개월 만에 건강보험 보장성강화 정책인 '문재인 케어'를 발표했다.

우리나라에서는 드물게 정책에 대통령의 실명(實名)을 붙인 문재인 케어는 당시를 기준으로 향후 5년간 30조6,000억 원을 투입, 미용 · 성형 등을 제외한 모든 의학적 비급여

149) 의협신문. "리베이트 쌍벌제 헌법소원 '합헌' 결정". 2015. 2. 26.

를 국민건강보험 재정에서 보장하는 것을 골자로 하고 있다.

우리나라의 건강보험 보장율은 2016년 63.4%, 2017년 62.7%, 2018년 63.8%로, OECD 평균 건강보험 보장률 80%를 크게 밑돌고 있는 수준이다.

정부는 문케어 시행으로 초음파 검사, 디스크 수술 등 8백 여 개의 의료행위와 수술재료 · 치과 충전재 등 치료재료 3천 여개 등 3천 8백 여개를 급여로 전환할 예정이며 이를 통해 현재 63% 수준인 건강보험 보장률을 2022년까지 70%로 높일 계획이다.

즉, 급여화 과정에서 효과는 있으나 가격이 높아 비용효과가 떨어지는 비급여는 본인부담률을 30~90%까지 차등 적용하는 방식으로 예비 급여제도를 운영하기로 하였다.

문재인케어에 대한 대한의사협회의 대응은 2017년 8월 16일 전국 시 · 도의사회장회의의 요청으로 상임이사회를 개최, 시 · 도의사회, 병원협회, 의학회, 개원의협의회, 여자의사회, 전공의협의회, 공보의협의회 등 범 의료단체를 망라하여 '가칭 급여화 대책 및 적정수가 보장을 위한 비상대책위원회를 구성하기로 의결하는 것으로 시작되었다.

당시 국회에서 김명연의원 · 인재근의원이 한의사도 현대의료기기 사용할 수 있도록 하는 내용을 담은 의료법개정안을 발의하여, 의협 임원진은 이의 저지를 위해 국회 앞에서 릴레이 1인 시위를 하고, 개정의료법안을 발의한 의원의 지역구 사무실 앞에서 개정의료법안 철회 시위와 의협 회관 앞에서 회장이 천막 단식농성 등을 하고 있었다.[150)]

그런데 의협 집행부의 대응 속도를 앞질러 시 도 의사회와 재야 의사단체인 전국의사총연합 등이 의협에 신속, 강경대응을 주문하고 나섰으며 이는 결국 당시 의협(추무진) 회장이 문재인 케어에 적극적으로 반대하지 않았다는 빌미로 탄핵을 요구하는 상황으로 이어졌다.

즉, 대 정부 투쟁에 시 도의사회와 재야 의사단체들이 의협 집행부 보다 전면에 나섰다는 점에서 의약분업 당시 의협 집행부보다 의권투쟁위원회가 앞에 나서 그들을 중심으로 대정부 강경투쟁을 했던 사례와 유사하다 할 것이다.[151)]

당시 범 의료계가 참여한 의협 비상대책위원회는 문재인 케어 시행과 관련 단계적 급여화, 합리적 급여기준, 급여화 항목의 적정수가 책정, 의료전달체계 확립 선행, 신의료기

---

150) 의협신문2017.09.13, '추무진 의협 회장 단식 농성 돌입

151) '신동아' 2000.9. '집중취재' '의사의 난' 야전사령부 의쟁투'
'청년의사' 2018.5.16.정형외과의, ' 의협에 투쟁기금 4000만원 쾌척'문재인 케어 저지 위한 투쟁에 써 달라… '

술 도입 위축 방지, 충분한 재정확보 등을 주문했다.

2018년 의협 총회에서는 문재인 케어에 대해 "3년, 5년 감옥 갈 각오로", "의료를 멈춰서라도", '문재인 케어를 결사 저지하겠다'는 공약을 내건 최대집 후보가 회장에 당선됐다.[152]

최 당선자는 취임 일성으로 회장 임기 동안 문케어 저지를 위한 시위 등 강경투쟁으로 일관할 계획임을 분명히 한 것이다.

2017.8.18. 더불어민주당 김상희 의원이 주최한 '문재인 케어 실현을 위한 과제점검 토론회'에서 대한의사협회는 '문재인 케어 시행시 수가의 급여화로 의료이용률이 증가하고, 이는 서비스의 질 저하로 이어질 가능성이 높고 의료소비자의 자기결정권, 평등권 보장에 문제를 야기하며 전달체계 붕괴로 이어진다'고 지적했다.

또 2017년 9월 11일, 보건복지부가 문재인 케어의 핵심인 비급여의 급여화 방안 협의를 위한 협의체 구성을 의협에 제안했으나 거부하고 2017년 11월 1일 건강보험정책심의회 전체회의에서 정부와 의협, 병협이 참여하는 비급여의 급여화 추진 논의기구의 구성을 다시 제안하자, 의협은 협의체에는 참여하지만 투쟁은 계속할 것이라고 밝혔다.[153]

국회 보건복지위원회 국정감사(2017.10.)에서 김광수의원(국민의당),김승희의원(자유한국당)등 야당의원들로 부터 문재인 케어에 대해 신랄한 비판이 있었다.

2017.10.21. 의협은 국민건강수호비상대책위원회 발대식을 갖고 '정부의 건강보험 보장성 강화방안과 한의사 현대의료기기 사용 저지 투쟁'을 선포했다.

2017. 12. 4. 의협 국민건강수호 비상대책위원회 최대집 투쟁위원장은 청와대 근처 종로구 효자치안센터 앞에서 12. 10. 개최될 궐기대회에 앞서 "저질 의료 양산하는 문재인 케어 중단하라"는 구호를 내걸고 시위를 했다. 2017. 12. 6. 의사들의 대규모 궐기대회를 앞두고 보건복지부 박능후 장관은 전문지 기자협의회 간담회를 열어 비급여의 전면 급여화에 따른 의료계의 손실을 주지 않고 '문재인 케어' 정책을 진행할 뜻을 밝히는 한편 '의료전달체계 개선협의회'가 의료전달체계 개선을 위해 '권고문'을 확정하면 실행계획을 마련하겠다고 밝혔다.

152) 한국일보, '호남 출신' 최대집은 왜 강경 보수가 된 걸까,력2018.4.68.04.06

153) 의협신문 2017.11.6.

2017.12.10, 의협 '국민건강 수호 비상대책위원회'는 당초 계획대로 대한문 앞에서 3만여 명의 의사회원들이 모여 문재인 케어와 한의사의 의과 의료기기 사용을 허용하는 입법에 반대하는 구호를 외치며 총 궐기대회를 열고 ①급여의 정상화 - 급여의 정상화를 위한 구체적인 로드맵을 제시할 것과 공정한 수가협상 구조 마련 및 협상결렬 시 합리적 인상기전 마련, 그리고 1차 의료를 살리기 위한 요양기관 종별 가산료를 재조정해줄 것 ②예비급여제도 신설 계획을 원점에서 재검토해 줄 것 ③한의사의 의과 의료기기 사용금지 ④소신진료를 위한 심사평가체계 및 신포괄수가제 확대정책 폐기와 국민건강보험공단의 개혁 등 요구사항 발표했다.[154)]

2018년 5월 11일, 의협은 최대집 회장 취임 후, 문재인 케어의 대안을 마련하여 43일 만에 재개된 의정협의회에서 의협의 건강보험제도 개선안인 '사람이 먼저인 의료, 뉴 건강보험제도(안)'을 보건복지부 차관에게 전달했는데 뉴 건강보험제도(안)은 70년대 저부담 - 저급여 - 저수가 체제로 출발한 건강보험제도의 패러다임을 현재의 사회 · 경제적 환경에 맞도록 전환, 국민 눈높이에 맞춰 선진의료를 제공한다는 것이 요체이다.[155)]

의협은 저출산, 인구 고령화, 만성질환 증가 등 의료환경 변화에 부합하도록 현재 GDP 대비 7.7%인 우리나라 경상 의료비 지출규모를 OECD 평균 수준인 9.0% 수준으로 올리고 필요한 재원 약 21조 2천8백65억원을 마련해 새로운 건강보험제도로 변환할 수 있다고 지적하고 이를 위해 의협은 정부의 재정투입 확대를 요구하고, 확보한 재정을 국민이 체감할 수 있는 건강보험 보장성 확대에 사용하자고 제안했다. 구체적인 재원확보 방안으로는 ▲건강보험 재정에 대한 국고지원 확대 ▲건강 유해요인에 대한 건강부담금 신설 등 으로, 정부가 받아드릴 가능성은 거의 없지만 의협이 정책과정에서 비공식 참여자로 정부 정책과정에 반대를 위한 반대가 아닌 전문가 집단으로 정책 대안을 제시했다는 점에서 의미가 있다.[156)]

2018년 5월 12일, 최대집 의협 회장은 서울 종로구 효자치안센터(청와대에서 100m거리) 앞에서 의료계의 문재인 케어 반대의지를 관철하기 위한 철야 1인 시위를 하며 문 케

154) 의협신문 "우리가 의료노비인가, 이젠 희생 없다" 2017. 12. 11. 1면.

155) 의협신문 "사람이 먼저 〈더 뉴 건강포럼〉 제안" 2018. 5. 14. 3면.

156) 류창욱,'보건의료의 정치학'초판56P,정책과정의 주요비공식 참여자로 시민, 언론, 이익집단, NGOs, 정책전문가, 정책공동체, 정당 등이 있음, 2018. 부크크

어에 대한 결사 저지와 20일 총궐기대회에 전 의사회원의 참여를 독려했다.[157]

이틀 후인 2018.5.14 최대집 의협회장은 정부로 부터 문재인 케어의 전면 재검토를 이끌어 내기 위한 방안의 하나로 제 1야당인 자유한국당과 손을 잡고 사유한국당 당사에서 당시 홍준표 당 대표를 만나 "실현 가능성이 낮은 포퓰리즘 정책인 문재인 케어의 전면 재검토를 위해 공동노력하고 국민 치료선택권과 의료 자유성을 보장하는 새 건강보험제도를 구축하여, 왜곡된 의료제도를 정상화하자'는 뜻을 담은 공동협약서를 발표했다.[158]

의협은 여의도 자유한국당 당사에서 제 1야당인 자유한국당과 공동서약서를 통해 "일부 정치권에서 국민의 건강까지도 표를 얻기 위한 포퓰리즘으로 접근하는 것에 절대 반대한다. 국민을 위한 실현 가능하고 실질적인 보장성 강화정책을 위해 노력하며, 환자를 위해 최선의 진료가 가능한 의료환경 조성을 위해 노력할 것"을 선언함으로써 문재인 케어의 해법 모색을 위해 정치권 앞마당까지 진출했다.

이후 의협은 덕수궁 대한문 앞에서 전국 개원의, 봉직의, 교수, 전공의 등 의사협회원 약 5만 여명이 참여하여 문재인 케어의 전면 재검토, 비급여 전면급여화 및 예비급여 철폐, 중환자 생명권 보호를 위한 제도 개선을 촉구하고, 청와대가 주체가 되어 (가칭)'국민 100세 시대를 위한 의료개혁위원회' 설치를 제안했다.

2018.5.20. 제 2차 전국의사 총궐기대회 본 집회에서 '문재인 케어 저지 및 중환자 생명권 보호대회'를 2시간에 걸쳐 개최하고 이어 약 2시간 동안 청와대 100m 앞까지 행진하는가 하면[159] 2019.2.26 대한의사협회 최대집 회장이 의협 회관 앞에서 "관치의료 타파, 대한민국 의료 정상화"를 외치며 삭발을 감행하는등 최대집 징행부 임기 내내 강경드라이브를 걸었다.

그러나 정부정책에 영향을 미치기에는 역부족이었다.

의협이 문케어에 대한 대응에서 강경 일변도로 일관한 정책방향에 대해 전면수정한 것은 최대집 회장 임기 후 41대 회장 선거에 나선 6명의 후보들의 발언에서도 잘 나타나고 있는데, 회장선거에 임하는 6명의 후보들은 대한의학회, 대한기초의학협의회, 대한민국 의학한림원, 한국의과대학 의학전문대학원협회, 국립대병원협회, 사립대의료원협의회

157) 의협신문 "대한의사여! 5월 20일 대한문으로!!" 2018. 5. 13.

158) 의협신문 "의협-자유한국당 '문케어' 전면 재검토" 2018. 5. 14.

159) 연합뉴스 "의사협회, 대규모 거리집회... 문재인 케어 저지" 2018. 5. 20.

등 의료게 주요 6개 단체의 의협회장 후보자 초청 합동 토론회에서 다음과 같은 발언을 한 것에서 변화를 감지할 수 있다.[160)]

> 임현택 후보 "중요한 건 투쟁이나 협상이 아닌 결과물"
> 유태욱 후보 "회장이 독단적으로 투쟁 결정할 권한 없어"
> 이필수 후보 "그간 여러 투쟁 있었지만 회원들 삶의 질은 더 나빠져"
> 박홍준 후보 "파업하는 게 목적이 돼 혼란 · 갈등 · 상처 생겨"
> 이동욱 후보 "최대집 집행부 투쟁, 계획 없이 너무 즉흥적"
> 김동석 후보 "투쟁, 협상 하는 지렛대로 활용하며 현명하게 대처할 것"

문재인케어에 대한 평가는 정치권이나 시민단체의 시선도 그리 곱지만은 않다.

문재인 케어 추진 4년이 되는 2021. 8. 복지부와 건강보험공단은 문재인 대통령이 참석한 가운데 건강보험 보장성 강화 대책 4년간의 성과 보고회의를 갖고 문케어의 성과를 보고했는데 이에 대해 경실련 남은경 사회정책국장은 "2022년까지 추진 예정인 문재인케어의 추진 실적으로 4년 간 3,700만 명의 환자가 9조 2,000억 원의 의료비 혜택을 받았다고 밝혔다. 정부는 비급여의 급여 전환에 따른 환자 의료비 혜택을 성과로 강조하였으나 투입 재정에 대한 효과를 실질적으로 평가할 수 있는 전체 보장률 수치는 빠져 정책실패를 덮으려 한다는 비판이 커졌다. 문재인케어(건강보험 보장성 강화 대책)의 최종 목표 보장률은 2022년까지 70%로 끌어올린다는 계획이지만 보장률 상승은 미미한 수준이다. 소요 예산의 1/3인 9.2조 원이 이미 지출되었고 임기가 2년이 남지 않았지만 2019년 기준 건강보험 보장률은 64.2%로 2017년 62.7%와 비교해 1.5% 상승에 그쳤다. 현재의 재정지출 증가와 보장률 상승 추세대로라면 2022년까지 목표 보장률 70% 달성은 사실상 불가능해 보인다.

이러한 결과는 지난 경실련의 대형 종합병원 건강보험 보장률 조사에서도 나타났다. "종합병원 이상의 대형병원에서는 고가 검사와 치료가 이루어지므로 문재인케어 예산이 집중 투입된다. 문케어 시행 전인 2016년과 비교하면 보장률 상승이 두드러지게 나타난 것은 사실이나 목표 보장률 달성 이행률은 미흡했다. 2019년 기준 목표 보장률인 70%를 달성한 병원은 전체 224개소 중 58곳, 25.9%에 그쳤다. 병원 4곳 중 3곳은 목표치 이하로 나타났는데, 조사에 포함되지 않은 개인소유 종합병원과 소규모 병 · 의원의 보장률이 더

160) 청년의사 2021.03.01. '최대집 집행부 투쟁 직 · 간접적으로 비판한 의협 회장 후보들'

낮은 점을 고려하면 목표 보장률 달성을 기대하기 어렵다"고 진단했다.[161)]

정치권에서는 지난 2021 국정감사에서 작년 국정감사에서 의료보장성강화정책, 일명 문재인케어의 허구성을 지적했던 국민의힘 이종성 의원이 "문케어 4주년 성과대회에서 국민 의료부담금 9조 2천억원을 절감했다고 자랑했는데, 투입된 재정은 12조원이다. 이것이 성과라고 볼 수 있느냐"는 지적이 있었다.[162)]

또한 전문가그룹의 모임인 서울대 국가전략위원회 국가정책포럼에서 보건의료 전문가들은 보장성 강화에 초점을 맞춘 보건의료정책이 한계에 이르렀다는 진단과 앞으로 정부가 의료기술 중심 의료제도를 환자중심으로 전환해야 한다고 권고하고[163)] 저수가 · 의료전달체계 근원 해결과 의료비 증가 대비 필요하다고 지적했다.

제2절 대한치과의사협회의 현황 및 대 국회활동

대한치과의사회는 의료보험수가나 의료제도 등에서 상당부분 대한의사협회와 공통의 관심사를 가지고 있으며 의료분야 규제 및 의료영리화 등 의료정책과 의료보험 수가정책 등 보험정책 전반에 걸쳐 많은 부분 공동대처해 왔다. 그러나 대한병원협회의 종합병원 필수과에서 '치과 제외 법제화 기도(企圖)' 저지, 치과 1차기관 진료과목 표방관련 의료법개정을 위한 국회활동 등 치과의료계만의 당면문제에 대해서는 독자적으로 적극적인 활동을 해왔다.

대한치과의사협회의 대 국회활동은 대한치과의사협회 기관지 치의신보와 협회사, 보도자료 등 치과의사협회가 생산한 자료와 주요 신문 및 전문지 등을 참고로 하였다. 한편 대한치과의사협회의 2022년도 일반예산안 71억 5천 9백 90만 원 규모이며, 2018년 기준 치과의사면허자는 3만 9백 10명으로 활동하는 치과의사 대부분이 대한치과의사협회 회원이다.[164)]

161) 남은경 ,〈CCEJ 칼럼][특집] 문재인케어 4년 평가, - 특집. 문케어, 어디까지 왔을까?(2)월간경실련 2021년 9,10월호

162) 의협신문 2021.10.6'자화자찬' 문케어 도마...12조원 투입해 9조원 경감이 성과?

163) 청년의사 2021.10.7."서울대 국가전략위원회, '문재인 케어' 등 보장성 강화 정책 더 이상 작동 안 한다" "정부 기본적인 방향부터 바꿔야"

164) 의협신보 2019. 10. 24. "활동 의사수 10만 넘겨...면허대비 활동률 83%
치의신보 2022. 4. 23. "치협 새노사협약 진전 평가 속 예산안 통과"

〈표 27〉 대한치과의사협회의 국회활동(15대~21대 전반기)

대별	정책현안	비고
16대	① 지도치과의사 제도 폐지청원 관련 대 국회활동:	청원은 본회의 불부의 됨 * 18대 국회에서 양승조 의원 발의 '의료기사 등에 관한 법률개정안(1808599) 수정가결로 치협 계획은 무산
16대	② 대한병원협회의 '종합병원 필수과에서 치과 제외' 법제화를 위한 청원 저지활동	청원번호:160253(소개: 정의화 의원) * 성명서 발표와 모든 국회의원에게 진정서 보냄
16대	③ 외국치대 졸업생 예비시험제도 반영한 개정의료법 관련 활동	의협과 공조, 민주당 당론 결정 -〉 이해찬 의원 의료법 개정안 발의 -〉 본회의 통과
17대	④ 국립대치과병원설치법 제정을 위한 대국회 활동	- 서울대학교치과병원설치법안(161291)수정가결 * 이재정 의원(비보건의료인 입법)
17대 18대	⑤ 치과 1차기관 진료과목 표방 금지 관련 대국회 활동	양승조, 최영희, 정미경(이상 비보건의료인), 김춘진(치과의사)의원 * 위원회 대안 본회의 통과
18대	⑥ 네트워크 치과 및 사무장 치과 문제 해결을 위한 의료법개정을 위한 대국회 활동 – 해당 내용이 반영된 의료법 국회통과:	치협의 건의내용이 반영된 의료법개정안 양승조 의원(비보건의료인) 발의, 대안에 반영되어 통과
20대	⑦ 2019.1.15 일자로 12년 만에 보건복지부에 구강보건 · 치과의료제도 · 치의학산업 등 치과관련정책을 전문적으로 관장하는 구강정책과가 설치[165] 됨	보건복지부내 치과전담부서가 폐지된 후 대한치과의사협회는 정부의 치의학정책전담 부서 설치를 지속적으로 국회와 정부에 건의하여 왔음
19대 · 20대 · 21대	8.치협 숙원사업 … 국립치의학연구원 설립 관련 의원입법 추진, 21대 국회 전반기에만 5건 발의	- 치협,2005년 정부 출현 '국립치의학연구원' 설립 계획수립 시작 - 19대 국회(2개 법안 발의: 임기만료폐기) 20대 국회(6개법안 발의: 임기만료폐기) 21대 국회 전반기(5개 법안 발의: 계류중)

1. 지도치과의사제 폐지관련 대 국회활동(16대~18대 국회)

1975년도부터 시행되어온 지도치과의사 제도가 1985년 대한치과기공사협회의 "지도치과의사제도 폐지" 국회 청원으로 수면위로 떠올랐다.

대한치과의사협회는 대한치과기공사협회가 2001년 6월 8일 이원형 의원을 소개의원으로 하여 "치과기공소 개설시 지도치과의사 선정제도 폐지"에 관한 청원서(청원번호: 160239)를 제출하자 적극 저지활동에 들어갔다.[166]

기공사협회는 청원서에서 치과기공소를 개설함에 있어 지도치과의사를 선정하고 서명을 받도록 하는 것은 해당 면허의 본질을 훼손하는 것이며, 지도치과의사제도가 치과의

165) 치의신보 "구강정책과 설치 확정적"2018.12.

166) 치의신보. "지도치과의사제 폐지 국회청원". 2001. 6. 30.

사와 치과기공사 간에 수직적 관계를 형성함에 따라 지도치과의사의 우월적 지위를 이용, 부당거래 및 경영간섭 등의 문제를 야기할 가능성이 높다고 주장했다.[167] 이러한 논리로 기공사협회는 의료기사 등에 관한 법률 시행규칙을 개정, 치과기공사가 치과기공소 개설시 지도치과의사 선정제도를 폐지해 줄 것을 국회에 청원한 것이다.

이에 치협은 즉각 이원형 의원 측을 접촉하고 지도치과의사제도 폐지 청원에 대해 취하해 줄 것과 소명기회를 요구하는 협조요청을 했다. 치협은 협조요청서에서 '의료기사 등에 관한 법률'에 의거, 6종의 의료기사 중 타 직종과의 형평성에 어긋나게 치과기공사만 단독개설을 할 수 있도록 허용하고 있는 동 법률의 불합리성과 지도치과의사제도 폐지 시 수반되는 부정 치과기공물 제작, 미등록 치과기공소 난립 등의 문제점으로 결국 국민의 구강건강을 위협할 수 있다고 지적했다.[168]

대한치과의사협회는 이에 앞서 규제개혁위원회 업무지침에 따라 주무부처인 보건복지부로 하여금 치협과 기공사협회 간의 의견수렴을 통해 지도치과의사 제도의 합리적인 개선방안을 마련토록 하는 회신을 받고 실무 팀을 구성한 바 있다. 그러나 2차례에 걸친 양협회간 간담회 이후의 3차 간담회에 기공사협회가 불참통보로 결렬되어 조정이 되지 않았다.

한편 치과기공사협회의 청원에 대해 국회 청원심사소위원회에서 심사결과 '본 청원의 내용은 수용하기가 어려우므로 본회의 불부의 함(2002.11.6)으로 청원 달성도는 '실현불가 - 법규시책에 불일치'로 표기되었다.[169] 2005년 4월 전국의 지도치과의사 수는 모두 1261명으로 집계된 바 있다.[170]

이후 치협은 기공사협회와의 간담회에서 논의된 '지도치과의사제도 운영에 관한 실태 및 표본조사'를 보건복지부 허가법인 연구기관인 한국구강보건의료연구원에 용역을 의뢰, 그 연구결과를 토대로 지도치과의사제도의 문제점 및 개선방안을 추진해 나갈 계획을 밝히는 등 지도치과의사제의 유지를 위해 노력하였다. 그러나 치과기공사협회의 적극적인 대 국회건의 및 청원과 국회 앞 1인 시위 등을 통해 강력하게 지도치과의사제도 폐지를 위한 활동 이후 18대 국회인 2011년 4월 5일 양승조 의원이 대표발의한 '의료기사

167) http://likms.assembly.go.kr, '사단법인 치과기공사협회 청원인: 이청일, 소개의원: 이원형, 청원심사보고서.

168) 치의신보. "지도치과의사제 폐지 주장, 이원형의원에 시정 촉구". 2000. 11. 18.

169) 국회 의안정보시스템.

170) 치의신보. "지도치과의사제 폐지 또 추진 기공사협회, 몇몇 의원실에 입법 청원". 2006. 9. 7.

등에 관한 법률개정안(의안번호: 1808599)에 이 내용이 반영되어 수정가결됨으로써 치협의 지도치과의사 제도 존치 노력은 꺾였다.

지도치과의사제도 폐지와 저지를 위한 대한치과의사협회의 활동

- 1975년 부터 지도치과의사제 실시
- 1989. 5. 17. 국회에 의료기사법개정청원(청원번호: 130220, 소개의원: 김충조 의원 외) 대한치과기공사협회는 안경사와 안경업소의 개설은 의료기사법에 규정되어 있으나 치과기공사의 치과기공소 개설도 법에 반영하여 줄 것을 청원.
- 1991. 치과기공사협회 회원 지도치과의사제도 폐지 결의대회
- 2006. 치과기공사협회 회원 지도치과의사제도 폐지 결의
- 2000. 11. 기공사협회는 국회 보건복지위원회 소속 16명의 의원 대부분을 만나 지도치과의사제 폐지를 설득하는 등 조직적인 활동시작
- 공정거래위원회가 복지부에 지도치과의사제에 대한 의견 조회를 요청
- 치협은 폐지시 문제점을 지적한 공문을 보건복지부와 규제개혁위원회에 보내고 관계부처인사를 만나 부당성을 알리는 등 적극 대처
- 치협은 복지부와 공정거래위원회, 규제개혁위원회 등에 지도치과의사제 폐지 반대 공문을 발송"(치의신보 2000. 11. 11.)
- 기공사협, 2001. 6. 8. 이원형(한나라당) 의원 소개로 지도치과의사제도 폐지 청원(청원번호: 160239, 소개: 이원형 의원) 2001. 6. 8. '본청원의 내용은 수용하기 어려우므로 본회의 불부의 함.
- 지도치과의사제 폐지 의협도 적극반대 나섬(치의신보 2001. 7. 6.)
- 규제개혁위원회는 2000. 11. 17 지도치과의사제 폐지문제 심의 후 유보결정(치의신보 2000.11. 25.)
- 2004. 9. 치협 정재규 회장 국회보건복지위원회 강기정 의원을 면담, "지도치과의사제는 부정기공물 양산을 막기 위해 불가피한 만큼, 반드시 존재해야 한다"고 역설
- 2006. 5. 지도치의제 폐지를 위한 대한치과기공사협회 임원 국회 앞 1인시위

- 2011. 4. 5. 양승조 의원 발의 '의료기사등에 관한 법률개정안(의안번호: 1808599) 수정가결[171]

치과기공소의 지도치과의사제 폐지와 관련 의료기사등에 관한 법률개정안(의안번호: 1808599)에 대한 국회 보건복지위원회 전문위원은 검토보고서에서 다음과 같이 지도치과의사 폐지의 당위성을 지적하였다.[172]

> – 치과기공사가 치과기공소의 인정을 받고자 하는 경우 의료기사등에 관한 법률 시행규칙 제2조[172]에 따라서 지도치과의사를 정하도록 규정하고, 이 경우 지도치과의사는 같은 규칙 제3조[173]에 따라서 해당 치과기공소의 기공물을 점검하고 재료 · 설계 및 제작과정의 적합 여부를 확인하며 부정 기공물의 감시 업무를 수행하도록 규정함.

171) 의료기사 등에 관한 법률 일부개정법률(의안번호: 1808599, 2011. 4. 5. 수정가결)
제11조의3(치과기공사 등의 준수사항) ① 치과기공사는 제3조에 따른 업무(이하 "치과기공물제작등 업무"라 한다)를 수행할 때 치과의사가 발행한 치과기공물제작의뢰서에 따라야 한다.
② 치과기공물제작등 업무를 의뢰한 치과의사 및 치과기공소 개설자는 보건복지부령으로 정하는 바에 따라 치과기공물제작의뢰서를 보존하여야 한다.
③ 치과기공물제작등 업무를 의뢰한 치과의사는 실제 기공물 제작 등이 치과기공물제작의뢰서에 따라 적합하게 이루어지고 있는지 여부를 확인할 수 있으며 해당 치과기공소 개설자는 이에 따라야 한다.

172) 국회 보건복지위원회 수석전문위원 김종두양국회 보건복지위원회 김종두 수석전문위원, 양승조 의원 대표발의의료기사등에 관한 법률 일부개정법률안 검토보고 2010. 12.

173) 제2조(치과기공소의 인정 등) ① 「의료기사 등에 관한 법률 시행령」(이하 "영"이라 한다) 제2조제1항제5호에 따라 치과기공소의 인정을 받으려는 자는 별지 제1호서식에 따른 신청서에 다음 각 호의 서류를 첨부하여 시장 · 군수 · 구청장(자치구의 구청장에 한한다. 이하 같다)에게 제출하여야 한다. 〈개정 2009. 1. 16〉
1. 개설자의 치과기공사 면허증 사본(면허증 원본을 제시하는 경우에는 담당자의 확인으로써 이에 갈음할 수 있다)
2. 시설、인원 및 장비 개요서
② 치과기공소의 인정을 받을 수 있는 자는 다음 각 호의 요건을 갖춘 자로 한다. 〈개정 2009. 1. 16〉
1. 개설자가 치과의사 또는 치과기공사일 것(개설자가 치과기공사인 경우에는 지도치과의사를 정하여야 한다)
2. 삭제 〈1999. 8. 13〉
3. 다음 각 목의 장비를 갖추고 있을 것
가. 기공용레스 1대이상
나. 원심주조기 1대이상
다. 기공용모터 2대이상
라. 아세틸렌세트 1세트이상
마. 치과용 프레스 1대이상
바. 전기로 1대이상
사. 포설린로 1대이상
아. 초음파청소기 1대이상
자. 서베이어 1대이상
차. 진동기 1대이상
카. 트리머 1대이상
③ 시장 · 군수 · 구청장은 치과기공소의 인정을 한 때에는 별지 제2호서식에 따른 인정서를 발급하여야 한다. 〈개정 2009. 1. 16〉
④ 치과기공소개설자는 폐업을 하거나, 개설장소 또는 지도치과의사를 변경한 때에는 지체 없이 별지 제3호서식에 따른 신고서에 치과기공소 인정서를 첨부하여 시장 · 군수 · 구청장에게 신고하여야 한다. 〈개정 2009. 1. 16〉
⑤ 치과기공소를 양수한 자는 별지 제4호서식에 따른 신고서에 인정서, 면허증 사본 및 양도、양수사실을 증명하는 서류를 갖추어 지체 없이 시장 · 군수 · 구청장에게 신고하여야 한다. 〈개정 2009. 1. 16〉

174) 제3조(지도치과의사의 지도사항) 지도치과의사는 령 제2조제2항의 규정에 의하여 치과기공소에 대하여 다음 각호에 관한 사항을 지도한다.
1. 제작 · 수리 또는 가공된 치과기공물 · 충전물 또는 교정장치(이하 "기공물"이라 한다)의 점검에 관한 사항
2. 기공물 재료의 적합여부에 관한 사항
3. 기공물의 설계 및 제작과정의 적합여부에 관한 사항
4. 부정기공물의 감시에 관한 사항

- 치과기공소 현장에서 치과기공사는 한 명의 지도치과의사가 아니라 다수의 치과의사로부터 치과기공물 제작의뢰를 받고 있기 때문에 지도치과의사제도는 치과기공사와 치과의사 모두에게 부담으로 작용하고 있는 실정임.
- 국무총리실 규제개혁실에서는 다음과 같은 사유로 치과기공소 개설과 관련된 지도치과의사제도의 폐지가 필요하다는 의견을 제시함.

  첫째, 기공물을 의뢰한 치과의사가 아닌 지도치과의사가 해당 치과기공소의 모든 가공물에 대하여 지도를 하는 것은 불합리한 것으로 보이고,

  둘째, 유사한 형태로 운영되는 안경사의 경우 지도안과의사 없이도 안경점의 개소가 가능하며,

  셋째, 치과기공사는 3~4년간의 전문대 이상의 전문교육과 국가고시를 통과하여 자격을 취득한 전문가라는 점을 고려하여야 하고,

  다섯째, 불법 · 부정 치과기공물의 유통은 지도치과의사제가 아니라 단속 및 처벌관계법령을 통하여 방지하는 것이 타당하다는 것임.

수정가결된 의료기사 등에 관한 법률 일부개정법률안(1808599)의 주요골자는 다음과 같다.

의료기사 등에 관한 법률 일부개정법률안(1808599) 주요골자

가. 치과의사 또는 치과기공사는 1개의 치과기공소만 개설할 수 있도록 하고, 이를 위반하여 2개소 이상의 치과기공소를 개설한 자는 300만원 이하의 벌금에 처하도록 함(안 제 11조의2 제 2항 및 제 31조 제 1호의2 신설).

나. 치과기공소를 개설하고자 하는 자는 보건복지부령으로 정하는 바에 따라 적합한 시설 및 장비를 갖추어 시장 · 군수 · 구청장에게 개설등록을 하도록 하고, 이를 위반하여 개설등록을 하지 아니하고 치과기공소를 개설한 자는 자격정지 및 300만원 이하의 벌금에 처하도록 함(안 제 11조의2 제 3항 · 제 4항, 제 22조 제 1항 제 2호의3 및 제 31조 제 2호의2 신설).

다. 치과기공사는 치과의사가 발행하는 치과기공물제작의뢰서에 따라 업무를 수행하도록 하고, 이를 위반한 자는 면허취소 및 1천만원 이하의 벌금에 처하도록 함(안 제 11조의3, 제 21조 제 1항 제 3호의2 및 제 30조 제 1항 제 5호 신설).

라. 치과기공소의 허위 · 과대광고와 특정 치과기공소에 대한 고객알선 · 소개 및 유인행위를 금지함(안 제 14조 제 1항 및 제 2항).

마. 치과진료를 행하는 의료기관 또는 개설등록된 치과기공소가 아닌 곳에서 치과기공사의 업무를 행한 경우에는 6개월 이내의 기간을 정하여 면허자격을 정지시킬 수 있도록 함(안 제 22조 제 1항 제 2호의2 신설).

바. 치과기공소의 업무정지처분의 효과는 그 처분이 확정된 치과기공소를 양수한 자에게 승계되도록 함(안 제 24조 제 4항 및 제 5항 신설)

2. 대한병원협회의 종합병원 '필수과에서 치과제외' 법제화 기도(企圖)저지(16대)

대한병원협회가 2001년 7월 정의화 의원을 소개의원으로 하여 종합병원 설립요건으로 치과를 필수과목으로 하고 있는 현행 의료법에서 병원의 현실적 여건과 맞지 않는 조항

이 있다고 지적하며 이를 개정해 줄 것을 국회에 청원(청원접수번호: 160253)[175]하자 대한치과협회는 이를 저지하기 위해 적극적인 대국회활동을 펼쳤다.

종합병원에서 치과를 제외하려는 움직임은 이보다 앞선 1998년 6월 병협이 종합병원 필수과목에 치과를 배제하는 내용을 담은 의료법 개정안을 국회에 제출한데 이어, 고려대 의료법학연구소가 병원경영상 치과배체가 불가피하다는 지적을 해왔던 터라 치과계는 더욱 예민할 수밖에 없는 상황이었다.[176]

한편 치협은 의료법 개정안의 발의를 막기 위해 의료법개정안 철회를 강력히 주장하는 성명서를 통해 대국민 홍보에 나서는 한편 보건복지부, 새천년민주당 김중권 대표, 한나라당 이회창 총재를 비롯한 273명 국회의원 전원에게 성명서와 함께 종합병원 내 치과존치의 당위성을 역설하는 공문을 보내 개정안 발의 저지에 적극 협조해줄 것을 요청했다.[177]

또한 의료법 개악 저지를 위해서는 집단행동도 불사하겠다는 강력한 의지를 정부에 표명하고 정부고위 인사를 통해 치협의 입장을 전달하는 한편 국회보건복지위원장과 김화중 의원 등을 만난데 이어 청와대 노동복지수석을 만나 종합병원 치과배제는 타당하지 않다는 확답을 받는 한편 보건복지부장 차관, 실무국장으로부터 치과존치의 확답을 확보했다. 김성순 의원과도 직접 만나 "치과계의 주장이 타당하다면 수용하겠다"는 답변을 확보, 종합병원 치과존치 문제에 한숨을 돌렸다.

그러나 갑자기 민주당이 300병상 이상 종합병원에만 치과를 존치하도록 하는 안을 당론으로 정하려 한다는 정보를 입수하자. 치협은 다시 민주당의 모든 의원에게 긴급 성명서를 보내 법안 제출 시 민주당을 '반 구강보건정당'으로 규정하고 대정부, 대민주당 투

---

175) 의료법개정 청원요지: 의료법 제3조(의료기관) 제3항에 종합병원의 설립요건으로 내과, 일반외과, 소아과,산부인과, 진단방사선과, 마취과, 임상병리과 또는 해부병리과, 정신과(300병상 이상 병상을 가진경우) 및 치과를 포함한 9개 이상의 필수 진료과목을 두도록 하고 있는바, 이 조항은 70년대에 제정된 것으로 병원규모가 대형화되고 바뀐 의료환경에 그대로 적용하기에는 많은 문제점이 있음. 치과의 경우 400병상 미만 종합병원은 일평균 외래환자수가 100병상당 5명 미만임에도 불구하고 종합병원 설립요건을 충족시키기 위해 어쩔수 없이 치과를 개설하고 있으며, 치과를 종합병원의 필수진료과목으로 규정하고 있는 국가는 없음. 또한 정부에서 주요정책으로 추진중인 개방형병원제와 전문병원제도 필수진료과목의 최소화가 선결되지 않으면 성공할 수 없는 것임. 따라서 의료법 제3조 제3항을 개정하여 종합병원의 필수진료과목을 내과, 일반외과, 산부인과만을 규정하고 그외의 6개 진료과목은 병원이 선택하여 운영할 수 있도록해 줄 것과, 현재 국회에 계류 중인 이해찬의원 대표발의한 의료법중개정법률안중 의료기관에 대한 평가를 규정한 제47조의2중 의료기관에 대한 강제평가와 평가결과의 공표를 규정함으로써 의료기관간의 과당경쟁의 유발 등 부작용을 가져올 수 있고 의료계의 자율성을 저해하는 제3항 내지 제6항의 삭제를 청원함.

176) 치의신보. "'종합병원서 치과제외' 주장 잇따라". 1998. 8. 22.

177) 치의신보. "종합병원 치과배제 의료법개정안, 청와대 복지부 국회의원 전방위 만남 설득". 2001. 6. 23.

쟁을 벌일 것임을 엄중히 경고했다. 또한 일부 영향력 있는 보건복지위 소속 민주당 국회의원들에게 강력히 항의한 결과 당정협의회에서 김태홍 국회 보건복지위원회 여당 간사와 김명섭 의원 등이 치과계의 입장을 민주당에 적절히 전해줘 결국 민주당의 당론으로 채택되지 못했고 최종적으로 종합병원에서 치과는 존속하게 되었다.[178]

한편 복지부도 종합병원 치과배제에 부정적인 시각을 갖고 있어 15일 당정협의회에서 종합병원 치과존치를 주장한 것으로 알려졌다. 이후 치협은 청와대 · 복지부 · 국회의원을 대상으로 '전방위 만남'을 통해 설득, 종합병원에 치과진료과목이 병상의 규모에 관계없이 계속 존치되도록 김성순 의원(새천년민주당), 김홍신 의원(한나라당) 의원 등 35명의 여야의원 연서로 제출한 의료법 개정안에 종합병원에서 치과를 배제하려 했던 규정이 삭제되어 발의됨으로서 최종 확인되었다.[179]

3. 예비시험제도 실시 확정(16대)

2002년 2월 예비시험제의 실시내용이 포함된 의료법개정안이 국회를 통과했다.[180] 개정의료법에서 예비시험제는 외국 유학 보건의료 인력의 질적 수준을 높이기 위해 도입하되 규정공포 후 3년이 경과한 날부터 시작하기로 함에 따라 치협 숙원사업이던 예비시험제도는 2005년부터 실시되게 되었다.

외국치대졸업생에 대해 예비시험제도를 법제화한 의료법중개정법률안(의안번호: 160839)은 2001. 6. 이해찬 의원이 대표발의한 법률안으로, '외국수학 보건의료인력(의사, 치과의사, 한의사)의 질적 수준을 담보하기 위하여 예비시험제도 도입(안 제5조, 제9조 및 제10조)'을 근거로 한 것인데 이 법안이 위원회 대안(의안번호: 161480)에 반영되어 국회 본회의를 통과됨에 따라 치협의 숙원사업이 실현된 것이다.

한편 당시 국회 보건복지위원회에는 의사출신 의원으로 김찬우 · 고진부 의원이 있었고, 약사출신으로는 약사회장을 3번이나 역임한 김명섭 의원이 포진돼 있으나, 치과계에는 황규선 의원 낙선 이후로 치과계 출신의원을 배출하지 못하고 있는 상태였다.

---

178) 치의신보. "종합병원 치과배제 의료법개정안, 치협 초강경 대처 막았다-민주당 · 복지부 · 김성순 案 모두 빠져 대정부 투쟁 불사 성명서 채택 성과". 2001. 6. 23.

179) 치의신보. "종합병원 치과배제 의료법개정안 저지 추진과정". 2001. 6. 23.

180) 의료법(법률 제6686호 · 2002.3.30시행)의사, 치과의사, 한의사의 질적 수준을 담보하기 위하여 예비시험제도를 도입(법 제5조, 제9조)

그러나 치협은 보건의료인 출신 국회의원을 찾기보다 외국치대 출신의 국내 치과의사국시 응시생 증가로 인한 문제점을 정치권과 정부에 적극적으로 알리는데 심혈을 기울였다.

치협은 지난 80년대 후반 이후 15년간 다른 국가에서 밀려온 유학생의 증가가 국가의 정책을 일거에 무너뜨리고 있다고 강조했다. "특히 치과의사국가시험의 경우 90년대 들어 유학생 유입사태는 정도를 넘어서고 있었다. 유학생 응시자 수가 90년 71명에 이어 93년 1백3명, 94년 1백82명, 95년 2백62명, 96년 3백30명, 97년 4백76명으로 기하급수적으로 늘어나다가 97년에 2백1명이라는 엄청난 유학생이 합격한 후 98년에는 다소 떨어져 3백85명, 99년에 3백47명이 응시하고 올해 2백77명이 응시했다. 물론 매년 국시에서 떨어진 수가 다음해에 덧붙여 응시하기는 하지만 어찌됐건 간에 한해에 수백명의 유학생이 응시하고 있다는 사실은 매우 중대한 문제가 아닐 수 없다"[181]고 예비시험제도의 필요성을 강조했다.

뿐만 아니라 예비시험제도의 입법에 힘을 싣기 위해 대한의사협회와도 정책공감대를 형성하여 대한의사협회(회장 김재정)도 외국 의과대학 졸업자 유입에 대한 대책으로 예비시험제도 도입과 관련 "외국대학졸업자 예비시험제도 도입에 대한 의견"을 통해 정부는 국내 면허 취득을 위해 외국 의대를 졸업한 외국 의사면허 취득자에 대해 예비시험을 거쳐 국내 의사국시에 응시하는 방안이 필요하다는 입장을 밝혔다.[182]

치협은 의협과 교감을 갖고 함께 예비시험제도의 필요성에 공감대를 형성한 이후 개별 국회의원 접촉은 물론 정당에도 끈질기게 보건의료인력(의사, 치과의사, 한의사)에 대해 예비시험의 필요성을 강조한 결과 민주당이 예비시험제 도입을 당론으로 확정지었다.

2001년 6월 20일 예비시험제 도입을 명시한 의료법개정법률안이 이해찬 의원이 소속 의원 108명의 찬성을 얻어 법안을 대표발의[183]하였으며 이 법안은 국회보건복지위원회의 심의 결과 위원회 대안에 반영되어 국회를 통과한 것이다.

치과의사 출신 국회의원이 전무한 입법환경에서 치협의 대 국회활동을 주도했던 당시 치협의 정재규 회장은 "의원 자주만나 정서 전달할 터", "의료법 등 법을 만드는 국회의 중요성은 아무리 강조해도 지나치지 않다"면서 "국회 보건복지위원회 위원 등 영향력 있

181) 치의신보. 〈사설〉"예비시험제 도입 늑장부릴 때가 아니다". 2000. 5. 6.

182) 치의신보. "의협도 예비시험案 제출, 복지부 案보다 대폭 강화 돼". 2001. 2. 24.

183) 치의신보. "예비시험제 도입된다 민주당 의료법 개정안 포함". 2001. 6. 30.

는 국회의원들을 자주 만나 치과계의 정서를 전하는데 심혈을 기울일 계획"이라고 치협 기관지인 치의신보에서 밝혔다.[184] 정 회장의 이 발언은 '강한 치협'을 구현하기 위해선 국정에 영향력이 큰 국회의원들에게 치과계의 이해도를 높여, 의료법 개정 등 정부정책을 법적으로 뒷받침하는 국회에서부터 치협 정책을 반영하겠다는 의지를 밝혔다. 정 회장은 또 "가능하다면 여야 의원 가리지 않고 많은 국회의원들을 만나 치과계 현안을 설명하고 협조를 구하겠다"면서 "회무추진 비중을 정부정책 추진 부서인 보건복지부 못지않게 두고 치협 회무역량을 키워나가겠다"고 강조했다. 실제로 당시 치협 회장은 지난달 27일 보건복지위원회 위원장 면담에 이어 "이원형 의원과도 면담하는 등 대 국회관계 역량 쌓기에 바쁜 일정을 보내고 있다"고 밝힌바 있어[185] 치협이 얼마나 예비시험제도 법제화에 공을 들였는지 짐작하게 한다.

4. 두 차례에 걸친 치과 1차 기관 진료과목 표방 관련 대국회 활동(17, 18대)

의사의 경우, 「국민의료법(1951.9.25. 제정, 법률 제221호)」에 따른 "전문과목 자격 표방허가제"를 1952년부터 실시, 「전문과목 자격표방 허가증」을 발급하였다. 1952년부터 1959년까지는 서류심사로, 1960년부터는 전문과목 표방자격시험을 치루었고, 1972년 이후에는 자격시험업무를 대한의사협회에 위탁하여 실시하는 한편 1974년부터 전문과목 표방 허가증을 전문의자격증으로 명칭을 변경, 발급하여 현재에 이르고 있다.

그러나 치과의사의 경우, 1962년 「의료법」이 개정되면서 시행근거가 마련되었으나, 전문과목 표방에 대한 개원의들의 반대와 전문의 자격인정상의 특례 등에 대한 치과계 내부의 의견대립으로 인해 전문의 제도 실시에 필요한 하위규정이 마련되지 못하여 전문의 제도를 실시하지 못했다.[186]

이후 2004년 제도가 도입되어서 2008년 1월 최초로 전문의 시험을 실시하여 2008년 221명, 2009년 258명의 전문의가 배출된바 있다. 한편 전문의 과정을 수료한 소수의 치과의사들은 복지부의 전문의 시험제도가 마련되지 않아 결국 1998년 전공의 수련과정을 마친 치과의사들이 전문의가 될 기회를 박탈당했다며 헌법소원을 제기하기에 이르렀고

184) 치의신보. "치협 對국회관계 대폭 강화, 국회서부터 치협 정책 관철". 2002. 6. 1.

185) 치의신보. "치협 대국회 관계 대폭강화, 국회서 치협정책 관철". 2002. 6. 1.

186) 최영희 의원 대표 발의, 의료법개정법률안"(의안번호: 1806127) 전문위원 심사보고서 17쪽.

헌법재판소는 2001년 1월 전문치의제를 시행하지 않은 복지부의 행정불이행 위헌판결을 내림으로써 이들의 손을 들어주었다.

이후 우여곡절 끝에 2003년 9월 5일 제 243회 국회(정기회) 3차 본회의에서 전속 지도 전문의 등에 관한 특례와 2008년 12월 31일까지 진료과목 표시제한 등을 한시적으로 두는 규정을 마련하고,[187] 2008년 2월, 제 1차 치과전문의 시험 최종발표 결과 230명중 95.7%인 220명이 합격하자 치과계 내부에서 전문의자격취득자를 소수정예로 하고 그 비율을 8% 이내로 한다는 2002년 당시 대의원총회 결의사항이 지켜지기 어려울 것이라는 위기감이 고조되었다.

이에 치협 전국지부장협의회, 서울지부 건치 등이 성명서를 발표하고 이에 따라 치협의 임원진과 치과의사전문의시행위원회 위원단 명의로 제1차 전문의시험 결과에 따른 사과문을 치협 전회원을 대상으로 발표하고 2001년도와 2002년도 대한치과의사협회 정기 대의원 총회에서 결의한대로 소수정예를 고수하기로 결의하였다(정세환, 2008).

보건복지부는 치과의사협회와 협의하여 2008년 제도가 생기기 전에 수련받은 치과의사들에게는 시험응시 자격을 주지 않아 4900명의 치과의사들이 수련을 받고도 전문의가 될 수 있는 기회를 얻지 못했을 뿐 만 아니라 전문의 면허를 취득한 후 치과의사가 자신의 치과에 전문과목을 표시할 경우 해당과 외에 다른 진료는 보지 못하도록 제한하였다.[188]

이러한 가운데 치과의사 출신의 김춘진 의원이 2007년 1월 23일 17대 국회(제264회)에서 "치과의사의 1차 의료기관 진료과목 및 전문과목 표시제한 기간을 10년 연장하여 2018년 12월 31일까지로 변경"하는 내용을 골자로 하는 의료법개정법률안(의안번호: 175981)을 대표발의했으나 임기만료로 폐기되자 18대 국회에서 같은 내용이 포함된 법안을 다시 발의했다.

---

187) 개정의료법(2003. 9) 제 43조(진료과목의 표시)의료기관의 진료과목은 보건복지부령으로 정하는 바에 따라 표시하여야 한다. 다만 치과의 진료과목은 종합병원과 제77조제3항에 따라 대통령령으로 정하는 치과병원에만 표시할 수 있다.
부칙 제3조(유효기간)제43조의 단서 및 제77조의 2항 단서의 개정규정은 2008년12월31일까지 효력을 가진다.
〈치과의사전문의 수련 및 자격인정 등에 관한 규정〉부칙②(전속지도전문의에 등에 관한 특례)이영 시행일부터 2008년12월 31일까지 수련치과병원의 지정을 신청한 의료기관에 대하여는 치과병원 또는 치과의원에서의 근무경력이 7년 이상인 치과의사가 당해 의료기관에 근무하고 있는 경우에는 제2조 제5호의 규정에도 불구하고 그 치과의사가 전속 지도전문의 역할을 수행할 수 있고 제7조 제1항 제2호의 규정에 의한 지도전문의가 있는 것으로 본다.

188) 최영희 의원 발의 의료법개정안 검토보고서: 〈치과의 진료 · 전문과목 표시제한기간 연장 여부〉에서 대한치과의사협회는 "치과의 진료과목 및 전문과목 표시제한을 내년부터 철폐하는 것과 관련하여, 치과 의료행위는 특성상 충치 · 보철 · 치주치료 등의 시술이 동시에 필요한 경우 등 환자가 본인의 증상을 토대로 어느 특정 전문과목에 속하는 증상인지를 구분하여 의료기관을 찾을 수 있는 가능성이 적고, 1차 의료기관이 전문과목을 표방할 경우 수익성이 좋은 진료과목에만 전문의 인력이 과잉배출 됨에 따라서 환자의 적정한 진료에 차질이 발생할 우려가 있다는 문제제기가 있어 왔다"는 의견을 보냈다.

김춘진 의원은 2008년 11월 7일 '치과의사의 진료과목 및 전문과목 표시제한의 유효기간을 2018년 12월 31일까지 연장하도록 하는' 내용 등을 포함한 의료법 일부개정법률안(의안번호: 1801794)을 제278회 국회에서 다시 대표발의 했다.

치과의료계의 실정을 누구보다 잘 아는 치과의사 출신의 김춘진 의원이 연거푸 1차 치과의료기관에 대하여 전문진료과목 표시를 제한하고 부칙 제3조의 유효기간을 향후 10년간 연장하여야 한다는 치과의사협회의 입장[189]과 동일한 법안을 발의하였다는 것은 치과계의 긴장감을 알 수 있는 법안이라고 예단(豫斷)할 만 하다.

김 의원은 이 조문의 개정법안의 '제안이유'에서 '치과의원이 진료과목 및 전문과목을 표시하는 것을 2008년 12월 31일까지 한시적으로 금지하고 있으나 현재 일부과목의 기피에 따른 의료전달체계상의 혼란이 일어날 가능성이 있어 치과전문의제도가 정착될 때까지 이를 연장할 필요가 있기 때문'이라고 밝혔다.

한편 김춘진 의원의 이 법안발의에 앞선 2008년 10월 23일 양승조 의원이 김춘진 의원과 같은 내용의 진료과목표시제한을 10년간 연장하는 안인 「의료법」 43조 단서 및 77조 2항 단서의 유효기간을 2018년 12월 31일까지로 함(안 부칙 3조)을 내용으로 하는 의료법개정안(의안번호: 1801573)을 대표 발의한 바 있어 두 개의 법안이 대안에 함께 반영되었다.

이 두 법안은 치과전문의 관련 의료법의 한시 조항 기간이 만료되는 2008년 말에서 1주일 지난 2009년 1월 8일, 의원발의안 보다 5년 당긴 2013년 12월 31일로 하는 내용을 골자로 한 위원회 대안이 국회 본회의를 통과하였다.

이로서 치과전문의 표방금지는 양승조 김춘진 의원 안보다는 5년 단축되었지만 한시법 만료시점이 2008년을 기준으로 보면 또 다시 5년 뒤로 미룬 것이다.

189) 국회 보건복지위원회 수석전문위원, 김춘진 의원 대표발의 '의료법 일부개정법률안검토보고, 11쪽. 2007. 6.
대한치과의사협회는 대부분의 국가에서 1차 의료기관에서는 전문과목을 표방하고 있지 아니하고 치과 진료의 특성상 한 치아에 대해서도 충치, 치주, 보철치료 등을 동시에 받아야 하는 경우가 많아서 한 기관에 다양한 전문과가 개설되어 있어야 최상의 진료가 가능하다는 점 등을 들어서 1차 의료기관에 대하여 전문진료과목 표시를 제한하는 부칙 제3조의 유효기간을 향후 10년간 연장하여야 한다는 의견을 제시함.

〈표 28〉 치과전문의 관련 개정의료법

현 행	김춘진 의원 안	양승조 의원 안	본회의 통과법안(대안)
법률 제8366호 의료법전부 개정법률 부칙 제3조(유효기간) 제43조 단서 및 제77조제2항 단서의 개정규정은 2008년 12월 31일까지 효력을 가진다.	〈제8366호 의료법 전부개정법률 부칙〉 제3조(유효기간) --- 다만, 치과의사로서 전문의의 자격인정을 받은 자에 한하여 2018년 12월 31일까지 그 효력을 가진다.	법률 제 8366호 의료법 전부 개정법률 부칙 제3조(유효기간) ---------------------------- 2018년 12월 31일 ---------------.	개정의료법 부칙 제2조(유효기간)제43조제5항 단서의 개정규정과 제77조제2항 단서의 개정규정 중 치과의사에 대한 부분은 2013년 12월 31일까지, 제77조제2항 단서의 개정규정 중 한의사에 대한 부분은 2009년 12월 31일까지 효력을 가진다.(제9386호, 2009.1.30)

대한치과의사협회 기관지인 치의신보는 10년 연장 안 통과에 기대를 표시하며 "그동안 제1차 치과의료기관 전문과목 표방금지 연장이 전문의제도 정착에 핵심요소라고 보고 이수구 회장(당시 대한치과의사협회장)이 국회 보건복지가족위원회 소속 의원면담 등을 통해 표방금지의 당위성을 계속 홍보해 왔다."[190] 고 보도하고 있어 치협이 전문과목 표방금지 연장에 얼마나 공을 들였는지 짐작하게 하고 있다.

뿐만 아니라 치협신보는 같은 기사에서 "이번 의료법개정법안 공동발의자 중에는 민주당 국회보건복지가족위원회 법안심사소위 의원인 백원우, 전혜숙 의원이 포함돼 있어 법안 국회통과 전망이 희망적이라는 분석이다. 치협은 앞으로 여당인 한나라당 의원들에게도 법안의 타당성을 계속 강조, 이번 정기 국회 회기 내인 12월 중 법안의 국회통과가 가능토록 한다는 방침이다"라고 밝히고 있어 치협 집행부의 적극적인 대 국회 활동의 면모를 보여주고 있다.

개정의료법이 2009년 1월 국회를 통과한 이후에도 대한치과의사협회는 치과전문의문제에 대해 지속적으로 대 국회활동에 주력하여 2011년 4월 또 한번 치과전문의와 관련된 의료법개정안을 이끌어 냈다는 기사에서 "치과전문의제를 포함한 의료법개정안의 국회 최종통과는 치협 27대 집행부의 어떤 정책적 성과보다도 그 비중이 크다는 분석이라고 밝히고 있다. 치과전문의제도를 골자로 한 의료법 개정안을 치협이 처음 추진 당시 '과연 가능하겠는냐?'는 시각이 치협 내부에서 조차 팽배했다"고 밝히면서 이 법안의 통과를 위해 치협의 대 국회활동을 다음과 같이 밝히고 있다.

190) 치의신보. "1차 치과의료기관 전문과목 표방금지10년 연장방안 추진". 2008. 11. 3.

" 협회장은 치과전문의제 관련 의료법 개정사항을 지난 2009년 최영희 · 정미경 의원을 통해 발의 후 2년 간 국회 다지기에 나섰다. 이 협회장의 국회다지기 방법은 크게 두 가지다.

법안 발의 후 법안통과에 영향력이 큰 의원들과의 지속적인 면담을 통해 법안의 당위성을 적극 알리는 것은 기본적으로 시행했다. 이후 일주일에 평균 2회 정도 국회를 방문, 치과계와 관련 없는 각종 정책 토론회와 공청회라도 꾸준히 참석했다. 관행적으로 국회는 특정 의원이 정책토론회를 주최하면 여야 의원을 막론하고 최소 15명 이상의 의원들이 참석해 토론회 개최를 축하해 주는 '품앗이'를 하고 있다.

이 협회장은 정책토론회를 통해 유력 정부관료는 물론 면담한 바 있는 참석 의원들과 다시 인사하면서 당시 면담내용을 각인시키고 미팅시간을 잡는 등 분주히 움직였다. 이후 의원들과 더욱 친밀해지면 치과전문의 제도의 당위성을 설명하는 한편, 법안 통과에 대한 지지를 호소했다. 특히 이 협회장의 가장 큰 자산은 협회장 당선 이전부터 닦아온 정관계 및 국회 인맥이 다양했다는 점이다. 이름만 대면 누구나 아는 현 여권의 실세 의원은 물론 실세 장관들이 국회나 정부 내 요소요소에 있어 치과 전문의제 법안의 국회 통과에도 큰 도움이 됐다는 평가다. 치협 정책국은 법안 추진의 당위성 개발은 물론 주요의원과 보좌진 성향까지 치밀하게 파악, 이 협회장의 활동 폭을 넓히는가 하면, 치과전문의제가 포함된 의료법개정안, 부정기공물 원천봉쇄를 골자로 한 의료기사법 개정안의 당위성에 대한 국회 내 공론화를 이끌어 내는 데 성공했다"[191)]

191) 치의신보. "치과전문의 의료법 개정안 국회통과 요건 3가지", "폭넓은 인맥 · 국회 올인 · 사무처 보좌 빛났다", "평균 주2회 국회 방문 지지 호소 …국회다지기 성과 일궈". 2011. 4. 14.

〈표 29〉 치과전문의 관련 의료법 일부개정법률안(2011.4.11)

정미경 의원 안 의안번호(제1806479호)	최영희 의원 안 의안번호(1806127호)	위원회 대안 의안번호(1811418)
치과의사 전문의가 1차 진료기관인 치과의원을 개설하고 전문과목을 표방하는 경우에는 전문과목에 해당하는 환자만을 전문적으로 진료하도록 하고, 전문과목을 표방하지 아니한 경우에는 일반치의와 같이 모든 진료과목을 진료하도록 함으로써 치과전문의의 역할과 업무범위를 명확히 하고, 국민들이 저렴한 비용으로 보다 질 높은 치과의료 서비스를 제공받을 수 있도록 하려는것임(안 제 77조 제 3항 신설).	나. 보건복지가족부장관은 전문의자격을 인정받은 치과의사에 대하여 종합병원 또는 치과병원에 전문과목을 표시하도록 하고 전문과목을 표시하는 치과병원은 치과의원으로부터 의뢰받은 환자에 한하여 진료할 수 있도록 함 (안 제 77조의2 신설).	■ 주요내용(위원회 대안) 가. 치과의원이 전문과목을 표시하는 경우에는 전문과목에 해당하는 환자와 응급환자만 진료하도록 규정함(안 제 63조 및 제 77조 제 3항). • 수정이유: 일부 치과의료기관의 진료과목 표시를 제한하는 것은 치과의사전문의제도의 정착을 위한 것이므로 종합병원 및 대통령령으로 정하는 수련치과병원에 한하여 진료과목을 표시할 수 있도록 하고, 치과의료기관의 진료과목표시제한은 2008년 12월 31이후 치과전문의가 본격적으로 배출되는 것을 감안하여 진료과목 표시제한을 그 이전까지로 한정함.

한편, 이때 부대의견으로 '전문의 자격을 인정받은 치과의사와 한의사의 전문과목 표시제한에 대한 유효기간을 한의사의 경우 1년, 치과의사의 경우 5년 연장한 것은 이견조율 및 제도시행 준비를 위한 것이므로 향후 추가로 전문과목 표시 제한기간을 연장하지 아니하기로 의결하였다.

그러나 치과전문의 문제는 2013년 개정의료법이 정한 시한을 넘기고는 더욱 복잡한 양상을 띠기 시작하였다. 1998년 전공의 수련과정을 마친 치과의사들이 헌법소원을 제기해 2001년 1월 전문치의제를 시행하지 않은 복지부의 행정불이행이 위헌판결을 받아낸 이후 2013년 5월에는 전국치과교정과동문연합회가 차경석 회장 외 6백14명을 탄원인으로 하여 이들을 포함한 치과의사 2천여명의 서명을 바탕으로 권익위에 '2007년 이전에 전공의 과정을 수료한 치과의사의 전문의시험 응시자격부여 경과규정 요청'을 골자로 한 탄원서를 제출했다.[192] 이에 국가권익위원회는 2013년 8월 26일 "피신청인(보건복지부)에게 2007년 이전에 치과의사 전공의 과정을 수료한 신청인 등이 치과의사 전문의시험 응시기회를 가질 수 있도록 치과의사 전문의제도의 취지를 감안하여 '치과의사전문의의 수

192) 치의신보. "1차 치과의료기관 전문과목 표방금지10년 연장방안 추진". 2008. 11. 3.

련 및 자격인정 등에 관한 규정'에 응시기회 부여 등 구제방안(경과조치 등)을 마련할 것을 의견 표명한다"고 주문했다.

이때 대한치과교정학회, 대한구강악안면외과학회 등 관련 단체들은 2014년 7월 초부터 전문의제도를 비롯한 전반적 개선사항을 요구하는 시위를 '진행 중'이었다.[193]

이 무렵 치의신보는 '사설'[194]에서 지난 1998년 7월 16일 헌법재판소가 "치과전문의 시험을 실시하라"는 판결에 의해 사실상 추진됐던 치과전문의제도가 결국 또 한번 헌법재판소 판결에 따라 '소수 전문의제냐', 아니면 '다수 전문의제로의 전환이냐는 운명을 맞게 될 전망'이라고 지적했다.

그것은 같은 해(2013년) 연말로 1차 의료기관인 치과의원의 전문과목 표방 금지가 풀릴 예정인 가운데, 교정과 동문연합회 등 임의수련자 단체들은 경과조치를 요구하며 헌법소원을 준비 중에 있다는 것이다. 엎친 데 덮친 격으로 보건복지부가 전속지도전문의 특례기간을 마지막으로 3년만 연장하겠다고 입안예고 하자, 교수들은 당장 전속지도전문의 자격취득을 위한 경과조치를 시행하라고 집단 반발하고, 전공의 지도 거부라는 초강수를 두었다. 여기에 미국 치과전문의 취득자들은 국내 치과전문의를 취득할 수 있는 기회를 달라며 헌법소원을 이미 제기한 상태라는 것이다.

이 사설은 〈이 같은 상황이 발생하게 된 것은 지난 2001년 대한치과의사협회 대의원총회에서 결의한 전문의제도 시행 3대 원칙인 ▲기존 치과의사의 기득권 포기 ▲소수 정예 전문의 유지 ▲1차 의료기관 전문과목 표방금지가 지켜지지 않은 데에 따른 후폭풍이라고 볼 수 있다는 것이다.

치과계 일각에서는 줄 소송은 이미 예견된 것이며, 지난 1월 26일 치협 임시대의원 총회에서 보건복지부가 제안한 경과조치를 골자로 한 '치과전문의제도 해결방안'을 1년 유보할 것이 아니라 받아들였어야 했다는 볼멘소리도 나왔다. 하지만 치협 최고 의결기구인 대의원총회 결정은 존중돼야하며, 현재 제일 중요한 것은 전문의제 줄 소송에 대해 법적으로 철저하게 준비하고 대처하는 것이라고 강조했다.

특히 대의원총회 산하 '전문의제도개선방안특별위원회'에서는 실현가능성이 있어 정

193) 경향신문. "치과전문의 제도 둘러싼 논란 심화". 2014. 7. 16.

194) 치의신보. 사설 "전문의제 '줄 소송' 예고 현명하게 대처하자". 2013. 6. 27.

부와 치과계 상당수가 동의할 수 있는 전문의제도 대안을 창출해야 한다고 보았다.

일단 만들었으니 치협이 알아서 정부와 협상하라는 식의 실현성 없는 원칙론만 강조한 안은 결국 회원 간 사분오열만을 불러와 치과계의 진보를 늦출 수 있는 만큼 결코 안 된다〉고 주장이었다.

언론[195]도 이 같은 이유로 "치과 전문의 1850명 중 전문 진료를 표방한 의사는 10명에 불과하다. 일반 치과의사 2만 1000명의 반발이 무서워 전문 치과진료를 받을 권리를 훼손하고 있는 셈이다. 치과 전문의 제도가 이익단체에 밀린 대표 사례다. 정부의 보건의료 정책이 '이익단체의 덫'에 갇혔다. 국민 편익을 높이고 서비스 투자환경을 개선하겠다는 각종 의료정책이 이익단체들의 반대에 막혀 제 자리 걸음이다"라고 지적하는가 하면 또 다른 언론[196]에서는 "이 지경이 된 데는 치과의사단체인 대한치과의사협회(치협)의 탓이 크다. 치협이 기존 전문의 과정을 마친 치과의사에게 전문의시험 응시 자격을 주는데 반대하고 있기 때문이다. 정부의 보건정책이 이익단체의 덫에 걸려 표류하고 있다는 지적이 높다"고 진단했다.

한편 제18대 국회(2009. 9. 25)에서는 최영희 의원이 "의료법 제 77조 제 2항 단서 중 치과의사 부분을 삭제하고(안 제 77조 제2항) 보건복지가족부장관은 전문의자격을 인정받은 치과의사에 대하여 종합병원 또는 치과병원에 전문과목을 표시하도록 하고 전문과목을 표시하는 치과병원은 치과의원으로부터 의뢰받은 환자에 한하여 진료할 수 있도록 하는(안 제 77조의2 신설) 의료법개정안(의안번호: 1806127)을 발의하였다.

이어 40여일이 지난 2009년 11월 6일 정미경 의원이 치과의사 전문의가 1차 진료기관인 치과의원을 개설하고 전문과목을 표방하는 경우에는 전문과목에 해당하는 환자만을 전문적으로 진료하도록 하고, 전문과목을 표방하지 아니한 경우에는 일반치의(一般齒醫)와 같이 모든 진료과목을 진료하도록 함으로써 치과전문의의 역할과 업무범위를 명확히 하고, 국민들이 저렴한 비용으로 보다 질 높은 치과의료 서비스를 제공받을 수 있도록 하는(안 제77조 제3항) 내용을 담은 의료법개정안(1806479)을 발의하여 국회에는 치과 전문과목 표방과 관련된 2개의 법안이 발의되었다.

195) 머니투데이. "치과 전문의를 아시나요? 이익단체 '덫' 갇힌 의료정책". 2014. 7. 21.
196) 한국일보. "이익단체 눈치 보는 복지부 '치과전문의 제도' 시행 미적미적". 2014. 7. 25.

치과전문과목 표방과 관련된 이 의료법개정안에 대해 국회 보건복지위원회 전문위원이 밝힌 관련단체 의견[197]을 보면 대한치과의사협회는 "치과 의료전달체계의 확립이라는 측면에서 안 77조의 2 제2항에 찬성한다는 입장이다. 치협은 2008년 제1차 치과의사전문의 자격시험 실시를 기점으로 치과의사전문의가 배출되기 시작하였으나, 현재 국내에서는 치과의원인 1차 의료기관과 치과병원인 2차 의료기관의 역할 구분이 전혀 이루어져 있지 않은 상태라고 지적했다.

현재 상황은 전문의제도 자체의 왜곡은 물론, 일반의와 전문의의 역할구분 부재로 인한 의료자원의 낭비를 초래하고, 국민의 의료비 중복지출 등 국민에 대한 적정한 진료환경 조성에 문제를 유발하여 결국 보건의료산업 발전에 주요한 저해요소로 작용할 것이 자명하므로, 의료자원의 적정한 배치를 통한 합리적인 구강의료서비스의 제공을 도모하고 효율적인 의료서비스 제공을 위하여 의료전달체계를 확립할 필요가 있다는 것이다.

이에 비해 대한치과병원협회는 전문과목을 표시할 수 있는 치과병원에 대하여 치과의원으로부터 의뢰받은 환자에 한하여 진료하도록 하는 것에 관해 다음과 같은 이유로 반대의견을 제시하였다.

그 이유로 첫째, 치과이용 환자의 불편 및 혼란을 초래할 수 있다는 것이다. 현행 의료제도 하에서는 국민이 병원의 질적 수준, 규모, 서비스 등을 자율적으로 판단하여 내원 가능함에도 불구하고 특정 의료기관에 대하여 의뢰환자만을 진료토록 법으로 강제할 경우, 환자의 진료 선택권과 의료기관의 진료 자율성을 제한할 뿐만 아니라 의과 · 한의과 등과의 제도 차이로 인하여 전문과목을 표시할 수 있는 치과병원과 환자간 불필요한 혼란을 불러일으킬 우려가 적지 아니하다는 의견이다.

둘째, 전문과목을 표시할 수 있는 기관은 보건복지가족부령으로 정하는 종합병원 및 치과병원임에도 후자에게만 의뢰받은 환자에 한하여 진료하도록 하는 것은 불합리하고, 전문과목을 표시할 수 있는 치과병원(현행은 수련치과병원이 해당됨)과 그렇지 아니한 치과병원 간에 형평성 문제도 발생할 수 있다는 우려를 제기했다.

셋째, 치과의 경우 치과의원에서 치과병원에 의뢰하는 비율은 1.2~1.3%(김명기 외, 2004: 49)정도로 극히 낮은 수준이기 때문에 치과병원 환자의 대폭 감소로 기관 운영 자

197) 김종두(국회 보건복지가족위원회 수석전문위원), 최영희 의원 대표발의 의료법일부개정법률안 검토보고서. 2009. 12. 24-27쪽.

체가 불가능할 것이라는 의견을 내놨다. 이로 인하여 치대부속병원의 경우 치과대학생 임상실습 차질에 따라 풍부한 임상능력을 갖춘 치과의사 배출이 어려워지고, 정상적인 치과전공의 수련교육이 불가능하게 됨에 따라 결과적으로 보다 높은 수준의 대 국민 치과의료서비스 제공이 곤란하여 질 것이라는 입장이다.

넷째, 자칫 전문과목을 표시할 수 있는 치과병원이 치과의원급 의료기관에 예속되는 부작용 및 이로 인한 전문의 기피 현상이 발생할 수 있고, 이는 결국 보다 나은 치과의료서비스를 제공한다는 전문의제도의 취지에 역행하는 것이라고 지적했다.

다섯째, 환자의 의료기관 선택 및 의료기관의 환자 유치는 법으로 강제할 성격의 것이 아니라, 의료인과 환자간 자율성과 신뢰를 토대로 자연스럽게 정립되고 구축되어야 할 일종의 체계이고, 특히 의료인으로서의 전문가 의식과 자율성을 바탕으로 치과의사전문의와 일반치과의사 사이에서 합리적으로 역할 분담이 이루어져야할 사안이라는 것이다.

한편 같은 치과단체 중에도 치과개원의 측과 치과병원 측의 입장이 이렇게 현격한 차이가 나는데 보건복지가족부는

첫째, 의사와 한의사의 경우 환자진료에 대한 어떠한 제한도 두고 있지 아니한데 치과의사의 경우만 제한을 두는 것은 형평성 문제를 야기할 수 있다.

둘째, 일반진료나 한방진료와 달리 국민의 진료선택권을 제한하는 결과가 된다.

셋째, 의료전달체계 달성을 위한 다른 수단[198]들이 있음에도 진료범위의 제한을 치과의료전달체계 확립의 수단으로 사용하는 것은 일응 목적의 정당성이 인정될 수 있으나 수단의 적절성 내지 최소침해 원칙에 반하는 과도한 제한이 될 수 있다.

넷째, 치과의 경우 의원급 의료기관에서 병원급 의료기관으로의 의뢰율이 1.2% 1.3%(김명기, 2004: 42)로 추정되고, 2008년도 치과병원 이용률이 청구건수 대비 2.76%[199]에 불과한 상황에서 치과병원이 치과의원으로부터 의뢰받은 환자만 진료하도록 할 경우 환자 수부족으로 병원경영 곤란은 물론, 치과대학생 실습 및 전공의 수련 곤란으로 치과의사 및 전문의 수급에 차질이 우려된다고 지적, 신중한 검토가 필요하다는 입장임을 밝힌바 있다.

또한 국회 보건복지위원회 전문위원도 효과적인 의료전달체계 확립을 위하여 전문의의 역할 및 업무범위를 명확히 하고, 진료의뢰 등에 관한 규정을 둘 필요성은 인정되는

198) 의료전달체계는 현행 의료법이 아닌 '국민건강보험 요양급여의 기준에 관한 규칙(보건복지가족부령)'으로 정하여 보험재정의 적절한 이용 등의 목적으로 활용되고 있음.

199) 2008년 치과병원 청구건수(1,367,750건)/ 2008년 치과의원 청구건수(49,529,829건)

것으로 보이나 치과전문의제도의 정착을 통하여 국민이 양질의 의료서비스를 받을 수 있도록 하려는 개정안의 입법취지를 제대로 살리기 위해서는 의료전달체계 확립 필요성은 치과진료에만 국한된 것이 아니므로 일반진료나 한방진료도 함께 논의될 필요가 있는 것으로 보인다고 지적했다.

이어, 치과병원에서 진료서비스를 받으려면 치과의원을 거쳐야 하기 때문에 환자의 선택권이 제한되고 불편을 초래할 우려도 있으며, 안 77조의 2 제1항에 따라 종합병원도 치과 전문과목을 표시할 수 있도록 되어 있는데, 안 77조의 2 제2항은 종합병원에 대하여는 아무런 제한을 두고 있지 아니하면서 치과병원에 대하여만 의뢰받은 환자에 한하여 진료하도록 규정하는 것은 적절하지 않은 측면이 있고, 끝으로, 안 77조의 2 제2항을 위반하여 치과의원으로부터 의뢰받지 않은 환자를 진료하는 경우에 대한 제재수단이 마련되어 있지 아니하여 실효성을 확보하기 곤란하므로 안 77조의 2 제2항을 위반한 때에 시정명령을 할 수 있는 근거를 마련할 필요가 있는 것으로 보인다고 지적하는 등, 이 법의 입법과 관련하여 고려해야 할 사안이 있음을 지적했다.

그러나 국회 보건복지위원회는 2011년 4월 5일 최영희 의원안(제1806127호)과 정미경 의원안(제1806479호)을 폐기하고 그 내용을 반영한 보건복지위원회 안을 의결하여 대한치과의사협회의 입장이 대부분 반영되었다.[200)]

200) 치의신보. "치과전문의 의료법 개정안 국회통과 요건 3가지, 폭넓은 인맥 · 국회 올인 · 사무처 보좌 빛났다. 평균 주2회 국회 방문 지지 호소 … 국회다지기 성과 일궈". 2011. 4. 14.

〈표 30〉 대한치과의사협회의 입장이 반영된 의원 안과 보건복지위원회 대안

최영희 의원 안	정미경 의원 안	위원회 대안
치과의원 표시불가(현행 2014년 이후 허용하고 있는데, 개정안에 따르면 2014년 이후에도 표시 불가)	**치과의원 표시 2014년부터 가능, 표시할 경우 진료환자 제한** –전문과목을 표시할 경우 전문과목에 해당하는 환자 또는 일반치과의사가 의뢰한 환자에 한하여 진료(응급환자 예외)	제77조 제2항 단서 중 치과의사 부분을 삭제함(안 제77조제2항). 보건복지가족부장관은 전문의자격을 인정받은 치과의사에 대하여 종합병원 또는 치과병원에 전문과목을 표시하도록 하고 전문과목을 표시하는 치과병원은 치과의원으로부터 의뢰받은 환자에 한하여 진료할 수 있도록 함(안 제77조의 2 신설).
치과병원 표시가능(보건복지가족부령으로 정하는 의료기관에 한함), **진료환자 제한** –개정안은 치과병원 병상기준(5개 이상) 신설 –치과의원으로부터 의뢰받은 환자에 한하여 진료(응급환자 예외)	* 현행과 같음 치과병원표시 **2014년부터 가능, 진료환자 제한없음** (수련치과병원은 현재도 전문과목 표시가능)	
* 현행과 같음/**종합병원표시가능, 진료환자 제한없음**	* 현행과 같음/**종합병원표시가능, 진료환자 제한없음**	

치과 전문과목 표시관련 내용이 포함된 의료법개정안이 국회를 통과한 후인 2011년 4월 14일자 치의신보는, “치과전문의 의료법 개정안 국회통과 요건 3가지, ‘폭넓은 인맥 · 국회 올인 · 사무처 보좌 빛났다’ 평균 주2회 국회 방문 지지 호소 … 국회다지기 성과”란 제하의 기사는 대한치과의사협회가 이 의료법 개정법안 통과에 얼마나 심혈을 기울였는가를 단적으로 보여주고 있다.

또한 주무부처인 보건복지부가 적극 반대하던 기존의 입장을 개각이후 찬성 분위기로 급변했다고 밝히고 있어 정부입장의 변화에 정치적 변수가 개입되었을 개연성을 시사하고 있다.

이로써 치과전문의문제는 “전문과목 자격표방 허가제”의 실시를 기점으로 하면 59년이 지난 후에, 「개정의료법」을 시행근거로 치과전문의 제도의 연혁을 따지면 실로 반세기 만에, 정부는 치과전문과목 표방에 대한 치과개원의들의 반대와 전문의 자격인정상의 특례 등에 대한 치과계 내부의 의견대립으로 전문의제도 실시에 필요한 하위규정 조차 마련하지 못하고 시간만 보내다가 이익단체와 국회에 떠밀려 치과전문의제도 운영을 위한 얼개를 가까스로 마련한 셈이다.

〈치의신보 2011년 4월 14일〉

치과전문의 의료법개정안 국회통과 요건 3가지,'폭넓은 인맥 · 국회 올인 · 사무처 보좌 빛났다'
평균 주2회 국회 방문 지지 호소…국회다지기 성과

"지난 5일 치과전문의제를 포함한 의료법 개정안의 국회 최종 통과는 ▲AGD 제도 성공적 도입 ▲FDI 서울총회 유치 등 수많은 성과를 거둔 27대 집행부의 어떤 정책적 성과보다도 그 비중이 크다는 분석"이라고 지적하고 "치과전문의제도를 골자로 한 의료법 개정안을 치협이 처음 추진 당시'과연 가능하겠느냐'는 시각은 치협 내부에서 조차 팽배했다.

이 협회장은 치과전문의제 관련 의료법 개정 사항을 지난 2009년 최영희 · 정미경 의원을 통해 발의 후 2년 내내 국회 다지기에 나섰다. 이 협회장의 국회다지기 방법은 크게 두 가지다. 법안 발의 후 법안통과에 영향력이 큰 의원들과의 지속적인 면담을 통해 법안의 당위성을 적극 알리는 것은 기본적으로 시행했다. 이후 일주일에 평균 2회 정도 국회를 방문, 치과계와 관련 없는 각종 정책 토론회와 공청회라도 꾸준히 참석했다. 관행적으로 국회는 특정 의원이 정책토론회를 주최하면 여야 의원을 막론하고 최소 15명 이상의 의원들이 참석해 토론회 개최를 축하해 주는 '품앗이'를 하고 있다. 이 협회장은 정책토론회를 통해 유력 정부 관료는 물론 면담한 바 있는 참석 의원들과 다시 인사하면서 당시 면담내용을 각인시키고 미팅 시간을 잡는 등 분주히 움직였다.

이후 의원들과 더욱 친밀해지면 치과전문의 제도의 당위성을 설명하는 한편, 법안 통과에 대한 지지를 호소했다. 특히 이 협회장의 가장 큰 자산은 협회장 당선 이전부터 닦아온 정관계 및 국회 인맥이 다양했다는 점이다. 이름만 대면 누구나 아는 현 여권의 실세 의원은 물론 실세 장관들이 국회나 정부 내 요소요소에 있어 치과 전문의제 법안의 국회 통과에도 큰 도움이 됐다는 평가다. 다음은 오랜 기간 국회 업무를 맡아온 치협 정책1국의 국회역량이 빛을 발했다는 분석이다. 정책국은 법안 추진의 당위성 개발은 물론 주요 의원과 보좌진 성향까지 치밀하게 파악, 이 협회장의 활동 폭을 넓히는가 하면, 치과전문의제가 포함된 의료법 개정안, 부정기공물 원천봉쇄를 골자로 한 의료기사법 개정안의 당위성에 대한 국회 내 공론화를 이끌어 내는데 성공했다.

다음은 법안이 통과하는데 필수적인 '운'도 따랐다.

처음 보건복지부는 치협의 노력에도 불구, 치과전문의 의료법 개정사항과 관련해 의과와의 형평성과 위헌적 요소를 들어 적극 반대, 법안 발의 후 2년여 간 치협의 애를 태웠다.

그러나 적극 반대하던 복지부 내 담당 관료가 이수구 협회장 임기 7~8개월을 남겨놓고 교체되고 진수희 현 장관이 새로 들어서면서 상황이 찬성 분위기로 급변, 이번 4월 임시국회에서 의료법 개정안과 의료기사법 개정안의 국회 통과라는 큰 성과를 얻을 수 있었다.

5. 국립대치과병원설치법 제정을 위한 대국회 활동(17대)

2003년 4월 서울대학교 치과병원설치법(이재정 의원 대표 발의)이 통과된 이후 4년 3개월만인 2007년 9월 국회 본회의에서 '국립대학 치과병원 설치법'이 통과함으로써 대한치과의사협회의 숙원사업이 성공했다.

특히 이 법은 2005년 6월 28일 치협의 오랜 대 국회활동 끝에 고논회 의원의 대표발의로 , 서울대학교치과병원설치법폐지 법률안 및 국립대학 치과병원 설치법안(의안번호:

172127)이 발의된지 2년3개월만인 2007년 9월 20일 제269회 국회 제3차 본회의에서 '국립대학 치과병원 설치법'으로 수정가결됨으로써 치협의 대외활동이 주목을 받았던 입법이었다.

국립대 치과병원 설치법 추진 경과 [200)]

1974~1981 치대부속병원 설립 대책없이 지방 4개 국립대학교에 치의예과 신설(의대병원 예속)
1991. 국립대병원 설치법 제정으로 국립대병원에 치과진료처로 예속
2003. 5. 29. 서울대학교 치과병원설치법 제정(이재정 의원 대표발의 의안번호: 161140)
2004.6.30. 서울대에 이어 경북 · 부산 · 전남 · 전북치대 등 나머지 4개 국립대학 치과병원의 독립 법인화 추진 위해 각 치과대학 학장 및 치과병원장 초청, 서울힐튼호텔에서 '국립대치과병원 독립법인화 추진을 위한 연석회의" 개최
2004. 9. 1. 서울대학교 치과병원 개원
2005. 6. 28. 구논회 의원, 서울대학치과병원폐지 법률안 및 국립대학 치과병원 설치법 발의
2005. 7. 11. 안성모 치협회장, 구논회 의원 첫 면담
2005. 11. 1. 경북, 부산, 전남, 전북 치과진료처, 지방 국립치과대학병원 설립촉구 결의대회
2006. 1. 24. 이군현, 구논회 의원 공동주최 '국립대학치과병원설치법제정을 위한공청회'
2006. 2~3. 치협 국회 활동
2006. 4. 18. 국회교육위원회, 국립치과대학병원설치법 공청회
2006. 5~8. 구논회, 유기홍, 이군현, 임해규 의원 면담…법안 제정 촉구
2006. 10. 26. 이경숙의원 국정감사에서 국립대학 치과진료처 독립촉구
2006. 11. 5. 구논회의원 지병으로 별세
2006. 12. 1. 치협, 권철현 국회교육위원회 위원장 면담
2006. 5.~2007. 6. 국회교육위원회 사학법문제로 모든 법안심의 유보, 치협, 의원면담, 보좌관 간담회 등 대 국회 활동
2007. 6. 27. 국립대학치과병원설치법안(구논회의원 발의 의안번호:172127) 국회 교육위법안심사소위원회 통과
2007. 6. 28. 국회 교육위원회 통과(서울대학교 치과병원설치법 폐지법률안은 폐기)
2007. 9. 19. 국회법제사법위원회 통과
2007. 9. 20. 국립대학치과병원설치법안(구논회의원 의안번호:172127)국회 본회의 통과

한편 2007. 9. 20. 국립대학치과병원 설치법안의 제안이유와 주요 내용은 다음과 같다.

201) 치의신보. "국립대치과병원 설치법 추진 경과". 2007. 10. 4.

'국립대학 치과병원 설치법' 제안이유

치과대학은 독립적인 교육과정이며 사립대학 부속치과병원들은 독립적으로 운영되고 있음. 그러나 서울대학교치과병원을 제외한 국립대학치과병원들은 각각 '국립대학병원설치법'(1991)에 따라 의과대학에 통합되어 운영되어 왔음. 이에 현행 '서울대학교치과병원설치법'(2003)을 폐지하고 '국립대학치과병원 설치법'을 제정함으로써 국립대학교의 대학병원과 별도의 독립 법인으로 치과병원을 설립하여 치의학의 학문적 발전과 병원의 서비스 및 경영에 관한 표준을 제시할 수 있도록 제도적 여건을 마련함으로써 대학병원과 치과병원간의 상호보완적이면서 경쟁적인 발전을 도모하려는 것임.

'국립대학 치과병원 설치법' 주요내용

가. 이 법의 제정 목적으로서 국립대학교치과병원을 설치하여 치의학에 관한 교육 · 연구와 진료를 하게 함으로써 치의학의 발전을 도모하고 국민구강보건향상에 기여하도록 함.
나. 국립대학교치과병원은 법인으로 하고, 주된 사무소의 소재지에서 설립등기를 함으로써 성립 되도록 함.
다. 법인인 치과병원의 정관에 필요한 기재사항을 규정하고, 정관을 변경할 때에는 교육인적자원부장관의 인가를 받도록 함.
라. 국립대학교 치과계 학생의 임상교육 및 전공의의 수련 및 의료요원의 훈련 등을 치과병원의 사업으로 규정함
마. 치과병원의 법인의 임원으로서 이사장을 포함한 이사 9인과 감사 1인을 두고, 이사장은 관련 대학교의 총장이 되며 이사는 해당 치과병원장 · 관련 대학교의 치과대학장 및 대학병원장 · 기획예산처장관 및 교육인적자원부장관이 그 소속 3급 이상 공무원 중에서 지명하는 자 각 1인 · 해당치과병원의 소재지를 관할하는 특별시 · 광역시 또는 도의 부시장 또는 부지사(이하 "당연직 이사"라 한다) 및 이사회의 추전으로 교육인적자원부장관이 임명하는 자로 하되, 당연직 이사 외의 이사 중에는 병원경영에 관한 지식과 경험이 풍부한 외부인사가 1인 이상 포함되도록 함.
바. 치과병원에 이사회를 두며, 심의기구로 정관변경에 관한 사항 등의 심의사항을 규정함
사. 치과병원에 필요한 의료요원, 직원과 제 7조의 규정에 의한 사업을 수행하기 위하여 임상교 수요원을 두도록 하며, 임상교수요원의 직위 및 자격에 관하여는 교육공무원법 제 8조의 규정을 준용하도록 함.
아. 치과병원의 기본시설 · 설비 등을 위하여 정부가 출연금을 교부할 수 있고, 치의학의 교육 및 연구에 소요되는 경비는 정부가 이를 보조하도록 함.
자. 치과병원장은 각 사업연도의 치과병원의 사업계획서 및 예산서와 세입 · 세출결산서를 교육인적자원부장관에게 제출하도록 함.

한편 '국립대학 치과병원 설치법' 입법을 위해 치협이 대 국회 활동을 전개할 당시 대한치과의사협회지는 이 문제에 대해 '치과의사의 자존심 문제다. 지적수준이나 학력적으로 의과 의사보다 떨어지지 않는 엄연한 다른 종별의 의료인인데도 불구, 의과 의사에 종속돼 지시를 받아야 하는 현실'이라 지적했다.[202)]

---

202) 치의신보. "왜 국립대치과병원 독립법인화인가". 2004. 12. 27.

이번 '국립대학 치과병원 설치법' 국회 통과로 전남, 전북, 경북, 부산 등 국립대 4개 대학병원 치과가 의대병원의 한 부서로 진료활동을 해왔으나 국립대학 치과진료처(부)의 독립법인화로 독립진료기관으로 변신한 것이다. 이는 치협이 지난 1996년부터 국립대 치과진료부(처) 독립법인화 정책을 장기과제로 선정, 의대병원으로부터의 독립을 위한 활동을 펼친 바, 여러 시행착오와 교육부의 이해를 얻지못해 번번이 좌절을 겪다가 당시 이재정 국회교육위원회 의원의 대표발의로 2003년 4월 서울대학교 치과병원설치법이 극적으로 국회를 통과하여 서울대치과병원이 공식출범한 것이다. 이어 당초 치협이 목표로 했던 국립대 4개 대학의 독립 법인화를 위한 대 국회활동으로 이어져 결실을 보게된 것.

그동안 국립대 의대병원에 예속돼 있던 경북, 부산, 전남, 전북 치과진료처는 의대병원에 예산과 인사권이 예속, 독자발전의 청사진을 제시하기 어려웠다. 4개 병원 치과진료처 예산은 병원 전체 예산의 3.4% 수준이었으며, 병원발령 임상교수 비율도 5%를 넘어서지 못하였다.

특히 치협은 의사출신 의대병원장 등 병원 의사결정 관계자들의 치과의료에 대한 이해부족으로 치과대학이나 진료처의 의견이 배제되는 등의 문제점이 지적되어 왔던 터라 이번 치과대학병원 독립법인화를 위한 입법성공에 치과계도 고무되어 있다고 밝혔다. 일례로 2005년 4개 치과진료처가 발간한 지방 국립치과대학병원 자료에 따르면 학생진료실 유니트 체어 수가 4개 지방 국립대 치과진료처의 경우 평균 8.25개로, 연세, 조선치대 병원 등 6개 사립치대 평균인 26.25대에 비해 턱없이 적었다.[203]

따라서 치과계는 이번 국립대 치과병원 설치법의 국회통과로 치대생들의 교육여건 개선은 물론 치과병원의 의료서비스도 보다 활성화 할 것이라는 기대를 하고 있다.

6. '네트워크 치과' 및 '사무장 치과' 문제해결을 위한 의료법개정 대국회 활동(18대)[204]

대한치과의사협회는 2012.1 그 동안 치과의료계의 골칫거리였던 불법 네트워크 치과병원의 문제해결 방법으로 의료인 1인1개소 의료기관의 개설 원칙을 더욱 강화함으로써

203) 치의신보. "9월 20일은 치과독립기념일 국립대 병원치과진료처 30여년 의대 예속벗어나". 2007. 10. 4.

204) 제6장 국회에서의 정책결정과정에 보건의료단체의 이익표출 및 포획(의심)사례에서 구체적으로 설명함.

면허대여를 절대 금지하고 의료기관 개설원칙을 올곧게 정립할 수 있는 의료법 개정을 위해 대국회 활동을 해온 것이 결실을 맺었다고 밝혔다.[205]

대한치과의사협회는 수년째 불법네트워크 치과들과 전쟁을 선포하고 이를 의료법에 반영시키기 위해 국회의원들을 만나 네트워크 치과병원의 폐해를 호소해 왔다. 그러던 중 2011년 10월 17일 양승조 의원이 대표 발의한 의료법 일부개정법률안(의안번호: 1813477)이 2011년 12월 27일 국회 보건복지위원회 대안에 반영되어 2012년 12월 29일 국회 본회의를 통과함으로써 숙원사업의 목적을 달성했다.

〈표 31〉 양승조 의원 안과 위원회 대안

양승조 의원 안	국회본회를 통과한 보건복지위원회 대안
제33조의제목"(개설)"을"(개설 등)"으로 하고, 같은 조 제8항 본문 중 "하나의 의료기관만 개설할 수 있다"를 "어떠한 명목으로도 둘 이상의 의료기관을 개설 · 운영할 수 없다"로 한다.	제33조(개설 등 〈개정 2012.2.1.〉)① 생략 ② 다음 각 호의 어느 하나에 해당하는 자가 아니면 의료기관을 개설할 수 없다. 이 경우 의사는 종합병원 · 병원 · 요양병원 또는 의원을, 치과의사는 치과병원 또는 치과의원을, 한의사는 한방병원 · 요양병원 또는 한의원을, 조산사는 조산원만을 개설할 수 있다.〈개정 2009.1.30〉 1. 의사, 치과의사, 한의사 또는 조산사 ③-⑦생략 ⑧ 제 2항 제 1호의 의료인은 어떠한 명목으로도 둘 이상의 의료기관을 개설 · 운영할 수 없다. 다만, 2 이상의 의료인 면허를 소지한 자가 의원급 의료기관을 개설하려는 경우에는 하나의 장소에 한하여 면허 종별에 따른 의료기관을 함께 개설할 수 있다.〈신설 2009. 1.30, 2012.2.1.〉

이 의료법개정안은 대한치과의사협회가 치과의사 1명이 120여개까지 실질적으로 소유하게 되는 등의 병폐를 원천봉쇄하기 위해 총력전을 편 결과 그 내용이 반영된 법안이다 치협은 '피라미드형 치과와의 전쟁'을 선포하며 불법네트워크치과를 원천적으로 차단할 수 있는 근본대책을 마련하기 위해 총력을 기울여왔다고 밝히고 이 법안의 통과로 황폐화되고 있는 치과계를 지켜내며 국민건강권을 보호할 수 있는 기반이 마련됐다고 평가했다. 의료법개정의 입법 과정을 치의신보에 '법안 통과까지 숨막히는 진행'이란 제목으로 다음과 같이 정리하고 있다.[206]

10월 17일 : 양승조 의원 법안 발의

205) 치의신보. "집행부 고생하셨습니다, 개원가 희색". 2012. 1. 5.

206) 치의신보. 〈특별기획〉 의료법 개정안 국회 통과 "쾌거" - 초조…긴장…통과… "드디어 해냈다" 2012. 1. 5.

12월 26일 : 보건복지위 법안심사소위 회의

12월 27일 : 보건복지위 전체 회의

12월 27일 : 보건복지위 전체회의 통과

12월 28일 : 보건복지위 전체회의 통과

12월 28일 : 법제사법위 통과

12월 29일 : 국회 본회의

12월 29일 : 본회의 투표결과

▣ 전문위원 검토보고서[207)]

현행「의료법」제 33조 제 8항은 의료인이 하나의 의료기관만을 개설할 수 있도록 하고, 제87조 제 1항은 의료인은 그 면허를 타인에게 대여할 수 없도록 함으로써 의료인은 자신의 면허로 하나의 의료기관을 개설하는 방식으로만 의료업을 할 수 있도록 규정하고 있음.

하지만, 최근 소위 네트워크 형태의 병 의원이 확산되고 이들의 광고 또는 고객 유치 행태가 과잉 진료, 위임 진료 등의 불법 행위를 유발하고 있다는 지적이 있음.

- 보건복지부에 따르면, 2개 이상의 의원급 또는 소규모 병원이 브랜드를 공유하면서 공동구매, 공동광고, 직원에 대한 공동교육 등을 실시하는 네트워크 형태의 의료기관[208)]이 운영되고 있는데, 2011년 7월 현재 대한네트워크병의원협회에 총 56개 네트워크가 형성되어, 소속 병 · 의원 수는 약 1,000여개로 추정되고 있는 상황임.
- 이와 같은 네트워크 형태의 의료기관이 그 자체로서 현행「의료법」에 따른 1인 1개설 원칙에 위배되는 것은 아니나, 실제 형성되는 네트워크의 성격이 각각 독립된 개체의 수평적 연결이 아닌 하나의 주체 아래 다수의 의료기관이 종속되어 사실상 "1인 다수 개설"의 결과가 되는 경우, 현행「의료법」의 취지에 반하게 되어 규제의 필요성이 있다는 지적이 있음.

207) 국회의안정보시스템 의료법개정안에 대한 전문위원 검토보고서.

208) 보건복지부에 따르면, 네트워크 형태의 의료기관들은 경영의 효율화를 위해 진료부분을 제외한 행정적 부분을 외부전문기관에 위탁하거나 별도의 관리회사(MSO, management service organization)를 설립하는 형태로 운영되고 있음.

- 이와 관련하여, 2003년 대법원은 「의료법」 상 1인 1개설 원칙과 관련하여, 의료기관을 개설하고 있는 의사가 다른 의사의 명의로 또 다른 의료기관을 개설하여 그 경영에 직접 관여한 점만으로는 다른 의사의 면허증을 대여 받아 실질적으로 별도의 의료기관을 개설한 것으로 볼 수 없다고 판시한 바 있음.(2003도256).[209]
- 따라서, 대법원의 판례에 따르면, 의료인이 둘 이상의 의료기관을 오가며 의료행위를 하지 않는 한 복수의 의료기관의 경영에 관여하여 그 이익을 향유하는 것은 「의료법」 상 1인 1개설 원칙에 위반되지 않는 것으로 볼 수 있음.
- 이 개정안은 위와 같은 대법원 판례의 취지를 감안하여 현행 「의료법」 상 1인 1개설 원칙을 보다 구체적으로 규정함으로써 의료인이 복수의 의료기관에서 의료행위를 하는 것 외에 여러 의료기관을 경영하는 것까지 명확한 금지 행위로 규정하고자 하는 취지로 보임.

▣ 정부 및 관련 단체 의견[210]

■ 보건복지부는 대법원 판례에서 의료인이 다른 의료기관의 경영에 참여하는 것은 복수의료기관 개설에 해당하지 않는 것으로 판시하고 있고, 현실적으로 개설자인 의료인이 다른 의료인으로부터 자본을 투자받는 것까지 규제하는 것은 어려움이 있다. 또한 다른 의료기관에 대한 경영참여를 통해 공동구매 공동마케팅 및 경영정보 공유 등 의료기관 경쟁력 강화에 기여하는 측면 등이 있으므로 신중한 검토가 필요하다는 의견을 제시.

■ 공정거래위원회와 법제처는 의료인의 다른 의료기관에 대한 투자 경영까지도 금지하는 것은 국민의 건강을 보호 증진하는 「의료법」의 목적을 벗어난 과잉규제라는 의견을 제시.

---

209) 대법원 2003. 10. 23. 선고 2003도256 판결

[1] 의료법 제30조 제2항 제1호에서 의사가 개설할 수 있는 의료기관의 수를 1개소로 제한하고 있는 법의 취지는, 의사가 의료행위를 직접 수행할 수 있는 장소적 범위 내에서만 의료기관의 개설을 허용함으로써 **의사 아닌 자에 의하여 의료기관이 관리되는 것을 그 개설단계에서 미리 방지**하기 위한 데에 있다.

[2] 자신의 명의로 의료기관을 개설하고 있는 의사가 다른 의사의 명의로 또 다른 의료기관을 개설하여 그 소속의 직원들을 직접 채용하여 급료를 지급하고 그 영업에 따라 발생하는 이익을 취하는 등 새로 개설한 의료기관의 경영에 직접 관여한 점만으로는 다른 의사의 면허증을 대여받아 실질적으로 별도의 의료기관을 개설한 것이라고 볼 수 없으나, 다른 의사의 명의로 개설된 의료기관에서 자신이 직접 의료행위를 하거나 무자격자를 고용하여 자신의 주관하에 의료행위를 하게 한 경우는 비록 그 개설명의자인 다른 의사가 새로 개설한 의료기관에서 직접 일부 의료행위를 하였다고 하더라도 이미 자신의 명의로 의료기관을 개설한 위 의사로서는 중복하여 의료기관을 개설한 경우에 해당한다.

210) http://likms.assembly.go.kr", 국회보건복지위원회 의료법 일부개정법률안 심사보고서. 2011. 12.

■ 한의사협회와 치과의사협회는 의료인이 복수의 의료기관의 경영에 관여하는 것은 현행 「의료법」 상 1인 1개설 원칙을 사문화하는 결과를 초래할 수 있고, 이러한 형태의 의료기관은 이익 극대화를 우선으로 하여 과잉 진료 등 불법 의료행위를 조장하게 하는 문제점이 있어 금지할 필요가 있다는 의견을 제시.

▣ 검토 의견[211)]

「의료법」에 따른 1인 1개설 원칙의 1차적인 취지는 의료기관을 개설하는 의료인은 자신의 면허를 바탕으로 개설된 의료기관에서 이루어지는 의료행위에 전념하도록 하기 위하여 장소적 한계를 설정한 것으로 보이며 이와 같은 취지에서 보면, 대법원이 판시한 것과 같이 의료인이 다른 의료기관의 경영에 직접 관여하여 사실상 복수의 의료기관을 개설하였다 하더라도 의료행위 자체는 본인 명의로 개설된 의료기관에서 전념한다면 「의료법」의 취지에 반하지 않는 것으로 볼 수 있을 것이다. 하지만, 최근 하나의 의료인이 복수의 의료기관을 사실상 경영함으로써 그렇지 않은 경우와 비교하여 이익 추구 경향이 두드러지고, 이로 인해 과잉 진료, 무리한 경쟁에 따른 불법 의료행위 조장 등 궁극적으로 국민의 피해를 초래할 수 있다는 우려도 있음. 따라서, 일부 편법적 수단을 활용하여 공익을 훼손하는 사례를 방지하기 위하여 규제를 보다 정밀하게 보완하는 것은 필요할 것이나, 강화된 규제로 인하여 의료기관이 경영 방식을 다양화하고 경쟁력을 제고하려는 노력이 원천적으로 차단되는 부작용도 예상할 수 있는 만큼 다양한 사례에 관한 논의가 필요할 것으로 판단됨.

한편, 조문별로 살펴보면,

안 4조 2항은 "의료인은 의료기관의 개설과 경영을 위하여 의료인이 아닌 자나 다른 의료인에게 면허를 대여할 수 없다"고 규정하고 있음.

이는 현재도 87조 1항 1호에 따라 의료인의 면허증 대여는 금지되는 행위이나, 최근 문제되는 사례와 같이 실제 다른 의료인 또는 의료인이 아닌 자가 경영하는 의료기관을 개설할 수 있도록 하기 위하여 본인의 명의로 의료기관을 개설함으로써 사실상 면허를 대

211) 국회보건복지위원회 의료법 일부개정법률안 심사보고서. 2011. 12.

여하는 사례를 명시적으로 규제하기 위한 취지로 보임. 다만, 이는 해석 상 "의료기관의 개설과 경영을 위하여" 대여하는 것이 아닌 다른 목적의 대여는 허용하는 것처럼 오인될 소지가 있어 보여 면허 대여를 일반적으로 금지하는 방식이 아닌 대여의 목적을 규정하는 방식은 신중한 검토가 필요할 것으로 판단됨.

전문위원 검토보고서에서도 지적하고 있듯이 주무부처인 보건복지부는 대법원 판례와, 현실적으로 개설자인 의료인이 다른 의료인으로부터 자본을 투자받는 것까지 규제하는 것은 어려울 뿐만 아니라 다른 의료기관에 대한 경영참여를 통해 공동구매 공동마케팅 및 경영정보 공유 등 의료기관 경쟁력 강화에 기여하는 긍정적인 측면도 있으므로 신중한 검토가 필요하다는 의견을 제시하였다. 또한 공정거래위원회와 법제처도 의료인의 다른 의료기관에 대한 투자 경영까지도 금지하는 것은 국민의 건강을 보호 증진하는「의료법」의 목적을 벗어난 과잉규제라고 보는 등 정부가 신중한 입장을 취하거나 반대하고 있음에도 이법이 어떻게 국회에서 법제화되었으며 입법권이 없는 치과의사협회가 이 법의 법제화에 어떤 영향을 미쳤을까?

이를 가늠해 보고자 대한치과의사협회 기관지 〈치의신보〉에 보도된 '1인1개소 의료기관의 개설 원칙 강화'가 반영된 개정의료법이 국회에서 법안으로 성안되어 통과되기까지 치협 집행부의 활동을 살펴보았다.

개정의료법이 발의의원으로부터 국회에 제안되기 전인 2011년 4월 초 당시 대한치과의사협회 김세영 회장예비후보는 치협회장 예비후보 출정식에서 "불법 덤핑 네트워크 치과가 쓰나미처럼 전국 도처를 휩쓸면서 우리 동네치과를 초토화시키고 있다. 더 이상 미룰 수 없는 심각한 문제"라며 "쓰러져가는 치과계를 온몸으로 막겠다는 심정으로 출마를 결심하게 됐다"고 말했다."[212]

회장취임 후 개정의료법이 통과된 2011말까지 치과의사협회장이 면담, 출판기념회 참석, 의원주최 세미나 등 행사 참석 등 여러 형태로 접촉한 국회의원은 연인원 수십명에 이른다.[213]

212) 치의신보. 김세영 치협회장 예비후보 출정식 "불법 덤핑 네트워크 치과 척결 온 힘 쏟을 것" 2011. 4. 4.

213) 1인 1개소 의료기관개설 관련 대외활동기간동안 치과의사협회 기관지 치의신보에 보도된 기사를 대상으로 한 회장의 국회방문 의원면담 횟수는 3, 40명에 이른다.

그 활동을 보도한 치의신보의 기사 제목도 "의료법 개정안 관철 '강행군' - 김 협회장, 국회의원 출판기념회 잇단 참석"(치의신보 2011. 12. 19.), ''의료법 개정안 관철 '강행군' - "김 협회장, 국회의원 출판기념회 잇단 참석"(치의신보 2011. 12. 19.), "법 통과 지지 · 협조 '고군분투'김 협회장, 손숙미 · 전현희 · 윤석용 의원 잇달아 면담"(치협신보 2011. 11. 28.)로 개정의료법의 통과를 위해 국회활동을 하고 있음을 치과의사협회 회원들에게 알리는 내용이다.

또한 2012년 발의의원의 입법취지가 반영된 개정의료법 대안이 국회본회의를 통과한 직후 발행된 치의신보(2012. 1. 5.)[214]기사는 "의지가 기적을 일궈냈다"라는 제목아래 다음과 같이 보도되어 개정의료법에 치협이 얼마나 공을 들였는지 짐작케 한다.

> 2011년 한해가 끝나기 3일전 치협 집행부가 전력투구해온 의료법 개정안이 마침내 국회를 통과했다. (중략)개정된 법이 시행되기 이전까지 '의료인 1인 1개소 의료기관 개설' 원칙을 위반하고 있는 병의원들은 법인형태로 전환하거나 정리절차를 밟아야 한다. 그렇지 않을 경우 벌칙 조항에 따라 5년 이하 징역이나 2천만원 이하의 벌금이 부과되는 등 엄청난 타격을 받게 된다(중략) 이번 의료법 개정안 국회 통과는 지난해 5월 김세영 집행부가 출범해 '일부 피라미드형 치과와의 전쟁'을 선포한 뒤 8개월여만에 이뤄낸 결실로 위기에 처했던 치과계로서는 어느 정도 안도의 숨을 쉴 수 있게 됐다.(중략)김세영 협회장을 비롯해 이번 법 통과를 위해 노력해 온 치협 임직원들에게 큰 박수를 보낸다. 법안 발의 이전과정에서부터 본회의 최종 통과과정까지 국회의원 및 국회 관계자들의 도움도 상당했다. 더욱이 국회 본회의를 통과하기까지 말로 다할 수 없는 수많은 난관들과 위기의 순간도 있었지만 치밀하고 탄탄한 팀워크를 통해 난관을 이겨내며 기적과도 같은 성과를 이뤄낸데 경의를 표한다. 특히 그동안 어려워진 개원환경 속에서도 치협 집행부를 끝까지 믿고 격려하며 사비를 털어 성금을 모아준 회원들에게 감사인사를 드린다.(하략)

2011년 4월 4일 김세영 치협회장 예비후보 출정식 "불법 덤핑 네트워크 치과 척결 온힘 쏟을 것" 이라고 밝힌 이후의 국회활동은 다음과 같다.

〈표 32〉 대한치과의사협회 기관지 '치의신보'에 보도된 개정의료법관련 치협집행부의 국회활동

의원명	기사 제목	게재일자(비고)
이재선(보건복지위원장), 최영희 · 이미경 의원	김세영 협회장 '국회 다지기'시동, 이재선 보건복지위원장 · 최영희 · 이미경 의원 면담	2011.5.23
박은수 의원 출판기념회	김세영 협회장, 박은수의원 출판기념회 참석	2011.7.7
정의화(의사) 국회부의장	정의화 국회부의장 출판기념회 참석	2011.9.12

214) 치의신보(2012. 1. 5)는 〈특별기획〉 의료법 개정안 국회 통과 "쾌거" - 초조 … 긴장 … 통과 … "드디어 해냈다"라는 기사도 함께 실려 의원입법으로 개정된 의료법에 치협이 얼마나 공을 들였는지 짐작케 한다.

김춘진 의원(치과의사)	김춘진 의원, '모두를 위한 밥상'출판기념회 참석	2011.9.19.
성윤환 의원	치과계 현안 협조 당부– 김 협회장, 성윤환의원 면담 최선봉에서 일부 피라미드 네트워크치과 척결을 진두지휘하고 있는 김세영협회장이 국정감사 기간중임에도 국회의원들의 협조를 얻어내기 위한 활동을 계속하고 있다.	2011.9.26
전현희의원(치과의사 · 변호사) 9.18	피라미드형치과 척결 국회 협력당부 – 김세영 협회장, 전현희 의원 면담 치의신보 일부 피라미드형 치과의 문제점과 현황 설명	2011.9.26
이성헌 의원	이성헌 한나라당의원 출판기념회 참석	2011.9.28
	공정거래위원회국감서 UD치과'난타'권리약정서 · '메뚜기 치의' 등 질의 쏟아져, 김세영 협회장 증인참석 치협입장 설명	2011.9.29
윤석용의원(한의사) · 양승조 의원	"1인1개소 개설원칙 반드시 지켜져야" 김 협회장, 윤석용 · 양승조 의원 잇단 면담	2011.10.10
추미애의원 출판기념회11일 강기갑의원 출판기념회13일 손숙미의원주관세미나(13일)	치협회장, 국회 다지기 '강행군' 추미애 · 강기갑 의원 출판기념회 참석 등 의원 면담 가속 유디치과의 불법의료행위 등의 문제를 날카롭게 지적한 양승조의원도 면담	2011.10.20.
최영희 의원	"내일신문(사장: 장명국) 창간 18주년 축하" 참석	2011.10.20 ※최영희의원(장명국사장 부인)
신상진 의원(의사) · 이애주 의원(간호사)	치협 국회 설득 총력전 – 김 협회장, '1인 1개소' 법안 통과 신상진 의원과 이애주 한나라당 의원들 잇단 면담	2011.10.27
원희목의원(약사) · 박은수의원	"1인1개소 의료법 적극 협조해 달라" 김세영 협회장, 원희목 · 박은수 의원 면담	2011.11.3
정범구 의원	"출판기념회 축하" 정범구 의원 정치서적출간 참석	2011.11.7
김영환 의원(치과의사)	김영환 의원 출판기념회 '성황' 참석	2011.11.21.
손숙미 의원 · 전현희 의원(치과의사) · 윤석용의원(한의사)	법 통과 지지 · 협조 '고군분투' 김 협회장, 손숙미 · 전현희 · 윤석용 의원 잇달아 면담	2011.11.28
우윤근 의원	우윤근 의원 출간 "축하" 참석	2011.11.28
양승조 · 이성헌 의원	출판기념회장서 '의료법개정안'총력– 김세영 협회장, 양승조 · 이성헌 의원 출간 '축하' 참석	2011.12.5
노철래, 원희목((약사), 정두언, 서병수, 김성태, 박선영 의원 등 10여명의 의원	국회에 치협 현안 알리기 '잰걸음' – 김 협회장 '희망복지포럼' · 진수희 의원 출판기념회 참석 *이외에 임채민 보건복지부 장관, 차흥봉 전 복지부 장관 등 내빈들을 두루 만나 인사를 나누며 친분을 다졌다.	2011.12.8

진수희의원 출판기념회11.30 홍재형국회부의장/출판기념회 12.1 이낙연의원 정책토론회 정하균의원 희망복지포럼 출범식 11.29 김정 의원 출판기념회11.5 이재선국회보건복지위원장 출판기념회11.6 김영환 지식경제위원회 위원장과 조찬간담회11.8	의료법 개정안 통과 '밤낮 없다'-김(세영)협회장, 이재선위원장 등 의원출판기념회 잇단 참석 의료인 1인 1개소 개설을 지금보다 명확히 하고 면허대여를 금지하는 것을 골자로 한 의료법 개정인의 18대 국회 통과를 위한 사전 정지작업 차원이다.	2011.12.12
이애주 의원 (간호사 · 보)	"국회 정상화 … 법안 처리"당부 – 김세영 협회장, 이애주 의원 면담	2011.12.19.
원희목의원 출판기념회12.8 주승용 의원 출판기념회12.8 신상진의원출판기념회12.12(의사, 보) 조윤선 의원 출판기념회12.7 이미경 의원 출판기념회12.9	의료법 개정안 관철 '강행군' – 김 협회장, 국회의원 출판기념회 잇단 참석 국회는 멈춰 있지만 '의료인 1인 1개소 의료기관 개설 의료법개정안'을 관철시키려는 김세협 협회장의 발걸음은 여 · 야 국회의원들의 출판기념회에서 이어지고 있다.	2011.12.19
이춘식 의원 출판기념회	이춘식 의원 출판기념회, 김세영 협회장 참석 '축하' 참석	2011.12.26
이재오 의원 출판기념회	이재오 의원 출판기념회 '축하' 참석	2011.12.29
의료법개정안 보건복지위원회 대안이 국회 본회의 통과 후 치협 반응		
[특별기획] 의료법개정안 국회통과 "쾌거"– 초조…긴장…통과… "드디어 해냈다" ◇ 법안 통과까지 숨막히는 진행과정 법안 발의 74일만 '기적같은 드라마' 1인 1개소 개설 · 의료인 면허대여 금지, 위반 땐 5년이하 징역 · 2천만원이하 벌금 김세영 협회장은 "이번 의료법개정안 통과는 기적이었다. 피가 마르고 심장이 멎는 듯한 긴장의 연속이였지만 회원들의 성원과 지지가 있어 가능했다" [특별기획] 의료법 개정안 국회 통과 "쾌거" – 피말리는 위기 넘고 "꽝 꽝 꽝"		2012.1.5

〈표 33〉 개정의료법 통과 이후 대국회 활동

이미경 의원	김 협회장, 이미경 후보 선거사무소 개소식 참석	2012. 4. 2.
양승조, 신상진 의원	"치협정책 지지…선전기원"김 협회장, 양승조 · 신상진 의원 선거사무소 개소식 참석	2012. 3. 26.
손숙미 의원	손숙미 의원, 부산서 출마 선언 · 출판기념회 참석	2012. 1. 16.
전현희 의원 출판기념회	청춘에게 도전 · 희망 메시지 – 전현희 의원 출판기념회 '성료' 참석	2012. 1. 9.

그렇다면 치과의료계는 왜 개정의료법 통과에 이토록 힘을 기울였을까?

치과계는 2011년 치협이 의료법 개정에 진력할 때 전국민의 치과의료비가 5조원이었는데 당시 유디치과 120개소의 연간 수입은 5000억으로 추산되며 이는 전체 치과의료비의 10분의 1에 해당된다고 지적하고 이것이 바로 동네치과 붕괴 위기로 바라보는 이유며 척결해야 하는 이유로 보았다.[215)]

당시 치과계는 치과의사 1명이 120여개 치과의원까지 실질적으로 소유하며 운영하는 '피라미드형 치과와의 전쟁'을 선포하고 불법네트워크치과를 원천적으로 차단할 수 있는 근본대책을 마련하기 위해 총력을 기울이던 때였다. 이때 치협 집행부는 피라미드형 치과로 인해 황폐화되고 있는 치과계를 지켜내며 국민건강권을 보호할 수 있는 기반을 마련하는데 사용키 위해 회원에게 2차 성금까지 모은 것으로 알려졌다.[216)]

이 법의 개정으로 치협은 의료법 제 4조 '의료인은 다른 의료인의 명의로 의료기관을 개설하거나 운영할 수 없다'는 조항을 신설, 제 33조 8항을 '의료인은 어떠한 명목으로도 둘 이상의 의료기관을 개설 · 운영할 수 없다'는 규정을 명확히 함으로써 병폐를 원천봉쇄할 것으로 내다본 것이다.

치협 회장은 "이번 의료법개정안 통과는 기적이었다. 피가 마르고 심장이 멎는 듯한 긴장의 연속이였지만 회원들의 성원과 지지가 있어 가능했다"는 소회를 밝히기도 했다.[217)]

그러나 법 개정이후 가시적인 입법효과가 나타나기도 전인[218)] 2014년 6월, 2011년 의료법 개정과 관련, 검찰이 치협에 입법로비 의혹을 수사 중이라는 언론보도가 있었다.[219)]

치협의 '1인 1치과 의원'과 관련된 의료법개정을 위한 대 국회활동은 검찰의 '입법로비

---

215) 치의신보. "기업형 사무장치과 척결방안 있나?... '세 후보 자신있다'②", 소통은 기본... 보험정책 강화 치과미래 열겠다 " 이구동성"치의신보 선거 취재팀' 기사중 최남섭 후보 발언. 2014. 4. 3.

216) 치의신보. "기업형 사무장치과 척결방안 있나?... '세 후보 자신있다'②", 소통은 기본... 보험정책 강화 치과미래 열겠다 " 이구동성"치의신보 선거 취재팀' 기사중 김철수 후보 발언. 2014. 4. 3.

217) 치의신보. 〈특별기획〉의료법 개정안 국회 통과 "쾌거" - 초조…긴장…통과… "드디어 해냈다". 2012. 1. 5.

218) 치의신보. "기업형 사무장치과 척결방안 있나?... '세 후보 자신있다' 소통은 기본... 보험정책 강화 치과미래 열겠다. '이구동성'". 2014. 4. 3.
기사 중 김철수 후보는 "척결은 커녕 전국적으로 200평에서 400평의 초대형 유디치과가 신규 개설 중에 있는 것으로 알고 있다. 저수가의 아류치과만 창궐하게 됐다. 유디는 치협측이 도와줘서 600억 이상의 홍보효과가 있다고 오히려 비아냥대고 있다"고 밝혔다.

219) * 주간조선[2309호] 주간조선. 통권2309호. 10-13쪽. 2014. 6. 2.
* 문화일보. "齒協, 野의원 13명 후원금 집중 송금"의료법 통과 두달 뒤인 2012년 2 · 3월에 집중돼. 2014. 8. 26.
* KBS: KBS뉴스 홈페이지, 2014.08.18.(09:55) 수정(16:28) 검찰, 치과협회 '입법로비 의혹' 수사착수. 2014. 8. 18.

의혹수사'결과와 관계없이 정책결과만 놓고 보면 정영평[220]과 사공영호(사공영호, 1998)가 지적했듯이 정부의 정책을 자신들이 뜻한 대로 국회를 통해 방향전환을 시켰다는 점에서 규제경제의 관점에서 포획으로 볼 수 있는 조건을 갖추었다 하겠다.

그러나 이 법이 의료인 한 사람이 복수의 의료기관을 사실상 경영함으로써 그렇지 않은 경우와 비교하여 이익추구 경향이 두드러지고, 이로 인해 과잉진료, 무리한 경쟁에 따른 불법 의료행위 조장 등 궁극적으로 국민들의 피해를 초래할 수 있다는 우려는 이 법이 다수 국민의 건강권과 깊은 관계가 있다는 점에서 단순히 이익단체의 이익구현으로 보기 어렵다는 지적도 설득력을 갖는다.

7. 치협의 숙원, 정부내 치의학정책전담 부서설치 … 2019. 1. 보건복지부 구강정책과가 개설

정부는 2019.1.15 구강정책과 신설을 담은 '보건복지부와 그 소속기관 직제 일부개정령'과 '보건복지부와 그 소속기관 직제 시행규칙 일부개정령'을 관보에 게재함으로써[221] 대한치과의사협회는 수년간 국회와 정부에 일관되게 건의해 온 '보건복지부 내 치과정책 독립부서'의 설치란 결과를 이루어냈다.

정부의 치과전담부서 설치에 치협이 이처럼 열과 성을 기울인 것은 국가의 지원으로 구강건강관리사업 등 구강보건정책을 체계적으로 수행할 수 있게 됐으며 특히 인구 고령화에 따른 구강건강의 중요성 및 치과인력에 대한 수요가 커진 만큼 국가 구강보건사업의 체계적 수행이 이루어질 수 있을것으로 기대하기 때문이었다.

실제 치과 병 · 의원 급여비는 2017년 기준 2조5455억 원으로 전년 대비 13.7% 상승했으며 인구 고령화 및 보장성이 확대됨에 따라 그 상승속도는 빨라질 것으로 예상되고 있어 설된 구강정책과를 통해 향후 국민들에게 보다 안전하고 질 높은 치과 예방관리서비스 제공, OECD 최하위권인 구강건강지표 개선, 구강건강 격차 해소 등이 기대하기 때문이다.

220) 규제에 대한 포획현상은 여러 계기로 또한 다양한 양태로 표출되기 때문에 규제포획 현상의 정확한 개념과 그것의 포괄범위를 보면 우선 규제정책과정에서 포획은 규제관료의 부정이나 비리와 곧잘 혼란을 일으킨다는 것이다. 포획과 부정부패는 특정집단에게 특혜를 제공하는 효과를 보인다는 점에서 공통점이 있다. 또한 피규제집단은 자신들에게 유리한 정책을 이끌어 내기 위하여 포획전략과 뇌물전략을 동시에 사용할 수 있기 때문에 하나의 정책산출에 대하여 포획현상과 부정부패의 효과가 혼재하는 경우도 발생할 수 있다. 이런 연유로 규제정책을 연구하는 학자들 중에도 두 개념을 구별하지 않고 뇌물을 받고 피규제집단에게 유리한 정책을 제공하는 경우까지도 포획현상으로 보는 경우가 있다(전영평, 1994).

221) 치의신보, 사설,'구강전담부서 숙원사업 이뤘다', 2019.1.15

한편 정부가 2019. 1. 15일 구강정책과 신설을 골자로 한 '보건복지부와 그 소속기관 직제 개정령'과 '시행규칙 일부 개정령'을 공포하면서 구강정책과 업무에 대해 △구강보건사업에 관한 종합계획수립 · 조정 및 평가 △구강보건 관련 단체 지원 및 육성 △치과의료기관 및 치과의료기기 관련 단체의 지원 및 육성 △장애인 구강진료센터 운영지원에 관한 사항 △치과의사전문의 수련 및 자격인정 등에 관한 사항 등 12가지에 대해 발표한 바 있다.[222]

치협은 구강정책과 설치와 관련, 2019.1.15. 치협 기관지 '치의신보' 사설을 통해 '구강전담부서 숙원사업 이뤘다'는 제목으로 "보건복지부에 구강보건 전담 부서가 12년 만에 공식 부활됐다. 지난 2007년 구강보건팀 폐지 이후 역경을 딛고 치과행정의 독립을 이뤄내는 의미있는 성과를 이뤘다."고 평가했다. 또 당시 대한치과의사협회 김철수 회장은 보건복지부의 구강보건과 설치 후 치의신보와 가진 인터뷰에서 "치과계 오랜 염원이자 30대 집행부의 주요 공약인 구강보건전담 부서 신설은 치과계 역사에 남을 만한 중요한 족적이다. 개인적으로는 회원들과의 약속을 지켜냈다는 데서 큰 보람을 느낀다.[223]"고 소회를 밝힌 바 있어 치협이 보건복지부 구강보건과 실치에 얼마나 공을 들였는지 가늠하게 한다.

같은 지면에서 김철수 회장은 다음과 같이 구강보건과가 설치되기 까지 과정을 설명했다.

보건복지부 구강정책과 신설과 치협 집행부의 노력 [224]

- 30대 집행부 출범 전인 협회장 후보시절 치과계 미래정책포럼을 통해 김용익 국민건강보험공단 이사장(당시 더불어민주당 민주연구원 원장)으로부터 민주당 집권 시 구강보건 전담부서 부활 약속을 받아냄.
- 집행부 출범과 맞물린 지난 2017년 대선 기간에는 정치권 각 당에 구강보건전담 부서 설치 등 치과계 주요 정책 현안을 반영하기 위해 관련 정책제안서를 제작해 정부와 국회 등을 발이 닳도록 찾아다녔다. 구강보건전담 부서 신설의 필요성에 대한 여론을 환기시키기 위해 매년 국회의원실과 연계해 수차례 정책토론회[225] 개최.
- 2017년 말 당시 정부 관계자들이 전담부서 설치에 대한 확정적인 언급이 있었고 축하메시지까지 받은 상태였기 때문에 믿고 있다가 기획재정부 최종 예산심의 과정에서 좌절됨.

---

222) 치의신보,'닻 올린 구강정책과 "이제부터 시작이다", 2019.01.22

223) 치의신보,'구강보건전담부서 신설 "결국 해냈다"'2019.1.3

224) 〈치의신보 ,'구강보건전담부서 신설 "결국 해냈다" '2019.1.3.〉기사중 김철수 회장 인터뷰 내용에서 요약정리함

225) 2017.6.9. 치협은 국회의원 회관 2층 제2세미나실에서 양승조의원과 윤종필 의원과 함께 '대국민 구강보건 향상을 위한 정책토론회'를 개최, 정부내 치과정책전담부서 설치의 필요성등을 정치권에 적극 알렸다.

- 다시 심기일전하여 구강보건전담부서 설치에 대한 명분과 논리적 당위성을 재점검해 새로운 마음으로 국회와 정부 당국, 관계 요로에 다시 설득함.
- 특히 기획재정부 예산심의 과정에서 좌절됐던 경험을 거울삼아 주무부서인 복지부는 물론 직제 심사를 담당하는 행정안전부, 예산과 조직 신설의 타당성을 검토하는 기획재정부와 공감대를 형성하기 위해 더 많은 노력을 쏟음.
- 국회 보건복지위원회, 행정안전위원회 국회의원들을 전 방위로 면담했고, 동원할 수 있는 모든 언로를 통해 구강보건전담 부서 신설의 필요성과 당위성을 알림. 따라서 이번 구강정책과 부활은 또 다시 실패할 수 없다는 간절함이 이뤄낸 결과임.

한편 치협은 향후 구강정책과가 앞으로 추진해야 할 정책업무를 지원하기 위해 치과의료정책연구원을 통해 △구강병 예방사업과 공공성 강화를 포함해 △치과의료 및 치과산업 발전방안 △치과의사인력 감축과 보조인력 구인난 문제 △미래 치의학 육성 및 R&D 확보 부분 등 정책제안을 위한 연구 용역에 착수했다.[226]

치과의료정책연구원의 당시 민경호 원장은 "이번에 연구용역을 통해 치과의료 공공분야, 치과산업분야, 치의학 R&D 분야 등 중요 사안별로 다각적인 연구가 진행될 예정"이라며 "이번 연구결과가 향후 치과의료정책 시행에 있어서 큰 도움이 될 것으로 본다"고 지적하여 향후 보건복지부 구강정책과의 정책입안과 시행에 치협이 여러 가지 역할을 할 것 임을 시사했다.

치협은 연구용역을 통해 완성된 정책제안서가 나오는 대로 국회 보건복지위 의원 등과 함께 연구보고회 등을 거쳐 보건복지부에 전달할 예정이라고 밝히고 치과전담부서의 신설은 향후 치협이 추진하는 (가칭)국립치의학연구원 설립에도 청신호로 기대하고 있다.

8. 치협 숙원사업…국립치의학연구원 설립관련 5건 의원입법 추진(21대)

대한치과의사협회의 국립치의학 설립 논의는 17년전으로 거슬러 올라간다.

치협은 지난 2005년 정부가 출현하는 '국립치의학연구원' 설립을 계획하고 설립계획안을 마련했으나 중단되고 6년이 지난 2011년 공직치과의사회에서 교육과학기술부에 제안서를 제출하면서 연구원 설립 의지의 불씨를 이어 나아갔다.

2011년 치협회장에 출마한 당시 김세영 회장 후보는 공약으로 연구원 설립을 내세웠고, 회장에 당선되어 집행부가 출범하면서 '미래비전위원회'를 설치, 국립치의학연구원

226) 치의신보, "닻 올린 구강정책과 '이제부터 시작이다.' " 2019.1.22

설립 추진에 시동을 걸었다.

이후 치협은 연구원 설립을 위한 법제화와 연구원설립에 실효성을 담보하기 위한 연구용역을 제공하는 등 정부와 국회 설득을 위해 준비해 나갔다.

그 단계의 하나로 2012. 11.(19대 국회) 민주당 이용섭 의원이 치과계의 요구를 받아들여 치과 의료산업을 국가 신성장동력으로 육성하기 위한 사실상의 국립치의학연구원 설립 법안이라 할 '과학기술분야 정부출연연구기관 등의 설립 · 운영 및 육성에 관한 법률 일부개정법률안'(의안번호: 1902524)을 대표 발의했다.[227]

치협은 2012.7.12일에 이용섭 의원과 공동으로 '치의학연구원 설립 당위성과 역할 및 비전에 대한 정책토론회'를 열고 연구원 설립 필요성에 대해 국회의 주위를 환기시켰다.

당시 치협 김세영 회장은 국회는 물론 치의학연구원 설립 시 주무 부처인 미래창조과학부를 방문해 "치과계는 우수한 연구 인력과 기술력을 바탕으로 여러 중소기업, 대학 등에서 자체 연구를 통해 임플란트, 뼈 이식재 등 우수한 제품들을 개발해 세계 시장에서 인정 받고 있다"면서 "그러나 통합 관리 시스템이 없어 중복 투자 등이 이뤄지고 있어, '컨트롤타워' 역할을 할 연구원이 반드시 필요하다"고 피력하고 협조를 요청하기도 했다.[228]

이후 치의학연구원 설립과 관련하여 19대 국회에서 2개 법안이, 20대 국회에서는 6개 법안이 발의 되었으나 임기만료 폐기되었다. 21대 전반기 국회에서만 벌써 5번째 법안이 발의됐다.[229]

치과계는 "지난 10여년 간 치과계의 숙원 과제였고, 지난 회기 때도 6개 법안이 발의됐지만 법안소위에서는 전혀 논의되지 않았다. 하지만 21대 국회에서는 과방위 법안소위에서 이미 3번이나 다룰 만큼 여야 의원들의 관심사에 올라 있다."[230]며 조심스럽게 21대 국회에서는 입법에 성공할 것으로 기대하고 있다.

치과계는 치의학연구원 설립을 준비하면서 대한한의사협회가 주도했던 한의학연구원

227) "과학기술분야 정부출연연구기관 등의 설립 · 운영 및 육성에 관한 법률 일부개정법률안 제안이유 및 주요내용: (상략) 정부차원에서의 치의학에 대한 투자는 보건의료 16개 분류 중 1.61%에 그치고 있으며, 체계적이고 종합적인 연구기관이 부재한 상황이어서 정부차원의 연구개발 투자 확대와 더불어 산학연 중심의 체계적이고 종합적인 연구기관 설립이 절실히 필요한 상황임. 이에 따라 국가 출연 연구기관으로 한국치의학연구원을 설립해 초고령화 사회에 앞서 구강건강 증진을 통해 국민들의 삶의 질을 향상시키며, 임상치의학에 대한 체계적이고 종합적인 연구를 통하여 연구전문인력을 양성하고 원천신기술을 개발하여 국가 신성장동력으로서 일자리 창출과 경제발전에 기여하고자 함.

228) 의협신문 2013.7.19.'정부차원 '치의학연구원' 설립, 가시화 될까'

229) 국립치의학연구원 설립을 위한 대토론회가 치협주최로 2020.6.18.개최되었는데 이 자리에서 김형룡 국립치의학연구원설립추진특별위원장의 브리핑에서 언급하였음.

230) 치의신보2021.03.31."치의학연구원 여 · 야 · 복지부 · 과기부 찬성" 전망 밝아"

설립을 주요 참고모델로 삼고 있는 것으로 알려졌다.

치협 관계자에 따르면, 한의계의 요구사항을 담은 '한국한의학연구원'은 1994년에 설립한 이후에 매년 400억원이 넘는 국비를 지원받으며 한방정책과 한의학 원친기술의 개발, 한의학의 세계화 및 표준화를 위해 200여명이 넘는 연구원들이 있다.

또 보건복지부에는 한방정책과도 있어, 한의사들에 대한 지원이 용이하다는 설명이다.

이에 반해 치협은 치과계를 전담할 과장급 담당자조차 없으면서, 전문적인 연구없이 치과관련 정책이 나오고 있어 연구원 설립을 더 이상 지체 할 수 없다는 입장이다.

치협 관계자는 "치의학 임상적 발전은 눈부시지만 기초쪽을 등한시 해 기형적 발전을 해왔다"면서 "이같은 상황에서 국가차원의 치의학연구원 설립은 반드시 필요하다"고 주장했다.[231)]

국립치의학연구원 설립은 치과의사협회만의 사업은 아니다. 대한치과의사협회, 대한치과위생사협회, 대한치과기공사협회, 한국치과의료기기산업협회등 4단체가 연구원 설립의지를 모을 때부터 교감을 갖고 뜻을 모은바 있어 범치과계의 사업이라고도 할 수 있다.

한편 21대 국회 개원이후 2022년 5월 현재까지 국립치의학연구원 설립 관련 법안을 대표발의한 의원은 양정숙 · 전봉민 · 김상희 · 이용빈 · 허은아 의원으로 이들이 발의안 법안명은 다음과 같다.

- 양정숙 의원: 과학기술분야 정부출연연구기관 등의 설립 · 운영 및 육성에 관한 법률 일부개정법률안(의안번호: 2103735)
- 전봉민 의원: 치의학산업의 육성 및 지원에 관한 법률안(의안번호: 2104144)
- 김상희 의원: 과학기술분야 정부출연연구기관 등의 설립 · 운영 및 육성에 관한 법률 일부개정법률안(의안번호: 2104232)
- 이용빈 의원: 과학기술분야 정부출연연구기관 등의 설립 · 운영 및 육성에 관한 법률 일부개정법률안(의안번호: 2104472)
- 허은아 의원: 과학기술분야 정부출연연구기관 등의 설립 · 운영 및 육성에 관한 법률 일부개정법률안(의안번호: 2107744)

---

231) 의협신문2013.07.19."정부차원 '치의학연구원' 설립, 가시화 될까"

이상의 5명의 의원이 국립치의학연구소 설립 관련 법률안을 발의하기 까지의대한치과의사협회의 대 국회활동을 요약하면 다음 표와 같다.

국립 치의학 연구원 설립추진 관련, 치협의 주요 임원의 국회방문 현황

보도자료 게시일	내 용	비 고
2020.8.21	이상훈 치협회장,양정숙 의원실을 방문해 국립 치의학연구원 설립의 당위성을 설명하고,이에 대한 적극적인 관심과 협조를 당부	방문일 2020.8.13
2020.9.10	이상훈 치협회장,충남도청을 방문, 양승조 도지사와 면담을 갖고 국립치의학연구원 설립을 위한 협력을 약속."국립치의학연구원 설립과 관련 충남 천안시의 불당 지역이 유치에 큰 관심을 보이는 것으로 안다"며"많은 관심과 지지 부탁	방문일 2020.9.4.
2020.9.25	치협, 김상희 (국회) 부의장 대표발의 "환영" 25일,치의과학연구원 설립 개정안 발의…7월 면담 결실	
2020.10.26	이용빈 의원, 한국치의학과연구원 설립 법안 대표발의 21대 국회 네 번째...치과계 숙원해결 탄력 이상훈 치협 회장 앞선 면담서 당위성 역설	
2020.10.26	이상훈 협회장은 21대 국회 개원 직후부터 박광온 위원장을 비롯해 조명희 · 김상희 · 양정숙 · 조승래 · 이용빈 의원 등 과학기술정보방송통신위원회 의원들은 물론 평소 보건복지위원회 소속 의원들을 만난 자리에서도 치의학연구원 설립의 당위성을 역설. 2020.9.10. 양정숙 의원을 시작으로 23일 전봉민 의원, 25일 김상희 부의장이 잇따라 치의학연구원 설립 관련 법안을 발의	
2020.11. 24	이상훈 치협회장과 최치원 총무이사는 과학기술정보방송통신위원회 소속 더불어민주당 이용빈 의원과 간담회를 갖고 치과계의 숙원인 국립 치의학연구원 설립과 관련 법안의 추진경과 등에 대해 집중 논의	방문일 2020.11.16.
2020.12.2	치협, 1인1개소법-치의학연구원 해결 "적극 행보", 이상훈 협회장,김영만치과의료정책연구원장,이정문 · 문진석 의원 잇따라 면담	방문일 2020.11.26
2021.2.23	이상훈 치협회장, 이낙연 더불어민주당 대표와 면담을 갖고△국립치의학연구원 설립 △치과 임플란트 건강보험 강화△국가구강검진 제도 개선 등 치과계 주요 현안에 대해 설명하고 협조와 지원을 요청	방문일 2021.2.22
2021.3.4	이상훈 치협회장, 국회 과학기술정보방송통신위원회 과학기술원자력법안심사소위원회 김영식의원을 만나 치과계의 오랜 숙원이자 31대 집행부 역점 추진 정책인 국립치의학연구원 설립의 기대효과와 당위성을 설명 ※ 김영식의원: 치의학연구원설립관련 법안, 허은아 의원과 공동발의	방문일 2021.2.25.
2021.3.12	이상훈 치협회장,한준호 더불어민주당 의원을 만나 치과계의 오랜 숙원인 국립치의학연구원 설립의 기대 효과와 당위성 등을 설명하고 협조 당부	방문일 2021.3.10.
2021.3.29	이상훈 치협회장은 국회 과학기술정보방송통신위원회 과학기술원자력법안심사소위원회(이하 법안소위)에 참석해 국립치의학연구원 설립의 당위성을 강조하며,국회 차원의 협조를 당부(과방위 소속 양정숙 · 김상희 · 이용빈 · 허은아 의원들이 발의한4개의 국립치의학연구원 관련 설립 법안을 상정, 심의	방문일 2021.3.18.

2021.8.4	박태근 치협회장은 국회 보건복지위원회 여당 간사인 김성주 의원과 신현영 의원 연이어 방문, △비급여 진료비 공개제도△의료광고 규제 △어르신 임플란트 보험 급여화 확대△ 국립치의학연구원 설립 등 치과계 정책현안 설명과 적극적인 협조 당부	방문일 2021.8.4
2021.8.9	박태근 협회장, 남인순 의원 방문, 비급여 진료비 공개제도 임플란트 보험급여화 확대 방안, 치의학연구원 설립등 다양한 치과현안 설명	
2021.8.18	박태근 협회장,신동근 의원 면담, 국립치의학연구원 설립,구강검진 파노라마 포함 등 현안 논의	신동근의원 (치과의사)
2021.9.14	박태근 신임 대한치과의사협회장은 21.9.10(금)국민의힘 김기현 원내대표와 상견례를 갖고 국립치의학연구원 설립,비급여 의료광고 규제 방안 등 9가지 중점 추진현안에 대해 관심과 협조 부탁	방문일 2021.9.10
2021.11.5	제21대 국회 들어 현재까지 양정숙 · 전봉민 · 김상희 · 이용빈 · 허은아 의원(이상 발의 순)이 총 5개의 한국치의과학연구원 설립 관련 법안 을 대표발의함.	
2021.11.5	2021. 7. 19.제 31대 치협회장 보궐선거에서 당선된 박태근회장은 김기현 국민의힘 원내대표와 서영석 · 김성주 · 신현영 · 남인순 · 정춘숙 · 신동근 의원 등을 만나 한국치의과학연구원의 조속한 설립을 촉구	
2021.11.5	치협 박태근회장, 강충규 부회장, 신은섭 국립치의학연구원 설립추진특별위원장은 국회 과학기술정보방송통신위원회 조승래 더불어민주당 의원을 만나 국립치의학연구원 설립 등 현안 해결에 대해 논의	방문일 2021.11.4
2021.11.11	치협 박태근회장, 신은섭 치협 국립치의학연구원 설립추진특별위원장은 김상희국회부의장과 만나 한국치의과학연구원 설립의 기대효과 및 당위성을 설명	방문일 2021.11.8
2021.11.29	박태근 협회장, 국민의힘 홍석준 국회의원 만나 한국치의과학연구원 설립의 기대 효과와 당위성 등을 설명. 최문철 치협 감사 배석	방문일 2021.11.29
2021.11.29	30일에 박태근 협회장과 신은섭 치협 국립치의학연구원설립추진특별위원회 위원장은 권성동 국민의힘 사무총장 방문, 한국치의과학연구원 설립▲치과 임플란트 건강보험 강화▲국가구강검진 제도 개선등 치협 현안설명과 협조 부탁	방문일 2021.11.30
2021,12.30	23일, 박태근 협회장,신은섭 치협 국립치의학연구원 설립추진 특별위원회위원장이 김민석 보건복지위원장을 방문, 대선을 앞두고 국가 구강검진에 파노라마 촬영 추가, 한국치의과학연구원 설립등 치과계 핵심 현안들에 대해 설명	방문일 2021,12.23
2022.1.4	박태근회장, 국민의힘 선거대책위원회 김상훈직능총괄본부장 방문"한국치의과학연구원 설립 및 2022 국민을 위한 구강보건 · 치과의료정책제안서 ,전달	방문일 2021.12.13.
2022.1.4	국민의힘 선거대책위원회 직능총괄본부 강기윤 의원(제21대 국회 보건복지위원회 국민의힘 간사)을 만나 치의과학연구원 설립 등 핵심 정책 3가지를 치과계 주요 현안으로 강조"함	방문일 2021.12.27

※ 대한치과의사협회 홈페이지 '보도자료' 및 치협 기관지 치의신보 기사를 토대로 재구성

제3절 대한한의사협회 현황과 대 국회활동

대한한의사협회는 2021년 정기총회기준 회비납부 회원은 2만 3470명이며 2021 회계년도 예산(안)에 따르면 전체 총 세입 예산은 114억2662만 원의 규모[232]이며 의료법 등에 법적근거를 둔 단체이다.

대 국회활동은 국회 개원이후 2011년까지는 대한한의사협회사(2012)에 수록된 대외활동 중 국회활동을 참작하였으며, 2011년 이후 2022.1(21대 국회 전반기)까지는 대한한의사협회 기관지 '한의신보'와 대한한의사협회의 보도자료와 의료전문지 등을 중심으로 정리하였다.[233]

대한한의사협회는 의료관련 규제정책 등에는 다른 보건의료단체와 입장을 같이하지만 한약분쟁 시에는 약사단체와 의료일원화, 한의학의 현대의료기기사용 등에서는 의사협회와 마찰을 빚으며 직역의 이익표출을 위해 대 국회활동을 적극적으로 벌였다.

그러나 아직까지 한의사 출신 국회의원은 다른 직역에 비해 현저하게 적은 2명을 배출하여 대국회 활동 교두보를 마련하는데 비 한의사출신 국회의원과의 공조를 모색하고 있다. 2대 국회에서 의료법 제정 때 의료인 중 '한의사'를 '의사(醫師)'나 '치과의사(齒科醫師)'처럼 '스승 사(師)'가 아닌 '선비 사(士)'인 한의사(韓醫士)로 초안이 제안되었다든가, 60년대 초 국가재건최고회의에서 의료법 중 한의사제도를 폐지하고 한의과대학의 폐쇄 등의 위기를 겪으면서도 탁월한 대국회활동을 벌인 대한한의사협회는 폭넓게 비보건의료인 출신 국회의원들과의 활발한 소통을 통해 한의사의 입지를 다지고 직역의 이익표출과 협회입장의 개진 등으로 대국회활동을 해 왔다.

대한한의사협회는 의사 및 치과이사등과 동일하게 적용받는 의료관련 규제정책 등에는 다른 보건의료단체와 입장을 같이하지만 한약분쟁 시에는 약사단체와 의료일원화, 한의학의 현대의료기기 사용 등에서는 의사협회와 대척점에서 직역의 이익표출을 해 왔다.

232) 대한한의사협회 기관지 '한의신문, '2021년 총 세입예산 114억여 원 예상' 2021.03.22

233) 대한한의사협회의 대국회활동은 국회 개원이후 2011년까지는 '대한한의사협회사, History of the Association of Korean Medicine : 1898~2011, 대한한의사협회, 2012'에 수록된 대외활동 중 국회활동을 참작하였으며 2011년 이후 18대 국회가 종료되는 2012년 5월 29일까지는 대한한의사협회 기관지 '한의신보'와 대한한의사협회의 보도자료를 중심으로 정리하였다.

〈표 34〉 대한한의사협회의 국회활동(2대~18대)

대별	정책현안	비고
2대	① 국민의료법 제정시 한의사 배제 관련 대책활동 원안의 제3조 '의료업자 제도 중 한의사(韓醫士)'를 1조2종 한의 사(韓醫師)제도로 수정	조헌영 의원 (한의학자)
국가재건최고회의	② 의료법 개정, 존폐위기의 한의사제도 부활을 위한 활동	한의사제도 존치
3대-7대	③ 한지의료인과 동원한의사제도, 그리고 한지의사시험응시자격부여	
9대	④ 한방의료보험 실시 위해 정치권과 접촉	
14-16대	⑤ 한의군의관 제도 시행을 위한 대외활동	
19대	⑥ 단독 한의약법안 발의(임기만료 폐기)	김정록의원(비의료인)
20대	⑦ 한의협, 역점사업 첩약급여화 … 시범사업 결정	국감, 문케어와 관련폭로
21대	⑧한의사, 건강운동관리사 의뢰권 확보	국민체육진흥법 시행령 개정 공포
21대	⑨한의사에 X-ray 안전관리 책임부여 반영한의료법개정안 발의	서영석(약사)의원

1. 국민의료법 제정과 한의사 배제(2대)

건국 이후 보건부는 일제 강점기에 시행되던 조선의료령(1944년)을 대체할 보건의료행정법안(일명 의사법안)을 국회 문교사회위원회에 제출하였다. 보건부안은 제1장 총칙(의료인)에 의사와 치과의사는 법제화하고 있는데 비해 한의사는 배제되자 한방의 제도의 폐지를 반대하는 약 11만 명의 진정서가 국회에 접수되는 등 파란이 일었다.[234] 이때 한의학자 조현영 의원과 김익기 의원 등의 강력한 반대가 있어 더 이상 진행되지 못하자 국회 문교사회위원회가 정부안에서 배제했던 한의사를 포함하는 내용으로 의료법안을 준비하기 시작하였음을 다음의 기사에서 알 수 있다.[235]

"(상략) 사회분과위원회안에 의하면 정부에서 전연 무시하였던 한방의에 대해서도 상당한 규정을 제정하는 동시에(중략) 그런데 이에 대하여 대한의약협회[236]에서는 이를 극력반대하고 있는데 한편 한방의 측에서는 이는 민주주의 국가에서는 엄연히 국민보

234) 동아일보. "한방의 보호대책시급 〈양의〉만이 병을 고치는가, (국회)문교사회위원회, 보건부 의사법안 일축". 1950. 3. 5.
235) 동아일보. "국회문사위에서 국민의료법을 기초 중, 보건부 안과는 정반대". 1950. 3. 17.
236) 저자 주: 대한의사협회의 전신인 '대한의학협회'의 오기.

> 건을 위하여 일하고 있는 한방의에 대하여 현실을 무시하고 고의로 말살정책을 쓰려고 하는 양의들의 책동을 막는 것이라고 대환영을 하고 있다고 한다. 그런데 이에 대하여 보건부장관 구영숙(의사출신)씨는 국회문교사회위원회에 서한을 보내어 "이는 국민보건을 위해서 도리어 지장이 있으니 한방의에 관한 법안은 보건부에서 따로 기초할 터이니 정부안을 그대로 통과시켜 줄 것"을 호소하고 있다.(동아일보 1950. 3. 17.)

이러한 과정에서 제헌국회는 폐회되고, 2대 국회가 개원하였는데 그로부터 1개월도 채 못 되어 6.25전쟁이 발발하자 국회도 부산으로 피난하게 되었다.

이후 1951년 7월 부산 피난국회에서 의사출신인 한국원 의원이 국민의료법안을 발의하여 국회 사회보건분과위원회의 독회 및 심의와 법제사법위원회의 심의를 거쳐 본회의에 상정되었다(정기룡, 2008: 10).

국민의료법 입법당시 국회에는 5명의 의사출신 국회의원이 의정활동을 하고 있었던데 비해 한의사는 한명도 없었기 때문에 한의계를 대변해 줄 의원이 없다고 생각할 수 있으나, 2대 국회 당시 한의계에 대한 이해가 깊은 한의학자 조헌영 의원[237]과 김익기 의원 등의 발언에 힘입어 당초 안에서 상당한 정도로 한의계의 입장이 반영되었다.

지금의 대한한의사협회가 설립된 것은 1952년 12월 10일 로 국민의료법이 통과된 이후이나 이보다 앞선 1945년 11월 3일 조선한의사회(한의단체)를 설립하고 이듬해 미군정청 보건후생부에 한의사(韓醫士) 명칭 개칭과 한의사단체를 공인단체로 인정해 줄 것 등을 요청하는 건의문을 내는 등 활동을 시작하였다.[238]

한편 당시 국회에는 한의계에 우호적인 김익기 의원과 조헌영 의원이 한의계의 입장을 대변한 것이다.

---

237) 신동아. 2009. 9. 1"이상곤 박사의 한의학 이야기', 민중의 아픔을 구제하려 했던 유의(儒醫)"
제헌국회의원을 지낸 조헌영(趙憲泳)은 일본 와세다대학 출신으로 1935년 한의사단체인 동서의학연구회(東西醫學硏究會)에서 간행한 한의학 학술잡지『동양의약』의 발행기관인 경성의 동양의약사(東洋醫藥社) 편집인 겸 발행인으로 활동하기도 했다. 이 잡지가 간행되던 1934년 〈조선일보〉를 통해 조헌영은 한의학 부흥과 관련 양의사인 장기무(張基茂), 정근양(鄭槿陽), 약사 이을호(李乙浩) 등과의 논쟁으로 한의학 부흥에 대한 전 사회적 관심을 불러일으키기도 했다. 또 조헌영은 1936년 4월 동서의학연구회가 주최하고 동아일보가 후원하여 개최된 '통속한의학강연회(通俗漢醫學講演會)'에 김영훈, 신길구 등과 강사로 나서서 '통속한의학'의 확산을 위한 노력했으며 6 · 25전쟁중 납북되어 북한 한의학박사 1호로 북한에서도 동의보감의 집필에 참여한 것으로 알려졌다.

238) 동아일보. "한방의학의 재건설 조선한의사회서 개선을 건의". 1946. 4. 18.
김영훈(한의사협회장을 역임 · 종로 보춘한의원)등 5명의 한의사 대표들은 조선한의사회를 조직하고 미군정청 보건후생부에 ①의사(義士)명칭 개칭 ②한방의의 한지 연한폐지 ③ 한의사단체를 공인단체로 인정해 줄 것 ④한의학 교육기관 개설 ⑤ 공공 한방의료기관 설치 ⑥ 약초재배 장려 ⑦ 한의업자 시험제도 존속등을 건의했다.

〈표 35〉 국민의료법계중 한의사 관련 주요내용[239)]

<table>
<tr><th rowspan="2">주요
법안
내용</th><th colspan="5">제 안 자</th><th rowspan="2">본 회의
통과된
국민의료법</th></tr>
<tr><th>한국원 의원
(원안)</th><th>사회보건위원회
(안)</th><th>법제사법위원회
(안)</th><th>보건부
(안)</th><th>김익기 의원
(안)</th></tr>
<tr><td>의료업자규정</td><td>제2조 의사제도
1.의사(醫師)
2.치의사(齒醫師)
제3조 의료업자제도
1.한의사(韓醫士)
2 보건원
3. 조산원
4. 간호원</td><td>구분은 한국원의원 안과 동일. 다만 한의사(韓醫士)를 한의사(韓醫師)로변경</td><td>제2조 수정 –〉
3종의 의료업자를 둔다
제1종 의사, 치과의사
제2종 한의사
제 3종 보건원 · 조산원 · 간호원</td><td>원안과 동일</td><td>법제사법위원회와 분류는 같으나 한의사(韓醫士)를 한의사(韓醫師)로 변경</td><td>제 2조
제 1종 의사 · 치과의사
제2종 한의사(韓醫師)
제3종 보건원 · 조산원 · 간호원</td></tr>
<tr><td>의료기관명칭</td><td>한의사가 운영하는 의료기관을 "진찰소"로 명명</td><td>원안과 같음</td><td>진찰소</td><td>원안과 동일</td><td>한의원(韓醫院)</td><td>제8조 한의 원(韓醫院)</td></tr>
<tr><td>한의사의자격및면허</td><td colspan="4">제1절 의료업자의 자격 및 면허
제15조 의사및 치의가 되고자 하는 자는 좌기 각 항의 1에 해당한 자격을 가진 자로써 주무부장관이 제정한 바에 의하여 그 면허를 받아야 한다.
1. 문교부장관이 지정한 의학 또는 치의학을 전공하는 학교를 졸업한 자.
2. 외국에서 의학 또는 치과의학을 전공하는 학교를 졸업하였거나 또는 외국의 의사 또는 치의사 면허를 받은 자.
3. 전(前)2호에 해당하지 않은 자로서 의사 또는 치의사 자격시험에 합격한 자
4. 외국의 국적을 가지고 외국의 의사 또는 치의사 면허를 가진자로서 주무부장관이 적당하다고 인정한 자.
제16조 한의사(韓醫士) 및 보건원 조산원 간호원이 되고자 하는 자는 좌기 사항의 1에 해당한 자격을 가진 자로서 주무부장관이 규정한 바에 의하여 그 면허를 받아야 한다
1 소관장관이 지정한 학교를 졸업한 자
2. 자격시험에 합격한 자
3. 주무부장관이 적당하다고 인정한 자</td><td>제15조–
제16조: 의료업자의 자격및 면허 항목중 제16조에 보건원 조산원, 간호원과 함께 있던 한의사(韓醫師)를 제15조 의사, 치과의사 다음으로 옮겨 수정안을 발의</td><td>제13조 의사 · 치과의사 또는 한의사가 되고자 하는 자는 ---</td></tr>
</table>

국민의료법의 제정을 위해 제 2대 국회 본회의에서 국민의료법안 제1 독회 시 한의사 관련 발언을 속기록을 통해 확인하면 다음과 같다.

239) 정기룡, '해방후 한의사제도 성립과정', 경원대학교 한의학과 석사논문, 2008. 2, 30쪽과 국회속기록 등을 참조하여 재구성.

제 2대 국회 11회 25차 본회의 속기록 18쪽

- 김익기 의원: 이 법안은 의사와 한의사의 구별을, 일제 잔재의 정신적인 그때의 의료법의 악습이 아직까지도 남아 있다는 것이 역연히 나타나 있다.(중략) 수천 년 역사를 가져온 우리 민족이 가장 한의에게, 많은 혜택을 입었다는 것은 누구나 부인하지 못할 사실이다.(중략)제안자의 이야기를 듣건데 모든 점에 있어서 비과학적이다 그러나 그 이치를 들어본다든지 그 세세한 한의사의 변명 또한 한의사 본위(本位)의 이야기를 듣건대에는 절대적으로 이치가 없지않는, 비과학적이 아닌 이야기라는 것을 우리가 매일 매일 일상생활에 느끼고 있는 바이다. 세계에 자랑할 만한 민족문화를 발전시키고 향상시키기 위해서는 한의약 …… 이 규정을 확실히 이 법안에다가 충분히 맨들어 주지 않으면 아니 되리라고 본다

제 2대 국회 제11회 제25차 본회의 속기록 21쪽

- 노기용 의원(상략)우리 보물인 이 한방의약을 살리기 위해서, 한의사의 자격을 높이 기 위해서 국가적으로 좋은 학교를 정규적으로 설비해서 좋은 의사를 만들어 낼지언정 그 의사의 앞길을 말살시키는 거와 마찬가지로 이 한의사를 차별 대우한다는 것은 대단히 부당한 것이라고 생각해서 잠깐 여러 의원들에게 심심한 검토가 있기를 바라고--

제 2대 국회 제11회 제31차 본회의 속기록 3쪽

- 사회보건위원장 박영출: 「2. 외국에서 의학 또는 치과의학을 전공하는 학교를 졸업하였거나 또는 외국의 의사 또는 치과의사 면허를 받은 자.」
  (중략)다음은 김익기 의원의 수정안은 **「의사 및 치의사가 되고저 하는 자」를 「의사 또는 치과의사 및 한의사가 되고저 하는 자」로 수정한다.**

제 2대 국회 제11회 제31차 본회의 속기록 8-9쪽

- 이종형 의원: 한의를 옹호한다는 것보다 한의가 긴 담배대나 부쳐들고 구데기 나는 이런 점은 우리가 고쳐야 된다. 하지만 고칠 것은 고치고 하면 나중에는 양약보다 이 약을 먹으러 옵니다. 감기가 들면 쌍화탕을, 아스피링 먹지 않고 한약 먹는다. 그렇게 될 것을 생각하고 이 점을 삭제하면 안 되리라고 생각해서 강력히 주장한다.

2. 의료법 개정, 존폐위기의 한의사 제도 부활을 위한 활동(국가재건최고회의)

1961년 10월 국가재건최고회의는 의료법 중에서 한의사 제도를 삭제시키는 안을 통과시키는 한편 한의과대학의 폐쇄도 결의해 한의사 육성의 길을 봉쇄했다.

이에 앞서 한의사협회는 의료법개정시 한의사제도의 존폐문제가 걸려있다는 정보에 접하고 박성수 협회장이 6월 중순 보사부장관을 방문, 한의사제도의 필요성을 역설하고 청원을 제출하였다. 이어 7월 13일~15일 3일간에 보사부 장관, 최고회의 의장, 국회 문교사회분과 의원 등에게 국민의료법 개정과 관련한 의견서를 제출하는 등 끊임없이 건의와

탄원, 진정을 계속했으나 효과를 보지 못한 것이다.

이때 한의계는 대한한의사협회 중앙회뿐만 아니라 각 시·도 한의사회에서도 한의사 세도 폐지 반대운동을 전개하고 동양의약대학 학생들도 이 운동에 앞장섰다.

당시 국회 연락장교단에서 근무하던 최석근 중령(동양의대 10회 졸업, 육사 8기)이 한의사를 삭제한 의료법 개정안이 국가재건최고회의에 상정, 통과될 것이라는 소식에 접하고 이를 임문달(동양의대 10회 졸업)에게 전했다. 임문달은 한의사협회 박성수 회장한테 가서 논의한 끝에 예비역소장 석주암(동양의대 10회 졸업)과 함께 윤태일 서울시장을 방문했다. 군복무시 직속 부하였던 윤시장에게 석주암은 5.16 주체 세력의 일원이었던 김동환[240]과의 면담을 부탁했다. 이에 따라 박성수, 임문달, 석주암, 윤태일과 김동환이 만난 자리에서 석주암은 김동환에게 한의사를 제외시킨 의료법개정안의 부당성을 이야기하면서 협조를 요청했다. 자신의 할아버지가 한의사였던 김동환은 이의 시정을 약속했고, 당일 오후 최고회의는 한의사가 포함된 당초의 안대로 의료법안을 통과시켰다(대한한의사협회, 2012: 353).

1962년 3월 5일 국가재건최고회의에서 새로운 의료법안이 통과되고 3월 20일 법률 제1035호로 공포됨으로써 한의사의 법적지위가 다시 확보되었다. 한의측은 한의말살 기도가 무위로 끝났다고 선언했다.

의료법개정관련 국가재건 최고회의 13차 상임위원회 회의록(1962.2.9)

4. 의료법안

- 보사부장관: 제안이유 설명, 법안 주요점 설명 현행법과의 차이점 설명
- 부의장 :민심수습 단계에 있는 현재 한의사 3,000명 가량이 있다고 하지만 한 의사가 국립서울의과 대학을 나오게 한다는 모순으로 해서 자극을 줄 필요 없을 것으로 안다. 상식적으로 한의사를 대학에서 연구하게 한다고 희망하는 자가 있겠는가 상식적으로 생각해야한다
- 오치성위원: 과거는 자습 혹은 경험으로 한의사가 되겠지만 이대로 한다면 대학을 나와야 하니 문이 좁아지는 것은 사실임. 당장에 한의사가 없어지지는 않지만 제한될 것임.
- 부의장이 법대로 한다면 실질적으로 없애는 결과가 된다.
- 보사부장관: 없애자는 것은 아니고 다만 대학에 과정을 두자는 것임.
- 부의장: 현재 한의사 한약국이 얼마나 있는데 지금 이러한 것을 가지고 그 들에게 자극을 줄 필요가 있겠는가. 근본적으로 방향을 생각해야 할 것임.

---

240) 김동환은 미국 육군보병학교졸업 육군준장 예편 후제6·제7대국회의원(민주공화당 전국구) 국회외교위원장, 주미공사, 제16·22차 유엔총회 한국대표, 민주공화당 사무총장, 민주공화당 국회대책위원장, 원내총무를 지낸 군출신 정치인이다.

- 홍종철위원: 우선 전반적인 설명을 들어주시기 바람
- 보사부장관: 한방의료의 발전 설명(charts)에 의거, 현재 계3,147의 한의사, 한종상 3,601이 있음. 보건행정과 국민의료를 양한 이원제로 함은 불가능하여 현대의학을 근간으로 해야 할 것이며 한약종상은 계속 활발히 발전시킴으로써 대중의 수용에 응하도록 할 것임.
- 유양수위원: 한약을 취급한다면 한방의가 있어야 할 것이 아닌가
- 보사부장관: 양의사가 취급할 수 있음.
- 유양수위원: 국민이 요구하는 전량을 충족시킬만한 양의가 있는가 우선 무의면을 없애고 양의가 충분히 기능을 발휘하게면 자연도태되지 않는가
- 부의장: 한약을 장려한다 하면서 한의사를 제한한다는 모순을 어떻게 설명하는가 지금 가정에서 한방의를 사용하지 않는 집안이 있는가 우선 축조심의 하도록 할것
- 보사부장관: 차이점 설명 계속
- 오치성위원: 축조심의 하려면시간이 걸리니 회식 후에 심의할 것을 제의함
- 유양수위원: 약제사가 치료하려 할 때 의사가 타 전문과를 취급 할 때 이를 제한 수 없는지
- 보사부장관: 못하도록 제한되어 있음
- 홍종철위원: 금년도의 사업을 위해 통과되어야함 한방의 문제는 문교부에서 한방의 대학을 없앴으나 이 구제책이 강구되고 있음 국립대학에 과정을 둠으로써 한방의를 양성할 수 있을 것임. 외국에서도 한약은 대학원에서 연구되고 있음
- 부의장: 오후에 속개함
- 홍종철위원: 한방의사의 육성책을 먼저 설명하겠음
- 문사자문: charts에 의거 설명
- 유양수위원: 조사자료 수집방법 여하
- 문사자문: 박사학위 논문에 기준한 것임(설명계속)
- 이석제위원: 한의사회안의 국립서울대학에서 6년 내지 7년 연구케 한다면 지원자가 있겠는지
- 문사자문: 한의사 측에서 원하고 있으며 자기네들이 장학제를 두더라도 하겠다는 것임(설명계속) 문 위의 안은 기성의사로 대학원에서 연구하여 한방전문의로 하고 국립서울대학에 한방의학 전공생제를 설치하는 안으로서 한방의학의 과학화 및 발전 의료 및 교육 제도의 일원화를 기할 수 있음. 따라서 한방전문의 한방의를 두고 동양의약대학생 전학의 해결이 있어야 할 것임
- 홍종철위원: 의료법 5년이란 기한은 이 동양의약대학생을 교육하는 기간을 고려한 것 임
- 유양수위원: 비구니 대처승의 문제와 같이 복잡화 될 우려가 있으니 자연히 해결될 수 있는 방법을 고려할 수 없는지
- 보사부장관: 10년전에 500여명의 한의사가 3,000여명이 된 것으로 보니 자연 해결될 방법은 막연함
- 오치성위원: 내용적으로 검토할 필요있다면 축조심의를 제의(하략)

국민의료법 개정법률인 의료법(법률 제1035호)에 대해 대한한의사협회는 개정의료법 14조 2항의 '국공립대학교 의과대학에서 의과대학 과정 중 최종 2년간 한방의학과에서 한방의학을 전공한 자로서 한의학사의 학위를 받고 한의사국가시험에 합격한 자'에 한하여 한의사면허를 부여한다는 규정은 한의계가 수용할 수 없다고 판단했다. 우선 국공립대학에만 한의학을 허용하는 것은 물론 2년간의 한방연구로 한의사가 될 수 있다는 것도

무리한 발상이라고 생각한 것이다.

뿐만 아니라 의료법이 공포되고 2년이 지나도록 국공립대학교들은 이에 대한 준비를 하지 않았다. 당시 국내에서 유일하게 한의학을 전공할 수 있었던 동양의약대학은 기준 미달로 문교부령에 의해 폐쇄된 상태였다.

1963년 4월 한의사협회 신임 집행부는 그 무렵 설립된 대한한의약회 그리고 여러 한의약단체들과 함께 의료법 개정운동에 나섰다. 동양의약대학도 동창회를 중심으로 '동양의약대학 재건추진위원회'를 구성하고 의료법 개정운동에 동참했다. 대한한의사협회는 그해 7월 최고회의에 첫 번째 건의문을 제출했다. 다른 한편으로는 7월 20일자 '동아일보'와 '한국일보'에 의료법 중에서 국시에 위배되는 14조 2항의 개정을 촉구하는 호소문'[241] 을 발표했다.

대한한의사협회는 이 호소문에서 책임있는 의료요원 교육을 위해 동 조항을 '문교부장관이 인가한 한의학을 전공하는 대학을 졸업한 자'로 개정해 줄 것을 강력히 호소했다. 대한한의사협회는 8월 23일 임시이사회를 소집하여 '의료법개정추진위원회'를 구성하고 동 위원회에서 당국에 건의문을 보내는 한편 위원들 각자가 최고회의 입법위원들과 접촉을 시도하고 정부 요로와 긴밀한 절충을 시작했다. 우여곡절 끝에 의료법개정추진위원회는 최고회의 박정희 의장에게 건의서를 제출했다. 1963년 11월 20일 제출된 이 건의서가 의료법 개정에 큰 영향을 주었다.[242]

이 건의문을 직접 읽어본 박 의장은 상임위에 의료법개정을 지시했다. 대한한의사협회는 두 가지의 안을 최고회의에 제출했다. 첫 번째 안은 구 국민의료법 제13조 1항 '문교부 장관이 인가한 검정시험에 의하여 전기학교를 졸업한 자와 동등의 학력이 있다고 인정받은 자로서 의사, 치과의사 또는 한의사의 국가시험에 합격한 자'라는 내용으로 환원

241) 동아일보 3면. 1963. 7. 20. "국가재건최고회의 의장 및 내각수반 각하"로 수신인을 지정한 이 광고는 "1962년 3월 20일자로 개정 공포된 의료법 14조 2호는 한의사의 면허조건을 〈국립대학 의과대학 과정중 최근 2년간 의과대학에서 한방의학을 전공한 자〉로 국가시험자격에 제한을 가해놓음으로써 실질적인 한의학문의 자유로운 교육과 연마의 길을 두절시킨 환경을 조성했다고 지적하고 법 개정 후 2년이 경과한 현재까지 국공립의과대학에 한방과를 설치하지 않았다고 꼬집었다 이어 현 개정안은 "문교부장관이 인가한 한의학을 전공하는 대학"으로 재개정할 것을 촉구했다.

242) 대한한의사협회사: 1898~2011/대한한의사협회 2012, 355쪽. 〈건의서전문〉 국법은 어떤 이해관계를 위하여 제정될 수 없고 국민 대다수의 지지를 받아야 한다. 한방의학은 과거 수천 년 이 나라 민족의학으로서 공헌했고 현재도 국민 대다수의 지지를 받고 있다. 한방약은 국내 도처 산야에서 자생하는 초재로써 충당됨으로 외화의 절약과 국민부담의 경감을 기할 수 있다. 한방약에서 쓰이는 품종의 9할은 국내생산품으로 조달되고 나머지 1할 정도는 외국에서 수입하지만 국내 생산품의 잉여약재는 국외에 수출하여 막대한 외화를 획득하고 있다. 이상과 같이 국민의 경제면으로 보나 이용도로 보나 적극 권장해야함에도 불구하고 소루한 법조문을 개정하는데 인색할 수 있겠는가.

시켜 달라는 것이었다. 두 번째 안은 의과대학이나 한의과대학에서 자유로이 한의학을 전공할 수 있도록 해달라는 것이었다. 최고회의 상임위원회는 의료법에서 '최종 2년'이라는 불합리한 문구와 '국공립대학교'를 삭제하는 대신 '의과대학 한의학과에서 한방의학을 전공한 자로서 한의학사의 학위를 받고 한의사 국가시험에 합격한 자'라는 내용으로 규정을 바꿨다.

이 법안은 1963년 11월 25일 최고회의를 통과, 12월 13일에 공포됐다. 이로써 사립재단에 의한 한의학 교육이 법적 근거를 확보하게 됐다. 다만 학교 명칭은 의과대학이어야 했다. 이에 따라 동양의약대학은 '동양의과대학'으로 개칭됐고 일약 6년제의 의과대학으로 승격했다. 협회의 의료법개정추진위원회는 그 목적을 달성했으므로 이해 12월 10일 중앙위원회 의결을 거쳐 그 다음날 해산했다. 위원회는 한의역사에 큰 자취를 남겼다고 자평하였다.

3. 한지의료인과 동원한의사 제도, 그리고 한지의사시험 응시자격 부여(3~7대)

일제는 1913년 11월 소위 의생규칙(조선총독부령 제 102호)을 공포, 한의를 의생으로 격하시키고 20세 이상으로 2년 이상 의업을 계속한 사람에게 무시험으로 면허를 내줬다. 이 규칙에 따라 기한 내에 신청한 사람에게는 영년면허가 주어졌는데 그 수가 5813명(1914년도)에 이르렀다. 그러나 이후로는 부칙에 의한 한년 면허로 수시 발급됐다. 이와는 별도로 1944년 8월에 일제는 이른바 조선의료령을 공포하고 그 부칙에 의거 의생시험 제도를 실시했다.

건국 후 1951년 제정 공표된 개정의료법은 부칙 제 3조에서 "현존의 의생은 한의사로 개칭한다" 고 규정함으로써 의생의 호칭은 사라졌으나 과거의 한지의생은 한지한의사라고 명칭만 바뀌었을 뿐 신분적 제약은 계속 따라다녔다. 52년부터 시행된 한의사국가고시에 응시한 대부분의 수험자는 한지의사들의 문하생이었고 또 한의사 검정 국가시험위원회에도 한지한의사가 다수 임명됐다. 나아가 한의사의 최고 교육기관인 동양의약대의 학장 및 대부분의 교수들 역시 한지한의사였다. 그런데도 한지한의사제도가 존속된 것은 문제가 아닐 수 없었다. 1954년 7월 충청북도 한의사회(회장 이윤수)의 진정을 계기로 1955년 12월 대한한의사협회 제 2회 정기총회는 한지의사제도 폐지를 결의했다. 이에 따라 대정부 건의문에 채택됐고 협회는 이를 요로에 전달했다. 건의서는 10 30년 의료행위를 했어도 검정시험을 거치지 않으면 '한지'자를 뗄 수 없는 제도상의 모순, 전쟁으로 인해 폐촌이 되었거나 폐촌이 돼버린 지역에 한지의로 남아 있을 수는 없다는 현실적 모순, 공의제도가 있음에도 불구하고 낮은 보수로 일평생을 무의촌 의료에 종사해야하는 한지한의사의 고충 등을 지적했다. 따라서 한지한의사에게도 일반 의료업자와 동등한 권리 및 의무가 부여돼야한다는 것이 대한한의사협회 건의문의 요지였다.

이에 힘입어 전국 각도에서 한지 한의사 철폐 추진위원회가 결성됐고, 1957년 8월에는 전국규모의 조직이 출범했다. 이들은 수차례에 걸쳐 요로에 탄원, 진정의 방식으로 한지면허를 정규 한의사 면허로 바꿔줄 것을 요청했다.

한편 한지의사제도는 한의사의 경우와는 달리 자격의 우열에 의해 정해진 것이었기 때문에, 한지의사 한지치과의사에 대해 '한지'를 철폐할 수는 없었다. 그런데도 한의와 양의의 한지제도를 일괄적으로 철폐하는 내용의 국민의료법 개정법률안이 1956년 1월 4일 국회에서 통과됐다. 이에 대해 대한한의사협회와 전국의 의과대학생들이 일제히 반발하고 나섰다. 정부는 1956년 1월 20일 이 법률안에 대해 거부권을 행사했고 국회는 재의에 부쳤으나 부결됐다.

당시의 한지의료인은 한지의사 447명, 한지한의사 164명, 한지치과의사 61명 등 모두 672명이었다. 그런데 이 의료법 개정안은 정부와 야당 사이의 정치적 이견 조정이 안 돼 제128회 정기국회에서는 다루어 지지 못했다. 그 후 1986년 5월 10일 의료법이 일부 개정(법률 제3825호)되고서야 한지면허가 정규면허로 갱신됐다.

한편 1961년 8월 정부는 무의촌문제를 해결하기 위해 국민의료법 17조에 의거 의사동원령을 내리고 의사, 한의사 등을 무의촌에 배치했다. 이때 단기연수를 받고 동원된 한의사들이 동원령이 해제된 이후 한지의사 자격을 부여해 줄 것을 국회와 정부에 요청하는 일이 몇 차례 거듭되었다.

이에 1968년 6월 의사출신의 박병선 의원은 의료계의 반발을 겪으면서[243] '교육받은 한

243) *의협신보. "동원한의사법안 반대건의문 채택". 1968. 12. 26.에서 의협은 긴급 상임이사회를 열고 동원한의사법에 대해 수차례 반대청원과 건의를 했음에도 법사위원회를 통과시킨 것에 대해의협은 향후 국회의 보건관계 입법시 추호의 협조도 없을 것이라는 뜻을 밝혔다.
*의협신보. "동원한의법, 의료체계 오도 우려". 1968. 7. 1.에서 대한의사협회는 세칭 '동원한의사법안'이 의료체계를 오도할 우려가 크다는 이유를 들어 관계요로에 '동원한의사법안 반대건의서'를 제출했는데 의협은 동원한의사 대신 무의촌문제

의사와 한지한의사의 한지의사 및 입치영업자의 한지치과의사 국가시험 응시자격부여에 관한 특별조치법안(의안번호:070267)'을 발의, 이 법이 '한의사, 한지의사 및 입치영업자에 관한 임시조치법'으로 공표됐다. 이 법령의 주된 내용은 동원한의사에게 한지의사시험 응시자격을 부여한다는 것이었다.

보건사회부는 응시희망자에게 대한한의사협회로부터 확인증을 받도록 하고 한의사협회는 보건사회부로부터 필요한 서류를 제공받아 동원한의사에게 같은 해 8월 11일까지 근거서류를 발부했다.[244)]

이때 협회로부터 확인증을 받은 한의사는 동원 한의사 252명, 1945년 8월 15일 이전에 경기도 의생강습소를 수료하고 시험에 합격한 자로서 한지한의사 면허를 소지한 사람 54명 등 총 306명이었다. 보사부는 10월 27일, 2백 99명을 심사통과자로 발표했다.

이들 가운데 234명이 이듬해 12월 5일 국립보건원 주관으로 실시된 한지의사 국가고시에 응시했다. 합격자는 79명(33.7%)였는데 대한한의사협회는 낮은 합격률을 한지의사 제도를 반대하던 대한의학협회 회원들을 출제관으로 위촉했기 때문으로 시험의 난이도가 전문의사 시험문제와 대등할 정도로 어렵게 출제됐다고 지적하고[245)] 대한한의사협회와 동서의학회에서 보사부에 재차 시험을 치르도록 요청했지만 임시조치법 자체가 폐지되었다(대한한의사협회, 2012: 360).

4. 한의사협, 누락된 한방의료보험 실시 위해 정치권과 접촉(9대)

1977년 7월 5백인 이상 사업장을 대상으로 의료보험제도를 시행하면서 보건사회부는 의료보험조합이 한방병원을 요양취급기관으로 지정할 수 있게 되어 있지만 수가산정 등 어려운 점이 많아 포함시키지 못했다.[246)]

이에 한의사협회는 긴급 임시총회를 열고 "보건사회부가 의료보호사업과 의료보험사업에서 한방의료기관을 제외시킨 것은 국가가 인정한 의료인의 권리를 행정적으로 규제

해결방안으로 ①벽지나 농어촌에 적합한 중소공장을 분산 설치하여 그 지역사회민의 경제활동의 향상을 도모, 의료인의 자원진출 기도 ②의대출신 군복무 의무를 농어촌과 군복무로 교차식으로 수행③무의촌 해소위한 특별예산을 편성 농어촌 근무의사의 처우보장을 들었다.

244) 한의사협보. "동원한 의사 확인증 발부 일단락,회장 책임하 발부키로결정". 1969. 8. 15.

245) 의협신보. "동원한의사법 전격통과"이 법안통과는 의료질서 파괴와 국민보건위협이라고 지적했다." 1968. 12. 30.

246) 경향신문. "한의사협회,의료보험요양기관 한의원 포함을 건의". 1977. 6. 15.

해 버린 것"이라고 규정하고 보사부는 동서의학을 균형있게 발전시켜 나아가야 하며 의료시혜대상자들이 동서의료기관중 자유롭게 선택하여 진료를 받을 수 있게 해주어야 한다고 지적했다.[247)]

또한 한의사협회는 "77년 7월 1일부터 의료보호사업과 78년 1월부터 의료보험사업에 한방의료기관을 참여시켜 줄 것을 촉구하고 이같은 요구가 77년 8월말까지 받아드려지지 않을 경우 보건사회부 주관으로 한방의료기관이 참여하고 있는 의료봉사 사업, 서울 및 부산에서 지원하고 있는 경로한방병원 무료진료사업, 서울 마포구, 관악구 보건소에서 시행해오던 의료보호환자 한방무료진료사업을 전면 중지하고 한의사협회 중앙회를 비롯 전국 한의사협회 지부의 해체를 검토하겠다고 밝혔다.[248)]

보건사회부는 한약재의 규격화 지연과 한방의 과학적 입증이 용이하지 않다는 이유로 한방의료보험 시행이 늦어지는 가운데 한의사협회의 이같은 건의가 있고나서 보건복지부는 한의사협회에 '의료보험사정기준안'을 마련해 줄 것을 요청해 왔고 이에 따라 한의사협회는 1977년 9월 '의료보험사정기준안'을 보사부에 제출했다.

또한 의료보험조합을 대상으로 한방의료보험에 대한 설문조사를 실시하여 대다수의 조합이 요양기관으로 한의원과 계약을 할 뜻이 있음을 확인한 후 지속적으로 청와대, 민주공화당, 유신정우회 고위관계자를 접촉, 한방의료보험의 조속한 실시를 촉구했다(대한한의사협회, 2012: 363).

1982년 11월 국회 보사위원회에서 김정례 장관은 신년도 보사부 예산 및 사업 계획을 심의하는 정책질의에 대한 답변에서 한방의료보험의 조속한 실시를 검토하고 있다고 보고했다.

이어 보건사회부는 한방의료기관이 한약도매상, 건재상 등에서 약제를 구입하여 의료용으로 조제하는 과정에서 발생하는 감모율의 과학적 산출근거를 조사, 제시해 줄 것을 대한한의사협회에 요청해오자 한약규격집에 수록된 약재 가운데 다빈도 통계조사를 거쳐 98종의 약재를 엄선 의료수가 산출자료를 작성하였다.

1984년 11월 보건사회부는 '한의사의 의료보험 참여로 국민보건을 내실화하기 위해 12

247) 동아일보. "의료보호 의료보험 한방제외에 한의사 반발". 1977. 6. 15.

248) 한의사협회보. "의료보험 의료보호 참여약사한약조제 금지 정책수립 지연에 강경결의". 1977. 6. 15.

월 1일부터 충북 청주시와 청원군을 대상으로 한방의료보험 시범사업을 1~2년 동안 실시하기로 했다'고 발표하고 청주 청원지역 30개 한의원 중 27개소와 한방의료 취급기관 지정계약을 체결했다.[249)]

이후 정부는 1987년 2월부터 전국 2천7백28개소의 한의원과 19개 한방병원에서 침, 구, 부황, 지찰, 입원 조제를 급여범위로 국한하여 한방의료보험을 일제히 시작했다.

5. 한의군의관 제도 시행을 위한 대외활동(14, 16대)

대한한의사협회는 1995년 10월 31일 여당인 민주자유당 정책위원회의장에 '공중보건한의사, 군의관, 국제협력한의사 신설을 위한 병역법개정 건의서를 제출했다

한의사협회는 그간 수차례에 걸쳐 농어촌 한방의료 서비스 개선과 우수한 한방인력의 농어촌 배치를 위해 정책에 반영해 줄 것을 건의해 왔으나 반영되지 않았다고 지적하고 이번 건의를 여당이 반드시 소관 법에 반영해 줄 것을 촉구했다.

한의사협회는 1990년 3월부터 1992년 2월까지 강원도 춘천, 경북 영양, 전북 순창 등 3개 지역에서 한방공공의료 시범사업을 시행한 결과를 보건사회연구원이 분석한 바, 농어촌한방의료 수요 충족에 크게 기여해왔음이 입증되었다고 지적하고 이의 조속한 실현을 촉구했다.[250)]

또한 한의사협회는 1995년 11월16일 제14대 국회에서 정대철 의원 외 36명의 의원 소개로 국방위원회에 의사 치과의사와 달리 한의사의 경우 공중보건의로 임용되지 못하고 있는 모순을 시정해 줄 것을 요구하는 '한의사공중보건의 임용 및 국제협력한의사 파견을 위한 병역법 개정청원(청원번호: 140509)했으나 임기만료폐기 되었다.[251)]

이후 2000년 10월 대한한의사협회 제 4회 전국 이사회에서는 의사, 치과의사는 의무장

249) 12대 국회 133회 1차 (1987.5.9.)회의 속기록을 보면 김득수 의원이 "청주 청원 한방시범사업 결과가 보사부에서 생각했던 기대치 이상인가?"라고 묻자 보건사회부 윤성태 기획관리실장이 "시범사업을 평가한 결과 상당히 지역주민의 호응도 좋았고 여러 가지 우리 전통한방에 대한 치료보급이라는 측면에서 긍정적인 평가는 있었다"고 하였다.

250) 한의사협보, "공보의 막는 병역법, 한의사 파견개정 시급". 1995. 11. 6.

251) 대한한의사협회의 '한의사공중보건의임용및국제협력한의사파견을위한병역법개정 청원'(청원번호: 140509)
1. 한의사도 공중보건의로 임용되고 국제협력의로 편입될 수 있도록 병역법을 개정하여 달라는 내용임.
2. 보건소가 공공의료의 중추를 이루고 있는 농어촌 및 도시서민층지역에서는노령화 추세에 따른 만성.퇴행성질환 환자가 많아 이부분에서는 한의가 양의보다상대적으로 강점을 갖고 있음에도 관계법률의 불비로 공중보건한의사로서 배치되지 못하고 있으므로, 현역병 입영대상 한의사를 공중보건의에 편입시켜 농어촌지역 주민이 한방의료서비스를 받을 수 있도록 하고, 또한 한의사도 의사 및 치과의사와 동등하게 국제협력의사로 파견되어 대한민국 한방의료의 우수성을 세계에 알려 국위선양을 할 수 있는 기회를 줄 수 있도록 병역법 제34조제1항 제3호, 제58조 제1항 제1호에 "한의사"가 포함될 수 있도록 개정하여 주기바라는 청원임.

교로 복무하고 있으나 한의사는 같은 의료인이지만 의무장교로 복무하지 못하고 일반사병으로 복무하는 폐단을 개선하기 위해 병역법 개정을 청원키로 결의했다. 이에 따라 한의사협회 회장단의 노력은 물론, 국회 국방위원회 소속의원의 출신지역 지부는 각 의원들에게 병역법 개정을 위한 청원의 당위성을 설명하기로 했다.

지역보건법 및 병역법 개정관련 국정감사 자료를 작성해 국회에 전달하고 한의사의 군의관 지원문제 등에 대해 국회 보건복지위원회와 국방위원회 소속 국회의원들에게 설명했다. 12월 8일 강삼재 의원 등에 의해 병역법개정안이 발의[252]되어 제 215회 정기국회에서 강의원의 입법취지가 반영된 병역법개정안이 본회의에서 위원회 대안으로 통과[253]하여 병역법개정법률(법률 제 6287호)이 2001년 3월 27일부터 시행됐다. 병역법 개정 이후 지속적인 공중보건의 배치 확대추진으로 2002년도부터는 본인이 원하는 경우 공중보건한의사로 근무할 수 있는 충분한 정원이 확보됐다.

강삼재 의원 대표발의 병역법중개정법률안(의안번호: 160315)

제안이유: 현재 병역법 제 58조 제 1항 제 1호에 의하면, 의사 및 치과의사는 면허의 취득만으로 군의관(의무장교)지원을 할 수 있도록 되어 있음. 하지만 한의사의 경우는 면허의 취득 외에도 추가로 사실상 전문의(4년) 과정에 해당하는 군전공의 수련과정을 이수중인 자만이 대상이 되도록 제한을 하고 있어, 기회 균등이라는 측면에서 불평등 논란이 일고 있음. 이는 군의관의 지원 단계에서 부터 합리적 이유가 없이 의사, 치과의사의 경우와 달리 한의사에 대하여 차등을 두는 것으로 모든 국민의 평등을 보장하여 균등한 기회를 주도록 한 헌법 제 11조에 반하는 위헌 논란의 소지가 있음. 따라서 균등한 기회의 제공이라는 측면에서, 그리고 동시에 군과 공공의료부문에서의 한방수요 증가에 따른 인력부족을 근본적으로 해소하기 위하여 병역법 제 58조 제 1항 제 1호를 개정하고자 함.
주요골자: 한의사도 의사, 치과의사와 동등하게 한의사 면허의 취득만으로도 의무장교의 병적에 편입할 수 있도록 함(안 제 58조 제 1항 제 1호).

---

252) * 2000. 11. 강삼재 의원 발의 · 병역법중개정법률안(의안번호:160315)
주요골자: 한의사도 의사, 치과의사와 동등하게 한의사 면허의 취득만으로도 의무장교의 병적에 편입할 수 있도록 함(안 제58조제1항제1호).
* 병역법중개정법률안(강삼재 의원 안)
주요골자: 한의사도 의사, 치과의사와 동등하게 한의사 면허의 취득만으로도 의무장교의 병적에 편입할 수 있도록 함(안 제58조제1항제1호).
제안이유: 현재 병역법 제58조제1항제1호에 의하면, 의사 및 치과의사는 면허의 취득만으로 군의관(의무장교)지원을 할 수 있도록 되어 있음. 하지만 한의사의 경우는 면허의 취득 외에도 추가로 사실상 전문의(4년) 과정에 해당하는 군전공의 수련과정을 이수중인 자만이 대상이 되도록 제한을 하고 있어, 기회 균등이라는 측면에서 불평등 논란이 일고 있음. 이는 군의관의 지원단계에서부터 합리적 이유가 없이 의사, 치과의사의 경우와 달리 한의사에 대하여 차등을 두는 것으로 모든 국민의 평등을 보장하여 균등한 기회를 주도록 한 헌법 제11조에 반하는 위헌 논란의 소지가 있음. 따라서 균등한 기회의 제공이라는 측면에서, 그리고 동시에 군과 공공의료부문에서의 한방수요 증가에 따른 인력부족을 근본적으로 해소하기 위하여 병역법 제58조제1항제1호를 개정하고자 함.

253) 2000. 12. 26. 일부 개정된 병역법(법률 제6287호) 제58조(의무 · 법무 · 군종장교등의 병적편입)에 "①현역병입영대상자로서 다음 각 호의 1에 해당하는 사람에 대하여는 원에 의하여 의무 · 법무 또는 군종분야의 현역장교의 병적에 편입할 수 있다."로 개정되어 종전 의사와 치과의사에 한정되었던 의무장교지원자격에 한의사가 포함되었다.

6. 단독 한의약법안 제안(19대)

대한한의사협회는 1970년대 초반부터 가칭 단일한의사법안 기초위원회를 구성하여 한의약 관련 단독법안의 입법을 준비해 왔으며[254] 1993년 한약분쟁 과정에서 현대의학과 달리 한의학의 법적 위상이 미약하기 때문이라고 보고 한의학의 위상을 공고히 하기 위해 한의사협회는 물론 한의대생들도 한약분쟁 시위중 독립한의약법 제정을 꾸준히 구호로 내걸고 법제정을 주장해 왔다.[255]

2010년 6월 21일, 대한한의사협회가 제1회 한의약법 입법추진 TF위원회를 개최하면서 단독한의약법 입법 추진을 구체화시키기 시작한지 2년 9개월만인 2013년 3월 20일 국회에서 한의약법이 의원입법으로 제안되었다.

대한한의사협회는 정기적으로 한의약법 입법추진 TF 운영 외에 2013년 1월 17일 대한한의사 비상대책위원회에서 밝힌 성명을 통해 천연물신약을 포함한 모든 한의약 관련 정책과 법령을 재정비하는데 총력을 기울일 것임을 다짐하며, "복지부와 식약청은 국민건강에 위해를 끼친 현행 천연물신약과 관련된 모든 법령과 정책을 백지화하고, 국민의 입장에서 전면 재정비하라! 하나. 국민들이 질 좋은 한약제제를 복용할 수 있도록 26년간 단 한 차례도 변화가 없는 한약제제를 개선하고 한약제제의 한방의료보험을 확대하라! 하나. 국민건강 증진과 국민 편익을 위한 현대 의료기기 관련 정책을 수립하라! 하나. 복지부와 식약청은 이같은 모든 문제를 근본적으로 해결할 수 있는 '독립한의약법'을 제정하고, 이를 집행할 '한의약청'을 즉각 신설하라!"는 요구와 함께 이를 뒷받침할 '독립한의약법'을 제정하고, 이를 집행할 '한의약청'을 즉각 신설하라고 요구했다.

이로 부터 불과 2개월 여 만에 김정록 의원이 한의약법을 대표발의했는데 김 의원은 이 법안의 〈제안이유〉에서 발의배경을 "1951년 9월 25일 「국민의료법」제정 당시 한방의료 행위의 독자성을 인정하여 지금까지 한방과 양방의 이원적 면허체계로 유지해오고 있지만, 획일적인 관리체계로 인하여 한방과 양방 각각의 고유한 특성 발휘와 수준 높은 의료의 제공에는 미흡하다는 한계가 있어 왔음. 특히, 현행법체계가 양방 위주로 구성되어 법해석과 운용에 있어서 의사와 한의사에 의한 의료행위를 명확하게 구분하기 어려워 업

254) 한의사협회보. "단일 한의사법안 기초위원회 24일 중앙위원회에서 토의 결정". 1971. 5. 30.

255) *한의신문. "독립한의약법 제정하라". 1995. 4. 24.
한약분쟁시 전국 11개 한의대 학생들은 "독립한의약법제정하라"는 구호를 인쇄한 대국민 홍보 전단을 배포했다.

무영역이나 의료기기 사용 등과 관련하여 양측 간의 분쟁이 발생하는 원인이 되고 있음. 한편, 한방의료서비스 및 한약재의 이용이 증가하면서 이와 관련된 환자와의 의료분쟁도 꾸준히 증가하고 있지만 한방의료과실과 관련된 판례가 충분치 않아 한의학의 학문적 특수성을 고려하지 아니하고 서양의학적 지식과 경험을 그대로 적용하는 것이 적합한지에 대한 문제가 제기되고 있음. 따라서 한의약의 특수성을 고려한 독립적인 법 규정을 마련함으로써 한의사 및 한약사의 처우 개선과 한의약의 운용 및 발전 등에 필요한 사항을 법적 제도적으로 보장하여 국민에게 수준높은 한의약 서비스를 제공하고 국제경쟁력을 강화하려는 것"이라고 밝혔다.

주요 골자 역시 한의계가 염원했던 내용이 대부분 그대로 담긴 것으로 풀이되었다.

주요 골자

가. 이 법은 모든 국민이 수준 높은 한의약 관련 보건의료의 혜택을 받을 수 있도록 필요한 사항을 규정함으로써 국민의 건강을 보호하고 증진하는 것을 목적으로 함(안 제 1조).

나. 한의사가 되려는 자는 한의사 국가시험에 합격한 후 보건복지부장관의 면허를 받아야 하며, 한약사가 되려는 자는 보건복지부장관의 면허를 받아야 함(안 제4조 및 제 62조).

다. 한의사가 하는 의료기술 등에 대한 보호, 의료기재 압류 금지 등 한의사의 권리와 의무를 규정함(안 제 9조부터 제 23조까지).

라. 한방의료기관은 한의원, 한방병원 및 요양병원으로 구분하고, 한의사는 한방의료기관을 개설하지 아니하고는 의료업을 할 수 없으며, 응급환자를 진료하는 경우 등을 제외하고는 그 한방의료기관 내에서 의료업을 하여야 함(안 제 30조 및 제 34조).

마. 의료법인을 설립하려는 자는 정관과 그 밖의 서류를 갖추어 시 · 도지사의 허가를 받아야 하며, 의료법인은 그 법인이 개설하는 한방의료기관에서 의료업무 외에 부대사업을 할 수 있도록 함(안 제 47조 및 제 48조).

바. 한약사가 아니면 한약국을 개설할 수 없고, 한약국을 개설하려는 자는 보건복지부령으로 정하는 바에 따라 시장 · 군수 · 구청장에게 개설등록을 하도록 함(안 제 75조).

사. 한약사가 한의약품을 조제할 때에는 한약국 또는 한방의료기관의 조제실에서 하도록 함(안 제 78조).

아. 한의약품 제조를 업(業)으로 하려는 자는 식품의약품안전청장의 허가를 받도록 하며, 한의약품 등을 수입하려는 자는 품목마다 식품의약품안전청장의 허가를 받거나 신고하도록 함(안 제 84조 및 제 96조).

자. 한의약품의 품목허가를 받은 자 또는 한의약품등의 수입자 · 판매업자, 한약국개설자, 한방의료기관의 개설자 등은 한의약품등이 안전성 · 유효성에 문제가 있는 사실을 알게 되면 지체 없이 유통 중인 한의약품 등을 회수하거나 회수에 필요한 조치를 하도록 함(안 제 93조).

차. 한약국 개설자가 아니면 한의약품을 판매하거나 판매할 목적으로 취득할 수 없으며, 한약업사 및 한의약품도매상이 되려는 자는 시 · 도지사의 허가를 받도록 함(안 제 98조 및 제 99조).

카. 한약국 개설자 · 한의약품의 품목허가를 받은 자 · 수입자 및 한의약품 판매업자 등은 한의약품등의 유통 체계 확립과 판매 질서 유지에 필요한 사항을 지키도록 함(안 제 101조).

타. 식품의약품안전청장은 한의약품의 제법(製法) · 성상(性狀) · 성능 · 품질 및 저장방법을 적정하게 하기 위하여 중앙한약사심의위원회의 심의를 거쳐 대한민국한약전을 정하여 공고하도록 함(안 제 105조)
파. 보건복지부장관은 의료의 질과 환자 안전의 수준을 높이기 위하여 한방병원 및 요양병원에 대한 인증을 할 수 있도록 함(안 제 121조).

그러나 이 법안이 발의 된지 5일 만에 대한의사협회는 "국민건강 위협하는 한의약 단독법을 즉시 철회하라"는 제목의 보도자료를 내고 "한의사들에게 현대 의료기기의 사용을 전면 허용하는 내용이 담긴 '한의약단독법'을 국회에 상정한 것이다. 가벼운 감기약이라고 해도 신약 하나를 개발하는데 10년 이상의 개발기간과 1조원 가량의 막대한 금액이 소요되는 이유는 사람의 건강과 생명을 그만큼 중시하기 때문인데, 한의학이라는 전통의 학을 공부한 이들 약 2만 명에게 현대 의료기기의 사용을 전면 허용하는 경우 국민의 진료 현장에서 어떤 일이 발생할지 알지 못하는 이들이 법안을 국회에 제출한 것이라고 지적했다. 의협은 국민 건강에 중차대한 영향을 미치는 한의약단독법을 슬며시 상정한 것은 국민을 무시한 후진국형 정치행태가 아니라 할 수 없다고 질타하고 이법의 철회를 촉구했다.[256)]

또한 대한의사협회와 대한약사회는 2013년 4월 26일 대한의사협회에서 양 단체 대표가 만나 '한의약단독법에 대한 반대 입장을 재확인 하고, 공동으로 대응한다'를 포함한 합의를 발표하기도 하였다.[257)]

한편 의협은 2013년 정기총회를 앞두고 사업계획 및 예산 · 결산 심의분과위원회에서 한의사협회의 지속적인 의료영역 침해와 의 · 한방 간 고소고발이 빈번히 발생하는데 대처하고자 의사 1인당 연 1만원씩 특별기금을 3년간 징수하기로 했는데 이는 윤용상 의협 한방대책특별위원회 위원장이 "지난달 20일 김정록 의원의 한의약법안 발의와 한의협 새 집행부 출범으로 현대의료기기, 천연물신약 문제 등 엄청난 공격이 예상된다"고 밝힌 바

256) 한의사협회보. "의협, 독립 한의약법 철회 촉구 성명서 발표" 2013. 3. 25.

257) 대한의사협회 보도자료. 2013. 4. 26.
대한의사협회(회장 노환규)는 대한약사회(회장 조찬휘 회장)와 향후 각종 현안에 대해 공동으로 적극 대응하기로 아래 4개항을 합의했다.
1. 의 · 약 양 단체는 규제를 강화시키는 불합리한 제도의 개선을 위해 공동 노력한다.
2. 의 · 약 양 단체는 상설협의체 구성을 본격화하여 동네의원-약국 간 이해의 폭을 넓히고 공동 발전을 위한 공동 프로젝트를 진행한다.
3. 한의약단독법에 대한 반대 입장을 재확인 하고, 공동으로 대응한다.
4. 복지 예산 중 포퓰리즘적 예산을 보건의료예산으로 전환시키기 위한 공동의 노력을 기울인다.

있어 특별기금이 한의약법 제정을 저지하기 위한 투쟁 비용의 성격이 있음을 시사했다. 윤용상 위원장은 "현재 한방특위에서 대 한방사업을 위한 예산이 미미해 선제적 대응을 할 수 없는 상황"이라며 "의권침해적 한방의 공역에 대해 수세적 입장에서 공세적 활동을 펼쳐야 하며 대 한방 활동을 뒷받침할 예산 확보를 위해 특별기금 조성이 필요하다"[258]고 강조했다.

그러나 이처럼 한의사협회는 물론 의사협회와 약사회까지 깊은 관심 속에 발의된 한의약법은 국회 보건복지위원회에서 심의절차가 이루어지지 못한 채 19대 국회 임기 만료로 폐기 되었다.

7. 한의협, 역점사업 첩약급여화 … 시범사업 결정, 국감서 문케어 관련 폭로도(20대)

첩약 건강보험 급여화 시범사업은 지난 1984년 청주 · 청원 지역에서 2년 간 추진된 바 있으며, 2012. 10. 에는 건강보험정책심의위원회에서 연간 2000억 원 규모의 시범사업을 실시하기로 의결하였으나 한의계 내부사정 등으로 진행되지 못했다.[259]

이후 2018.3. 대한한의사협회 제 3회 정기대의원총회에서 한의 건강보험 보장성 강화를 촉구하는 성명서를 채택하고 '비급여 조제한약(첩약)에 대한 건강보험 급여 확대'를 위하여 조속한 시일 내에 시범사업을 실시할 것 등 후속조치 실행을 촉구한데 이어 다음 달인 4월 '첩약 건강보험추진특별위원회' 발대식을 갖고 첩약 건보적용에 강력한 드라이브를 걸었다.[260]

이후 보건복지부가 이를 수용하여 2020.11.부터 2023.10. 까지 '첩약 급여화 시범사업'에 돌입함으로써 한의사협회의 숙원이 실현되었다.[261]

이같은 첩약급여화의 그간의 정책추진 배경을 돌이켜볼 때, 전국단위 첩약 건강보험 적용은 이번 시범사업이 최초 시행이다.[262]

대한한의사협회는 문재인 대통령의 공약인 '생애주기별 한방의료서비스 보장성 강화'

258) 헬스코리아뉴스. "의협, 연 10억원 한방대책 특별기금 조성, 대 한방투쟁 위한 예산 확보 절실". 2013. 4. 28.

259) 건복지부 보도자료 2020.11.19 '첩약 건보적용 시범사업으로 한의약 보장성 강화'

260) 2018.3.26.대한한의사협회 보도자료

261) '청년의사', 2020.11.3.

262) 2020. 7. 24,"한의협"첩약 급여화 시범사업 결정,환영…국민건강증진 위해 시범사업 성공에 만전 기할 것"

실현 측면에서 국민의 요구도가 높은 질환에 대한 첩약의 건강보험 급여화를 우선적으로 추진할 방침이라고 밝혀 '비급여의 급여화'라는 점에서 문케어의 일환임을 밝히고' 한약의 보험급여화는 국민의 진료 선택권과 편익성을 보장하고 경제적인 부담완화에 크게 기여할 것이며 국민건강증진 차원에서 조속한 시일 내에 시행되야 할 것'[263]이라고 주장했다.

이 과정에서 2017. 12, 제 20대 국회의 양승조 보건복지위원장이 '65세 이상의 노인 가입자 또는 피부양자에게 한약(첩약)에 관하여 보험급여를 실시(안 제46조의2 신설).'하도록 하는 것을 골자로 한 국민건강보험법 일부개정법률안'(의안번호:201090)발의했으나 임기만료로 폐기되었다.

이듬 해인 2018. 4, 국민건강보험공단은 약 7,800만원을 투입하여 '첩약 건강보험 보장성 강화를 위한 기반구축' 연구용역을 발주, 국내외 첩약 조제현황과 관리기준을 조사, 분석하고, 첩약 급여화 검토를 위한 쟁점사항 도출 및 해결방안 마련과 단계적 기반구축, 보험급여 시범사업 방안 마련에 들어갔다. 그러자 대한의사협회가 기자회견을 하고 '국민건강 위협하고 보험재정 낭비하는 한방 첩약급여화 시범사업 철회하라! 과학적으로 검증되지 않은 한방행위 근절하는 새로운 의료체계 만들어야 한다'고 주장하며 강력 반발했다.[264]

의협은 한정적 보험재정의 효율적 활용을 통한 건강보험의 지속 가능성을 위해 건강보험 보장성은 국민의 생명과 건강에 직결되는 필수의료 중심으로 점진적으로 확대하고, 그 우선순위도 직역 간 보험재정의 배분이나 보장성의 범위에 대한 상대적 비교가 아니라 국민의 생명과 건강이 기준이 되어야 한다고 지적하고 과학적으로 검증되지 않은 한방행위인 첩약에 대한 건보 적용을 전제로 한 첩약급여화 시범사업은 철회해야 한다고 주장했다.

한편 2019.10.4. 보건복지부 국정감사에서 약사출신의 김순례 의원으로 부터 한의사협회가 청와대와 '문재인 케어' 찬성과 첩약 급여화를 맞바꾸었다는 의혹을 제기했다.

김 의원은 2019 국정감사에서 "대한한의사협회 회장이 인천시한의사회에서 "청와대에 들어가서 의협은 문재인 케어를 반대하지만 한의사협회는 적극 지지하겠다. 대신에 첩약

263) 대한한의사협회 보도자료, 2018.5.25."한의협'첩약 건강보험 추진 특별위'출범…첩약 건보적용에 강력한 드라이브 건다"
264) 의협 보도자료, 2019.7.25. "첩약 급여화 시범사업 철회 촉구 기자회견문"

급여화를 해달라고 거래했고 청와대가 이를 받아들여서 첩약 급여화가 사실상 결정됐다" 고 말했다고 폭로했다.

김의원은 녹취록에서 최혁용 회상이 "한의협이 문재인 케어를 적극 지지하는 대신, 첩약을 급여화 해달라는 제안을 했고 청와대가 이를 받아들였다"고 발언했고 또 다른 한의협 임원은 "이진석 청와대 정책조정비서관이 최혁용 회장과 한의협 임원들과의 만남에서 첩약 급여화를 약속했다", "복지부가 반대하더라도 청와대의 지시이므로 첩약 급여화가 이루어질 것"이라고 했다.[265]

대한의사협회는 이를 근거로 2019.10. 11 의협, 회원 및 국민 300인 이상 서명을 받아 '한의협과 청와대의 첩약 급여화 - 문재인 케어 지지 거래 의혹 관련 감사청구'를 하기로 하였다.[266]

그러나 한의협은 이 같은 내용을 보도한 언론사에 과장 왜곡 보도라고 지적하고 '즉각적인 삭제를 촉구하며 법적조치를 포함한 강력한 대응에 나설 것'이라는 보도자료를 배포 했다.[267]

한편 이같은 공방에도 불구하고 첩약 건강보험 적용 시범사업은 2020년 11월 20일부터 전국 한의원의 약 60%에 해당하는 9,000여 개소의 한의원이 참여하고 있는데 시범사업기간은 2020년 11월부터 2023년 10월까지이나 사업성과에 따라 단축 또는 연장이 가능하다.[268]

첩약 급여화 시범사업 대상질환은 뇌혈관 질환 후유증, 안면신경마비, 월경통 등 3대 질환이다.

시범사업이 확정 발표된후 한의사협회는 2020.7.24., "첩약 급여화 시범사업 결정을 환영하고 한의사협회 회원은 국민건강증진을 위해 시범사업 성공에 만전 기할 것"이며 "첩약의 뛰어난 효과성을 재입증할 기회로 최상의 서비스제공을 위해 회무역량 집중할 것이다. 시범사업 계기로 보다 다양한 한의건강보험 보장성 확대 이뤄져야한 것"이란 성명을 냈다.

---

265) 의협신문 2019. 10. 11.

266) 의사협회 보도자료 2019.10.8.

267) 한의협 보도자료2019.10.4. "MBN 한의협 문케어 찬성 조건으로 한약 포함 보도는 명백한 과장 왜곡 보도입니다. 바로잡습니다!!"

268) 청년의사2020.11.3.,"복지부 '첩약 급여화 시범사업' 공모 시작"

8. 한의사 건강운동관리 의뢰권 확보, 국민체육진흥법 시행령 개정 공포

지금까지 의사에게만 허용하던 건강운동관리 의뢰권한을 한의사에게도 허용하는 것으로 국민체육진흥법 시행령이 개정되었다.

즉, 한의사의 치료와 병행하여 운동이 필요한 환자를 건강운동관리사(개인의 체력적 특성에 적합한 운동 형태, 강도, 빈도 및 시간 등 운동 수행방법에 대하여 지도 · 관리하는 사람)에게 의뢰할 수 있는 권한이 한의사에게 부여됐다.

2014. 7. 개정된 이후 지금까지의 관련법 시행령에는 건강운동관리사 의뢰권이 의사에게만 있었는데 당시 문화체육관광부는 '건강운동관리사가 의료인인 한의사의 요양방법에 대한 의뢰를 받아 업무를 수행하는 것이 동 시행령 개정의 취지와 부합한다'는 별도의 유권해석을 내놓았으나, 실질적인 법조항의 미비로 건강운동관리사가 한의사의 의뢰를 받아 운동 수행방법을 지도 · 관리할 수 없었다.

정부는 그간 한의계의 지속적인 시정요구를 받아드려 2019.12.10. 건강운동관리사의 운동방법 지도 · 관리를 '의사 또는'한의사'의 의뢰를 받아 수행할 수 있도록 하는 내용의 국민체육진흥법 시행령 개정안을 공포하고 관보에 게재한것이다.

이번에 공포된 국민체육진흥법 시행령의 관련 조항은 제9조의2로, '건강운동관리사는 의사 또는 한의사가 의학적검진을 통하여 건강증진 및 합병증 예방 등을 위하여 치료와 병행하여 운동이 필요하다고 인정하는 사람에 대해서는 의사 또는 한의사의 의뢰를 받아 운동 수행방법을 지도 · 관리한다'로 개정됐다.

한편 대한한의사협회는 "한의사의 건강운동관리사 의뢰권은 일선 한의의료기관의 높은 수요와 요구가 있었던 사안으로, 뒤늦게나마 법령에 반영된 것을 환영한다"고 말하고" 이를 계기로 현재 양의계 위주의 보건소장 우선 임용, 커뮤니티 케어 및 장애인 주치의제 등과 같은, 형평성에 어긋난 법과 제도들이 하루 빨리 개선되기를 기대한다"고 밝혔다.

또한 대한한의사협회는"국민의 진료 선택권 보장과 진료 편의성 향상이 보건의료단체의 주된 책무"라고 설명하고"향후에도 다양한 직능과 한의계의 상호 협력을 강화하고,국가제도 참여확대를 통하여 국민의 건강증진과 한의사의 의권신장을 이룰 수 있도록 회무 역량을 집중해 나갈 것"이라고 강조했다.[269)]

개정된 국민체육진흥법 시행령 제9조의 2는 다음과 같다.

---

269) 대한한의사협회 보도자료,'한의사 건강운동관리사 의뢰권 확보, 국민체육진흥법 시행령 개정 공포',2019.12.10

국민체육진흥법 시행령

2조(정의)7. "건강운동관리사"란 개인의 체력적 특성에 적합한 운동 형태, 강도, 빈도 및 시간 등 운동 수행방법에 대하여 지도 · 관리하는 사람을 말한다.

제9조의2(건강운동관리사) ① 건강운동관리사는 다음 각 호의 어느 하나에 해당하는 사람으로서 건강운동관리사 자격을 취득하기 위한 자격검정에 합격하고, 연수과정을 이수한 사람으로 한다. 〈개정 2017. 8. 16.〉

② 건강운동관리사는 의사 또는 한의사가 의학적 검진을 통하여 건강증진 및 합병증 예방 등을 위하여 치료와 병행하여 운동이 필요하다고 인정하는 사람에 대해서는 의사 또는 한의사의 의뢰(「의료기사 등에 관한 법률 시행령」 별표 1 제3호가목1) 및 7)의 물리요법적 재활훈련 및 신체 교정운동 의뢰는 제외한다)를 받아 운동 수행방법을 지도 · 관리한다. 〈개정 2019. 12. 10.〉

9. 한의사에 X-ray 안전관리 책임부여 반영한 의료법개정안 발의(21대 국회)

한의사의 강력한 요구에도 불구하고 현대 의료기기 사용문제는 의료계의 강력한 반대 속에 여러차례 마찰이 있었다.

2020.12.7 약사출신의 서영석의원이 진단용 방사선 발생장치(X-ray)의 범주에 한의사를 포함시키는 내용을 반영한 의료법일부개정안(의안번호: 2106161)를 발의하자 대한한의사협회는 국민의 진료선택권 보장과 진료 편의성 제고를 위해 국회에 발의된 'X-ray 관련 의료법 개정안'이 반드시 통과돼야함을 강조하고, 국회의 신속한 결정을 촉구[270]하는가 하면 의협은 한의사의 X-ray 관리 전문성을 신뢰할 수 없다며 국회 앞 반대 시위로 맞섰다.[271]

동 법안은 2021.4.28. 제386회 국회(임시회) 제1차 제1법안심사소위에서 심의한 이후 2022.6.10. 현재 더 이상 진행되지 않고 있는 상황이다.

서영석의원이 대표발의한 '진단용 방사선 발생장치의 안전관리책임자의 범위'가 포함된 의료법일부개정안(의안번호: 2106161)의 '제안이유'와 전문위원 검토보고는 다음과 같다.

▣ 제안이유 및 주요내용

현행법령은 진단용 방사선 발생장치의 관리 · 운용자격을 명시하지 않고 보건복지부령으로 위임하고 있는바, 진단용 방사선 발생장치에 의한 안전관리의 중요성을 볼 때 안전관

270) 한의협 보도자료, 2021. 2. 25,엑스레이관련 의료법 개정안, CCTV 설치 법안과 함께 국민 편익위해 반드시 통과돼야

271) 의협신문,2021.2.19. "국회 '한의사 X-ray 관리 허용법' 개정안 '보류'"

리책임자를 명확하게 하여 책임을 부여하는 것이 필요하다는 지적이 꾸준히 제기되어 옴.

진단용 방사선 발생장치를 설치한 의료기관의 개설자나 관리자가 안전관리책임자가 되도록 함으로써 관리와 책임을 강화하고, 의료기관 개설자나 관리자가 의료인이 아닌 경우 등은 보건복지부령에 따라 안전관리책임자를 선임하도록 하여 효율을 도모할 필요가 있음. 개설자가 의료인이라면 시설 책임자로서 직접 관리하는 것이 당연함에도 불구하고 종사자에게만 책임을 부과해온 불합리함이 있었음.

특히 의료기기 기술의 발달로 진단용 방사선 발생장치의 사용이 의료기관 종별에 상관없이 보편적으로 확대되고 있음에도 불구하고, 요양병원 등의 경우 개설자가 의료인임에도 불구하고 법령에서 정하고 있는 기준이 없어, 안전관리책임의 소재가 불분명한 문제가 발생하고 있음.

이에 따라 진단용 방사선 발생장치를 설치한 의료기관에서, 해당 의료기관의 개설자가 의료인인 경우 직접 안전관리책임자가 되어 관리하도록 하고, 그 외의 경우나 별도의 선임이 필요한 경우, 별도의 적정인력을 둘 수 있도록 하여, 안전관리에 더욱 노력하여 의료기관 종사자 및 환자들의 불필요한 방사선 피해를 최소화하기 위함(안 제37조제2항).

가. 개정안의 내용

개정안은 진단용 방사선 발생장치를 설치한 의료기관에서, 해당 의료기관의 개설자가 의료인인 경우 직접 안전관리책임자가 되어 관리하도록 하고, 그 외의 경우나 별도의 선임이 필요한 경우 별도의 적정인력을 둘 수 있도록 하여, 안전관리에 더욱 노력하여 의료기관 종사자 및 환자들의 불필요한 방사선 피해를 최소화하기 위함(안 제37조제2항).

현 행	개 정 안
제37조(진단용 방사선 발생장치) ① (생 략)	제37조(진단용 방사선 발생장치) ① (현행과 같음)
② 의료기관 개설자나 관리자는 진단용 방사선 발생장치를 설치한 경우에는 보건복지부령으로 정하는 바에 따라 안전관리책임자를 선임하고, 정기적으로 검사와 측정을 받아야 하며, 방사선 관계 종사자에 대한 피폭관리(被曝管理)를 하여야 한다.	② 의료기관 개설자나 관리자는 진단용 방사선 발생장치를 설치한 경우에는 안전관리책임자가 되어 정기적으로 검사와 측정을 받아야 하며, 방사선 관계 종사자에 대한 피폭관리(被曝管理)를 하여야 한다. 다만, 의료기관의 개설자나 관리자가 의료인이 아닌 경우 또는 의료기관 개설자가 별도의 안전관리책임자를 두고자 하는 경우에는 보건복지부령으로 정하는 바에 따라 안전관리책임자를 선임하여야 한다.
③ (생 략)	③ (현행과 같음)

▣ 전문위원 검토보고[272)]

▶ 검토의견

현행법 제37조제2항1[273)]은 의료기관 개설자나 관리자가 진단용 방사선 발생장치를 설치한 경우 보건복지부령으로 정하는 바에 따라 안전관리책임자를 선임하도록 규정하고 있음.

- '진단용 방사선 발생장치'는 방사선을 이용하여 질병을 진단하는 데 사용하는 기기로서, 진단용 X선 장치, 전산화 단층 촬영장치(CT) 등을 말함.[274)]
- 안전관리책임자는 해당 의료기관 내에서 방사선 관계 종사자에 대한 자체교육훈련 실시, 방사선피해로부터의 방어조치, 설비 안전관리 등의 직무를 수행함.[275)]
- 국회 보건복지위원회는 2020.12.29. 의료법 일부개정법률을 통해서, 진단용 방사선 발생장치 안전관리책임자로 하여금 안전관리책임자 교육을 이수하고 주기적으로 보수교육을 받도록 법률에 의무화(안 제37조제3항 및 제4항[276)])한 바 있음.

---

272) 국회 보건복지위원회 수석전문위원 홍형선, 2021. 2. "의료법일부개정법률안 전문위원 검토보고 ,진단용 방사선 발생장치의 안전관리책임자의 범위(서영석의원안 제6161호)"

273) 「의료법」 제37조(진단용 방사선 발생장치) ① 진단용 방사선 발생장치를 설치 · 운영하려는 의료기관은 보건복지부령으로 정하는 바에 따라 시장 · 군수 · 구청장에게 신고하여야 하며, 보건복지부령으로 정하는 안전관리기준에 맞도록 설치 · 운영하여야 한다.

② 의료기관 개설자나 관리자는 진단용 방사선 발생장치를 설치한 경우에는 보건복지부령으로 정하는 바에 따라 안전관리책임자를 선임하고, 정기적으로 검사와 측정을 받아야 하며, 방사선 관계 종사자에 대한 피폭관리(피폭관리)를 하여야 한다.

274) 「진단용 방사선 발생장치의 안전관리에 관한 규칙(보건복지부령)」 제2조(정의) 이 규칙에서 사용하는 용어의 뜻은 다음과 같다.

1. **"진단용 방사선 발생장치"란 방사선을 이용하여 질병을 진단하는 데에 사용하는 기기(器機) 로서 다음 각 목의 어느 하나에 해당하는 장치를 말한다.**
   - 가. 진단용 엑스선 장치
   - 나. 진단용 엑스선 발생기
   - 다. 치과진단용 엑스선 발생장치
   - 라. 전산화 단층 촬영장치(치과용 전산화 단층 촬영장치, 이비인후과용 전산화 단층 촬영장치 및 양전자방출 전산화 단층 촬영장치를 포함한다)
   - 마. 유방촬영용 장치 등 방사선을 발생시켜 질병의 진단에 사용하는 기기

275) 「진단용 방사선 발생장치의 안전관리에 관한 규칙」제11조(안전관리책임자의 직무) 제10조에 따른 안전관리책임자의 직무는 다음과 같다.

1. 안전관리업무의 계획 · 점검 및 평가
2. 소속 방사선 관계 종사자에 대한 자체교육훈련의 실시
3. 환자 및 방사선 관계 종사자에 대한 방사선피해로부터의 방어조치
4. 진단 영상정보 관련 설비의 안전관리
5. 피폭선량 측정에 영향을 미치는 방사선 관계 종사자의 소속 변동사실의 측정기관에의 통보
6. 방사선 관계 종사자의 피폭선량 측정에 영향을 미치는 피폭선량계의 파손 및 분실사실의 측정기관에의 통보
7. 제3조제1항 및 제4항에 따른 신고와 제4조에 따른 검사 또는 측정에 관한 사항
8. 제14조에 따른 진단용 방사선 발생장치, 방사선 관계 종사자 및 방사선 방어시설(이하 "진단용 방사선 발생장치등"이라 한다)에 관한 서류의 작성 · 비치 및 보존에 관한 사항

276) 제37조(진단용 방사선 발생장치) ①진단용 방사선 발생장치를 설치 · 운영하려는 의료기관은 보건복지부령으로 정하는 바에

- 2020년 3월 기준 총 9만 4,187개의 진단용 방사선 발생장치가 설치 · 운영되고 있음.

현행 시행규칙(「진단용 방사선 발생장치의 안전관리에 관한 규칙」)에서는 안전관리책임자의 요건으로서 의사, 치과의사, 방사선사 등을 규정함.

- 진단용 방사선 발생장치를 설치한 의료기관에서 선임한 안전관리책임자는 총 3만 5,456명임.

〈안전관리책임자 선임 현황(2020기준)〉

단위: 명(%)

	의사	치과의사	방사선사	미 표기	합계
의료 직종	12,102 (34.1%)	16,390 (46.2%)	5,671 (16.0%)	1,293 (3.6%)	35,456

제안이유에 따르면 개정안은, 현행법령이 진단용 방사선 발생장치의 관리 운용자격을 명시하지 않고 보건복지부령으로 위임하고 있어, 진단용 방사선 발생장치에 의한 안전관리의 중요성을 볼 때 안전관리책임자를 명확하게 하여 책임을 부여하는 것이 필요하다고 설명함. 특히 의료기관 개설자가 의료인이라면[277] 시설 책임자로서 직접 관리하는 것이 당연함에도 불구하고 종사자에게만 책임을 부과해온 불합리함이 있었으므로, 안전관리 책임의 소재를 분명히 하려는 취지로 설명함.

- 현행 법령에서는 의료기관 개설자 · 관리자에게 안전관리책임자 선임 의무와 장치의 검사 · 측정, 종사자 피폭관리 책임을 부여하고 있는데, 구체적 안전관리업무는 보수

따라 시장 · 군수 · 구청장에게 신고하여야 하며, 보건복지부령으로 정하는 안전관리기준에 맞도록 설치 · 운영하여야 한다.

② 의료기관 개설자나 관리자는 진단용 방사선 발생장치를 설치한 경우에는 보건복지부령으로 정하는 바에 따라 안전관리책임자를 선임하고, 정기적으로 검사와 측정을 받아야 하며, 방사선 관계 종사자에 대한 피폭관리(被曝管理)를 하여야 한다.

③ 제2항에 따라 안전관리책임자로 선임된 사람은 선임된 날부터 1년 이내에 질병관리청장이 지정하는 방사선 분야 관련 단체(이하 이 조에서 "안전관리책임자 교육기관"이라 한다)가 실시하는 안전관리책임자 교육을 받아야 하며, 주기적으로 보수교육을 받아야 한다.

④ 제1항과 제2항에 따른 진단용 방사선 발생장치의 범위 · 신고 · 검사 · 설치 및 측정기준 등에 필요한 사항은 보건복지부령으로 정하고, 제3항에 따른 안전관리책임자 교육 및 안전관리책임자 교육기관의 지정에 필요한 사항은 질병관리청장이 정하여 고시한다.

277) 33조(개설 등) ② 다음 각 호의 어느 하나에 해당하는 자가 아니면 의료기관을 개설할 수 없다. 이 경우 **의사는 종합병원 · 병원 · 요양병원 또는 의원을, 치과의사는 치과병원 또는 치과의원을, 한의사는 한방병원 · 요양병원 또는 한의원을, 조산사는 조산원만을 개설할 수 있다.**

1. 의사, 치과의사, 한의사 또는 조산사
2. 국가나 지방자치단체
3. 의료업을 목적으로 설립된 법인(이하 "의료법인"이라 한다)
4. 「민법」이나 특별법에 따라 설립된 비영리법인
5. 「공공기관의 운영에 관한 법률」에 따른 준정부기관, 「지방의료원의 설립 및 운영에 관한 법률」에 따른 지방의료원, 「한국보훈복지의료공단법」에 따른 한국보훈복지의료공단

교육 이수 등이 의무화된 안전관리책임자를 통해서 이루어지고 있음.

- 개정안이 의료기관 개설자(의료인)의 안전관리 책임을 분명히 하려는 취지는 공감할 수 있으나, 영상의학과 전문의나 방사선사 등 관련 전문가를 통한 안전관리 업무의 유지 필요성을 함께 고려해야 할 것으로 보임.

한편, 개정안의 '의료인'의 범위와 관련하여, 대한의사협회는 이를 '의사, 치과의사'로 한정해야 한다는 의견을 제출하였는데(대한한의사협회는 개정안에 찬성 의견), 개정안이 제안이유 등을 통하여 명시하고 있지 않으나, 개정안이 별도로 의료인의 범위를 제한하고 있지 않으므로 한의사의 진단용 방사선 발생장치의 허용 여부가 개정안에 따라 현행과 달라지는 것으로 해석될 여지가 있음.

- 현행법은 의사와 한의사의 면허를 구분하되[278] 각각의 구체적 면허 범위에 대해서는 별도의 규정을 두고 있지 않은데, 이 법 시행규칙(진단용 방사선 발생장치의 안전관리에 관한 규칙)에서 안전관리책임자 의무 선임기관을 의과 및 치과 의료기관, 책임자 자격기준을 의사 · 치과의사 · 방사선사3[279] 등으로 제한하고 있음.
- 이러한 현행 법령 하에서 대법원과 보건복지부는 한의사의 진단용 방사선 발생장치 사용이 허용되지 않는 것으로 해석하고 있는데, 판례는 특히 '현행 시행규칙에서 안전관리책임자를 두어야 하는 의료기관에 한의원을 포함시키지 않은 점'을 해석 근거의 하나로 들고 있음.
- 반면, 의료행위 관련 여론조사[280]에 따르면 한의사의 엑스레이를 이용한 진료행위에

278) 제2조(의료인) ②의료인은 종별에 따라 다음 각 호의 임무를 수행하여 국민보건 향상을 이루고 국민의 건강한 생활 확보에 이바지할 사명을 가진다.
1. **의사는 의료와 보건지도를 임무로 한다.**
2. **치과의사는 치과 의료와 구강 보건지도를 임무로 한다.**
3. **한의사는 한방 의료와 한방 보건지도를 임무로 한다.**

279) **의료기사 등에 관한 법률** 제1조의2(정의) 이 법에서 사용하는 용어의 뜻은 다음과 같다.
1. "의료기사"란 **의사 또는 치과의사의 지도 아래** 진료나 의화학적(醫化學的) 검사에 종사하는 사람을 말한다
제2조(의료기사의 종류 및 업무) ① 의료기사의 종류는 임상병리사, 방사선사, 물리치료사, 작업치료사, 치과기공사 및 치과위생사로 한다.
② 의료기사는 종별에 따라 다음 각 호의 업무 및 이와 관련하여 대통령령으로 정하는 업무를 수행한다.
2. **방사선사: 방사선 등의 취급 또는 검사 및 방사선 등 관련 기기의 취급 또는 관리**

280) 국회의원 서영석, (2020국정감사 자료집 「의료 행위 관련 국민 인식 여론조사 결과보고서」, 2020.10.
" 국민의 눈높이와 다른 의사의 독점적 권한
- 의사가 아닌 의료인(한의사, 조산사)의 의료행위 중 국민들은 적법하다고 생각하나 현행 의료법 또는 판례에 따라 의사의 독점적 권한만 인정되는 의료행위가 존재함(물리치료사에 대한 한의사의 지도 불인정, 한의사의 현대의료기기 사용에 대하여 면허 범위 이외의 의료행위로 판단, 조산사의 초음파 진단기 사용에 대하여 무면허 의료행위로 판단)
- 엑스레이나 초음파가 환자의 생명과 안전에 위해를 끼치지 않음에도, 과학기술 발번의 성과를 의학만 독점하여 한의학과

대해서 응답자의 53.2%가 적법하다고 본다고 답하여(비적법 35.6%, 잘모름 11.2%) 인식의 차이가 나타남.[281)]

■ 진단용 방사선 발생장치의 안전관리에 관한 규칙 [별표 6] 〈개정 2010.1.22〉

진단용 방사선 안전관리책임자의 자격기준(제10조 관련)

의료기관의 종류	선임기준
종합병원 병원 치과병원 **한방병원(법 제43조제2항[282)]에 따라 관련 의과과목을 추가로 설치한 경우만 해당한다)** 영상의학과 전문의원	• **영상의학과 전문의, 의사 또는 치과의사(치과병원만 해당한다)** • 이공계(물리, 의공, 전기, 전자, 방사선) 석사학위 소지자로서 진단용 방사선 분야의 실무경력이 1년 이상인 자 • 방사선사로서 진단용 방사선 분야의 실무경력이 3년 이상인 자
치과의원	• **치과의사** • **방사선사** • **치과위생사**로서 진단용 방사선 분야의 실무경력이 3년 이상인 자 (파노라마 및 세파로를 설치한 치과의원은 제외한다)
의원 보건소 보건지소 그 밖의 기관	**의사, 치과의사 또는 방사선사**

대법원 2011. 5. 26.선고 2009도6980판결

한의사인 피고인이 진단용 방사선 발생장치인 X-선 골밀도측정기를 이용하여 발뒷꿈치 등의 성장판검사를 한 것이 한의사로 면허된 이외의 의료행위를 한 것에 해당하는지 여부(적극)

그런데 구 의료법은 의사, 한의사 등의 면허된 의료행위의 내용에 관한 정의를 내리고 있는 법조문이 없으므로 구체적인 행위가 면허된 것 이외의 의료행위에 해당하는지 여부는 구체적 사안에 따라 의료법의 목적, 구체적인 의료행위에 관련된 규정의 내용, 구체적인 의료행위의 목적, 태양 등을 감안하여 사회통념에 비추어 판단하여야 할것이다.
의료법 제37조 제1항에서는 모든 의료기관이 진단용 방사선 발생장치를 설치 · 운영할 수 있는 것을 전제로 규정하고 있다고 볼 여지도 있으나, 이는 진단용 방사선 발생장치의 설치 · 운영에 관한 규정으로 의료기관에 대하여 그 위험에

조산의 발전을 저해하고 있음
- 특히 조산사의 초음파 사용은 조산사가 산모와 태아의 안전한 분만 및 산부인과로의 이송을 위해 허용되는 것이 바람직함."

"보건의료 패러다임 전환의 필요성
- 변화된 보건의료 현장에 적합하게 각 보건의료인의 전문성을 인정하고, 의사와 보건의료인의 협업, 분업이 존중받도록 보건의료 패러다임의 전환이 필요함. 또한 이를 뒷받침할 법적 제도적 기반 마련도 병행되어야 할 것임"

281) 제43조(진료과목 등) ① 병원 · 치과병원 또는 종합병원은 한의사를 두어 한의과 진료과목을 추가로 설치 · 운영할 수 있다.
② 한방병원 또는 치과병원은 의사를 두어 의과 진료과목을 추가로 설치 · 운영할 수 있다.
③ 병원 · 한방병원 또는 요양병원은 치과의사를 두어 치과 진료과목을 추가로 설치 · 운영할 수 있다.

따른 의무를 부과하기 위하여 규정한 것이지 한의사와 의사의 면허 범위에 관한 것을 규정한 것은 아니어서 이를 근거로 한의사가 진단용 방사선 발생장치인 이 사건 측정기를 사용하여 성장판 검사를 한 것을 한방의료행위에 해당한다고 볼 수는 없는 점, 오히려 구 의료법 제37조 제1항은 앞서 본 **우리나라 의료체계의 이원성 및 의료법상 의료인의 임무, 면허의 범위 등에 비추어 위 규정이 정하는 '의료기관'에 한의사는 포함되지 않는 것으로 해석함이 상당하고, 의료법 제37조의 위임에 따라 제정된 '진단용 방사선 발생장치의 안전관리에 관한 규칙' 제10조 제1항, 별표 6이 안전관리책임자를 두어야 하는 의료기관에 한의원을 포함시키지 않은 것은 이를 확인한 것으로 볼 수 있는 점, 이 사건 측정기와 같이 주당 최대 동작부하가 10mA/분 이하의 것은 '진단용 방사선 발생장치의 안전관리에 관한 규칙'에 정한 각종 의무가 면제된다고 하더라도, 그 의무가 면제되는 대상은 종합병원, 병원, 치과병원, 의원 등 원래 안전관리책임자 선임의무 등이 부과되어 있는 의료기관을 전제로 한 것이어서 이를 근거로 한의사가 주당 최대 동작 부하의 총량이 10mA/분 이하인 진단용 방사선 발생장치를 사용할 수 있다고 보기는 어려운 점** 등을 종합하여 피고인이 이 사건 측정기를 이용하여 환자들에 대하여 성장 판검사를 한 것이 한의사의 면허 범위 이외의 의료행위를 한 때에 해당한다고 판단한 것은 정당한 것으로 수긍할 수 있고, 거기에 상고이유의 주장과 같은 의료법상 면허된 이외의 의료행위인지 여부에 관한 법리 등을 오해한 위법이 없다.

서울고등법원 2006. 6. 30. 선고 2005누1758 판결 [업무정지처분취소] [각공2006.8.10.(36),1751] 확정

【판시사항】

[1] 한의사가 방사선사로 하여금 전산화단층촬영장치(CT기기)로 촬영하게 하고 이를 이용하여 방사선진단행위를 한 것이 의료법 제25조에서 정한 '면허된 이외의 의료행위'를 한 경우에 해당한다고 한 사례

참고로 헌법재판소는 한의사가 안압측정기 등을 사용하여 의료행위를 한 사건에서, '면허된 것 이외의 의료행위' 판단에는 '국민의 건강을 보호하고 증진'한다는 의료법의 목적(제1조)이 중심이 되어야 하므로, 과학기술의 발전으로 의료기기의 성능이 대폭 향상되어 보건위생상 위해의 우려 없이 진단이 이루어질 수 있다면 자격이 있는 의료인에게 그 사용권한을 부여하는 방향으로 해석되어야 할 것이라고 하면서(2013. 12. 26. 2012헌마551 결정), 면허된 것 이외에 해당하는지 여부를 판단하는 기준으로 ①해당 의료행위의 기초가 되는 학문적 원리 ②해당 의료행위에 관한 규정 ③교육 및 숙련의 정도 ④보건위생상의 위해 유무 등을 제시하고 있음.

대법원은 의사나 한의사의 구체적인 의료행위가 '면허된 것 이외의 의료행위'에 해당하는지 여부는 ①이원적 의료체계의 입법 목적, ②당해 의료행위에 관련된 법령의 규정 및 취지, ③당해 의료행위의 기초가 되는 학문적 원리, ④당해 의료행위의 경위 · 목적 · 태양, ⑤의과대학 및 한의과대학의 교육과정이나 국가시험 등을 통하여 당해 의료행위의 전문성을 확보할 수 있는지 여부 등을 종합적으로 고려하여 사회통념에 비추어 합리적으로 판단하여야 한다고 판시함.

헌법재판소 2013. 12. 26. 2012헌마551 등

【판시사항】

1. 의료법(2010. 1. 18. 법률 제9932호로 개정된 것, 이하 '의료법'이라 한다) 제27조 제1항 본문 후단에서 정한 '면허된 것 이외의 의료행위'의 해석기준
2. 한의사가 안압측정기 등 의료기기를 사용하여 진료행위를 한 것이 의료법위반이라는 피청구인의 각 기소유예처분이 청구인들의 평등권과 행복추구권을 침해하였다고 본 사례

【결정요지】

1. 의료법 제27조 제1항 본문 후단의 '면허된 것 이외의 의료행위'는 **구체적인 의료행위의 태양 및 목적, 그 행위의 학문적 기초가 되는 전문지식이 양·한방 중 어디에 기초하고 있는지, 해당 의료행위에 관련된 규정, 그에 대한 한의사의 교육 및 숙련의 정도 등을 종합적으로 고려하여** 사회통념에 비추어 합리적으로 판단하여야 한다. 이러한 판단에는 '국민의 건강을 보호하고 증진'한다는 의료법의 목적(제1조)이 중심이 되어야 하므로, 과학기술의 발전으로 의료기기의 성능이 대폭 향상되어 보건위생상 위해의 우려없이 진단이 이루어질 수 있다면 자격이 있는 의료인에게 그 사용권한을 부여하는 방향으로 해석되어야 할 것이다. 또한 의료법 제27조 제1항 본문 후단의 위반행위는 형사처벌의 대상이므로 죄형법정주의원칙상 그 의미와 적용범위가 수범자인 의료인의 입장에서 명확하여야 하고, 엄격해석되어야 한다.
2. 청구인들이 진료에 사용한 안압측정기, 자동안굴절검사기, 세극등현미경, 자동시야측정장비, 청력검사기(이하 '이 사건 기기들'이라 한다)는 측정결과가 자동으로 추출되는 기기들로서 신체에 아무런 위해를 발생시키지 않고, 측정결과를 한의사가 판독할 수 없을 정도로 전문적인 식견을 필요로 한다고 보기 어렵다.

우리의 전통의학서인 동의보감에서는 안구의 구조와 대표적 안질환에 대하여 그 원인과 치료방법을 상세히 설명하고 있고, 이 사건 기기들의 사용은 종래 전해 내려오는 진단방법으로서 망진(望診), 문진(聞診), 절진(切診)의 일종으로 볼 수 있다. 또한 한의과 대학의 교육과정에서 한방진단학, 한방외관과학 등의 강의와 실습을 통해 전통적으로 내려오던 한의학을 토대로 안질환이나 귀질환에 대하여 이 사건 기기들을 이용한 진료행위를 할 수 있는 기본적 교육이 이루어지고 있고, 이에 대한 한의학적 해석을 바탕으로 침술이나 한약처방 등 한방의료행위 방식으로 치료가 이루어지고 있다.

따라서 청구인들이 이 사건 기기들을 사용하여 한 진료행위는 한의사의 면허된 것 이외의 의료행위라고 볼 수 없음에도 피청구인은 법리를 오해하여 청구인들에게 의료법위반죄가 인정된다고 판단함으로써 청구인들의 평등권 및 행복추구권을 침해하였다.

대법원 2014. 1. 16. 선고 2011도16649 판결

[1] 구 의료법(2012. 2. 1. 법률 제11252호로 개정되기 전의 것. 이하 같다) 제2조 제1항, 제2항 제1호, 제3호, 제5조, 제27조 제1항 본문, 제87조 제1항에서 **의사와 한의사가 동등한 수준의 자격을 갖추고 면허를 받아 각자 면허된 것 이외의 의료행위를 할 수 없도록 하는 이원적 의료체계를 규정한 것은 한의학이 서양의학과 나란히 독자적으로 발전할 수 있도록 함으로써 국민으로 하여금 서양의학뿐만 아니라 한의학이 이루고 발전시켜 나아가는 의료혜택을 누릴 수 있도록 하는 한편, 의사와 한의사가 각자의 영역에서 체계적인 교육을 받고 국가로부터 관련 의료에 관한 전문지식**

과 기술을 검증받은 범위를 벗어난 의료행위를 할 경우 사람의 생명, 신체나 일반 공중위생에 발생할 수 있는 위험을 방지하기 위한 것이다.
[2] 의료법령에는 의사, 한의사 등의 면허된 의료행위의 내용을 정의하거나 구분 기준을 제시한 규정이 없으므로, 의사나 한의사의 구체적인 의료행위가 '면허된 것 이외의 의료행위'에 해당하는지 여부는 구체적 사안에 따라 이원적 의료체계의 입법 목적, 당해 의료행위에 관련된 법령의 규정 및 취지, 당해 의료행위의 기초가 되는 학문적 원리, 당해 의료행위의 경위 · 목적 · 태양, 의과대학 및 한의과대학의 교육과정이나 국가시험 등을 통하여 당해 의료행위의 전문성을 확보할 수 있는지 여부 등을 종합적으로 고려하여 사회통념에 비추어 합리적으로 판단하여야 한다. 한의사가 전통적으로 내려오는 의료기기나 의료기술(이하 '의료기기 등'이라 한다) 이외에 과학기술의 발전에 따라 새로 개발 · 제작된 의료기기 등을 사용하는 것이 한의사의 '면허된 것 이외의 의료행위'에 해당하는지 여부도 이러한 법리에 기초하여 판단하여야 하고, 의료기기 등의 개발 · 제작 원리가 한의학의 학문적 원리에 기초하지 아니하였다는 사정만으로 한의사가 해당 의료기기 등을 진료에 사용한 것이 그 면허된 것 이외의 의료행위를 한 것이라고 단정할 것은 아니다.

원심은 그 채택 증거에 의하여 판시와 같은 사실을 인정한 다음, 이 사건 필러시술이 경혈을 자극하여 경혈과 연결된 인체의 각종 기관들의 기능을 촉진하거나 개선하는 것을 목적으로 한 것이 아니라 피부 부위에 히알루론산을 직접 주입하여 시술한 부위의 피부를 높임으로써 전체적인 얼굴 미관을 개선하려는 것인 점, 한약은 동물 · 식물 · 광물에서 채취된 것으로서 주로 원형대로 건조 · 절단 또는 정제된 생약을 말하는데 이 사건 필러시술로 주입한 히알루론산은 첨단장비를 이용하여 박테리아를 발효시켜 생산하는 것으로서 한약이라고 볼 수 없는 점 등을 종합하면, 이 사건 필러시술은 전적으로 서양의학의 원리에 따른 시술일 뿐이고 거기에 약침요법 등 한의학의 원리가 담겨 있다고는 볼 수 없으므로, 피고인의 이 사건 필러시술행위는 한의사의 면허된 것 이외의 의료행위에 해당한다고 판단하였다.

원심판결 이유를 앞서 본 법리와 원심이 유지한 제1심이 적법하게 채택한 증거들에 비추어 살펴보면 원심의 판단은 정당한 것으로 수긍할 수 있고, 거기에 상고이유의 주장과 같이 한의사의 면허된 의료행위의 범위에 관한 법리를 오해하는 등으로 판결 결과에 영향을 미친 위법이 없다.

다. 관계 부처 및 관련 단체 의견

1) 보건복지부 의견(수용곤란)

방사선 안전관리책임자는 방사선 발생장치에 대한 검사와 측정 및 종사자에 대한 피폭관리를 해야 하는 자로 방사선 관련 지식을 갖춘 방사선 관련 업무 종사자로 선임 필요. 방사선 발생장치에 대한 지식이 부족한 의료기관 개설자 또는 관리자가 안전관리책임자가 될 경우 방사선 안전관리에 어려움 발생 가능

2) 질병관리청 의견(수용곤란)

안전관리책임자의 의료방사선 안전관리 실무 업무의 전문성 결여 가능성으로 인해 개정안을 수용하기 곤란함.

3) 대한의사협회 의견

현재 진단용 방사선 발생장치는 의료법 및 진단용 방사선 발생장치의 안전관리에 관한 규칙 등의 관련 법령에 의거하여 장비의 신고, 장치/시설의 정기적 검사, 안전관리책임자의 선임, 방사선 관계 종사자 피폭관리 등이 엄격하게 관리되고 있으며, 개인방사선피폭선량의 경우에는 매 분기 질병관리청 피폭선량관리센터로 보고되어 엄격히 관리되고 있음.

다만, 의료기관의 개설자나 관리자가 의료인으로 포괄적으로 명시할 경우, 의사와 치과의사 외 다른 직종이 포함되므로 오히려 방사선 안전관리의 전문성을 떨어뜨릴 수 있으며, 결과적으로 의료기관 방사선 안전관리에 위해가 될 수 있으므로, 의료인의 자격을 "의사, 치과의사"로 명확히 한정하여 규정하는 것이 바람직함.

특히, X-선 발생장치의 안전관리에 관한 지식이 부족하고, 검사결과에 대한 해석 능력이 떨어지는 한의사들에게 진단용 방사선 발생장치의 안전관리책임자 자격을 허용하는 것은 환자 안전관리 측면에서 매우 위험하므로 안전관리책임자 자격은 의사나 치과의사로 범위를 한정해야 함.

4) 대한한의사협회 의견

안전관리책임자에 대해 규정하고 있는 모든 법령에서의 입법취지는 의료기관의 개설자에게 책임을 위임하여 진단용 방사선 발생장치의 안전관리를 성실히 수행하도록 하는 것을 목적으로 하고 있음. 이에 진단용 방사선 발생장치 안전관리책임자 지정 기준을 보다 명확히 명시하고 책임을 부여하는 해당 개정안에 찬성함.

제4절 대한약사회 현황[282]과 대 국회활동

의사와 더불어 일찍이 3대 국회부터 대한약사회장 출신의 약사 국회의원이 배출된 약사단체(대한약사회 전신인 대한약제사회)는 정부 입법인 약사법제정을 실질적으로 주도하는 등 일찍이 대 국회활동에 관심을 기울였다.

282) 대한한의사협회의 국회활동은 국회 개원이후 2011년까지는 '대한한의사협회사: 1898~2011, 대한한의사협회, 2012'에 수록된 대외활동 중 국회활동을 참작하였으며 2011년 이후 18대 국회가 종료되는 2012년 5월 29일까지는 대한한의사협회 기관지 '한의신보'와 대한한의사협회의 보도자료를 중심으로 정리하였다. 약사법제정과 관련한 내용은 〈대한약사회 50년 : 도전과 극복의 반세기 : 1954-2004, 대한약사회 2004〉 중 213-117쪽의 내용을 중심으로 정리하였음.

대한약사회는 약사법에 명시된 의약단체 중앙회이며 2021년도 기준 대한약사회 예산은 75억여원 규모이며 2019년도 보건복지통계연보에 의하면 우리나라 약사 면허자는 70,904명이다.

대국회 활동은 〈대한약사회 50년 : 도전과 극복의 반세기 1954~2004, 대한약사회 2004〉와 대한약사회 기관지 약사공론 및 대한약사회 보도자료를 기초자료로 정리하였다.

〈표 36〉 대한약사회 국회활동(2대–21대)

대별	정책현안	비고
2대	① 정부제출 약사법안(의안번호:020157) 작업 참여	약사법의 기초를 약사회와 약사 공무원이 마련
3대	② 약종상의 의약품 소분판매 반영한 개정약사법(의안번호:030226)통과 저지투쟁 (결의문 채택 국회발송, 약사면허증 반납운동 등)	법안 회기불계속폐기
17대	③ 약학대학 학제, 6년 연장을 위한 국회 활동 – 국무회의, 약대 6년제 학제 개편을 골자로 고등교육법 시행령 개정안을 최종의결	약사출신 오양순[283], 김병태, 김명섭[284], 장복심의원[285]
18대	④ 일반의약품 약국 외 판매허용 반대활동	원희목(약사출신) 의원 등 상임위에서 적극발언[286]
20대	⑤ 약계, '공중보건약사제도'도입요청 …약사의원, 농어촌의료특별조치법 · 병역법개정안 발의(20대)	전혜숙(약사)의원(임기만료폐기)
21대	⑥ 약사회: 국회, 지자체에 공공심야약국 도입 요청 … 약사의원 국회 예결위원회에서 예산당국 적극설득	국회, 시범사업 예산반영, 전혜숙(약사)의원,

1. 약사법제정(2대)[287]

약사법은 2대 국회인 1953년에 정부입법으로 제정되었는데 같은 해 10월 8일 국회 제10회 52차 본회의에서 1차 독회 이후 2개월여 만인 1953년 12월 18일 국회 본회의를 통과되었다.

283) 제201회 국회 교육위원회 1차 회의록, 14쪽.

284) 제181회 보건복지 5차 회의록, 39쪽.

285) 의협신문. 2005년 8월 3일 "약사회, 공론의 장으로 나오라 약사회, 안 의원 · 의협 상대 비방 · 명예훼손 지나쳐, 의협, 약사회 · 왜곡 보도한 언론사 법적 대응 방침" 제하의 기사에서 "약사회는 안(명옥) 의원의 고등교육법개정안이 국회에 제출된 날 사무총장을 국회로 급파, 장복심 열린우리당 의원과 함께 개정안에 서명한 의원들을 찾아다니며 서명철회를 읍소했다.(중략) 약사회가 '구조신호'를 보낸 장복심 의원은 다름 아닌 약사 출신으로, 약사회의 추천을 받아 국회에 입성한 비례대표 의원이다. 더군다나 장 의원은 이번 고등교육법개정안과는 전혀 관련이 없는 환경노동위원회 소속이다."라고 보도하고 있다.

286) 제301회 국회 보건복지 제1차(2011년 6월 13일)회의록 34-36쪽 ,제302회 국회 보건복지 제1차(2011년 8월 18일) 회의록 8쪽, 제303회국회 보건복지 제11차(2011년 11월 21일) 회의록 10-11쪽.

287) 약사법제정과 관련한 내용은 〈대한약사회 50년 : 도전과 극복의 반세기 : 1954-2004, 대한약사회 2004〉 중 213쪽-117쪽의 내용을 중심으로 정리하였음.

이 때 약사법의 형식은 정부입법이었으나 대한약제사회(대한약사회 전신) 이경봉 회장과 김종건 부회장이 중심이 되어 당시 보건부 약무과장 전규방과 정경모 약정국장과 함께 약사법초안을 마련함으로써 후일 대한약사회가 되는 대한약제사회가 깊이 관여했다(신규환, 2013: 895).

1949년 정부조직개편에 따라 보건행정이 보건부로 독립하면서 약정국이 부활하고 이 과정에서 보건부 자문기구로 대한약제사회 이경봉 회장과 김종건 부회장이 참여하여 활동하던 약정위원회가 있었는데 이 때 약제사회 핵심멤버인 이경봉, 김종건 등 회장단과 이호벽, 김기곤(후에 대한약사회장 역임)등 약사위원들이 중심이 되어 약사법안을 마련했다.[288] 당시 약정위원회에서 활동하던 약사회 핵심멤버들이 참여하여 마련한 약사법 초안은 ①약사만이 약국을 개설 조제 판매할 수 있도록 하는 조항 ②의약분업을 바로 실행할 수 있는 조항을 두되 의사의 직접조제를 허용하는 부칙의 경과규정을 두지 않았으며 ③약국개설의 거리제한을 두는 안 ④약사가 좁은 의미의 조제만을 의미하는 듯한 느낌을 벗어나자는 것과 의사와 동등한 입장을 상징해야 한다는 의미에서 약제사를 약사로 바꾸기로 했다.

그러나 이 약사법 초안은 6.25전쟁의 발발로 유실됨에 따라 전규방, 정경모 등의 당시 기억에 의존하여 전문 8장60조에 이르는 약사법초안을 다시 마련하였다. 이 과정에서 법안을 의논하기 위해 모임을 가졌는데 모임의 경비와 자료수집비 등은 전적으로 대한약사회 김종건 부회장이 부담했다. 또한 제2대 국회 속기록에 의하면 사실상 대한약사회와 정부의 약무관련 공무원과 협의하여 만듦으로서 형식적인 정부제출 약사법안에 공식적으로 대한약사회안을 국회 사회보건위원회의 대안을 마련하는데 기둥으로 삼았음을 당시 국회 속기록에서 알 수 있다.[289]

이 정부안은 부산피난 시절인 1951년 8월 국회에 이송하였으나 심의가 지연되던 중 국회 소분과위원회에서 한약종상과 한의사들의 건의를 받은 일부위원이 한의사제도가 있는데 한약사제도가 없어서야 되겠느냐는 문제제기를 하였다.

288) 第301회 국회 제1차 보건복지위원회(2011년 6월 13일)회의록 34-36쪽, 제302회 국회 제1차 보건복지위원회 회의록(2011년 8월 18일) 8쪽, 제303회 국회 제11차 보건복지위원회 회의록 (2011년 11월 21일), 10-11쪽, 제305회 국회 제1차 보건복지위원회(2012년 2월 7일) 회의록 36-37쪽.

289) 제2대 국회 제16회 제53차 본회의 회의록(약사법제1독회 1953. 10. 10.)12쪽.

당시 정경모 보건부 약정국장이 한약사제도의 법제화는 첫째, 학문의 문제로 습득해야 할 문제로, 국시과목, 양성할 교육기관, 한약학 대학의 설립 등을 어떻게 할 것인가 등 현실적인 난점을 지적했고 둘째 제도의 문제로 한약사제도를 두면 의약분업을 전제로 해야 하는데 한의사는 성격상 영구히 한약의 조제권을 포기할 수 없을 것이므로 한약사제도는 의미 없는 것이 되어 버린다면서 현실성이 없는 제도는 만들 필요가 없다고 역설하여 겨우 납득시킬 수 있었다는 것이다(대한약사회, 2004: 114).

그러나 적지 않은 국회 소분과위원회 소속 위원들은 한약사 제도를 두지 않는다면 한약종상에게 그 권한을 주어 쌍화탕이나 패독산 같은 것을 국민이 복용할 수 있도록 해주어야 한다는 주장과 이것을 인정하지 않으면 수많은 한약종상은 건재상으로 전락하여 사활 문제를 초래한다고 지적함 따라 정경모 약정국장은 조정안으로 〈한약종상은 환자의 요구에 응하여 기성한의서에 수재된 처방에 의하여 혼합 판매할 수 있다〉는 조항을 내놓았다.

이러한 가운데 1953년 9월 환도와 10월 국회 본회에 약사법이 상정되었으나 축조심의에 들어가자 최한길 의원 외 14명이 한약사제도를 약사법에 반영하는 수정안을 내놓음으로써 약사법에 한약사제도를 신설하는 방향으로 기울어졌으나 숱한 우여곡절 끝에 한약사제도는 당시 법에 반영되지 못하고 한약종상에게 조제와 구별하기 위한 '혼합판매'를 허용하는 방향으로 가닥을 잡아 약사법이 통과 되었다.

약사법의 제정으로 대한약사회도 약사법에 근거를 둔 단체가 되었다.[290)]

2. 약종상의 의약품 소분판매 반영한 개정약사법 통과 저지투쟁(3대)

1955년 10월 약종상연합회를 결성한 약종상들이 국회에 약종상에게도 의약품 소분판매를 허용토록 하라는 건의가 무약촌의 주민들을 위해 필요하다는 이유에서 국회를 움직이려 하자 대한약사회는 약사법개정반대 대책위원회 명의로 전국약사긴급대회를 열고 약사면허증 반납까지 내거는 등 배수의 진을 치고 약사법개정반대 투쟁에 돌입했다.[291)]

290) 제정 약사법은14조와 15조에 다음과 같이 약사회의 근거를 명시했다.
법 제14조 (특별시, 도약사회) ① 약사는 보건부장관의 정하는 바에 의하여 특별시, 도약사회를 설립하여야 한다.②특별시, 도약사회는 특별시장 또는 도지사의 감독을 받는다.
법 제15조 (대한약사회) ① 특별시, 도약사회는 대한약사회를 설립하여야 한다.②대한약사회는 법인으로 하며 보건부장관의 감독을 받는다.

291) 동아일보. '약사법 개정안 반대의 비판'. 1957. 2. 4.

아울러 국회에 민의원 사회보건위원장에게 보내는 결의문을 채택했다.[292)]

대한약사회는 이후 국회 사회보건위원회에서 번복하는 방안과 민의원 임기 중 통과되지 않도록 하는 방안, 그리고 정부에서 비토하는 방안 등 세 가지 전략을 설정했는데 이 중 국회 민의원 임기 중 통과되지 않도록 하는 방법이 성과를 본 셈이었다. 그리고 이 방법이 효과를 거둘 수 있게 된 것은 당시 약사출신 국회의원이던 민관식 대한약사회 부회장의 역할이 컸다고 밝히고 있다(대한약사회, 2004: 120).

다음은 당시 대한약사회장은 한구동 서울대학교 약학대학 교수였는데 한 회장은 당시의 상황을 다음과 같이 설명하고 있다.

> "…… 나는 1956년부터 4,5년간 대한 약사회장을 지낸 일이 있는데 이때의 약종상이 의약품 소분문제를 들고 나와 약종상연합회에서 국회에 건의까지 하게 되었다. 이 소분문제는 그간 잠잠해 있던 약사와 약종상 간의 감정대립을 촉발시켰고 이것이 표면상 대립의 시초가 되었다 이 의약품소분이라는 것은 영매(零賣)라고도 불리우고 분매(分賣), 분봉(分封)이라고도 할 수 있는데 일제시대에 제정된 법령에는 이러한 조항이 없어 단속이 안되었으므로 약종상들은 이를 기득권이라고 주장하고 마음 놓고 소분을 하고 있었고 이것이 방임되었다. 약종상의 이러한 소분행위가 보편화된 것은 해방 후 미군의 군수의약품이 쏟아져 나왔을 때였다. 아스피린 설파구아니딘 APCEMD 정제는 대용량포장으로 나와 이를 분매하는 것이 예사로 되었다. 즉 기정사실화한 것이다 봉재증(封裁證)을 약사법 개정당시 약사에게 주어 약사 책임하에 약전약품에 한하여 허용하였고 약종상에게는 소분행위를 봉쇄해버린 것이다. 그런데 약사법 개정 시에는 약종상은 이 사실을 모르고 있다가 나중에 문제의 심각성을 깨닫기 시작한 것이다. 왜냐하면 이같은 소분행위가 약사법 개정 이전에는 공공연하게 이루어져 약종상으로서는 약사와 조금도 다름이 없이 의약품을 마음대로 판매해 왔는데 다시 말해 약사의 영역을 침범해 왔는데 이제 이 행위가 약사법 개정

292) 대한약사회는 전국약사긴급대회에서 1957년 1월 19일 ①전 약사는 약사법개정안을 절대 반대한다 ②전 약사는 동안(同案)을 국회에서 폐기해 줄 것을 요청한다 ③만일(同案) 동안이 통과될 때에는 전 약사는 면허증을 반환할 용의가 있다 라는 내용의 결의문을 국회 민의원 사회보건위원장을 수신인으로 하여 보냈다.

으로 봉쇄되었기 때문이다. 그러나 약사 측으로 볼때는 약사의 약품판매권을 되찾은 것이니 약품판매질서가 확립된 것이여서 당연한 처사였다고 볼 수 있을 것이다.

지방약종상들은 서로가 연락을 취하여 이 운동을 벌이기 위해 약종상을 규합하여 대한약종상연합회를 조직하고 활동비를 마련하여 맹렬한 운동을 전개하여 마침내 약종상에게 의약품 소분권을 인정하여 달라는 약사법 개정 건의문이 국회 보사위와 법사위를 통과하였고 국회 운영위에 회부키로 가결되었으니 대한약사회로서는 심각한 문제가 아닐 수 없었다. 따라서 대한약사회는 유력한 인사들로 '소분대책위원회'를 구성하고 대외적으로는 '약사법개정안 반대대책위원회'를 조직하여 그 이름으로 건의문, 해명서, 반대성명서를 작성하여 전체 국회의원에게 보내고 여론을 유리하게 이끄는데 온갖 노력을 기울였다 마침내는 전국약사긴급대회까지 소집하여 약사의 총력을 기울여 아슬아슬한 고비에서 본회의 상정을 저지하는데 성공했다. 나의 과거 생애에 있던 회오리 바람이었다.[293]

3. '약학대학 학제, 6년 연장'을 위한 대국회 대정부활동(17대)

70년대 초 약학대학과 약학과가 있는 대학은 전국적으로 17개 대학에 이르는 등 약대 신설과 약학과 정원의 증원으로 약사인력이 급격히 늘어났다. 이러한 가운데 약계에서는 임상실용 및 전문직능 적응교육에 접목시켜야 한다는 움직임과 함께 약학대학들은 최소한의 교과목을 변경하는 차원에서 임상약학 기초와 임상약학 개론 등의 과목을 보완하기 시작했다.

1973년 문교부는 '약학교육심의위원회'를 구성하고 6개 약학대학 학장도 참여하여 교육연한 연장과 교과과정 개편 등에 대해 검토하고 '약학교육 개선을 위한 연구보고서'를 펴냈다. 대한약사회도 '약학교육발전을 위한 공청회'를 개최하고 공청회 결과를 분석하는 한편 약사회원을 대상으로 설문조사를 실시하는 등 적극 부응했다.

이후 약대 학제개편 논의는 10년 가까이 수면아래 머물다가 1983년 한국약학대학협의회(이하 약대협)에서 약학교육특별위원회를 구성하고 약대 교과과정 및 약학교육제도 연구를 시작하면서 재개되었다. 1988년 약대협 총회와 임시총회에서 '약학교육 연한 6년 연장'

293) 경향신문. "노교수와 캠퍼스와 학생, 한구동, 간신이 봉쇄한 약종상 소분행위". 1974. 4. 8.

을 만장일치로 의결하고 범약계 약학교육연한 연장추진특별위원회를 구성하기로 했다.

약대협은 1990.2. 문교부장관에게 학제연장 건의서를 제출했고 이 건의서는 보사부장관에게도 전해졌다.[294] 같은 해 5월, 약대 6년제를 적극 지원하겠다는 보사부장관의 회신에 탄력을 받은 약대협은 총회에서 '범약계 약학교육발전추진위원회'를 구성하기로 하고 곧이어 추진실행위원회를 구성했다. 당시 추진위원회 고문은 3 · 4 · 5 · 6 · 10대 국회의원을 지낸 대한약사회 민관식 명예회장이, 공동위원장에는 후일 15 · 16대 국회의원을 지낸 김명섭 당시 대한약사회장과 약대협회장이 맡았으며 추진위원으로 김정수 의원(11,12,13,14,15대 국회의원), 김장숙 의원(12,13대 국회의원), 이상희 전 과기처장관(11,12,15,16대 국회의원) 등 정치권에 진출한 약사 등이 포함되어 선임되었다. 약사회의 정치권 인맥이 총 동원된 것이다.

1992년 교육부는 '대학교육심의위원회 연구위원회'에 약학 및 수의과대학 수업연한연장방안에 관한 연구을 위탁하였는데 이 연구보고서에 약계 내부에 반대의견이 첨부됨으로써 대한약사회와 약대협의 약대 6년제 계획이 좌절되었다.

1995년 약대협은 대한약사회와 대한약학회의 의견을 첨부하여 '약학대학연한연장을 위한 건의서'를 교육부에 다시 제출했다. 1996.5., 보건복지부는 '한약관련 종합대책'을 발표하면서 약학대학의 학제를 6년으로 연장하는 방안을 추진하겠다고 밝히자[295] 대한약사회는 복지부에 교육연한 조정에 관한 의견서를 전달하고 이 내용이 각 정당의 정책으로 채택될 수 있도록 임원들은 국회의원과의 개별접촉을 했다.

같은 해 11월 복지부는 교육부에 '약대수업연한 연장을 위한 교육법시행령개정' 건의서를 제출한데 이어 이듬해 이기호 보건복지부 차관으로부터 약대6년제 추진을 약속 받았다. 대한약사회는 20개 약학대학 명의로 교육부에 '약학대학교육연한 연장을 위한 교육관계법령 개정건의서'를 약대협을 통해 제출했다.

그러나 대한한의사협회는 '복지부가 추진 중인 약대학제 개편계획은 입안과정에서 충분한 검증이나 연구를 거치지 않은 채 한약관련 종합대책을 발표하면서 특정집단의 반발을 무마하기 위해 즉흥적으로 제시된 정책으로 판단된다'고 지적하고 '교육부가 부정적

294) 경향신문. "약학대학 수업연한 6년으로 연장". 1990. 4. 20.
295) 약사공론. "대약, 초강경 투쟁 돌입". 1996. 5. 20.

입장을 취했음에도 복지부가 이를 강행한다면 의혹만 살것'이라고 지적했다.

또 약대학제개편은 한약학과를 폐지하고 약대졸업자에게 약사와 한약사 복수면허를 발급해 주기 위한 불순한 의도로 해석된다며 한약학과를 한의과대학내에 독립 설치해야 된다고 주장했다.

이처럼 한의계가 약사 - 한약사라는 통합면허 배출을 위해 약대 6년제를 추진하는 것이라며 거세게 반발하자 교육부 태도가 바뀌었다(대한약사회, 2004: 172).

1997.10., 상황이 순조롭지 않음을 알게 된 약대생들의 연합체인 전국약학대학학생회협의회가 '약학교육의 전면적 개편과 약대6년제 조속한 실현을 위한 범약계 공청회'를 열고 대한약사회등 약계가 약대6년제를 위해 결집하는 양상을 띠자 이번에는 대한한의사협회가 대전에서 '통합약사 음모저지를 위한 전국 한의사 비상결의대회'를 열고 정부가 약대학제개편을 추진할 경우 모든 수단과 방법을 가리지 않고 저지하겠다고 선언했다.

같은 해 11월 새정치국민회의는 대선공약으로 약대 6년제 시행을 발표하였으나[296] 어찌된 영문인지 1998.2. 개정된 고등교육법시행령에는 '약대 6년제'는 누락되어 있었다.

1998.4. 정기총회에서 신임 대한약사회장에 당선된 김희중 회장은 인터뷰에서 "정부도 약학대학 6년제 등의 약속을 지켜 약사들의 전문화와 자질향상이 되도록 협조해 줘야 한다고 지적, 정부당국에 약대 6년제에 대한 약사회의 의지를 재천명했다.[297]

약계가 약대 6년제 정책실현에 이처럼 비중을 크게 두는 까닭은 1999년 4월 개최된 '21세기 약학발전을 위한 토론회'에서 대한약학회 김창종 회장의 '약사직능의 발전은 수요자 중심의 학문과 임상약학 강화, 공익근무 약사제 도입, 의료인에 약사 포함 등을 가져올 것이다'라는 언급에서 그 배경을 약사의 활동영역과 운신의 폭을 '약'에 국한하지 않고 보건의료 전반으로 넓히고자 한다는 짐작이 가능하게 했다.[298]

한편 약계는 2000년 의약분업 파동을 겪게 되면서 의료계가 분업을 반대하면서 자신들의 주장을 정당화하기 위한 수단으로 약대 문제를 들고 나온 것이라고 주장하고 6년을 공부한 의사와 4년제를 나온 약사와는 수평적 관계가 성립되지 않기 때문에 처방전을 의

296) 대한약사회50년사(2004)에는 새정치국민회의의 '약대6년제 시행발표' 성과에 대해 '대한약사회의 적극적인 정당활동과 약대협 및 학생들의 열의가 가져다 준 쾌거로 기억된다고 기술하고 있다.

297) 경향신문. "신임 김희중회장 약사실명제로 국민건강 보장". 1998. 4. 22.

298) 약사공론. "약사 - 교수 - 사회망라한 범약계 특위 제안". 1999. 4. 26.

사가 약사에게 건네는 조제작업 지시서에 불과하다는 주장을 하였다. 결국 의약분업의 시작은 학제 불균형에 따른 의 · 약사의 불평등관계를 부각시킨 결과를 낳았으며 이는 대한약사회를 비롯해 약학계가 6년제를 기필코 실현시켜야 할 또 하나의 당위성으로 인식하는 계기로 발전했다고 지적하고 있다(대한약사회, 2004: 174).

전국 약학대학학생회협의회는 2000년 12월 17일 의약분업의 정상적 실시를 주장하며 펴오던 수업거부를 약대6년제 실현을 촉구하는 대정부투쟁으로 전환하고 투쟁방향을 학제개편당위성 서명운동에 들어갔으며 그 결과를 복지부와 교육부 등에 전달했다.

이듬해인 2001년 대한약사회는 약대6년제가 한의사협회 등 관련 이익단체의 반대 때문에 교육부가 추진을 못했다는 사실을 상기시키며 30년 이상 주장해온 약계의 요구를 무시한 것은 불공정한 처사라고 지적했다. 이에 복지부는 대통령직속자문기구로 '약사제도 개선 및 보건산업발전특별위원회'를 구성했으며 대한약사회는 약대6년제 추진특별위원회 구성했다.

2002년 9월, 대통령직속 약발특위는 '약학교육내실화 및 약사인력 양성제도를 위한 토론회'를 개최하고 관련법 조문정비 및 연장 안 확정, 2005년도부터 2년에 걸쳐 연차적으로 6년제 실시, 2007년 약학교육6년제 전면시행 등을 발표하고 2011년부터 6년제 교육과정 이수자를 대상으로 약사국시를 시행한다는 방침을 정하는 한편 대학 커리큐럼과 개선방향등 세부협의사항을 약대협에 맡기기로 했다. 그러나 교육부가 약발특위의 약대6년제 안은 대통령에게 서면보고는 되었지만 '청와대로부터 6년제에 대한 세부지침이나 공문을 받은 것이 없으며 세부지침을 통보받는다 해도 교육제도를 바꾸는 것은 충분한 시간이 필요하다'는 입장으로 사실상 당해 연도 입법이 어렵다는 입장을 밝혔다.[299]

이에 전국약학대학학생회협의회(이하 전약협)는 온라인 시위와 단위별로 교육부 사이버 소리함과 청와대 홈페이지 '대통령께 편지를' '인터넷 신문고'에 약대6년제의 당위성을 홍보하고 그 필요성을 주장하면서 온라인 시위를 확산시켰다. 2002년 11월, 경희궁터에서 전국 18개 약대에서 약 2천여명이 참석하여 '약대 6년제 학제개편의 조속한 시행을 위한 전국약학도 총궐기대회'를 열고 조속한 약대학제개편을 촉구하는 한편 집회를 끝낸 후 학생들은 대방동 교육부장관자택을 점거했다. 1천여명의 학생들은 경찰과 대치하면

299) 약사공론. "약대 6년제 2007년 전면시행, 약사발전특위 약학교육 6년제 토론회". 2002. 9. 26.

서 새벽 2시까지 장관면담을 요청, 장관부인에게 공문을 전달했다. 학생들은 정권이 바뀌면 약대 6년제가 물거품이 된다고 보고 수업거부에 들어가기로 했다.

한편 노무현 민주당대통령후보는 그해 11월 23일 부산에서 열린 전국여약사대회에서 정권을 잡을 경우 약대 6년제를 적극시행토록 할 것이라고 밝힌데 이어 12월 7일 대한약사회 경북지부가 주최한 간담회에서 다시 한번 이 사실을 확인시켜주었다.

그러나 약대생 1천여 명은 종묘공원에서 2차 궐기대회를 열고 교육부에 학제개편을 촉구하는 한편 대국민 홍보활동을 전개했다.

2003년 2월, 노무현 대통령이 취임하자 대한약사회회장과 정책기획단장(원희목: 후일 약사회장과 제 18대 국회 비례대표 국회의원에 당선됨)이 신임 보건복지부장관을 방문하여 복지부에 약대 6년제 추진 전담반을 구성하겠다는 약속을 받아냈다.

약대 6년제 시행이 눈앞에 다가오자 대한의사협회와 대한한의사협회는 의사의 진료권 침해, 통합약사 배출의혹 등을 제기하며 강력히 반발했다.

대한의사협회와 대한한의사협회는 청와대를 비롯 보건복지부, 교육인적자원부, 국회보건복지위, 각 당 대표 등 관계요로에 전달한 성명[300]을 통해 "약대 6년제 추진은 보건의료인 간의 새로운 갈등을 야기하는 등 국가에 엄청난 혼란을 자초할 것"이라고 경고하고 의협과 한의협 양 단체는 약대 6년제 추진에 대한 반대의견을 전달하고 약대 6년제 추진계획은 즉각 철회돼야 한다고 밝혔다.

두 단체는 '약대 6년제' 추진에 대한 의료계 의견을 통해 "약사는 결코 의료인이 될 수 없으며, 약대 6년제 추진은 약사의 업무변경을 위한 사전 포석"이라고 지적했고 대한의사협회와 대한한의사협회는 "특정 단체에 의해 추진되고 있는 팜디는 임의조제 뿐만 아니라, 의약과 질병치료의 3분류를 전제로 하기 때문에 우리나라 의약질서에 결코 부합될 수 없다"고 못 박았다. 또한 "약대 6년제 추진은 우리나라 교육제도에 부합되지 않을 뿐 아니라, 교육비 부담이 조제료 등에 전가되어 가뜩이나 어려운 건보재정에 엄청난 압박을 주어 커다란 국가적 현안으로 대두될 것"이라며, "약대 6년제 추진 발상을 즉각 철회할 것"을 촉구했다.

그러나 2004년 6월 21일 대한약사회는 약대 6년제와 관련 대한한의사협회와 전격적으

300) 대한의사협회 보도자료. 2004. 4. 16.

로 합의를 도출하고[301] 최종합의에 따른 6년제 건의안을 4일 뒤 교육부에 전달했다. 한의사회와 약사회가 전격적으로 합의하자 이번에는 한약학과 교수들과 학부모가 가세하여 6년제에 한약학과를 포함, 한방의약분업 실시를 요구하며 복지부 앞에서 단식투쟁에 들어갔다.

대한의사협회는 의협이 빠진 채 합의된 사항은 무효라고 선언하고 약대6년제 저지를 위해 총력투쟁방침을 밝혔고 의대생들은 약대6년제 추진에 항의하며 한시적 수업거부와 시험거부 등 학사일정을 거부하기로 의결했다.[302]

국회에서도 약사출신 의원과 의사출신 의원 간에 극명하게 의견이 엇갈려 직역의 입장을 대변하였다.

약사출신 의원으로는 교육위원회에서 오양순 의원이 교육부장관을 상대로 약대6년제의 시행을 촉구했고[303] 보건복지위원회에서는 김병태 의원[304]과 김명섭 의원[305]이 각각 약대6년제 이행을 촉구했다.

그런가 하면 의사출신의 안명옥 의원은 대한의사협회의 "교육인적자원부의 불공정한 약대 학제개편 추진 시정(是正)에 관한 청원"[306]을 소개하였는가 하면 의사출신 국회의원인 신상진 안홍준 정의화 의원을 포함한 11명의 국회의원과 함께 약대6년제와 관련 고등

301) 합의문전문/ 대한한의사협회와 대한약사회는 약대6년제에 대한 입장을 다음과 같이 밝힌다. 2004. 6. 20.
1. 대한한의사협회는 약학의 질적향상을 위한 약대6년제시행에 동의하며 대한약사회와 대한한의사협회는 양당체가 합의한 대로 금년내에 약사법개정을 위한 작업을 함께 완료한다.
2. 대한약사회는 일부에서 우려하는 것처럼 통합약사를 위한 논의를 조속한 시일내에 협의기구를 구성하도록 정부에 촉구하기로 한다.
3. 한의계와 약계는 당면한 여러 현안에 대한 논의를 위하여 조속한 시일내에 협의기구를 구성하도록 정부에 촉구하기로 한다.
4. 이에 대한 대한한의사협회와 대한약사회는 한약분쟁이후에 반목과 갈등을 해소하고 상호존중과 신뢰의 바탕위에 양직역이 국민의 이익과 국가발전에 도움이 되도록 서로 협력하기고 선언한다.

302) 대한의사협회는 약대6년제를 반대하는 청원을 국회에 접수했다.

303) 제201회 교육위원회 1차 회의록. 14쪽.

304) 제181회 보건복지 5차 회의록 39쪽.

305) 제183회 보건복지 1차 회의록 34쪽.

306)306) 교육인적자원부의 불공정한 약대 학제개편 추진시정에 관한 청원
청원인: 대한의사협회장 김재정 외 2005년 7월 19일 소개의원: 안명옥 의원
청원요지 : 약대 6년제에 대한 공청회 개최에 있어, 교육부는 행정절차법상 공청회의 일반적인 절차와 방법을 무시하고 개최일시의 일방 통보, 편파적인 패널선정 등 불공정한 공청회를 강행함으로써 그 정당성을 상실함.
- 교육부가 추진하는 약대 "2+4년제" 학제안은 우리 나라 고등교육 학제에서 찾아볼 수 없는 초유의 학제안으로 이는 명백한 법률 개정사항임.
- 또한 학제 변경은 교육비 증가 등 교육환경에 미치는 영향이 면밀히 조사 · 분석되어야 하고, 장기적인 "국가보건의료인력수급계획"차원에서 신중하게 결정되어야 함.
- 따라서 약대 학제개편 추진은 교육당사자인 국민 및 관련 전문가 집단인 보건의료단체의 참여하에 공정하고 심도있는 논의 속에서 이루어지도록 할 것.

교육법 일부개정법률안(의안번호: 172330)을 2005.7.27. 발의하기도 했다.[307)]

■ 약대 학제개편 추진경과

90. 2 : 약사회가 교육부에 약학대학 학제연장 6년 건의

93. 5 : 약사법시행규칙 개정을 통해 약사의 한약조제권 인정 및 이에 따른 한의대생 수업 거부, 결국 한약사 제도 도입결정

94. 1 : 약사법 개정을 통해 한약사 제도 도입 약대생 수업거부 촉발

96. 4 : 복지부의 한약조제 시험 실시과정에서 한의대생 수업거부

96. 5 : 한약조제권 분쟁해결을 위해 마련했던 '한약관련 종합대책에 약대 학제 연장 6년' 포함

96. 11 : 복지부 약대 수업연장을 위한 교육법시행령 개정 요청

97. 3 : 약사법시행령 개정을 통해 한약학과를 졸업한 자만 한약사국가시험 응시자격 부여

02. 10 : 대통령직속 약사제도 개선 및 보건산업발전특별위원회에서 약대 6년제 추진 의결 및 대통령께 건의

02. 11 : 대선과정에서 노무현후보가 부산여약사대회에서 약대 6년제 도입 약속

03. 9 : 복지부 약대6년제 추진방침을 확정하고 보도자료 배포

04. 6 : 약사회와 한의사회 간 합의, 의사협회 미참여

04. 6 : 복지부, 교육부에 공식적으로 약대 6년제를 위한 관련 법령개정 요청

---

307) 고등교육법 일부개정법률안(172330)의 제안이유: 대학의 수업연한을 규정한 현행 고등교육법 시행령 제25조의 내용을 법률로 승격시켜 고등교육법 제31조 제1항에 규정하려고 함. 현행 고등교육법 제31조 제1항은 '대학(대학원대학을 제외한다)의 수업연한은 4년 내지 6년으로 한다. 다만, 수업연한을 6년으로 하는 경우는 대통령령으로 정한다.' 라고 규정하고 있음. 결국 모든 대학의 수업연한이 단순히 대통령령에 의해 결정되는 결과를 초래할 소지가 큼. 대학의 학제개편이나 수업연한 변경은 국민생활과 사회경제 환경에 직접적으로 영향을 미치는 중대한 사안이므로 국민적 합의를 얻어야 할 것이며, 국민적 부담과 장기적인 국가 인력자원 수급계획 등을 고려하여 신중하게 결정되어야 할 사항임. 따라서 현행과 같이 행정부의 일방적 주도로 대통령령을 바꿔 학제를 변경하는 졸속한 형태를 개선하여 국민의 대표기관인 국회가 국민여론을 수렴하고 보다 심도 있는 논의를 거쳐 국가의 백년대계인 교육체계 개편을 도모해나가야 함.

국민주권주의, 권력분립주의 및 법치주의를 기본원리로 하고 있는 우리 헌법 하에서는 국민의 헌법상 기본권 및 기본의무와 관련된 중요한 사항 내지 본질적 내용에 대한 정책 형성기능은 원칙적으로 주권자인 국민에 의해 선출된 대표자들로 구성된 국회가 담당하고, 법률의 형식으로써 이를 수행하여야 함. 따라서 국민의 교육받을 권리와 생명 및 보건권과 같은 본질적인 사항을 행정에 위임한 현행 고등교육법 제31조 제1항은 헌법 제75조 규정을 위반한 것임(포괄적 위임입법의 금지). 현행 제31조제2항은 대학원 수업연한과 관련해 각호에 '1. 석사학위과정 및 박사학위과정 : 각각2년 이상 2. 석사학위 및 박사학위의 과정이 통합된 과정 : 4년 이상'이라고 규정하고 있음. 이는 유형에 따라 구분단위 및 입법의도를 명확히 알 수 있도록 대학원의 수업연한을 법률에 규정하고 있는 것으로서 당연한 것임. 그러나 대학 수업연한의 구분에 대한 사항을 제31조 제2항은 법률의 형식으로, 제31조 1항은 시행령에 위임하고 있어 법체계상의 통일성을 결여하고 있음.

따라서, 대학의 수업연한을 규정하고 있는 현행 고등교육법 시행령 제25조의 내용을 고등교육법 제31조 제1항으로 승격시켜 규정하는 것이 타당하며, 이는 법체계의 통일성을 기하고 동 법률의 실효성을 높이는 데 기여하게 될 것임.

04. 7 : 국정현안 정책조정회의 개최 관계부처 협의후 정부안 마련

04. 8 : 교육부 약대 학제개편 방안을 위한 정책연구 추진

※ 약학대학의 학제문제에 대한 교육적 차원의 연구 필요판단에 따라 본격적인 검토시작

- '05. 7. 5 : 교육인적자원부 약대 학제 개편방안에 대한 공청회 개최
- '05. 7.13 : 국정현안 정책조정회의 개최
- '05. 7.14 : 의협,교육부 약대 학제개편 연구용역 불공정 왜곡 방치, 비정상적 연구수행 등 총리실에 해명 촉구
- '05. 8. 19 : 약학대학 학제개편 방안확정 · 발표
- 약학대학 학제개편을 위한 고등교육법 시행령 개정추진
  - 입안: '05. 9. 21
  - 관계부처 의견조회: '05. 9. 26~10. 7
  - 교육규제완화위원회: '05. 10. 17
  - 입법예고: '05. 10. 20~11. 9
  - 국무회의, 약대 6년제 학제개편을 골자로 고등교육법 시행령 개정안을 최종의결: '06.1.10 시행령 개정안은 한약학과를 제외했다. 약대의 수업연한을 기존 4년에서 6년으로 확대하고, 기초 · 소양 교육은 2년, 전공교육은 4년으로 규정

이 사례는 약대 6년제를 두고 약사단체 한의사단체 의사단체가 서로 의견이 엇갈려 각자의 이익을 표출하려 했던 사례로 오랜 기간 약대6년제 실현을 위해 대정부활동과 대국회 활동을 펼쳐온 약사회의 승리로 끝난 사례이다.

4. 일반의약품 약국 외 판매허용과 대한약사회의 대국회 활동(18대)

1990년 정부 경제부처에서 의약품 약국 외 판매 허용논의 이후 22년만인 2012년 5월 정부가 제출한 약사법 개정안이 국회본회의에서 수정가결됨으로써 일반의약품 20개 품목으로 한정, 24시간 연중무휴로 운영되는 약국 외 장소에서 일반의약품판매가 가능하게 되었다.

이 과정에서 대한약사회는 '의약품 약국 외 판매허용'을 막기 위해 약사회 집행부의 모든 역량을 기울였다.

의약품 약국외 판매허용 저지를 위한 대한약사회의 이익표출 활동(박형욱, 2012: 847)

1990 정부 경제부처에서 의약품 약국 외 판매 허용 논의

1994 수퍼업자 중소기업 육성차원에서 붕대, 반창고 등 일부의약품 약국외 판매허용. OTC에 대한 약국외 판매논의도 있었으나 실행은 이루어지지 않음.

1998 정부, 약국 외 판매약인 의약부외품을 의약외품으로 명칭을 바꾸고 '단계적 신중한 분류' 발표.

2006 총리실 산하 규제개혁추진단 일반의약품의 약국외 판매계획 발표.

2008. 1 보건복지부 의약품정책과에서 의약품 분류 검토 시작.

2008. 4 총리실 산하 규제개혁추진단 의약외품 판매확대 계획발표.
기획재정부 가정상비약 약국 외 판매를 서비스산업선진화과제로 선정.

2008. 7 박카스등 단순의약품 수퍼판매 시작.

2011.1.6 건강복지공동회의와 소비자 시민모임, 바른사회시민회의 등 25개 시민단체가 결성한'가정상비약 약국 외 판매를 위한 시민연대', 프레스센터에서 기자회견 열고 가정상비약 약국외 판매를 촉구.

2011.4.18 경제정의실천연합은 약국을 직접 방문하여 확인한 결과 전국 2만 여개 약국 가운데 심야응급약국 영업을 하는 곳은 극소수에 불과하며, 그나마 복약지도는 거의 이루어지지 않는다고 비판.

2011.5. 25 국민권익위원회, 보건복지부에 가정상비약 약국 외 판매 방안의 조속한 마련과 제도개선을 권고.

2011.6.3 보건복지부 일반의약품 약국 외 판매제도의 도입 대신'의약품 재분류'를 통해 의약품 구입불편 해소하는 대안 제시.

2011.6.7 이명박대통령, 진영곤 고용복지수석을 통하여 보건복지부에 재검토 지시.

2011.6. 10 진수희 보건복지부장관 정기국회에 약사법 개정안을 상정하는 것을 목표로 신속하게 절차를 진행하겠다는 의지를 표명.

2012.2.6 한국소비자단체협의회 소속 8개 회원단체,'안전성이 검증된 안전상비의약품 약국 외 판매의 의의와 과제, 일반의약품을 약국이 아닌 곳에서도 판매하기 위한 약사법 개정 필요성에 공감한다'는 성명서 발표. 국회에 약사법개정안

처리 촉구

2012.2.13 약사법개정안 국회 보건복지위원회 통과

2012.5 약사법개정안 국회 본회의 통과,

약사법시행령 시행규칙개정을 거쳐 2012.11 개정 약사법 시행

〈대한약사회의 대응활동〉

대한약사회가 일반약의 약국 외 판매에 대해 구체적으로 대책을 논의하기 시작한 것은 2008년 4월, 총리실 산하 규제개혁추진단 의약외품 판매 확대계획을 발표하고 기획재정부 가정상비약 약국 외 판매를 서비스산업선진화과제로 선정한지 1년 여가 지난 2009년 11월이다.

이때는 이미 박카스 등 단순의약품의 수퍼판매가 시작되었을 때로, 대한약사회도 더 이상 일반약의 약국 외 판매를 두고 볼 수 없을 만큼 위기를 느끼고 있었던 것이다. 대한약사회 기관지 약사공론에 의하면 2009.11. 두 차례에 걸쳐 상임이사 · 시도지부장 연석회의를 개최하고 기획재정부가 추진하고 있는 전문자격사제도 선진화 방안을 저지하기 위해 약국영리법인과 일반인 약국투자, 그리고 일반약 약국 외 판매를 저지하기 위한 비상대책위원회를 구성하는 한편 "약사제도 개악을 반드시 막아 내겠다"는 성명을 발표했다.

한편 2009.12. 보건복지부 김충환 의약품정책 과장은 '약국보다 영세한 슈퍼에 일반의약품을 넘기는 것은 발상자체가 반서민적이며 약국이용이 밤이나 공휴일에 문제라면 당번약국을 강화하면 된다'며 약사회와 같은 기조를 보였다.[308)]

이로부터 1년 남짓 지난 2011.1, 대한약사회는 '의약품 약국 외 판매 저지를 위한 비상대책위원회'를 구성하고 휴일 및 야간시간 의약품 구입 불편을 이유로 일각에서 추진하고 있는 의약품 약국 외 판매기도를 적극 저지하고, 대외홍보 강화 및 의약품 접근성 확대방안을 적극적으로 모색하기 시작하였다.

이를 위해 대한약사회는 정부 및 국회, 언론 등에 의약품 약국 외 판매를 저지하기 위한 약사회 논리를 전파하는 적극적인 홍보활동 전개하고 우호적인 시민단체와 연계하여 의약품 약국 외 판매저지를 위한 공동 대응전선을 구축하는 한편 지역구 의원을 중심으

308) 연합뉴스. "재정부.복지부 '의약 개편' 갈등 표출' 의약 부문 서비스 선진화를 위한 공청회". 2009. 12. 15.

로 한 정치권에 대한 홍보 활동과 약사회 논리 전달 및 여론을 조성하고 국민 불편을 최소화하여 의약품 약국 외 판매에 대한 국민여론을 우호적으로 조성하기 위한 다양한 홍보활동을 선개하기로 했다.

이러는 가운데 보건복지부 산하 중앙약사심의위원회 의약품분류소분과위원회(분류위)는 의료계 대표 4명과 약계 대표 4명, 공익대표 4명 등 12명의 위원들이 참석한 가운데 15일 첫 회의를 열고 약국 외 판매대상 일반의약품으로 44개 품목으로 압축하고 정부는 새로운 분류체계를 약사법 개정안에 담아 9월 정기국회에 상정한다고 밝혔다.[309]

같은 해 6월 대한약사회는 약국 외 의약품 판매 저지활동 강화 및 의약품 재분류에 적극 대처하기 위해 기존 '의약품 약국 외 판매 저지를 위한 비상대책위원회'를 '의약품 약국 외 판매 저지를 위한 비상투쟁위원회'로 대폭 개편하는 등 전열을 가다듬었다.[310]

또한 대한약사회 김구 회장은 '의약품 약국 외 판매 저지'를 위한 무기한 단식에 들어가면서 "약사직능 미래와 생존을 위해 결사 저지투쟁 나서야"한다고 호소하기도 했다.[311]

대한약사회의 이같이 강경한 입장에도 보사부가 일반의약품의 약국 외 판매와 관련 약사법 개정 공청회를 2011.7.15. 한국보건사회연구원에서 개최하려고 하자 대한약사회는 2011.7.15. 이 약사법 개정 공청회에 대해 행정절차법이 정하고 있는 기본 절차를 무시하고 일방적으로 추진되고 있다고 지적, 공청회개최금지 가처분신청을 법원에 제출했다.

약사회는 행정절차법에 의거, 행정청이 공청회를 개최하는 경우 주요내용과 발표자에 관한 사항, 발표신청 방법 및 신청기간 등을 14일전까지 당사자에게 통보하고 관보나 일간신문 등을 통해 공고하는 등의 방법으로 널리 알려야한다고 규정되어 있으나 보건복지부는 공청회 개최 9일전에 한국보건사회연구원을 통해 토론자 추천을 요청하는 공문만 약사회에 보낸 채 아직까지 공청회의 공식 제목, 주요 내용, 발표자에 관한 사항 등을 전혀 통보하지 않았으므로 행정절차법이 정하고 있는 기본 절차를 무시했다고 보고 이에 대한 가처분신청을 12일 제기했다고 밝혔다. 약사회는 보건복지부가 국민건강과 직결된 의약품 약국 외 판매 문제를 모두 결정해 놓고 공청회를 요식적 행위로 개최하려는 것으로 당사자나 전문가들의 의견을 널리 수렴한다는 공청회의 기본취지에도 어긋난다는 것이다.

309) 의협신문. "일반의약품 8월부터 슈퍼판매". 2011. 6. 15.

310) 대한약사회. 보도자료, '의약품 약국외 판매 저지를 위한 비상투쟁위원회'로 개편. 2011. 6. 29.

311) 약사공론. "김구 회장 '의약품 약국외 판매 저지' 무기한 단식". 2011. 6. 16.

그러나 보건복지부는 예정대로 2011.7.15. 대한약사회가 불참한 가운데 약사법 개정 공청회를 개최했다.

공청회장에는 3백 여 명의 약사들이 행사장 안팎에서 다양한 프랜카드와 유인물을 통해 일반약 슈퍼판매 문제점과 정부의 무리한 추진 등을 규탄하는 등 약사법 개정을 결사 반대한다는 의지를 표명하고 복도와 행사장 밖에서 지속적인 시위를 벌였다.[312)]

이어 대한약사회는 같은 해 8월 2일 보건복지부 정문 옆 인도(원서공원 앞)에서 '약사법 개악저지를 위한 투쟁선포식'과 동시에 100만 서명운동 돌입했다. 전국의 각급 약사회 주요 임원이 참석하는 이날 투쟁선포식에서는 '대통령께 드리는 글'을 통해 대통령의 약속이행을 촉구하는 한편 의약품 안전관리에 대한 포기와 부당한 약사법 개악 과정을 규탄하고 '국회의원께 드리는 글'과 '국민께 드리는 글'을 낭독, '복지부장관 사퇴 촉구 및 고발문'을 낭독했다.

같은 달 11일 대한약사회는 가정상비약의 슈퍼마켓 판매를 허용하는 내용의 약사법 개정을 추진하는 장관을 약사법 위반, 직권남용, 직무유기 혐의로 서울중앙지검에 고발했다고 밝혔다.

대한약사회는 "일반의약품으로 표시된 의약 외품을 슈퍼마켓, 편의점 등에서 진열 · 판매하도록 한 것은 명백한 약사법 위반 행위"라고 주장하고 의약 외품 생산과 유통과 관련해 제약사에 대한 실사 등 강압적 조치를 하고 "박카스 광고가 지속될 경우 행정처분할 것"이라고 발언한 것이 직권남용에 해당한다고 덧붙였다.

이 밖에 일반의약품으로 표기된 채 유통되는 의약 외품을 회수 · 폐기하지 않은 것과, 약사법 개정 관련 공청회, 간담회, 중앙약사심의위원회 등을 일방적으로 강행한 것은 직무유기라고 지적했다.[313)]

이어 같은 해 8월 26일에는 약사법 개악저지를 위해 600여명의 약사회 서울지부 회원들이 국회 앞에서 촛불집회를 하였다. 그러나 1개월 뒤인 9월 27일에는 편의점이나 슈퍼에서 일반 의약품을 구입할 수 있도록 하는 약국 외 판매 의약품 신설과 품목허가 갱신제

312) 머니투데이. "'일반약 약국외판매' 공청회…약사회는 참석 거부, 정부, 진통제 · 감기약 · 소화제 약국외 판매방안 검토". 2011. 7. 15.

313) 연합뉴스. "약사회, 복지부 장관 고발(종합)". 2011. 8. 11.

도 도입을 뼈대로 한 약사법 개정안이 국무회의를 통과[314]한데 이어 사흘 뒤인 9월 30일 드디어 정부 제출로 '약사법 일부개정법률안(의안번호:1813310)이 국회에 제출되었다.

한편 대한의사협회는 2011년 10월 11일 '일반의약품 약국 외 판매 관련 전문학회' 입장에 대한 기자회견을 열고, 약국 외 판매 의약품은 안전성이 충분히 확보됐다며 일반의약품의 안전성을 이유로 약국 외 판매 대책이 무산되는 일이 없어야 한다고 주장하였다.

경실련도 2012년 2월 1일자 성명에서 "보건복지위원회 위원들은 상비약 약국 외 판매와 관련 안전성을 명분으로 유보적이거나 반대하는 입장이 많다"며, 정부와 약사회의 약속을 믿고 기다려온 국민의 입장에서 약사회의 밥그릇 지키기 위한 진흙탕 싸움과 이에 편승한 국회의 미온적 태도에 실망을 금할 수 없다고 지적하고[315] 이어서 7일에는 또 다시 보도자료를 통해 국회 보건복지위원회 소속 법안심사소위원회 의원들에게 상비약 약국 외 판매를 위한 약사법 개정안 처리를 촉구하는 '경실련 의견'을 전달했다. 경실련은 법안심사소위원회의 신상진, 손숙미, 원희목, 윤석용, 이애주 의원(이하 한나라당), 박은수, 양승조, 전현희 의원(이하 민주당) 등 8명에게 보낸 의견서에서" 우여곡절 끝에 의약품의 약국 외 판매를 제도화하기 위한 약사법 개정안이 지난해 국회에 제출되었으나 논의도 없이 폐지될 위기에 처했었다"며, "늦었지만 국회에 상정되어 개정논의가 본격적으로 이루어지게 된 점은 다행이며, 국회가 적극적인 법안 마련에 나설 것"을 촉구했다.[316]

이 같은 여론에 따라 정부도 일반의약품 약국 외 판매제도 추진에 조금씩 속도를 내기 시작, 당시 임채민 보건복지부 장관은 약사법개정안이 상정된 2월 7일 국회 보건복지위원회에서 상비약 슈퍼판매 관련 여야의원들의 정책질의에 따른 답변에서 당초 67개 대상 품목 가운데 안정성 평가결과 감기약 소화제 등 22개 품목을 선정해 약사회와 협의를 한 상태[317]라고 밝혀 정책은 추진하되 판매품목은 상당부분 약사회의 의견을 수용했음을 시사했다.

그리고 2월 13일에 열린 법안소위에서 약국 외 판매 의약품 품목은 더욱 줄어들어 20

314) 연합뉴스. "약국외판매 의약품 도입 법 개정안 국무회의 ". 2011. 9. 27.

315) 메디칼업저버. "경실련, 국회에 "약국외판매 약사법 개정안 조속 처리하라". 2012. 2.

316) 경실련 보도자료, 상비약 약국외 판매 위한 약사법 개정 촉구 의견서 국회 제출 - 국회가 국민의 안전성과 편의성을 고려한 약사법 마련하라! 2012. 2. 7.

317) * 병원신문. "일반약 슈퍼판매 일반약 24품목으로 줄어". 2012. 2. 7.
* 데일리 메디. "수퍼판매 허용 의약품 '67개→24개' 축소". 2012. 2. 7.

개로 한정한다는 문구를 추가하여 다음날인 2012년 2월 14일 국회 보건복지위원회에서 수정 가결하였다.[318)]

한편 같은 해 5월 2일 개정약사법이 국회 본회의를 통과하자[319)] 보건복지부는 약사들에게 감사한다고 밝혔다.[320)] 이후 2개월 뒤인 2012년 7월 5일 보건복지부는 안전상비의약품 지정심의위원회의 결과 약국 외 판매 대상 안전상비의약품을 13개 품목으로 확정함으로써 지난 2월 국회 보건복지위원회 전체회의에서 복지부가 안전성과 인지도를 고려해 선별, 제시했던 약국 외 판매대상 일반의약품 24품목에서 다시 절반가량으로 줄였으며 당초 거론되었던 67품목에서는 20%로 줄인 셈이다.

이는 일본이 1998년부터 2009년까지 3차에 걸쳐 95%의 비처방약을 소매점에서 판매할 수 있도록 제도를 개혁한 것(박형욱, 2012: 845)을 비교해 보면 시사하는 점이 적지 않다.

이에 대해 일부 학자들은 의약품 약국 외 판매와 관련, 개정 약사법의 가장 큰 문제점은 약국 외 판매 대상 의약품을 법에서 20개 품목 이내로 제한하였다는 점이라고 지적하고 왜 약국 외 판매 대상 의약품이 20개 품목 이내로 제한되어야 하는지 그 근거가 전혀 알 길이 없다고 지적했다(박형욱, 2012: 848). 정책의 실질적 내용을 보건복지부에 거의 백지위임하다시피 하는 다른 보건의료 법률과 비교해 볼 때 매우 특이한 형태의 입법이라는 것이다. 영국이나 일본, 미국의 입법례를 보면 객관적인 의약품 분류기준을 법에서 규정하고 구체적인 분류는 하위법령에 위임하는 것이 일반적이다. 개정 약사법이 이렇게 이례적인 형태로 만들어 진 것은 약사단체와 의약품 유통업체의 정치적 힘이 투영되었기 때문이라고 지적했다.

318) 국민일보. “가정상비약 약국외 판매 국회 극적 통과”. 2012. 5. 3.

319) 개정약사법(의안번호:제11421호) 44조의2(안전상비의약품 판매자의 등록) ① 안전상비의약품(일반의약품 중 주로 가벼운 증상에 시급하게 사용하며 환자 스스로 판단하여 사용할 수 있는 것으로서 해당 품목의 성분, 부작용, 함량, 제형, 인지도, 구매의 편의성 등을 고려하여 20개 품목 이내의 범위에서 보건복지부장관이 정하여 고시하는 의약품을 말한다. 이하 같다)을 약국이 아닌 장소에서 판매하려는 자는 시장 · 군수 · 구청장에게 안전상비의약품 판매자로 등록하여야 한다. ② 제1항에 따라 안전상비의약품 판매자로 등록하려는 자는 24시간 연중무휴 점포를 갖춘 자로서 지역 주민의 이용 편리성, 위해의약품의 회수 용이성 등을 고려하여 보건복지부령으로 정하는 등록기준을 갖추어야 한다. ③ 안전상비의약품 판매자는 등록한 사항 중 보건복지부령으로 정하는 사항을 변경하려면 시장 · 군수 · 구청장에게 변경등록을 하여야 한다. ④ 안전상비의약품 판매자는 안전상비의약품의 판매 업무를 폐업 또는 휴업하거나 휴업 이후 그 업무를 재개한 경우에는 시장 · 군수 · 구청장에게 신고하여야 한다. 다만, 휴업기간이 1개월 미만인 경우에는 그러하지 아니하다. ⑤ 제1항부터 제3항까지에 따른 등록, 변경등록 등에 필요한 사항과 제4항에 따른 폐업 · 휴업 · 재개 신고의 방법, 절차 등에 관하여 필요한 사항은 보건복지부령으로 정한다.

320) 청년의사. “복지부 약사법 개정안 국회통과, 약사들께 감사, 국회 본회의 통과 후 입장 밝혀 … 올 11월부터 가정상비약 편의점서 판매”. 2012. 5. 3.

대한약사회장을 지내고 제 18대 국회 보건복지위원회에서 당시 일반의약품의 약국 외 판매와 관련된 개정약사법 심의에 참여했던 원희목 의원조차 의정생활을 끝내고 한 인터뷰에서 이때의 개정약사법과 관련 '모법에 약국 외 판매 품목을 20품목 이내로 명기한 것은 다행'[321]이라고 말할 정도로 대한약사회와 약사들의 일반의약품 약국 외 판매를 제한하게 만든 대 국회 및 대 정부활동은 일반의약품의 약국 외 판매를 전면 봉쇄하지는 못했지만 기대이상의 성과를 올린 것만은 확실하다.

약사회장 출신 원희목 의원[322]의 OTC 슈퍼판매 정책 관련 발언(18대국회 보건복지위원회 회의록)

> **제 301회 국회 보건복지위원회 제 1차(2011.6.13)회의록 34-36쪽**
>
> • 원희목 위원: 제가 약사 출신의 국회의원이라는 것은 아실 거고요(중략)실제로 OTC 슈퍼판매가 일상화돼 있는, 접근성이 떨어져 있는 미국 같은 경우에 매년 한 15만 명 정도가 중추 신경계 약물, 주로 거기에 의한 부작용이 보고가 돼 있고 한 7000명 정도가 사망을 하는데 대 부분 중추신경계에 작용하는 약물 때문입니다. 그런 어쩔 수 없이 하는 부분을 한국에서 지금 어떤 국민 불편 시간대를 메우기 위해서 전체를, 하루 종일 봅니다. 그래서 약사법개정을 마치 그냥 기정사실화하는 듯 한 요새 행보에 대해서 상당히 유감의 말씀을 드리고 거기에 대해서는 분명히 답변을 해 주시기 바랍니다(중략) 실질적으로 약국이 … 만약에 지금 대통령께서 말씀 하신 대로, 계획한 대로 약사법 개정을 통해서 감기약 · 진통제까지, 일반 슈퍼에서 팔게 된다면 기존약국들의 총매출의 한 70% 정도를, 지금 일반약 매출의 70% 정도가 일반 유통으로 가게 됩니다. 그런데 그 유통은 대부분이 대자본입니다. 실질적으로 동네 상권의 일원인 약국들이 만약에 문을 닫고 전문성이 필요한 그 종목이 대형 마트나 아니면, 24시간 체인점이 대부분 LG나 삼성 같은 데입니다, 대형자본으로 흘러가서 그 부분이 동네 상권의 일종의 몰락—경제적인 면에서 봐도—그것과 또 전문성 · 안전성 문제 여러 가지가 걸려있는 문제 를 그런 어떠한 고려나 고찰이 없이 그렇게 발표하고 나가는 부분에 대해서는 상당히 문제가 있다고 봅니다.(중략)
>
> • 원희목 위원: 그런데 감기약 · 진통제에 대해서 약사법을 개정해서 일반 슈퍼로 푼다는 것에 대해서 는 그것은 상당한 논의가 필요하고 굉장히 중요한 문제입니다. 그 문제를 그냥 뭐 편의 성, 국민들한테 뭐가 좋은가에 대해서는 국민들의 여론도 중요하지만 국민들에 대한 설득도 필요합니다. 그리고 그렇게 해서 심야시간대의 불편을 해소하기 위해서 일반 시간에도 전부 다 감기약 · 〈진통제가 슈퍼로 날아갔을 때 그때 동네 약국의 몰락 뒤에 오는 그 불편함, 마지막 불편함은 결국 국민들한테 갑니다. 이것 꼭 명심하시고 약사법 개정은 그렇게 함부로 진행할 문제가 아니라고 저는 생각을 합니다. 이것은 답변을 원하고 얘기한 것은 아니니까 참고해 주시기 바랍니다.

321) 약업신문. "'국민과 함께하면 다시 기회는 온다' 4년 의정활동 마감…'항상 약사로서 당당할 것'". 2012. 5. 23.

322) 18대 국회 일반의약품 슈퍼판매 논쟁이 있던 때 국회 보건복지위원회에서 활동한 약사출신의원은 원희목 의원 1명뿐이었다.

제 302회- 국회 보건복지위원회 제 1차(2011.8.18)회의록 8 쪽

- 원희목 위원: (상략) 의약품 약국 외 판매 부분 입법예고 기간이 오늘까지지요?
- 보건복지부장관 진수희: 오늘 18일…… 예, 맞습니다.
- 원희목 위원:제가 아까 인터넷에서 보기에는 지금 복지부 앞에서 111만 명 서명받아 가지고 뭐 사람 들도 가 있고 여러가지 의견들이 나오는 것 같은데 거기에 대해서 몇 가지만 질의를 드리겠습니다. 의약품 약국 외 판매 논의가 의약품 안전성과 편의성 이 두 가지 측면이 있는데 그동안 몇 달 동안 진행되어 온 것들이 안전성은 거의 논의의 대상 이 못 되고 편의성만 가지고 죽 진행되어 왔다고 보는데 장관님께서는 그것 어떻게 생각하십니까?
- 보건복지부장관 진수희: 그게 조금 오해가 있는 것이 우리가 지금 모든 일반약을 다 풀겠다는 게 아니고 이미 국민들도 익히 다 알고 계시고 써 보기도 하시고 효능도 다 확인하시 고 한 그런 아주 최소한의 상비약 대상으로 한다라고 하는 것이기 때문에 그렇게 안전성에 크게 염려 가 되는 부분은 없다 하는 점을 좀 이해해 주셨으면 좋겠습니다.
- 원희목 위원:그 이해가 안 되는 부분이, 48개 품목을 의약외품으로 풀어서 하는 것에 대해서는 그거 는 사실은 큰 이의가 없습니다. 거기에도 카페인 문제라든가 청소년 오남용 문제가 상존하고 있습니다 마는 그 정도까지는 지금 장관님이 얘기하시는 그 정도 범위로 보는데 중추신경계나 자율신경계에 영향을 미치는 의약품을 갖다가 지금 약국 외 판매를 하겠다는 것에 대해 서 사소하게 생각하는 것은 지금까지 보건복지부가 의약품 안전을 최고의 가치로 생각해 왔던 것에 대해서, 안전성 위에 편의성을 해야 되는 것을 편의성을 중심에 놓고 안전성은 그냥 곁붙이기로 하는 듯한 이런 흐름에 대해서는 상당히 좀 문제가 있다고 보고요. 지금 결산 심의니까 일단 여기에 대해서 그냥 문제 제기를 하고 나중에 답을 주세요.
- 보건복지부장관 진수희 :예.
- 원희목 위원: 미국에서도 타이레놀이나 이런 부분에 대해서 상당히 자유판매가 되어 있지요? 되어 있는 나라…… 뭐 약국이 없어서 할 수 없이 하고 있는데 그런 데도 지금 타이레놀 용량이 식약청장 님도 아시겠지만 전번 7월 말에 하루에 8알까지 먹던 것을 6알로 줄여서 복용하도록 존슨앤드존슨에서 설명서가 나갔습니다. 그거 맞습니까? 8알 쓰던 것을 갖다 가 6알로 줄여서 …… 그래서 거기서는 어쩔 수 없기 때문에 그렇게 그런 식으로 규제를 하 는데 실질적으로 한 해 동안에 타이레놀 한 품목 때문에 5만 6000명이 응급실에 실려 가고 450명이 사망하는 그런 사례가 발표가 되고 있습니다. 그거는 나온 자료니까, 제가 꾸며서 만든 얘기는 아니고요. 그래서 지금 그런 부분들이 우리나라같이 약국의 접근성이 뛰어난 데도 불구하고 그렇게 몰아 치는 이유가 뭔지를 잘 모르겠고, 또 하나는 지금 이게 처음에는 심야시간대나 공휴일에 불편 한 걸로 이렇게 나가다가 …… 지금도 복지부에서는 그렇게 발 표를 하고 있습니다. 심야시간 대나 공휴일에 불편해서 문제가 되는 건 저도 인정을 합니다. 그 문제는 어떻게든지 풀어야 된 다고 보는데, 이렇게 나가다가 이제는 완전히 약사법을 개정해서 그냥 약국의 약을 분리시키 는 걸로다가 이렇게 진행된 거에 대해서도 여러 가지 억측과 추측들이 있고 그다음에 많은 얘기들이, 뒷얘기들이 있습니다. 마지막으로 요거 하나 만 질문을 드릴게요. 이게 일부 언론에서 정부발로 해 가지고 — 정부발은 아니지만 정부에서 하는 얘기랑 비슷하게 — OTC 해법이 내수창출의 모델이다 이렇게 나온 보도가 있습니다, 내수 창출의 모델이다. 그러면 과연 의약품이 국민들한테 내수 창출하고 내수를 확대하는 그 대상일 수 있는 건지. 그래서 그런 것들이 지금 이렇게 혼재돼 가지고. 그 다음에 여러 가지 얘기들이 있습니다만 여기서 그런 얘기는 하지않겠습니다. 국민들한테 약을 사 먹게 해서 그것을 갖다가 내수 창출의 대상으로 볼 수 있는 건지 그거 하나만 좀 일단 답을 해 주시고 (하략)
- 보건복지부장관 진수희:(상략)저는 OTC 문제를 내수 활성화 차원에서 접근하는 것은 동의하지 않는 다는 말씀을 분명히 드리고, 어디까지나 보건복지부가 이 일을 추진할 때는 안전성의 바탕 위에서 국민 불편해소다 하는 데 그 목적이 있다 하는 말씀을 분명히 드리고요. 그다음에 아까 말씀하셨던 자율신경 이나 중추신경에 영향을 줄 수 있는 약들, 미국에서의 위험 한 사례 리포트된 걸 이렇게 말씀을 하셨는 데 저는 그 부분에 대해서는 우리 약사님들이 조

금 생각을 하셔야 될 것이 예컨대 타이레놀—예를 드셨으니까—그러면 약국에 가서 타이레놀을 구입할 때 약사들이 이걸 왜 먹으려고 하느냐, 누가 먹으려고 하느냐, 언제 먹으려고 하느냐를 묻지 않은 상태로 이제까지 판매를 하셨습니다. 그랬던 상황에서 지금 이제 안전성 얘기를 하는 게 다른 일반 국민들한테 조금 설득력이 부족하기 때문에 앞으로 약국에서도 복약지도를 이 부분에서……

- 원희목 위원:그렇지요, 거기에 대해서……
- 보건복지부장관 진수희:철저히 하시면서 안전성 문제를 언급해 주셨으면 좋겠다고 하는 말씀 을 드립니다.
- 원희목 위원:(상략)지금 거기에 대해서 하나 말씀드립니다. 그건 상당히 장관으로서 좀 무책 임 한 발언이신데 그게 뭐냐 하면 약사들이 복약지도를 제대로 하지 못한 경우가 많다는 것 100% 이해를 합니다. 저도 약국을 했었고 그거 못 한 건 이해를 하는데 실질적으로 약국에서 약을 판다는 의미는 약국을 넘어가서 약사한테 약을 가져갈 때 심리적인 방어선이 생깁니다, 소비자 입장에서는 '아, 이건 약이구나' 하는. 물론 거기다 복약지도 등이 겹쳐져 야 되겠지요. 그런데 가게에서 식료품과 같이 진열되어 있는 것을 가져가서 종합적으로 거 기서 계산을 해서 가져올 때는 일반 먹는 걸로 하는, 심리적인 방어선이 무너집니다. 그래 서 약국에서 판매하는 것과 약국 외에서 판매하는 것의 의약품 오남용의 문제는 상당히 심 각합니다. 그 부분까지도 생각을 하셔야 되고, 약사들이 제대로 못 했다는 것에 대해서는 제대로 할 수 있도록 그건 여러 가지 노력들을 해야 된다고 봅니다.

제 303회– 국회 보건복지위원회 제 11차(2011.11.21)회의록 10–11 쪽

- 원희목 위원: 조금 아까 손숙미 위원님께서 여러 얘기하셨는데 상당히 일리 있는 부분도 있고요. 거기서 몇 가지 이의를, 저랑 의견이 다른 부분에 대해서 얘기를 하겠습니다.

  아세트아미노펜이 무슨 슈퍼 판매약의 대표적인 것은 아닌데 예를 들다 보니까 그게 논쟁이 됐는데 사실은 실질적으로 아세트아미노펜의 간독성이 문제가 됐다는 것은 최근에 들어서 세계적인 추세입니 다. 슈퍼에서 팔든 안 팔든 아세트아미노펜의 간독성이 문제가 되어 있고 그다음에 아까 말씀하신 병 · 의원 포함해서 하는 이런 부작용 부분들, 아세트아미노펜이 다른 의약품과, 다른 엔세이드와 병용을 할 때 간독성이 심해지는 것 다 알려져 있고요. 실질적으로 병용한다는 것도 문제가 됩니다. 그래서 복지부에서 지금 추진하고 있는 일반약 DUR에 이 아세트아미노펜 같은 것은 굉장히 중요한 포션으로 들어가야 될 문제고요. 그런 점에 서도 이런 것들이 함부로 슈퍼에서 팔면 안 된다는 의견을 개진한 바가 있습니다. 그래서 이런 부분에 대해서 아주 없던 얘기를 하는 것처럼 하는 것은 문제가 있다고 보고요. 단지 이것은 어느 정도의 선에서 국민들의 불편을 어떻게 할 것이냐 하는 부분은 차치하고라도 이게 안전하다고 하는 부분에 대해서는 그렇게 안전하다고 강변할 수 있는 의약품은 절대 아니라고 봅니다. 그리고 하나 우리 장관님께 말씀드리고 싶은 게 이렇게 갈등 소지가 있고 실질적으로 어떠한 지금까지 해 왔던 관행을 변화시킬 때는 그 해당되는 직역들과의 충분한 대화가 지금까지 있었습니다. 어떤 경우에도 그 해당 당사자와 충분한 대화를 하고 설득을 하고 또 일정부분 진행이 된 상태에서 국회에 사실 넘겼거든요. 저도 국회의 죽 지나온 십수 년간을 지켜보면 대부분이 어쨌든 복지부가 이렇게 해서 일정부분의 조율을 거친 다음에 했지 이렇게 뜨거운 감자를 그냥 정치권에다 던진 것은 제가 볼 때는 이번이 처음입니다

제 305회– 국회 보건복지위원회 제 1차(2012.2.7) 회의록 36–37쪽

- 원희목 위원: 지금 약 슈퍼 판매 문제가 굉장히 오래된 꼭지인데요. 약이라는 게 결국 우리가 고민을 했던게 안전성과 편의성 이 두 가지 사항에 대해서 계속 고민을 했던건데, 약이 양날의 칼을 가지고 있어서 약임과 동시에 독일 수

가 있다라는 얘기를 수도 없이 했고요 그런데 하나 좀 장관님께 내가 아쉬운 얘기 겸 질의를 드리는 게, 국민들께 지금까지 나간 정보들이 일방적으로 정보가 나갔다는 겁니다. 편의성에 대한 정보만 나갔고 실질적으로 이거 안전을 지키기 위해서 노력 하는 국가에 대한 사례라든지 안전성을 지키기 위한 어떠한 사례 그 다음에 미국이나 영국 같은데서, 슈퍼에서 파는 나라 들에서 실질적으로 어느 정도 의 부작용 사례가 있는지, 이건 팔고 안 팔고 이 전의 문제입니다. 그런 정보를 갖다가 국민들한테 주기 위한 노력을 나는 복지부나 식품의약품안전청에서는 반드시 해야된다 는, 가장 중요한 업무라고 생각을 하거든요? 그런데 거기에 대해 서 어떤 노력을 하셨습니까, 최근에?

- 보건복지부장관 임채민: 제가 부임한 이후에는요, 이 문제에 관련해서 저희가 정부의 입장이 정해지 고 법안을 제출한 이후기 때문에, 저희들이 오랜 시간 논의되는 과정에서 지금 위원님 말씀하신 그런 자료는 국회에서 상임위 과정이나 국정감사 이런 데 통해서 여러 차례 이미 제시가 됐었기 때문에 저 희들이 뭐 그걸 따로 정리해서 이렇게 낸 적은 없습니다. 제가 취임한 이후에는 없었습니다.
- 원희목 위원 :그게 어떤 면에서는 국회의원들이 국감에서 그걸 갖다가 지적하기 이전에 그런 자료들은 보건복지부나 식품의약품안전청에서 자료가 나왔어야 된다고 생각하는데 오히려 국회에서 얘기를 하면 거기다 어떠한 수비하는 형식의, 이게 잘못된 그런 어떠한 정보 전달이 있었다고 생각합니다. 그러다 보니까 온 국민들이 안전성에 대해서는 전부 다 지금 불감증이에요. 생각을 못 하고 계세요. 지금 미국이나 영국에서 우리가 가장 안전하다고 생각되는 약들이 어느 정도의 부작용을 내는가 여기 에 대한 통계도 제가 국감에 나갔는데 실질적으로 그때 잠깐 얘기가 되고 어떤 것도 인용이 안됐어요, 정부에서도. 다시 한번 얘기 하면 타이레놀이 미국에서 매년 5만 6000건, 영국은 3만 2000건, 3년간 3만 2000건 이렇 게 하는데 한국에서는 1562건 정도가 2006년도부터 2011년도까지 이렇게 발생을 했다. 그 랬더니 또 누가 뭐라시냐 하면 한국에서는 부작용 발생에 대한 모니터링이 전혀 안 되고 있 기 때문에 그렇다 …… 청장님, 맞습니까?
- 식품의약품안전청장 이희성 :지금은 지역약물센터 같은 데를 통해서 활성화되고 있습니다.
- 원희목 위원: 예, 지금은 제가 알기로도 예전 같지 않아서 부작용 모니터링이 어느 정도는 되고 있다 고 보는데 이렇게 얘기를 하면 저렇게 맞추고 저렇게 하면 이렇게 맞춰 가지고 슈퍼에서 약을 파는 것에다가 모든 안전성의 논리도 갖다 거꾸로 맞추는 거를 지금 복지부나 식약청에서 하고 있었다라는 생각을 제가 저버릴 수가 없습니다. 국민들께서 만약에 미국에서 약물 칵테일파티를 하고 있는 이런 상황을 아신다면 이 슈퍼판매를 이렇게 90% 이상이 찬성할 수 있을까라는 생각을 합니다. 그리고 제가 그전에 국감에서도 얘기했지만 설문지에서도 그냥 안전한 약을 슈퍼에서 판다, 이렇게 안전한 약이라 는 걸 갖다가, 그냥 상시로 먹어서 안전한 약, 아무 일이 없는 약을 슈퍼에서 판다 했을 때 찬성하느냐 찬성하지 않느냐, 그건 누구도 찬성합 니다. 그랬을 적에 '아, 이건 이럴 수도 있다'라는 단서를 넣 어서 만약에 설문 한다면 국민들께 서, 의료 소비자인 국민이 약에 대한 결국 소비자고, 그래서 국민 건강이 우선이라고 했을 때 과연 그렇게 일방적으로 이렇게 하고, 지금 안전성에 대해서 얘기하던 국회 의원들은 무슨 표 때문에 그러는 것처럼 완전히 매도되는 사태까지 간 것도 나는 복지부와 식약청의 책임이라고 생각을 합니다, 일정 부분은. 정보가 너무 일방적으로만 갔어요. 저는 이거 잘못됐다고 생각하고……그리고 이건 뭐 질문이라기보다도, 그리고 한 가지 좀 물어보겠습니다. 지금은 약국에서 약사가 약을 팔다가 사고가 났을 때 아무리 일반약이라 해도 약사한테 책임을 묻게 됩니다. 도의적인 책임이든 법률적인 책임이든 만약에 내가 아무 잘못 없이 줬더라도 약사한테 와서 어필할 때 약사가 그거 벗어날 수가 없어요. 의사도 똑같습니다. 그래서 면허를 주고 책임을 묻습니다. 그런데 만약에 슈퍼에서 이렇게 약을 팔다가 문제가 생겼을 때 그 책임은 어떻게 합니까?
- 보건복지부장관 임채민: 지금 약국에서 약을 샀을 적에 다 약사가 책임진다 이렇게 말씀하셨는데 저는 꼭 그렇지는 않은 것 같고요. 위원님 말씀하신 전제 자체가 그게 약사의 행위와 그 일어 난 문제 사이의 어떤 인과관계가 있어야 책임이 있는 것이지 그렇지 않고 일반적으로 약사가 자기 가 할 수 있는 일을 다 해서 약을 팔았는데 거기에 대해서 책임을 묻는다 그거는… (중략) 성립되지 않는다는 말씀 먼저 드리겠고요.

- 원희목 위원 :잠깐만요, 그 얘기 뒤끝이에요. 저도 한 26년 정도를 약국을 했었습니다. 내가 아 무리 똑바로 약을 주고 책임이 없는 행동을 했었어도 왔을 때 잘못됐을 때 일단은 저한테 클레임 이 걸립니 다. 그리고 거기에 대해서 조사를 받고 하는 과정을 겪어서 따지게 되는데 약사라는 그 전문직 자체가 거기에 대한 책임이 거의 무한책임입니다, 현장에서 보면, 나중에 시시비비를 가려서 하는 건 하더라도. 그랬을 적에 지금 예를 들어서 이렇게 슈퍼에서 약을 팔다가 만약에 문제가 생겼을 때 그때는 국가에서 책임을 지는 겁니까?
- 보건복지부장관 임채민: 지금 기본적으로요 위원님, 상비약이라는 개념은 자기가 자기 책임하에 복용 하는 약이다 하는 것이, WHO 같은 경우에도 자가 치료라는 것은 자기 책임이라는 게 전제가 되어 있 는 조항이 아니겠습니까? 그래서 이런 상비약의 경우에는 그런 것이고요.
- 원희목 위원: 그래서 이거 하나 좀 부탁을 드릴게요. 그렇기 때문에 자기 책임을 져야 됩니다. 자가 치료는. 그렇기 때문에 그 약에 대한, 이렇게 흘러 갈 때 부작용에 대해서는 문제가 될 만한 것은 지금 이렇게 여론을 환기시켜 갈 때 분명히 국민들한테 정보를 제공할 의무가 복지부에 있습니다. 있는데 그걸 해태하셨어요. 저는 분명히 그걸 말씀을 드리고요. 그렇기 때문에, 내가 책임을 져야 되기 때문에 내가 알아야 된다는 거지요. 거기에 대해서 이건 안전한 …… (중략) 안전하다고만 얘기를 했지 실질적으로 그게 어느 정도 안전하고 어느정도 불안한 것에 대한 어떤 데이터도 국민들한테 제공하지 않았다 여기에 대해서 저는 뭐…
- 보건복지부장관 임채민: 위원님, 제가 변명이라면 변명입니다마는 공식적으로 이 법안에 대해서 논의할 수 있는 장이 오늘 처음 열렸고요, 그동안에 약사회와 협의하는 과정에서 저희들이 불필요 하게 국민들에게 여러 가지 오해나 이런 것을 일으키지 않도록 하기 위해서 보건복지부는 일체의 그런 홍보라든지 이런 거를 하지를 않았습니다, 이 문제에 대해서. 그런 점 참고로 말씀드리고. 타이레놀에 대해서 위원님이 인용하신, 통계를 말씀을 지난번 국정감사 때부터도 자꾸 반복적으로 해 주시는데요, 아세트아미노펜인가요? 제가 정확한 용어 ……
- 원희목 위원 :예, 맞습니다.
- 보건복지부장관 임채민: 아세트아미노펜 전체에 대한 통계로 저희들은 알고 있습니다, 위원님 말씀 하신 통계가요. 그리고 그 통계는 처방에 의한 것과 처방에 의하지 않은 것이 다 포함 되어 있는 통계 입니다. 그러니까 타이레놀 한 품목을 약국이라든지 이런 곳에서 사드신 분이 일으킨 문제에 관련된 통계가 아니고요 아세트아미노펜이라는 성분 전체의 약과 관련돼 있는 그런 통계이고, 그 중에서 사망 사고의 경우도 본인의 과다 복용에 의한 것이 약 70% 정도 이 렇게 되는 걸로 나와 있습니다. 그래서 그 자체가 지금 저희들이 상비약으로서 국민들한테 이렇게 하려는 것과 그 통계를 직접적으로 이렇게 연결하시는 것은 오히려 오해를 불러일으킬 수 있다 하는 점을 제가 말씀드리겠습니다.

5. 약사회, 국회,지자체에 공공심야약국 도입요청…약사의원 예산반영 위해 노력(21대)

2017. 9. 더불어민주당 정춘숙 의원이 공공심야약국을 지정할 수 있도록 하는 내용을 반영한 약사법개정안(의안번호: 2008928)을 발의한면서 점화된 공공심야약국 도입 문제는 비록 임기만료로 실현되지 못했으나 국회가 공공심야약국의 법적 근거 마련에 시선을 돌렸다는 점에서 의약계의 주목을 받았다.

당시 약사법개정안은 시도지사 또는 시장, 군수, 구청장이 심야시간대 및 공휴일에 운영하는 공공심야약국을 지정할 수 있도록 하고 예산의 범위에서 운영에 필요한 비용의 전부 또는 일부를 지원할 수 있도록 했다.

2019.11 대한약사회는 전국지자체에 공공심야약국 도입을 요청하는 공문을 발송하면서 심야약국제도 도입을 위한 보다 적극적인 활동에 나섰으며,[323] 이러한 약사회의 노력은 2021.12. 국회가 공공심야약국제도 시범사업을 위한 예산으로 2022년도에 16억 6200만원 예산을 반영 통과시킴에 따라[324] 공공심야약국의 도입은 가시화되었다.

한편 당시 이를 바라보던 의료계의 시각은 "개정안에 따라 시 · 군 · 구에 심야시간대 및 공휴일에 운영하는 공공심야약국을 1개소씩 지정해 지원하는 경우 총 재정소요는 2018년 257억 1600만 원에서 2022년 302억 2900만 원 등 5년간 총 1394억 2000만 원, 연평균 278억 8400만 원으로 추계한다"며 "투입대비 효과도 검증되지 않은 불투명한 정책에 국가 예산 낭비가 우려된다"고 지적했다.[325]

이어 "마치 국민에게 공공심야약국이 전문의약품 판매를 할 수 있는 것처럼 오인될 수 있으며, 공공심야약국 운영이라는 명목으로 의사의 처방전 없이 불법조제(불법 진료) 또는 불법 전문의약품 판매가 이뤄질 수 있다"고 지적했다.

의협은 공공심야약국 대신 영유아 · 장애인 · 노인 · 거동불편자 등을 대상으로 휴일 및 야간시간에 의료기관에서 진료와 조제를 원스톱으로 시행하는 방안을 제안했다. 또 현재 전국적으로 운영되고 있는 응급의료기관과 야간 및 주말 진료를 하는 의원급 의료기관 등 이미 구축된 인프라를 지원 · 보강하는 것이 효율적 정책방향이라고 밝혔다.

아울러 현재 심야에 운영되는 약국에서 소화제 · 해열제 등 일반의약품 판매 외에 의사의 처방전 없는 불법조제(임의조제)와 전문의약품 판매 등이 성행할 가능성이 있으므로 정부 차원에서 이에 대한 대책과 약사감시를 강화해야 한다고 강조했다.

또한 공휴일 · 심야 시간대 의약품 구입 편의 증진이 요구된다면 약국 외 판매 안전상비의약품(일반의약품)의 품목을 확대하는 방안을 고려하는 것이 바람직하다고 덧붙였다.

323) 대한약사회 보도자료2019.11.27'약사회, 전국 지자체에 공공심야약국 도입 요청 조례없는 광역 8곳, 기초자치단체 221곳에 협조 공문 발송'

324) 약사공론 2021.12.3. "16억 6200만원 예산 시범사업 6개월 시행…약사회, 약사법개정 본 사업추진 나설 것"

325) 의협신문 "의협 '공공 심야 약국' 지정 · 운영 "반대" 2017.10.12

반면 약사회는 처방전 리필제도 도입과 약사의 제한적 직접조제 허용 등을 요구했는데 "취약시간대 의료공백을 최소활 수 있도록 처방전 리필제도가 반드시 도입돼야 한다"며 "아울러 심야와 휴일시간에 가벼운 경증 질환자에 대해서는 제한적으로 약사의 직접조제를 허용하는 방안도 강구할 필요가 있다"고 말했다.

당시 국회 예산정책처는 시 · 군 · 구에 공공심야약국을 1개소씩 지정해 지원하는 경우 2018~2022년까지 5년 동안 연평균 278억 8400만원(총 1394억 2000만원)의 재정이 소요될 것으로 추계한바 있다.

이에 약사회는 공공심야약국 조례가 제정된 지역이 광역자치단체 7곳, 기초자치단체 5곳으로 확인했으며 조례 제정을 준비 중인 지역은 광역자치단체 1곳, 기초자치단체 1곳이라고 밝히고 "야간 또는 휴일에 국민건강을 위해 봉사하고 있는 약국을 위해서라도 하루빨리 조례 제정을 통해 공공심야약국이 제도적으로 뒷받침되길 바란다"고 말했다.

한편, 약계는 대한약사회와 전국 각급약사회가 한 방향으로 뭉쳐 적극적이고 꾸준한 활동이 있었기에 가능했다고 평가하고 있다

예결특위 논의 과정에서 일부 예산이 삭감됐지만 이번 예산 확보는 국민의 의약품 접근성 개선과 안전한 복약 두 마리 토끼를 잡기 위한 약국의 노력을 정부와 국회가 인정했다는데 의미가 크다는 게 업계 해석이다.[326)]

대한약사회는 대국회 활동을 통해 공공심야약국 예산 확보를 위한 설득에도 공을 들였는데 공공심야약국 시범사업 예산안 확보는 약국의 공적마스크 판매에 따른 보상안 마련의 일환으로 시작됐다.

지난해 초 약사회는 전국 2만여 약국이 정부의 코로나19 긴급 마스크 수급 대책에 적극 참여해 공적마스크 보급에 기여했지만 아무런 지원책이 마련되지 않는 것과 관련해 국민권익위원회에 집단민원을 제기했다.

그 결과 권익위 조정안으로 공공심야약국 지원안이 합의되며 시동이 걸린 것이다.

이에 따라 복지부가 시범사업 운영계획안을 마련해 내년도 예산안으로 제출했으나 기재부는 이를 받아들이지 않아 앞서 백신센터 약사인력 배치 예산 등에 이어 이번에도 기재부가 발목을 잡는 것은 아닌지 우려가 제기됐다.

326) 약사공론 2021-12-03 " 공공심야 예산 통과 '막전막후'…"이제는 본사업이다!"16억 6200만원 예산 시범사업 6개월 시행… 약사회, 약사법 개정 본 사업 추진 나설 것

하지만 약사회의 국회를 통한 대정부 설득은 이때부터 유감없이 발휘됐다.

대한약사회는 다양한 경로로 국회 설득작업에 나선다.

여당, 야당을 가리지 않고 보건복지위 의원 뿐만 아니라 기재위, 예결특위 의원들을 만나 공공심야약국 예산의 당위성을 설명하고 협조를 요청한 것이다.

특히 내년도 예산심사에 앞서 김대업 대한약사회장은 윤후덕 기재위원장, 더불어민주당 박완주 정책위의장을 직접 만나 공공심야약국 필요성을 강조해 예산마련에 나서겠다는 답변을 받기도 했다.

대한약사회 기관지 약사공론("공공심야 예산 통과 '막전막후'.. 이제는 본사업이다." 2021.12.3.)에서 "이 같은 설득은 더불어민주당 이재명 대선후보의 공공심야약국 현장 방문으로 정점을 찍는다."고 쓰고 있다.

이재명 대선 후보는 공공심야약국을 방문해 자신이 성남시장 시절 공공심야약국을 이용해 본 경험 등을 언급하며 필요성에 대해 이해하고 있으며 적극 지원하겠다는 뜻을 밝히기도 했다.

결국 더불어민주당은 공공심야약국 예산을 책임예산으로 정해 예결특위에 직접 상정하고 통과에 매진하기도 했다.

이 보다 앞서 열린 국회 예결특위 전체회의에서 더불어민주당 전혜숙 의원은 홍남기 부총리를 상대로 공공심야약국의 필요성에 대해 강조하고 긍정적인 답변을 이끌어 냄으로써 기재부 쪽에서도 변화의 기류가 엿보였다.

전 의원은 질의과정에서 영국 · 독일 · 일본 · 호주 등 다양한 나라들이 정부 지원을 받아 공공심야약국을 운영중인 상황을 알리고 우리나라도 공공심야약국이 운영될 수 있도록 내년 예산을 책정해 줄 것을 당부했다.

이에 홍남기 부총리로부터 "의원님 말씀을 들으니 필요성은 있을 것 같다"며 "내년 예산에 어떻게 반영돼 있는지 확인하겠다"는 긍정적인 답변을 이끌어 냈다는 것이다.

대한약사회는 지자체를 설득하여 조례 제정에 힘을 쏟는 한편 꾸준히 국민의 의약품 접근성 향상과 안전한 의약품 복용 등을 위해 공공심야약국이 반드시 필요하다는 점을 알리고 지자체를 설득해 조례 제정 등 예산 확보에 나선 것.

그동안 약계는 의약분업 이후 대국민 약국 서비스 접근성을 빌미로 편의점약 판매 문제가 대두되며 이 과제를 풀어낼 방법으로 휴일 당번약국과 24시간 약국을 운영해 이를 극복하기 위해 노력해 오던 중 정부 지원을 받아 운영되는 공공심야약국에 대한약사회를 중심으로 화력을 집중한 것이다.

가령, 제주지부가 2012년 6개 공공심야약국을 지정해 자체 지원을 시작했으며 이어 2013년 지자체 예산을 지원받으며 10여 곳으로 확대하는 등 국정감사 모범사례로 극찬을 받으면서 조례안을 지정해 지원의 근거를 마련함으로써 제주지부가 선도적인 역할을 했다.

제주지부가 2013. 7., 공공심야약국 관련 조례를 제정한데 이어 경기, 대전, 서울, 인천, 울산, 경남, 대구, 충남, 전남, 부산 등 지자체 24곳이 조례를 지정해 공공심야약국을 지원하여 현재는 48개 지자체에서 공공심야약국 100곳을 확대 운영 중이다.

결국 대한약사회와 전국 각급 약사회의 꾸준한 노력에 중앙정부와 국회 또한 공공심야약국의 필요성을 인정하고 예산 지원에 나선 셈이다.

이에 대한약사회는 공공심야약국과 관련해 한발 더 나아가기 위해 각 지자체 마다 심야약국 지정 조례를 제정해 공공심야약국 지원 근거로 삼고 나아가 이같은 조례안을 아우를 수 있는 약사법 개정에 회세를 모은 것이다.

현재 더불어민주당 정춘숙 의원과 국민의힘 김덕흠 의원이 발의한 약사법 개정안은 11월 국회에서 법안심사 1소위 안건으로 상정돼 통과에 기대를 모았으나 간호사법 제정으로 인해 후순위로 밀리며 논의가 불발됐다.

하지만 국회 관계자는 이번 1소위에 상정된 보건의료 법안들은 모두 쟁점사안이 크게 없는 법안으로 통과가 유력했는데 아쉽게 됐다며 긍정적인 기류가 형성됐음을 시사하기도 했다.

대한약사회 이광민 정책기획실장은 “의약품 접근성 확대 방안이 편의점 약 확대, 의약품자판기 허용 등에서 공공심야약국으로 선회하도록 할 수 있는 계기로 정부가 이를 인정한 것”이라며 “시범사업 기간 중 국회에 발의되어 있는 공공심야약국 지원 약사법 일부개정안도 통과시켜 본 사업으로 전환시키도록 노력하겠다”고 밝혔다.[327)]

327) 약사공론, “공공심야 예산 통과 ‘막전막후’…“이제는 본사업이다!”, 2021.12.3

5절 대한간호협회 현황과 대 국회활동[328)]

대한간호협회도 의 · 약사단체 등과 마찬가지로 의료법에 명시된[329)] 법적 근거를 가진 단체이며 간호사 출신의 국회진출은 다른 직종에 비해 다소 늦어 11대 국회에 김모임 연세대학교 보건대학원 교수가 비례대표 의원으로 당선된 이후 21대 국회까지 모두 9명(연인원)이 국회에 진출했는데 전원 비례대표 의원으로 국회에 진출하여 국회의원으로 진입하는데 탁월한 성과를 보인 직역이다.

2019년 현재 우리나라 간호사 면허자는 414,983명이며 대한간호협회 1년 예산은 2018년도 기준 약 84억 규모이다.

대한간호협회의 대 국회 활동은 창립이후 1996년까지는 '대한간호협회 70년사(대한간호 협회, 대한간호 협회 70년사 편찬위원회, 1997)를, 그 이후는 대한간호협회 기관지 간협신문과 보도자료, 기타 간호협회 대외활동자료를 중심으로 정리하였다.

---

328) 대한한의사협회의 국회활동은 국회 개원이후 2011년까지는 '대한한의사협회사: 1898~2011, 대한한의사협회, 2012'에 수록된 대외활동 중 국회활동을 참작하였으며 2011년 이후 18대 국회가 종료되는 2012년 5월 29일까지는 대한한의사협회 기관지 '한의신보'와 대한한의사협회의 보도자료를 중심으로 정리하였다. 약사법제정과 관련한 내용은 〈대한약사회 50년 : 도전과 극복의 반세기 : 1954-2004, 대한약사회 2004〉 중 213-117쪽의 내용을 중심으로 정리하였음.

329) 의료법 제28조(중앙회와 지부) ①의사 · 치과의사 · 한의사 · 조산사 및 간호사는 대통령령으로 정하는 바에 따라 각각 전국적 조직을 두는 의사회 · 치과의사회 · 한의사회 · 조산사회 및 간호사회(이하 "중앙회"라 한다)를 각각 설립하여야 한다. ② 중앙회는 법인으로 한다. ③제1항에 따라 중앙회가 설립된 경우에는 의료인은 당연히 해당하는 중앙회의 회원이 되며, 중앙회의 정관을 지켜야 한다.

〈표 37〉 대한간호협회 국회활동(국보위-18대)

대별	정책현안	비고
제헌-13대	① 정부의 간호부서 격하 저지운동과 간호전담부서 격상을 위한 활동	
국가보위비상 대책위원회	② 간호사, 보건진료원으로 1차 의료에 참여 위한 활동	의료계 반발
12대	③ 의료법에 간호원 명칭을 간호사로 바꾸기 위한 활동 - 정부의 개정의료법에'간호사'와 '조산사'로 명칭변경[330]	
17대 · 21대	④ 간호단독법 입법 추진활동 17대: 김선미의원 · 간호사법안(의안번호: 171728) 박찬숙의원 · 간호법(의안번호: 172466)발의⇨(임기만료폐기) 21대: 간호 · 조산법안(최연숙), 간호법안(김민석), 간호법안(서정숙) ⇨ 2022.6 현재 보건복지위 심사중	김선미(약사), 박찬숙(비보건의료인) 최연숙(간호사) 서정숙(약사) 법안발의-의협 반대
18대	⑤ 간호검정고시 자격시험 폐지운동과 간호교육 일원화 - 간협의견 반영된'고등교육법 일부개정법률안'안상의원 고등교육법 일부개정법률안(1809894) 발의, 대안반영폐기 -이어 김영진, 김춘진, 정영희 의원 유사법안발의	안상수, 김영진의원(비보건의료인), 김춘진(치의), 정영희의원(간호사)[331] 법안발의
19대	⑥ '간호사 ⇨ 공중보건의료인'…신경림의원 병역법개정안 발의(임기만료폐기)	법안 발의: 신경림의원(간호사)
20대	⑦ 지역보건법 일부개정법률안(/방문간호사등을 공무원으로 임용하는 내용 반영)발의 (대안반영폐기)	법안 발의: 윤종필의원(간호사)
21대	⑧ 최연숙 의원(간호사)발의, '지역공공간호사법안' … 간협'찬성', 간호계 일부 '반대'(21대)	법안 발의: 최연숙의원(간호사)

1. 정부의 간호부서 격하 저지운동과 간호전담부서 격상을 위한 활동(제헌~13대)

1948년 정부수립과 함께 미군정시대에 보건후생부가 사회부내에 보건후생부로 격하되자 범의료계가 보건부 독립운동에 나설 때 간호계는 관련 법안이 국무회의에 상정을 앞두고 이를 무사히 통과시키고자 당시 경무대로 대통령부인인 프란체스카여사를 방문하여 보건부 독립을 간곡히 건의했다.

이 자리에는 간호계 원로 김복음, 홍신영 등이 참석했는데 간호계 인사들은 보건부 독립과 함께 간호사업과의 부활을 간곡히 건의했다.

330) 개정의료법 1987년 11월 28일 공포, 1988년 3월 28일 시행.

331) 비보건의료인 의원보다 후순위로 통과된 대안에는 반영되지 않았으나 여기서는 직역 관련 법안발의란 점에서 기재함.

이 같은 활동이 주효하여 이후 1949년 2월 14일 국회 문교사회위원회에서 정부조직법 중 일부 개정안이 만장일치로 통과된 데 이어 3월 11일에는 본회의에서도 통과되었다. 이어 그로부터 사흘 뒤인 14일에는 국무회의를 통과하고 다음날 대통령의 재가를 받아 법안이 확정되는 성과를 거뒀다(김복음, 1979: 14).

그러나 1970년 2월 정부의 간호사업 담당 부서가 간호사업과에서 간호담당관으로 축소된데 이어 1975년 정부 기구 축소로 이마저도 의정 2과 간호계로 더욱 축소되었으며 1977년에는 의정 3과 간호계로 바뀌었다.

대한간호협회 차원의 간호기구 승격활동은 이 해(1977년)정기국회를 앞두고 청와대와 국회 보사분과위원회 등 25개 유관기관에 건의공문을 보내면서 구체화되기 시작하였으며 1978년에는 정부조직 중 간호기구 강화와 대통령 직속 간호전담특별기구 설치를 주장하기도 하였다.[332)]

80년대 들어와서도 간협은 정부의 간호행정체제 개선을 위한 노력을 계속하였는데 보건사회부에 간호국을 부활하고 시도에 간호과를 설치하며 보건소에는 간호계를 설치해줄 것을 지속적으로 건의했다(대한간호협회, 1997: 328).

이후 44년만인 2019년 2월 보건복지부 보건의료정책실 의료자원과에 '간호정책 TF'가 설치되었으며 2년 뒤인 2021년 5월, 드디어 보건의료정책실에 '간호정책과'가 신설되었다.

한편 이 같은 적극적인 활동에 힘입어 지방도 1982년 시도 가족보건계장직에 간호직을 임용할 수 있도록 복수직제로 해줄 것을, 내무부 보사부등에 건의하여 그 해 11월부터 가족보건계장직에 간호원이 포함되는 복수직제가 이루어졌다.

또 1991년 4월 체육부, 총무처, 민주자유당(당시 여당) 등에 '서울시교육청 사회체육국 및 기타 시도의 교육청 초등교육국 산하에 학교보건과를 설치하고 환경보건계, 건강관리계, 학교급식계를 두도록 건의한바, 교육부는 이해 8월 교육 행정기관 직제개정에 이를 반영했다. 즉 서울시 교육청 내 학교보건과를 신설하고 전국 28개 하급교육청의 사회교육체육과 내에 학교보건계를 신설한 것이다. 또 간호협회는 91년부터 본격적으로 양호교

332) 대한간호협회 "대한간호협회 70년사(1997)" 192: 간협신보(1978.2.16.) 재인용.

사 확충과 이들의 정교사(正教師)화를 위한 대정부 및 정당 국회활동을 벌여 민주자유당 제 14대 대통령 후보 공약집에 모든 학교에 보건전담실을 설치하도록 하고 양호교사를 배치하도록 하는 내용을 반영하였으며 이를 근거로 지속적으로 관계기관에 건의하고 설명하는 작업을 하였다.

2. 간호사, 보건진료원으로 1차 의료 참여 위한 활동(국가보위비상대책위원회)

10.26으로 정권을 잡은 신군부는 1980년 국가보위비상대책위원회(국보위)에서 농어촌 보건의료를 위한 특별법을 제정 공포함으로써 보건진료원제도가 탄생하게 되었다.

보건진료원이 제도권에 들어오게 되기까지 대한간호협회는 간호원의 1차 진료참여를 위해 1970년대부터 그 준비를 가시화하기 시작했다.

대한간호협회는 1976년 이 해 4월 8일 공화당 정책위원과 의료단체 관계자들과의 연석회의에서 '지역사회건강사업을 위한 계획안'을 발표 하면서[333] 대한간호협회에 특별위원회를 설치하고 간호교육, 간호업무전달제도, 간호행정정책 참여 등으로 접근했다.

간호협회는 이 특별위원회 활동을 통해 '지역사회에 있어 공공보건행정은 건강간호사를 중심으로 치료보다 예방에 중점을 두며 치료의 경우에도 현 보건소에서의 의사에 의한 경중환자의 진료를 제외하고는 모든 면 단위에서 1차 진료는 건강간호사를 중심으로 한 간호인력이 담당하는 것으로 했다. 이어 2차 진료는 원칙적으로 병원이 담당하는 것'을 내용으로 하는 제4차 경제개발 5개년계획과 지역사회건강사업 계획안(Ⅰ)을 마련하였다(김영태, 1976: 8). 간호협회가 이 같은 활동에 박차를 가하는 가운데 한국개발연구원은 '보건진료원으로서 간호원 및 간호보조원의 1차 진료분야의 활동 가능 영역과 소요 보충 훈련'을 주제로 연구용역을 의뢰하자 간호협회는 김모임[334]을 연구책임자로 하여 연구를 수행, 11월 최종보고서를 제출하였다.

이 같은 활동은 1977년 2월 제44회 대한간호협회 정기총회에서 '1차 진료사업을 포괄하는 1차 건강관리를 확대보급 할 것과 이 사업에 투여되는 간호인력의 적정배치'를 골자로 하는 건의문과 '지역사회건강을 지켜야 할 건강인권 옹호자로써의 간호원의 사명'

333) 대한간호협회 "대한간호협회 70년사(1997)" 241-242쪽: 의학신보(1976.4.12.) 재인용.

334) 연세대 간호대학 교수, 동 보건대학원원장을 거쳤으며 간호사최초의 국회의원, 보건복지부장관 역임.

을 담은 결의문[335]을 채택했다.

대한간호협회의 간호원의 1차의료 참여요구와 정부의 보건지소 간호원의 1차진료 인정의 첫 걸음은 1977년 1월 경북에서 1차 보건의료시범지역 이외의 보건지소에 47명의 간호원을 배치하여 1차 진료를 허용하는 것으로 시작되었다.[336]

이러한 상황을 지켜보던 의료계는 '현행 의료법상 의사가 아니면 진료업무를 담당할 수 없도록 하고 있음에도 이를 도외시함으로써 불법의료행위를 허용한 것'이라고 반발했다.[337]

이에 보사부는 '의사가 배치되지 않은 보건지소의 경우는 인근지역 개업의사를 촉탁의로 위촉하여 지역주민의 진료를 담당하도록 하는 조치로 이전 결정을 번복하였다.[338] 상황이 바뀌자 1977년 2월 간호협회는 정기총회에서 '간호원의 1차 진료권을 인정해 줄 것'을 다시 한번 건의했다. 대한간호협회의 이 같은 활동은 1980년이 되어서야 국보위 결정으로 결실을 보게 되었다.

이후에도 간호협회는 보건진료원을 기존 지방별정직에서 일반직으로 전환해줄 것을 관계당국에 지속적으로 요청하였는데, 이 같은 노력은 2010년 8월 지방공무원 임용령이 시행됨에 따라 뜻을 이루게 되었다. 즉, 지방일반직공무원 직급표에 보건진료직렬이 신설되고 직급은 5급 8급으로 구분되었으며 보건진료직렬 공무원 임용시험 필기시험 과목도 명시됐다.

이로써 신규 임용되는 보건진료원들은 시험을 거쳐 선발하지만 지금까지 활동해온 보건진료원은 필기시험은 치르지 않고, 서류전형과 면접을 거쳐 일반직으로 전환되었고 경

---

335) 결의문은 8개항으로 이중 1차 보건의료와 관련된 전문은 다음과 같다.

1. 1차 진료는 1차 건강관리사업의 한부분일 분 건강교육,증진 보호 질병예방을 포괄하지 않는 한 제4차 경제개발계획의 이념인 능률과 형평을 기대할 수 없기 때문입니다 예방에 기반을 둔 건강관리는 진료사업에 비해 16배이상 경제적이라는 과거 연구결과가 보건정책에 반영될 때 비로소 국민복지를 위한 '능률과 형평'을 기할 수 있습니다.
2. 1차 건강관리사업에는 간호인력의 적극 활용을 건의합니다 1차 건강관리의 성패는 국민건강사업의 성패와 직결이 되며 1차 건강관리의 실시는 크게는 관리인력에 있다고 봅니다 1차 건강관리의 사업내용으로 보나 효율적 관리 및 필요로 되는 전문지식 및 역할로 미루워 준비된 인력은 간호원이기 때문입니다.
3. 1차 진료사업의 간호인력 활용을 위한 국가적 교육계획과 활용에 따른 법적 뒷받침의 조속한 마련을 건의합니다. 인력의 효율적 활용을 위해 1차 진료에 간호인력의 활용은 타당하나 소정기관의 교육 및 훈련 또 1차 진료에 임한 간호인력의 활동의 능률을 기하기 위하여 법적 행정적 뒷받침이 없이는 온 국민과 정부가 기대하는 실효를 거둘수 없기 때문입니다.
4. 국민건강관리 및 농어촌 1차 건강관리를 위한 간호인력의 양성을 위해 국가장학금제도를 마련할 것이며 공중보건장학 특례법에 준한 혜택을 농어촌 근무의사만 아니라 간호원에게도 지급해야함을 건의합니다.

336) 대한간호협회 "대한간호협회 70년사(1997)" 244쪽을 참작 재구성.

337) 대한간호협회 "대한간호협회 70년사(1997)" 244쪽: 의사신문(1977.1.27.) 재인용.

338) 대한간호협회 "대한간호협회 70년사(1997)" 244쪽: 의사신문(1977.1.31.) 재인용.

력에 따라 보건진료직렬 6급 8급으로 결정되었으며 일반직 전환 후 일정기간이 경과하면 승진임용이 가능하게 되었다.[339)]

또 간호사 면허소지자는 8급 임용시험에 응시할 수 있도록 개선되었다.

3. 의료법에 '간호원'을 '간호사'로 바꾸기 위한 대 정부 · 대 국회활동(12대)

건국 이후 처음으로 간호를 규율하는 법령은 1951년 제정 공포된 국민의료령과 시행규칙으로 이 법 4조에서 의료인을 의사, 치과의사 및 한의사, 보건원, 조산원, 간호원 등으로 정의하고 병원과 의원, 진찰소, 종합병원 등 의료가 행하여지는 장소를 정의하였으며(제 6조, 제7조, 제 10조), 의료인이 될 수 있는 자격, 즉 면허와 자격시험 등을 규정하였다.(법 제 14조, 제 15조, 제 59조)

이중 간호와 관련된 내용(김효식, 1993: 10)은 이법 이전 조선의료령에는 간호부, 산파, 보건부 등으로 불리우던 명칭을 간호원, 조산원, 보건원으로 바꾸었다. 또 의료법상 의사, 치과의사, 한의사는 국가시험제도를 통과하도록 되어 있으나 간호원, 조산원, 보건원에 대해서는 국가시험이 없이 보건부장관이 지정한 학교를 졸업하거나 자격시험에 합격한 사람에게 면허를 주었으며 이들에 대해서는 주무부장관이 정하는 바에 의해 지방행정의 장이 시행토록 하였다.

또한 법적으로 간호원은 상병자 혹은 욕부에 대한 요양상의 간호 또는 진료보조를 임무로 하였으며, 조산원은 조산 또는 임산부, 욕부 및 신생아의 보건 및 요양지도로, 보건원은 보건지도와 요양 지도로 규정했고 보건원은 보건 지도와 요양 지도로 규정하였다.

대한간호협회 등 간호계는 일제 강점기 조선의료령에 '간호부', '산파'로 불리우던 간호원의 명칭을 변경해 줄 것을 주장해 왔으며, 80년대부터는 구체적으로 '간호원'을 '간호사'로 변경해 줄 것을 보사부에 요청해왔다.

이는 직업명은 일 자체를 설명해주기도 하지만, 그 직업에 대한 사회적 인식을 담고 있으며 직업명의 변천은 그 직업에 종사하는 이들의 사회적 지위와 위상을 가늠하는 바로미터가 되기도 한다(대한간호협회, 2006)는 시각에서 간호협회는 이 같은 요청을 정부에 지속적으로 요청해 왔다. 마침내 1987년 11월 국회를 통과한 개정의료법에서 이 건의가

339) 간협신문. "보건진료원 일반직으로 전환 보건진료직렬 신설 … 11월 1일부터 적용". 2011. 10. 24.

받아드려져 '간호사'와 '조산사'로 바꾸는 결과를 얻었다.[340]

이때 대한의사협회 등 의료단체의 반대가 있었으나 간호협회는 결국 단독간호법에 담으려 했던 간호사와 조산사의 명칭을 의료법에 반영할 수 있게 됨으로써 의사, 치과의사, 한의사와 함께 직업명에 〈사람을 뜻하는 원(員) 〉대신 〈스승 사(師)〉를 붙이게 되었다.

이로서 조선의료령에 간호부(看護婦)로 명시되어 오던 명칭은 해방 후 간호원(看護員)을 거쳐 간호사(看護師)로 거듭나게 되었다.

4. 간호단독법 입법 추진 대 국회활동(17대~21대)

1972년부터 간호계는 간호협회를 중심으로 간호업무에 대한 법적규제를 개선해 줄 것을 지속적으로 정부에 건의해 왔다. 이의 연장선상에서 1980년 대한간호협회는 정기 대의원총회에서 의료법의 간호 관련 조항만으로는 간호사의 업무증진과 법적 지위가 제한된다고 판단하고 정부에 단독 간호법제정을 촉구하는 건의문을 채택했다.

이후 17대 국회에서 2건과 20대국회에서 각각 2건등 모두 4명의 국회의원이 간호관련 법안을 발의하였지만 임기만료 폐기로 결실을 맺지 못하였으며 21대 국회에서 3명의 국회의원이 각각 간호관계법안을 발의하여 2022.6. 현재 계류중이다.

특히 의협등 의료계의 반대 속에 간협의 주도로 진행되어온 간호법 제정은 '간호법 바로 알기 (간호법 제정 둘러싼 오해, 팩트체크 했더니!)','[간호법 Q&A] 간호법 제정을 둘러싼 궁금증!','간호법 왜 필요한가?' 등의 유튜브 제작 배포와 간호대학생들이 주도하는 청와대 국민청원'저는 국민 옆에 남고 싶은 간호사입니다. 간호법 제정이 필요합니다'와 간호법제정 시위 등으로 간호법의 국회 통과를 열망하는 간호계의 여망으로 매우 뜨거운데 지금까지 진행된 간호법제정 추진과정은 다음과 같다.

340) 개정의료법(법률 제3948호) 1987년 11월 28일 공포, 시행 1988.3.29.
법제2조(의료인) ① 이 법에서 "의료인"이라 함은 보건사회부장관의 면허를 받은 의사 · 치과의사 · 한의사 · 조산사 및 간호사를 말한다.

〈표 38〉 대한간호협회 간호법 제정 추진과정

시 기(국회 대별)	내 용
1970년대말(10대 국회)	간호사에 대한 의료법의 한계 인식
1980년(국가보위입법부)	간협 정기대의원총회에서 정부 측에 간호단독법제정 촉구건의문 채택
1983년(11대 국회)	간호법안 고문변호사에게 용역의뢰, 정계와 정책간담회 실시
1990년(13대 국회)	외국 간호법에 대한 비교검토 작업 착수
1998년(15대 국회)	연세대학교 간호대학간호정책연구소를 '대한간호협회 지정 간호법연구소'로 하여 간호법안 기초연구
1999년(15대 국회)	협회주관 공청회 실시
2002년(16대 국회)	노무현 당시 대통령후보자에게 간호정책 관련 정책공약 약속받음
2003년1월(16대 국회)	대통령직 인수위원에서 간호법 제정 공식건의
2003년9월(16대 국회)	간호법 서명운동, 대국민대상 간호법 홍보 시작
2004년4월(16대 국회)	17대 국회의원선거' 후보선택 운동'
2004년7월(17대 국회)	국회 김선미의원(보건복지위원) 간호법 입법추진, 대한간호협회(회장; 김의숙)에 일임
2004년(17대 국회)	간호법안 공청회 실시 : 간호법의 입법취지를 두고 찬반논란 격화
2004년(17대 국회)	대한간호조무사협회(회장: 박진숙)'간호법 제정반대 자결선언'
2004년8월(17대 국회)	대한의사협회(회장: 김재정)대한병원협회(회장:유태전)단독간호법 제정추진 반대 건의서 국회에 제출
2004년10월(17대 국회)	국회법제실에서 간호법(안)검토 후 향후 추가적으로 공청회 실시 계획
2005년4월(17대 국회)	김선미의원 대표발의로 '간호사법안(의안번호: 171728)' 국회에 발의
2005년8월(17대 국회)	박찬숙의원이 간호법안(의안번호: 172466)을 국회에 대표발의
2006년8월1(7대 국회)	보건복지부, 의료법 전면개정계획을 발표
2019년4월(20대 국회)	간호법안(의안번호: 2019652 – 김세연의원 대표발의)임기만료폐기
2019년4월(20대 국회)	간호 · 조산법안(의안번호: 2019649 – 김상희의원 대표발의)임기만료폐기
2021년3월(21대 국회)	간호법안(의안번호: 2109153 – 서정숙의원대표발의)2022.2 소관위심사
2021년3월(21대 국회)	간호법안(의안번호: 2109139 – 김민석의원 대표발의)2022.2 소관위심사
2021년3월(21대 국회)	간호 · 조산법안(의안번호: 2109127 – 최연숙의원대표발의)2022.2 소관위심사
2021년8월(21대국회)	국회 보건복지위원회, '간호법제정에 관한공청회' 개최
2021년12월(21대국회)	간협, 국회앞 집회'간호법제정과 불법진료 · 불법의료기관퇴출'을 위한 수요집회

출처 : 〈이만우, '간호법 제정논의와 보건의료 인력정책의 기초, 입법참고 질의회답', 국회도서관〉과 2006년 이후는 대한간호협회 보도자료와 국회의안정보시스템 등을 통해 간호관련법 입법사황을 보완하여 작성

한편 김선미 의원이 2005년 4월 발의한 간호사법안(의안번호: 171728)은 제안이유에서 '노인 간호 · 가정간호 등 다양하고 전문적인 간호서비스의 수요가 날로 증대되고 있음에도 불구하고 현행 「의료법」은 간호사의 업무를 단순히 의사의 의료행위를 보조하는 정도로 규정하고 있어 사회변화에 따라 다양화 · 전문화되고 있는 간호사의 업무를 포괄

하지 못하고 있는 실정임. 따라서 독자적인 「간호사법」을 제정하여 간호사의 업무범위 등을 명확히 하고 간호사에 관한 규정을 체계화함으로써 간호서비스의 질을 높이도록 하려는 것'이라고 밝히고 있는데 주요내용은 다음과 같다.

김선미 의원 대표발의 간호법안(의안번호: 171728) 주요골자

가. 간호정책의 수립 및 평가 등 간호정책에 관한 중요사항을 심의하기 위하여 보건복지부에 간호정책심의위원회를 둠(안 제6조).
나. 간호사가 되고자 하는 자는 간호학을 전공하는 대학 또는 전문대학을 졸업한 자나 보건복지부장관이 인정하는 외국 대학을 졸업하고 외국의 간호사 면허를 받은 자로서 간호사 국가시험에 합격한 후 보건복지부장관의 면허를 받아야 함(안 제9조).
다. 전문간호사가 되고자 하는 자는 간호사 면허를 소지하고 최근 10년 이내에 3년 이상 해당전문분야의 실무경력을 마친 자로서 보건복지부장관이 지정하는 기관에서 해당 전문간호과정을 이수하거나 보건복지부장관이 인정하는 외국의 해당 전문간호사 자격을 가진 자로서 전문간호사 자격시험에 합격한 후 보건복지부장관의 자격인정을 받아야 함(안 제14조).
라. 간호사는 진료의 보조, 간호대상자에 대한 위생 · 안전 관리 및 신체적 · 정서적 안위 제공, 검사 준비 및 수술 관련 간호, 간호대상자에 대한 체계적 관찰 및 보고, 간호대상자의 요양 및 요양지도 · 관리, 간호대상자에 대한 상담 및 교육, 다른 보건의료인의 간호업무에 대한 자문 그 밖에 대통령령이 정하는 보건활동을 수행함(안 제17조).
마. 전문간호사는 간호사의 업무 이외에 대통령령이 정하는 분야에 대한 전문간호행위, 간호사에 대한 자문과 교육, 간호의 질을 향상시키기 위한 연구 및 결과의 활용, 다른 보건의료인에 대한 자문을 수행함(안 제18조).
바. 간호사가 아니면 누구든지 간호행위를 할 수 없으며, 간호사도 면허받은 이외의 간호행위를 할 수 없음(안 제19조).
사. 간호사는 대통령령이 정하는 바에 따라 전국적 조직을 가지는 간호사회를 설립하여야 함(안 제20조).
아. 보건복지부장관은 간호사나 전문간호사가 결격사유의 어느 하나에 해당하게 된 때, 면허 또는 자격의 정지처분 기간 중에 간호행위 또는 전문간호행위를 하거나 3회 이상 면허 또는 자격의 정지처분을 받은 때, 면허증 또는 자격증을 타인에게 대여한 때에는 그 면허 또는 자격을 취소할 수 있음(안 제29조).
자. 간호사는 이 법 또는 다른 법령이 규정하고 있는 경우를 제외하고는 간호업무를 수행하는 과정에서 알게 된 타인의 비밀을 누설하거나 발표하지 못함(안 제32조).
차. 간호사는 간호의 요구를 받은 때에는 정당한 사유 없이 이를 거부하지 못함(안 제33조).

4개월 뒤에 박찬숙 의원도 간호법을 발의하는데 제안이유를 보면 '정부가 2007년도부터 실시하기로 한 공적노인요양보장제도는 요양적 방문간호의 범위를, 주치의의 처방 없이 전문간호사의 독자적인 판단 하에 수행할 수 있는 기본적 간호와 대상자의 재가서비스 욕구를 충족할 수 있는 범위로 한정하고 그 범위를 단계적으로 확대하여 추진하기로 하였으나, 현행 「의료법」에는 전문간호사의 법적 업무범위가 전혀 명시되어 있지 않다.

또한, 「의료법」규정상 간호사의 의무는 요양상의 간호 진료의 보조 보건활동 등으로 명시되어 있지만 다른 법률에서는 건강교육 및 상담 경미한 진료행위 응급처치 등을 규정하고 있어 간호에 대한 기본법인 「의료법」에서 제한하고 있는 규정보다 훨씬 다양하고 폭이 넓어, 개별법에 근거하여 업무를 하는 간호사의 법적 권한과 기본법에서 주어진 법적 권한이 충돌하였을 때에는 판단이 모호하다. 따라서, 헌법에 보장된 국민의 건강권을 적극 보장하기 위한 「간호법」의 제정으로, "노인인구에 대한 국가요양보장체계의 확립에서 가장 중추적 역할을 담당할 인력인 간호사들에게 법적 업무를 부여하고, 대표적 여성 직종인 간호사들의 직업적 자긍심 확보와 인력의 적정한 관리로 미래를 대비"하려는 것이라고 밝히고 있다.

주요골자는 다음과 같다.

박찬숙 의원 대표발의 간호법안(의안번호: 172466)
가. 간호사는 장애인 · 환자 등이 보건의료인에 의하여 신체적 · 정신적 · 성적 폭력 등 가혹행위를 당하거나 유기 또는 방임되고 있는 사실을 알았을 경우에는 간호대상자를 보호하기 위하여 간호사회 또는 수사기관에 신고하여야 함(안 제 4조).
나. 간호사 또는 전문간호사는 간호요양원 또는 가정간호센터를 개설할 수 있음(안 제 18조).
다. 간호기관은 간호업무 또는 간호사 등의 경력에 관하여 허위 또는 과대광고를 할 수 없음(안 제20조).
라. 간호정책의 수립 및 평가 등 간호정책에 관한 중요사항을 심의하기 위하여 보건복지부에 간호정책심의위원회를 둠(안 제 27조).
마. 간호사가 이 법 또는 이 법에 의한 명령에 위반하는 행위를 한때에는 보건복지부장관은 간호사징계위원회의 의결에 의하여 징계 할 수 있음(안 제 32조).
바. 간호조무사가 되고자 하는 자는 시 · 도지사의 자격인정을 받아야 함(안 제 38조).
사. 간호사는 다른 보건의료인의 비윤리적 또는 불법행위를 알았을 경우에는 이를 보건의료인 소속 기관의 장과 소속 중앙회에 신고하여야 함(안 제 43조).

한편 대한간호협회의 간호사단독법 추진 움직임이 국회에서 가시화되자 대한의사협회를 비롯하여 대한병원협회, 의료기사총연합회, 간호조무사협회 등에서 민감한 반응을 나타내기 시작했다.[341]

먼저 대한의사협회 김재정 회장은 대한간호협회의 '간호사법 제정은 간호사 단독개원' 의도라고 지적하고, 열린우리당 김선미 의원이 발의한 간호사법 제정안에 대해서도 결코 수용할 수 없다고 강경한 입장을 밝혔다.[342]

그는 "의료인에는 의사, 한의사, 치과의사, 간호사, 조산사 등을 모두 포괄하며 의료법으로 충분히 제어할 수 있고, 만약 문제가 있다면 법을 개정하면 된다"며 "그런데도 굳이 간호사법을 만들려는 것은 실효성 측면에서 의문"이라며 간호사법안이 결국 간호사의 단독개원을 염두에 둔 게 아니냐는 의구심도 거두지 않았다.

341) 의협신문. "간호사법 제정 눈 멀었나". 2005. 5. 5.

342) 메디칼타임즈. "김재정 회장 3년차 구상 제시...노인요양제도부실 경고". 2005. 5. 3.

김 회장은 "간호행위를 의료행위와 별개의 독립행위로 하겠다는 것은 문제가 있다"면서 "의료 안에 수술, 투약, 진찰, 진단, 간호, 물리치료 등이 포함돼 있다"고 분명히 했다.

그는 "김 의원의 간호사법안은 의료행위에서 간호행위를 떼어 의사 지시를 받지 않고 단독간호를 하려는 발상"이라면서 "이런 의도가 있어 간호사법안에 반대하는 것"이라고 설명했다.

대한의사협회의 이 같은 입장은 1년 뒤인 2006년 5월 "정부의 '의료법 전부개정안'에 대한 의협의 입장"에서 다시 한번 간호사에게 유사 의료기관 설립을 허용하는 독립 간호법 제정을 반대한다는 입장을 재확인했다.[343)]

국회 보건복지위원회 주최 '간호사법 제정 관련 공청회'에서 의협 대표진술인으로 참석한 현두륜 전 의협 법제이사는 한나라당 박찬숙 의원이 발의한 '간호법안'은 간호사 또는 전문간호사가 간호요양원이나 '가정간호센터'를 개설할 수 있으며, 이 곳에서 장기질환자 등에 대해 처방된 약물 · 요법의 투여 및 치료와 예방에 필요한 처치 등을 행할 수 있도록 규정하고 있으며 열린우리당 김선미 의원이 발의한 '간호사법안'은 간호조무사의 업무 범위를 '간호보조의 업무'로 국한시키고 있는데 "간호법안에 규정된 간호기관은 사실상 의료기관과 다름없다"며 "간호사가 이들 기관을 설립해 의료행위나 다름없는 행위를 하게 될 경우 국민 보건위생상 위해가 크게 우려 된다"고 지적했다.

또 "간호조무사의 지위를 간호보조로 제한할 경우, 의료기관은 간호사를 의무적으로 고용해야 하므로 국민의료비 상승, 의료기관 경영 악화 등 부작용이 발생할 것"이라고 강조하고 "간호사의 업무범위에 대한 규정은 기존 의료법의 개정을 통해 충분히 달성할 수 있다"며 "앞으로 관련 직역단체들과 충분한 논의를 거친 후 신중히 추진해 나가야 한다"고 덧붙였다.

이날 공청회에서 대한간호조무사협회 임정희 중앙회장도 "간호법안과 간호사법안은 간호조무사를 간호인력으로 인정하지 않겠다는 것"이라며 "이들 법안이 통과되면 전국 34만명에 달하는 간호조무사들은 의료기관에서 모두 쫓겨나게 될 것"이라며 강력 반대 의사를 표명하고 나섰다.

이처럼 간호법과 간호사법등 2개의 법안은 간호협회를 제외한 여러 의료단체가 반대

---

343) 의협신문 "의료법 전부개정안에 대한 의협의 입장". 2006. 5. 1.

의사를 적극적으로 표명하고 있는 가운데 국회에 계류되어 있는 상황에서 보건복지부가 간호사법에 담고자 했던 내용의 일부가 포함된 의료법전부개정법률안(의안번호: 176615)을 2007년 5월 국회에 세출했다.[344]

한편 의협은 2007년 6월 정부의 의료법 전부개정안 중 21개 사항에 대한 입장을 담은 의견서를 국회에 제출했는데 그 내용 중에 '간호진단' 등은 일관되게 반대 입장을 견지하였다.

정부가 제출한 의료법전부개정법률안에 담고 있는 간호사관련 조항은 다음과 같다

〈표 39〉 간호사의 업무범위 구체화[345]

현 행	개 정 안
제2조(의료인) ②의료인은 종별에 따라 다음 각 호의 임무를 수행하여 국민보건 향상을 이루고 국민의 건강한 생활 확보에 이바지할 사명을 가진다. 5. 간호사는 상병자(傷病者)나 해산부의 요양을 위한 간호 또는 진료 보조 및 대통령령으로 정하는 보건활동을 임무로 한다.	제34조(간호사 업무) ①간호사는 다음 각 호의 업무를 수행한다. 1. 환자의 간호요구에 대한 체계적인 관찰, 자료수집, 간호진단(의사 · 치과의사 또는 한의사의 진단에 따라 요양상 간호를 하는 데에 선행하는 간호적 판단을 말한다) 및 요양상의 간호 2. 의사 · 치과의사 또는 한의사의 지도 하에 수행하는 처치와 주사 등 환자의 진료에 필요한 업무 3. 간호 요구자에 대한 교육 · 상담 및 건강증진을 위한 활동의 기획 · 수행 및 보건 활동 ② 제 1항 제 2호 및 제 3호에 따른 환자의 진료에 필요한 업무와 보건활동의 범위는 보건복지부령으로 정한다.

간호사의 업무범위 구체화(의료법 전부개정법률안 제34조)로 개정안은 현행 제2조제5호에서 인정하고 있는 간호사의 업무(요양상의 간호, 진료보조, 보건활동)를 구체화하여 규정하고 있다.

344) 제5장 주요 보건의료전문직 단체의 현황 및 대국회 활동개요,1절 대한의사협회의 현황 및 대 국회활동 중 5. 정부 제출 의료법개정안에 대한 입법 반대투쟁과 로비파동(17대)을 참조.

345) 정부제출 의료법전부개정법률안 전문위원검토보고서(의안번호: 176615) 86-90쪽.

이 법안 중 간호사의 주요업무에 대한 전문위원의 검토보고서는 다음과 같다.[349)]

가) 요양상의 간호
요양상의 간호는 간호영역에서 간호사가 행하는 간호적 판단과 그에 따라 행하는 간호의 방법을 의미함. 의사의 지도를 필요로 하지 아니하는 독자적인 간호행위라는 점에서 진료보조와 구별됨. 요양상의 간호를 수행하는 과정에서 환자가 피해를 입은 경우 간호사는 법적인 책임을 지게 됨.
나) 진료보조 업무
진료보조 업무는 의사의 지도와 감독을 받아서 제한된 영역에서 의료행위에 참여하는 것으로서 민법[346)]의 책임귀속 원리인 "이행보조자"의 논리에 따른 것으로 보임. 의사는 진료채무를 부담하고 간호사는 의사의 채무이행을 위하여 사용되는 이행보조자로 보는 것임.
간호사의 과실은 의사의 과실로 보게 되나 대법원 판례에서 보는 바와 같이 의사에게 일반적 지도 · 감독의무만 있는 행위에 대하여 의사의 책임은 완화되는 것으로 보임.

- 대법원 판례를 살펴보면,[347)]
  첫째, 보조자인 간호사가 과오를 범한 경우에 의사가 책임을 지는 것으로 판결한 경우가 있고,
  둘째, 진료보조 업무 중 의사가 일일이 입회하지 아니하고 일반적인 지도 · 감독만 하여도 되는 업무가 있으므로 간호사가 이를 의사의 입회 없이 수행하였다가 환자에게 손해가 발생한 경우 의사에게 책임을 지울 수 없다고 선고한 판결이 있음.

다) 보건활동
보건활동은 요양상의 간호와 마찬가지로 의사의 지도 · 감독을 필요로 하지 아니하는 행위로서,「모자보건법」 제2조제11호[348)]에 따른 "모자보건요원"이 행하는 모자보건 및 가족계획 활동 등이 있음.

---

346) 「민법」 제391조(이행보조자의 고의, 과실) 채무자의 법정대리인이 채무자를 위하여 이행하거나 채무자가 타인을 사용하여 이행하는 경우에는 법정대리인 또는 피용자의 고의나 과실은 채무자의 고의나 과실로 본다.

347) 대판 1998.2.27, 97도2812 참조
간호사로 하여금 의료행위에 관여하게 하는 경우에도 그 의료행위는 의사의 책임하에 이루어지는 것이고 간호사는 그 보조자에 불과하므로, 의사는 당해 의료행위가 환자에게 위해가 미칠 위험이 있는 이상 간호사가 과오를 범하지 않도록 충분히 지도 · 감독을 하여 사고의 발생을 미연에 방지하여야 할 주의의무가 있고, 이를 소홀히 한 채 만연히 간호사를 신뢰하여 간호사에게 당해 의료행위를 일임함으로써 간호사의 과오로 환자에게 위해가 발생하였다면 의사는 그에 대한 과실책임을 면할 수 없다.

348) 「모자보건법」 제 2조(정의) 이 법에서 사용하는 용어의 정의는 다음과 같다.
1.~8. (생 략)
9. "모자보건사업"이라 함은 임산부 또는 영유아에게 전문적인 의료봉사를 함으로써 신체적 · 정신적 건강을 유지하게 하는 사업을 말한다.
10. "가족계획사업"이라 함은 가족의 건강과 가정복지의 증진을 위하여 수태조절에 관한 전문적인 의료봉사 · 계몽 또는 교육을 하는 사업을 말한다.
11. "모자보건요원"이라 함은 의사 · 조산사 · 간호사의 면허를 받은 자 또는 간호조무사의 자격을 인정받은 자로서 모자보건사업 및 가족계획사업에 종사하는 자를 말한다.
12. (생 략)

349) http://www.assembly.go.kr

> 2) 간호진단 신설 필요성
> - 개정안은 간호진단의 개념을 신설하여 "의사 · 치과의사 또는 한의사의 진단에 따라 요양상 간호를 하는 데에 선행하는 간호적 판단"으로 정의하고 있음.
> 간호사가 간호 서비스를 제공하는 과정을 살펴보면,
> 간호사는 환자에 대한 의학적 진단과 처방, 임상적 검사 결과 등을 확인하여 환자의 상황에 맞는 간호문제를 도출한 후 이에 적합한 간호진단을 내리고 진단에 따른 간호를 제공함.
> - 간호진단의 필요성을 살펴보면,
> 첫째, 간호진단은 간호사가 환자에게 통상적으로 수행하여 온 업무로서 의학적 진단에서 찾아내기 힘든 환자의 문제를 파악하여 해결하기 위하여 필요하고
> 둘째, 간호진단을 인정하지 아니하는 경우 간호사는 의사의 지시에 의한 단순, 보조적인 업무만 수행하게 되어서 간호의 질적 수준이 낮아질 우려가 있는 것으로 보임.

한편 간호진단의 개념을 반대하는 대한의학협회 등은[350] 간호진단의 개념을 반대하는 논거로 보건의료분야의 진단은 의사만 행할 수 있는 고유업무로서 간호진단을 허용하면 간호사가 의사의 업무영역을 침해하게 되어서 의료의 질이 저하될 우려가 있다는 것이다.

또한 간호조무사협회의 반발을 사고 있는 간호조무사의 업무범위 조정(안 108조)과 관련 '간호조무사 및 의료유사업자에 관한 규칙 2조 1항 2호'[351]에 따라 현재 간호조무사는 간호보조 업무 외에 진료보조 업무를 하고 있으나 현행 80조 2항에 따르면 간호조무사는 간호보조 업무만 할 수 있고, 현행 80조 3항은 간호보조 업무의 한계를 부령으로 정하도록 하고 있으나 부령은 간호조무사의 업무로서 진료보조까지 규정하고 있어서 법률에서 위임한 한계를 넘는 것으로 보인다고 지적하고 있다.

---

350) 대한의사협회 의견, 대의협 제611-781호(2007.6.11.)「의료법 전부개정법률안」의견제시.

351) 제2조 (간호조무사 등의 업무한계〈개정 1975.5.1, 1990.3.6〉) ①간호조무사는 다음 각호의 업무를 행한다. 〈개정 1984.7.24, 1990.3.6〉
1. 간호업무의 보조에 관한 업무
2. 진료의 보조에 관한 업무
3. 삭제 〈1984.7.24〉
②~⑤ (생 략)

〈표 40〉 간호조무사의 자격[352)]

현 행	개 정 안
제80조(간호조무사) ①간호조무사가 되려는 자는 시 · 도지사의 자격인정을 받아야 한다. ② 간호조무사는 제27조에도 불구하고 간호보조 업무에 종사할 수 있다. 이 경우에는 이 법을 적용할 때 간호사에 관한 규정을 준용하며, "면허"는 "자격"으로, "면허증"은 "자격증"으로 한다.	제108조(간호조무사) ①간호조무사가 되려는 자는 시 · 도지사의 자격인정을 받아야 한다. ② 간호조무사는 제4조제1항에 불구하고 다음 각 호의 업무에 종사할 수 있다. 이 경우 이 법을 적용할 때 간호사에 관한 규정을 준용하되, "면허"는 "자격"으로, "면허증"은 "자격증"으로 한다.
③ 간호조무사의 자격인정과 그 업무 한계 등에 필요한 사항은 보건복지부령으로 정한다.	1. 간호보조 업무 2. 제34조제1항제2호의 업무 중 보건복지부령으로 정하는 업무 ③ 간호조무사의 자격인정 등 필요한 사항은 보건복지부령으로 정한다.

출처 : 정부제출 의료법전부개정법률안 전문위원검토보고서(의안번호 ; 176615) 92쪽

즉, 개정안은 간호조무사가 간호보조 업무 외에 간호사의 진료보조 업무 중 부령으로 정하는 업무를 할 수 있도록 규정하고 있다.

개정안의 취지는 의료현장에서 간호조무사가 진료보조 업무를 행하고 있는 현실을 반영하면서도 부령에서 간호조무사가 행하여도 문제가 없을 만한 보조 업무만을 허용하도록 규정하려는 것으로 보인다.

진료보조 업무 중 일부를 간호조무사가 할 수 있도록 허용하는 데 대하여 대한간호협회는 간호조무사는 의료인이 아니므로 진료보조 업무를 수행하도록 허용하는 것은 무면허의료행위를 허용하는 것이라며 반대하는 입장이다.[353)]

반면, 한국간호조무사협회는 간호조무사가 진료보조 업무 전부를 할 수 있도록 허용하여야 한다고 주장하고 있으며,[354)] 현행 간호조무사 및 의료유사업자에 관한 규칙 제2조 제1항 제2호[355)]에서 간호조무사가 행하는 업무를 '진료의 보조에 관한 업무'라고 규정하여

352) 정부제출 의료법전부개정법률안 전문위원검토보고서(의안번호: 176615).

353) 대한간호협회 의견, 정책310-365('07.6.8) 의료법 전부개정법률안에 대한 대한간호협회 의견 제출.

354) 한국간호조무사협회 의견, 간무협2007-105(2007.6.12) 의료법 전부개정법률안 관련 (사)한국간호조무사협회 의견제출.

355) 제2조 (간호조무사등의 업무한계〈개정 1975.5.1, 1990.3.6〉) ①간호조무사는 다음 각호의 업무를 행한다. 〈개정 1984.7.24, 1990.3.6〉
1. 간호업무의 보조에 관한 업무
2. 진료의 보조에 관한 업무
3. 삭제 〈1984.7.24〉
②~⑤ (생 략)

별다른 제한을 가하지 아니하고 있다는 점을 제시하고 있다.

한편 국회 보건복지위원회 전문위원은 '개정안은 간호사가 하는 진료보조 행위 중 간호조무사가 행하는 것이 적절한 업무를 부령에서 규정하여 허용하려는 취지인 것으로 보이나, 간호조무사가 행할 수 있는 진료보조의 업무를 아무런 제한 없이 부령에서 정할 수 있도록 위임하고 있으므로 위임입법의 한계를 일탈하여 위헌이 될 소지가 있다고 보았다.

정부의 의료법 개정안 또한 이해가 엇갈리는 의료단체 간에 첨예한 힘겨루기가 지속되는 가운데 당시 대한간호협회 김조자 회장은 2007년 1월말 인터뷰[356]에서 개정의료법과 관련 "간호진단과 의학적 진단은 다른 개념"이며 "간호사의 간호기관 개설권 등 의료법에 포함하고 싶은 내용들이 많았지만, 이번 의료법 개정안은 최대한 양보한 것"이라며 "간호진단(법안에서)을 삭제하면 회원들을 모아 복지부 앞마당으로 뛰쳐나가 강경 투쟁을 벌일 것"이라고 배수의 진을 쳤다.

또 간협 김조자 회장은, 개정의료법은 간호법 제정으로 가는 과정이다[357]라고 밝혔으며 같은 해 제 74회 정기총회에서는 '방문간호기관 개설권 허용'을 포함하는 건의문을 채택하여 독자적인 간호기관 운영에 대한 포부를 드러냈다.

특히 의협 등 유관단체와 마찰을 빚고 있는 방문간호기관 개설권과 관련해 간협은 "노인수발보험제도의 성공적인 시행과 정착을 위해 간호사가 방문간호기관을 개설할 수 있도록 해야 한다"고 주장했다.

한편 2007년 3월 21일 개정의료법 반대를 위해 의협 · 치협 · 한의협 · 간호조무사협회 회원 10만명이 참여하는 범의료 대규모궐기대회가 과천에서 개최되었다.[358]

〈표 41〉 간호법제정을 둘러싼 각계의 입장

구 분	입장	근 거
대한의사협회	반대	"의료인들에 대한 독자적인 법령을 제정하기위해서는 정부와 의료인단체 간의 충분한 합의나 사전논의가 우선적으로 필요하다" 간호법(안)의 많은 부분이 현행 의료법 구정과 동일하기 때문에 새 법보다는 의료법 개정이 바람직함. 간호사 단독개업을 염두에 두고 간호법을 추진하고 있는 개연성이 존재하므로 이에 대한 의사를 분명히 밝혀야 할 것임

356) 의협신문. "간협 '간호진단' 포함된 의료법 사수 방침". 2007. 1. 31.

357) 뉴시스. "'간호진단' 규정 뺀 의료법 개정, 간호사 침묵 않겠다". 2007.02.01. 07:17.

358) 서울경제신문. "의료단체, 의료법 개정안 반대 내홍 속 21일 과천서 10만명 궐기대회". 2007. 3. 19.

대한병원협회	반대	의료법개정이 어렵다는 이유만으로 새로운 법을 제정하기 보다는 현행 의료법을 충분히 검토해야 할것임
대한간호조무사협회	반대	'간호법 입법추진 반대청원' 간호법제정은 곧 간호조무사의 생존권박탈을 의미함. 간호조무사 위치보장 요구
법조계	찬/반	구체적인 간호법 해석을 놓고 의견이 엇갈림
여성계(한국여성단체연합)	찬성	대표적인 여성전문직으로서의 간호법의 추진은 곧 여성의 발전과도 연결되므로 독자법 인정해야
노동계(보건의료노조 및 민주노동당)	찬성	'통합간호법'제시(민노당), 병원노동자의 다수가 간호사인만큼 간호사의 노동권 보장을 중점적으로 강조할 것을 요구
소비자단체	찬성	소비자의 권리보장을 위해 찬성

출처: 이만우, '간호사역할의 법적규명 입법참고 질의회답' : 국회도서관, 2006, 6쪽

의료법전부개정법률안은 제269회 국회(정기회) 제7차 전체회의(2007년 11월 20일 상정)에서 제안설명과 검토보고, 대체토론 등을 마쳤으나 더 이상 진행되지 못하고 2008년 5월 29일 17대 국회 임기만료로 폐기되었다.

이후 18대 국회와 19대 국회에서는 단독 간호법안의 제안이 없었고 20대 국회에서 약사출신의 김상희의원이 '간호 · 조산법안(의안번호:2019649)'을, 김세연의원이 '간호법안(의안번호: 2019652)'을 발의하였으나 임기만료로 폐기되었다

이어 21대 국회에서 간호사출신인 최연숙의원이 '간호 · 조산법안(의안번호: 2109127)'을 약사출신의 서정숙의원이 '간호법안(의안번호: 2109153)'을, 보건복지위원장인 김민석의원이 '간호법안(의안번호: 2109139)'을 발의하여 2022년 1월 현재, 국회 보건복지위원회 '심사 중'인 상태이다.

한편 2022년 2월 현재 21대 국회에 계류중인 간호3법의 개요는 다음과 같다

▣ 간호 · 조산법안(최연숙의원)','간호법안(김민석의원)','간호법안(서정숙의원)에 대한 전문위원 검토보고[359]

▶ 제정안의 내용과 취지

각 제정안은 구체적 제안이유에 있어 다소 차이는 있으나, 현행 의료법 등에서 포괄적

359) 국회의안정보시스템: 보건복지위원회 홍형선수석전문위원, '간호 · 조산법안(최연숙의원 대표발의, 의안번호 제9127호)', '간호법안(김민석의원 대표발의, 의안번호 제9139호)', 간호법안(서정숙의원 대표발의, 의안번호 제9153호)에 대한 검토보고 2021. 4. 11.~33쪽

으로 규율하고 있는 의료인 · 의료행위의 범주에서 간호 또는 간호 · 조산에 관한 사항을 이관하여 독자적인 법률로 제정함으로써, 간호 업무범위, 간호 전문인력의 양성 · 수급 및 근무환경 개선 등에 관한 사항을 체계적으로 규율하여 간호서비스의 질을 제고하고 국민건강 증진에 이바지하기 위한 유사한 취지로 발의되었다.

각 제정안의 주요한 차이점을 살펴보면, 우선 제정안 적용대상에 있어서, 서정숙의원안은 간호사와 간호조무사만을 대상으로 하나, 김민석의원안은 요양보호사를 포함하고, 최연숙의원안은 조산사와 요양보호사까지 포함하고 있다.

간호인력의 수급 및 처우개선 등과 관련하여, 최연숙의원안과 김민석의원안은 공통적으로 간호(조산)종합계획과 간호(조산)정책심의위원회의 근거와 간호사등에 대한 인권침해행위 금지 규정 등을 신설하고 있다는 점에서 공통되고,

나아가 최연숙의원안은 간호사등의 처우개선 요구 등 권리와 의료기관의 간호사등 확충 책무(안 제18조, 제35조), 간호사등의 근로조건 · 임금 · 처우개선 지침 제정(안 제37조), 일 · 가정 양립지원 등의 근거(안 제38조)를 마련하고, 김민석의원안은 감염병 위기관리 및 대응을 위한 간호사의 협조 책무(안 제17조제3항) 규정을 두고 있다는 점에서 특징이 있다.

〈제정안의 주요내용 비교〉

구분	간호법안 (서정숙의원안)	간호법안 (김민석의원안)	간호 · 조산법안 (최연숙의원안)	관련 현행법 규정
적용대상	간호사, 간호조무사	간호사, 간호조무사, **요양보호사**	간호사, 조산사, 간호조무사, **요양보호사**	**의료법**(의료인(의사 · 치과의사 · 한의사 · 조산사 · 간호사), 간호조무사, 안마사), **보건의료인력지원법**(의료인, 간호조무사, 약사, 한약사, 의료기사, 안경사, 응급구조사, 영양사 등), **노인복지법**(요양보호사)
간호사의 업무범위 (진료관련)	의사, 치과의사, 한의사의 **지도 하에** 시행하는 **환자 진료에 필요한 업무**	의사, 치과의사, 한의사의 **지도 또는 처방 하에** 시행하는 **환자진료에 필요한 업무**	의사, 치과의사, 한의사의 **지도 또는 처방 하에** 시행하는 **환자 진료에 필요한 업무**	**의료법(제2조제2항제5호)** 의사, 치과의사, 한의사의 **지도하에** 시행하는 **진료의 보조**

면허 · 자격 결격사유 기록부작성 단체보수교육간호간병 통합서비스 등	현행법과 유사	현행법과 유사 ※ **감영병위기관리 · 대응, 협조 책무**	현행법과 유사	**의료법**
종합계획 실태조사 등	–	**간호종합계획**(매5년), 간호사등실태조사(매3년), **간호정책심의위원회**	**간호조산종합계획**(매5년) 간호사등실태조사(매3년) **간호조산정책심의위원회**	**보건의료인력지원법,** 보건의료인력 종합계획(매5년), 실태조사(매3년), 보건의료인력정책심의위원회
근무환경 및 처우개선 관련	국가 · 지자체: 간호사등 원활한 수급민 근무환경 개선 시책수립 및 지원	국가 · 지자체: 간호사등 원활한 수급민 근무환경 개선 시책수립 및 지원	국가 · 지자체: 간호사등 원활한 수급민 근무환경 개선 시책수립 및 지원 ※ 간호사등의 권리 ※ 의료기관의 책무 **※근로조건 · 임금 · 처우개선등에 관한 기본지침** ※간호사등의 일 · 가정 양립지원	**보건의료인력지원법**제3조(국가 및 지방자치단체의 책무)
	–	간호사 등에 대한 인권침해행위 금지	간호사등 에 대한 인권침해행위 금지	**보건의료인력지원법** 제12조(보건의료인력등의 인권보호)
	지역별 간호인력 지원센터 설치 운영	지역별 간호인력 지원센터 설치 운영	지역별 간호인력 지원센터 설치 운영	**의료법**제60조의3(간호인력 취업교육센터), **보건의료인력지원법**17조(보건의료인력지원전문기관)

1. 제정안의 구성체계

간호 · 조산법안(최연숙의원안)은 8개 장, 59개 조문, 간호법안(김민석의원안)은 9개 장, 49개 조문, 간호법안(서정숙의원안)은 7개 장, 42개 조문으로 각각 구성됨(본칙 기준).

장(절)	간호 · 조산법안(최연숙의원안)	간호법안(김민석의원안)	간호법안(서정숙의원안)	관련 현행의료법
제1장 총칙	제1조(목적)	제1조(목적)	제1조(목적)	제1조(목적)
	제2조(정의)	제2조(정의)	제2조(정의)	제2조(의료인)
	제3조(다른 법률과의 관계)	제3조(다른 법률과의 관계)	제3조(다른 법률과의 관계)	

제2장 간호사등의 면허와 자격 등	제1절 면허와 자격	제4조(간호사 면허)	제4조(간호사 면허)	제5조(간호사 면허)	제7조(간호사 면허)
		제5조(조산사 면허)	–	–	제6조(조산사 면허)
		제6조(전문간호사자격인정)	제5조(전문간호사 자격인정)	제9조 (전문간호사자격인정)	제78조(전문간호사)
		제7조(간호조무사자격 인정)	제6조(간호조무사 자격인정)	제10조 (간호조무사자격인정)	제80조 (간호조무사자격)
		–	–	제11조 (간호조무사준용규정)	제80조의3(준용규정)
		제8조(요양보호사 자격 인정)	제7조(요양보호사 자격 인정)	–	노인복지법제39조의2(요양보호사의 직무 · 자격증교부 등)
		제9조(결격사유 등)	제8조(결격사유 등)	제6조(결격사유)	제8조(결격사유 등)
		제10조(국가시험)	제9조(국가시험)	제7조(간호사 국가시험)	제9조(국가시험 등)
		제11조(응시자격의 제한)	제10조(응시자격의 제한)	제8조(응시자격의제한)	제10조 (응시자격의 제한)
		제12조(면허 또는 자격의 등록과 조건)	제11조(면허 또는 자격의 등록과 조건)	제12조 (면허 또는 자격의 등록)	제11조 (면허 조건과 등록)
	제2절 간호사등의 업무	제13조(간호사의 업무)	제12조 (간호사의 업무)	제13조(간호사 업무)	제2조(의료인)제2항제5호
		제14조(전문간호사의 업무)	제13조 (전문간호사의 업무)	제14조(전문간호사의 업무)	제78조(전문간호사)
		제15조(간호조무사의 업무)	제14조 (간호조무사의 업무)	제15조(간호조무사의 업무)	제80조의2 (간호조무사 업무)
		제16조(조산사의 업무)	–	–	제2조(의료인)제2항 제4호
		제17조(요양보호사의 업무)	제15조(요양보호사의 업무)	–	「노인복지법」 제39조의2(요양보호사의 직무 · 자격증의 교부 등)
		제18조(간호사등의 권리)	–	–	–
		제19조(무면허 간호 · 조산 업무 금지 등)	제16조(무면허 간호 업무 금지 등)	제16조 (무면허 간호업무 금지 등)	제27조(무면허 의료 행위 금지 등)
		제20조(업무거부 금지 등)	제17조(업무거부 금지 등)	제17조(간호거부 금지 등)	제15조(진료거부 금지 등)
		제21조(증명서 교부)	–	–	제17조(진단서 등)
		제22조(간호기록부 및 면책사유 등)	제18조(간호기록부 및 면책사유 등)	제19조 (간호기록부작성 등)	제22조 (진료기록부 등)
		제23조 (전자의무기록의작성 등)	제19조(전자의무 기록의작성 등)	제20조 (전자의무기록작성 등)	제23조(전자의무기록)
		제24조(정보누설금지)	제20조 (정보누설금지)	제21조(정보누설금지)	제19조(정보누설금지)
		제25조(태아 성 감별 행위 등 금지)	제21조(태아 성 감별 행위 등 금지)	제18조(태아 성 감별 행위 등 금지)	제20조(태아성 감별 행위 등 금지)

		제26조(변사체신고)	–	–	제26조(변사체 신고)
		제27조(보수교육)	제22조(보수교육)	제22조(보수교육)	제30조(협조의무) 제80조(간호조무사자격)
		제28조(실태 및 취업 상황 등의 신고)	제23조(실태 및 취업 상황 등의 신고)	제23조(실태등의 신고)	제25조(신고), 제80조(간호조무사자격)
		제29조(중앙회와 지부)	제24조 (중앙회와 지부)	제24조(중앙회와 지부)	제28조 (중앙회와 지부)
		제30조(설립 허가 등)	제25조(설립 허가 등)	제25조(설립 허가 등)	제29조(설립허가 등)
		제31조(협조의무)	제26조(협조의무)	제26조(협조의무)	제30조(협조의무)
		제32조(감독)	제27조(감독)	제27조(감독)	제32조(감독)
제4장 간호사등 의지원과 확보및처 처우개선 등		제34조 (국가 및 지방자치단체의 책무)	제29조(간호사등의 근무환경 및 처우개선)	제4조 (국가 및 지방자치 단체의 책무)	'보건의료인력지원법' 제3조 (국가 및 지방자치단체 책무)
		제35조(의료기관의 책무)	–	–	–
		제36조(간호사등의 책무)	–	–	–
		제37조(간호사등의 처우개선 등)	–	–	–
		제38조(간호사등의 일 · 가정 양립지원)	–	–	–
		제39조(인권침해 금지 등)	제30조(간호사등 인권침해 금지)	–	–
		제40조(간호 · 간병통합서비스의 제공 등)	제28조(간호 · 간병 통합서비스의 제공 등)	제28조(간호 · 간병통합서비스의 제공 등)	제4조의2(간호 · 간병 통합서비스제공 등)
		제41조(간호인력 지원센터의 설치 및 운영)	제36조(간호인력 지원센터의 설치 및 운영)	제29조(간호인력 지원센터의 설치 및 운영)	제60조의3(간호인력 취업교육센터 설치및 운영)
제5장 간호 · 조산종합 계획의 수립등		제42조(공공조산원설치)	–	–	–
		제43조(간호 · 조산종합계획의 수립 등)	제31조(간호종합계획의 수립 등)	–	「보건의료인력지원법」 제5조(보건의료인력종합계획의수립)
		제44조(연도별 시행 계획의 수립 · 시행)	제32조(연도별 시행 계획의 수립 · 시행)	–	「보건의료인력지원법」 제6조(연도별 시행계획의 수립 · 시행)

	제45조(계획수립의 협조)	제33조(계획수립의 협조)	–	「보건의료인력지원법」 제18조(관계기관등의 협조)
	제46조(실태조사)	제34조(실태조사)	–	「보건의료인력지원법」 제7조(실태조사)
	제47조(간호 · 조산정책심의 위원회)	제35조(간호정책심 의위원회)	–	「보건의료인력지원법」 제8조(보건의료인력정 책심의위원회)
제6장 감독	제48조(지도와 명령)	제37조(지도와 명령)	제30조(지도와 명령)	제59조(지도와 명령)
	제49조 (보고와 업무검사 등)	제38조 (보고와 업무검사 등)	제31조 (보고와업무검사 등)	제61조 (보고와 업무검사 등)
	제50조(면허 또는 자격취소와 재교부)	제39조(면허 또는 자격취소와 재교부)	제32조(면허 취소와 재교부)	제65조(면허 취소와 재교부)
	제51조(자격정지 등)	제40조(자격정지 등)	제33조(자격정지 등)	제66조(자격정지 등)
	제52조(중앙회의 자격정지 처분 요구 등)	제41조(중앙회의 자 격정지 처분 요구 등)	제34조(중앙회의 자격정지 처분 요구 등)	제66조의2(중앙회의 자격정지처분요구 등)
	제53조(행정처분의 기준)	제42조(행정처분의 기준)	제35조(행정처분의 기준)	제68조(행정 처분의 기준)
제7장 보칙	제54조(청문)	제44조(청문)	제37조(청문)	제84조(청문)
	제55조(수수료)	제45조(수수료)	제38조(수수료)	제85조(수수료)
	제56조(권한의 위임 · 위탁)	제46조(권한의 위임 · 위탁)	제39조(권한의 위임 · 위탁)	제86조(권한의 위임 및 위탁)
제8장 벌칙	제57조(벌칙)	제47조(벌칙)	제40조(벌칙)	제87조의2(벌칙) 제88조(벌칙) 제89조(벌칙) 제90조(벌칙)
	제58조(양벌규정)	제48조(양벌규정)	제41조(양벌규정)	제91조(양벌규정)
	제59조(과태료)	제49조(과태료)	제42조(과태료)	제92조(과태료)
부칙	제1조(시행일)	제1조(시행일)	제1조(시행일)	
	제2조(간호사등의 면허 등에 관한경과조치)	제2조(간호사 등의 면허 등에 관한경과 조치)	제2조(간호사등의면허 등에 관한경과 조치)	
	제3조(중앙회 설립에 관한 경과조치)	제3조(중앙회 설립에 관한 경과조치)	제3조(중앙회 설립에 관한 경과조치)	
	제4조(간호사등의 국가시험 응시자격에 관한 경과조치)	제4조(간호사등의 국가시험응시자격에 관한 경과조치)	제4조(간호사등의 국가시험 응시자격에 관한 경과조치)	
	제5조 (처분 등에 관한 경과조치)	제5조(처분 등에 관한 경과조치)	제5조 (처분등에관한 경과조치)	

	제6조(벌칙 또는 과태료에 관한 경과조치)	제6조(벌칙 또는 과태료에 관한 경과조치)	제6조(벌칙 또는 과태료에 관한 경과조치)	
	제7조(다른 법령과의 관계)	제7조(다른 법령과의 관계)	제7조(다른 법령과의 관계)	
	제8조(다른 법률의 개정)	제8조(다른 법률의 개정)	제8조(다른 법률의 개정)	

※ 장(절)은 발의안 중 가장 조항이 많은 최연숙의원안 기준

▶ 제정안에 대한 관계 부처 · 단체 의견

1) 보건복지부 의견

- 의료서비스 제공 과정에서 간호인력의 역할 등을 고려할 때, 제정 의도 · 취지에는 공감하나, 현행 의료법 · 보건의료인력지원법 및 보건의료 체계와 직역 간 업무범위 등을 고려하여 독립법 제정은 신중한 검토가 필요함.
- 의료서비스는 의사, 간호사 등 다양한 직역이 협업 · 연계하여 제공되는 점을 고려할 때, 의료인의 자격 · 업무범위 등이 통합적으로 규율되는 것이 효율적이고, 보건의료 인력에 대한 지원 · 육성, 근로 조건 등에 관련된 사항을 별도로 규율할 경우 타 직역 간의 연계성 저하, 행정체계와의 정합성 부족 등이 우려됨.
- 적용대상과 관련해서는, 간호 · 조산법안(최연숙의원안) 및 간호법안(김민석의원안)에서 제정법 적용대상을 '요양보호사'까지 확대하고 있는데, 전문적 · 체계적인 간호서비스 제공을 위한 대상 확대 취지에는 공감하나, 요양보호사는 '노인 돌봄 인력'으로 업무영역이 간호와 상이하여 간호사의 지도를 받도록 규정하는 것은 적절하지 않음.
- 간호사 업무범위에서 '진료의 보조'를 '환자 진료에 필요한 업무'로 규정하는 내용은 타 직역의 업무범위와 충돌할 가능성이 있으므로, 타 직역과의 논의 등 사회적 합의가 선행되는 것이 바람직함.

2) 대한간호협회 의견(찬성)

- 의료법과 별도로 간호 조산에 관한 사항을 규정한 독자적인 법률을 마련함으로써 의료기관뿐만 아니라 지역사회 등으로 다양화 전문화된 간호사 등의 업무범위 업무체

계를 정립하고, 간호사 등의 체계적 양성 및 근무환경 개선을 통해 간호 조산 서비스의 질을 제고하여 국민건강증진에 이바지하고자 하는 동 법률안에 적극 찬성함.

- (i) 세계 90여개 이상의 국가에서 독립된 간호법이 존재하며, 전문자격에 대해 개별적 법률을 인정하는 것이 세계 공통의 보편적 법 체계임. (ii) 제정안에 따르더라도 간호사는 의사의 진단과 이에 따른 지도(또는 처방)에 따라 간호사의 면허 범위 내에서 업무를 수행하는 것이므로 의사 고유의 진료업무를 침해하지 않음. '진료의 보조'는 1962년 「의료법」 제정 당시부터 사용하던 구시대적인 용어로, 59년이 지난 현 시대에 맞는 용어(진료에 필요한 업무)로 순화 필요. (iii) 요양보호사의 업무(노인 등의 신체활동 및 가사활동지원 등)는 노인 및 노인질환에 대한 이해를 기반으로 하여야 하며 요양보호사 자격 취득을 위한 교육 내용의 대부분이 '기본간호'에 해당하므로, 간호사 등 의료인의 지도 없이 업무수행 할 경우 대상자의 안전에 위해가 발생할 우려가 있음.

3) 대한조산협회 의견(찬성) – 최연숙 의원안(간호 · 조산법안)의 제정에 적극 찬성.

4) 대한간호조무사협회 의견(반대)

- 제정안들은 (i) 유관 직종 단체 및 당사자인 대한간호조무사협회와 협의없이 마련된 것으로, (ii) 직종별 단독법 제정요구로 현행 보건의료체계의 혼란을 가져오고, (iii) 간호조무사를 의료법에서 분리시킴으로써 의사 · 간호사의 보조인력에서 간호사만의 보조인력으로 고착화시키며, (iv) 의원급 의료기관에 간호사를 의무 배치하도록 하여 의원 등의 경영난을 가중시키고 간호조무사 일자리를 위협할 것이 우려되고, (v) 요양보호사를 간호사의 보조인력화하여 보조인력(간호조무사, 요양보호사) 간 갈등을 유발할 수 있으므로,동 법률 제정에 반대함.
- 간호법이 제정되더라도 반영되어야 할 최소사항으로서 ①전문대(2년제) 간호조무사 양성체계의 근거 신설, ②영역별(병동 · 치과 · 한의 · 정신 · 요양 · 방문간호 등) 간호조무사 직무교육 및 자격 근거 신설, ③간호조무사단체(대한간호조무사협회)의 법정단체화[360] 및 간호정책심의위원회에 당연참여 규정 등을 요구

360) 현재 의료법 제28조에서는 의료인의 전국 단위의 중앙회 설립과 당연가입의 근거를 규정하고 있고, 이는 의료유사업자(접골사 · 침사 · 구사)와 안마사에게도 준용되고 있으나, 간호조무사에 대한 준용 규정은 없음.

5. 간호검정고시 자격시험 폐지운동과 간호교육 일원화(18대)

해방 이후 20여년이 지난 1962년 의료법이 개정될 때까지 우리나라 간호사 배출경로는 오늘날과 같은 정규 간호학교육과정을 밟지 않고도 간호원 자격 검정고시를 통해 간호사가 될 수 있었으며 교육기간도 일정하지 않았다.

즉 해방 이후 1953년까지 간호교육은 군정의 임시학제에 의해 보건후생부 통첩으로 전국의 간호원, 조산원양성소의 입학자격을 중학교 졸업자로 하였고 간호교육을 3년 과정의 고급실업중학체제로 하였으며 간호원양성소를 고등간호학교로 개칭하여 간호원을 양성하였다. 일제말기에는 별도로 양성하던 조산교육과정을 간호학교 과정에 포함하게 하여 졸업 후에 정해진 실습을 마치면 간호사와 조산사의 자격을 함께 부여했다(이영복, 2002: 190). 한편 해방 당시 입학수준과 수업연한이 일정하지 않았던 전국 간호학교의 실태가 조사되어 자격미달인 여러 학교가 폐교되었다.

1949년 간호고등기술학교(간호고등학교의 후신)로 인가받은 학교는 18개교였으며 1950년도의 재학생수는 1,155명이었으나 6.25종전 후 문을 연 간호학교는 13개교에, 학생은 559명에 불과했다(박취숙, 1965: 20-21).

간호고등학교는 1952년 교육법시행령에 의해 고등기술학교제도(1953년도)에 속하는 간호고등기술학교로 개칭되었으며 이에 따라 고등기술학교는 간호, 조산의 학과를 둘 수 있도록 규정하고 고등기술학교는 중학교 졸업자를 입학자격으로 하여 3년 기간의 고등학교 수준의 학교로 운영되었다(홍신영, 1981: 39).

대한간호협회는 간호교육기관의 입학자격을 고등학교 이상 졸업자로 하고 학교의 명칭은 '간호고등기술학교'에서 '기술'을 삭제하며 간호학교 교사자격은 '대학졸업자는 졸업 후 2년, 일반간호학교 졸업자는 졸업 후 3년 이상 실무경험이 있는 자'로 설치기준에 반영해 줄 것을 정부에 요청했다. 이같은 간호협회의 희망은 1962년 의료법 전면개정시 반영되었다.

이후 간호협회는 1979년 제1차 10개년 장기사업계획에서 '간호교육 4년 일원화'를 장기사업 목표로 수립하고 1981년 대의원 총회에서 '간호교육 4년 일원화'를 공식적으로 선언했다. 이후 지속적으로 관계기관에 건의서를 보내는 한편, 1985년 '간호교육에 관한 공청회'에서 '간호교육 4년 일원화' 원칙에 합의하고 추진계획을 발표했다. 1989년 제2차

5개년 장기사업계획으로 간호교육일원화를 위한 특별위원회 및 소위원회를 구성하고 1990년 대한간호협회 대의원 총회에서 '간호교육 4년 일원화' 건의문을 채택, 문교부에 제출했다.

❖ 간호교육4년 일원화 추진과정

1985 간협, 문교부와 방송통신대학교에 한국방송통신대학내 간호과 설치 건의

1991 한국방송통신대학에 간호학 전공과정 인가

1992 간호학 독학사과정 개설

1994 제3차 5개년 장기사업 계획으로 간호교육기관의 개편 및 간호학사 과정제도 신설포함

1995 간호학 학사학위 특별과정(RN-BSN) 승인(1996년 운영)

1999 제4차 5개년 장기사업계획: 간호교육제도 일원화 포함

2003 간호교육 4년 일원화 서명운동

2004 5차 5개년 장기사업계획: 학제일원화를 포함 '간호교육제도발전 특별위원회'구성

2006 의료법 일부개정안 발의(한나라당 고경화 의원)

간호학 학점인정제 교육기관 승인

2007 전공심화과정 인가대학 발표(2008년 운영)

2009 제6차 5개년 장기사업계획: 간호교육 4년 일원화 포함

간호정책선포식 : '간호교육 4년 일원화' 천명

2010 '간호교육 4년 일원화 추진특별위원회'구성, '간호교육 4년 일원화' 추진 정 · 관계 부처면담 실시

간호정책 선포식에서 '간호교육 4년 일원화'를 최우선 과제로 공표

'고등교육법 일부개정법률안' 발의(11.15, 한나라당 안상수 의원)

2011. 1.14 '고등교육법 일부개정법률안' 발의(민주당 김춘진 의원)

2.16 간호교육 4년 일원화 관련 '고등교육법 일부개정법률안' 입법 발의(민주당 김영진의원)

2.28 '간호교육 4년 학제 일원화를 위한 국회공청회' 개최

3.4 간호교육4년 일원화관련 고등교육법일부개정법률안 국회 교육과학기술위원회 안건 상정 (안상수 의원, 김춘진 의원, 김영진 의원)

3.7 고등교육법 일부개정 법률안' 입법 발의(정영희 의원)[361)]

3.9 교육과학기술위원회 법안심사소위원회, 간호교육 4년 일원화관련 3개 안을 폐기하고 대안 마련

3.11 간호교육 4년 일원화 관련 고등교육법 일부개정법률안 위원회 대안으로 교육과학기술위원회에서 가결

4.15 간호교육4년 일원화관련 고등교육법일부개정법률안(대안) 국회 법사위 가결

4.29 간호교육4년 일원화 관련 고등교육법일부개정법률안(대안) 국회 본회의통과(5.19) 간호교육 4년 일원화 관련 고등교육법 일부개정 법률안 정부 이송 → 공포(번호: 10633)

대한간호협회는 2011년 2월 전국에서 2천여 명의 간호사와 간호대학생들이 참석한 가운데 국회에서 간호교육 학제 일원화를 위한 공청회를 개최하는 등 이 문제 해결을 위해 국회 등 유관기관과 수없이 많은 접촉을 했으며 간호교육 4년 일원화의 필요성에 공감과 적극적인 지원을 촉구한 바 있다. 간호교육 4년 일원화의 근간이 되는 고등교육법 개정안이 국회 본회의에서 통과되던 날 방청석에는 대한간호협회 신경림 회장을 비롯한 임원과 대표자들이 자리하여 이를 지켜보았다. 이날 신경림 회장은 "40여년 숙원과제인 간호교육 4년 일원화를 실현하는 고등교육법 개정안이 국회 본회의에서 통과되는 역사적인 결실을 이루게 됐다"면서 "그동안 간호협회 중앙회와 혼연일체가 돼 뛰어 준 시도간호사회, 한마음으로 힘을 보태 준 전국 29만 간호사와 6만 간호대학생들에게 감사드린다"는 말로 그간 간호협회가 간호교육 4년 일원화를 위해 대 국회 대 정부활동에 적극적으로 임해왔는지를 시사했다.[362)]

361) 고등교육법 일부개정법률안중 안상수 의원(의안번호: 1809894), 김춘진 의원(의안번호: 1810624), 김영진의원(의안번호: 1810841)법안만 반영되고 정영희 의안원안 시기적으로 늦어져 대안에 반영 안됨.

362) 간호신문,'간호교육4년 학제 일원화 실현, 고등교육법개정안 국회본회의 통과',2011.5.1

6. 남성간호사에 공중보건간호 업무로 병역대체 반영한 병역법개정안 발의 (19대 · 임기만료 폐기)

대한간호협회장 출신의 신경림의원이 2012.9.10. 제 19대 국회에서 병역의 의무가 있는 남성간호사에게 공중보건의료 업무종사로 병역의무를 대체할 수 있도록 하는 병역법 일부개정법률안(의안번호; 1901698)을 대표발의 했다

「병역법」 제2조 제11호에서는 의사 · 치과의사 · 한의사를 공중보건의사로 규정하면서, 이들로 하여금 보충역에 편입되게 하여 공중보건업무에 종사하게 함으로써 병역의무 이행과 함께 공중보건향상을 위한 재원으로 활용하고 있다. 그러나 그러나 남성간호사가 증가하고 있는 현실에서 신의원은「의료법」상 의료인에 해당하는 간호사의 경우에는 공중보건의료인으로서 병역의무이행을 할 수 있는 방법이 없어 이의 현실적인 대안으로 병역법개정안을 발의한 것이다.

간호사의 경우 과거 병역의무가 없는 여성이 절대 다수를 차지하고 있었기 때문에 입법 정책적으로 공중보건의료인으로서 병역의무 이행의 필요성이 거의 없었으나, 2012년 기준 간호대학 졸업생 중 남자간호대학생이 1,000명에 이르고, 2012년 기준 간호대학 남자 재학생수가 8,000명에 이르고 있음. 특히, 간호사 면허를 취득한 남자간호사수는 5,200명임에 이르고 있어 대책마련이 시급하다고 보았다.

뿐만 아니라 지방 공공의료기관의 대다수는 간호사 법정인력 기준을 준수하지 못하고 있어, 공공의료기관의 대국민 간호서비스가 국민의 신뢰를 얻지 못하고 있는 상황임. 이에 기존의 의사 · 치과의사 · 한의사 자격을 가진 사람만을 공중보건의사로 임용하여 공공의료기관에서 군복무를 대신하게 했던 것을 간호사 면허를 취득한 사람도 공중보건업무에 종사할 수 있도록 “공중보건의사”를 “공중보건의료인”으로 명칭을 변경하고, 병역법의 공중보건의료인의 정의규정에 간호사를 포함시켜 공공의료기관의 간호서비스의 질과 수준을 향상시키도록 하려는 것이다.

▣ 주요내용

가. 공중보건의사에 대한 정의규정을 공중보건의료인으로 명칭변경하고, 공중보건의료인에 의사 · 치과의사 · 한의사와 더불어 간호사를 포함시킴(안 제2조제11호, 제

34조제1항제3호, 제35조제1항제1호).

나. 현행법상 "공중보건의사"를 "공중보건의료인"으로 변경함(안 제5조제1항제3호, 제34조제1항부터 제4항까지, 제35조제1항제1호 및 같은 조 제2항부터 제4항까지, 제71조제1항제3호, 제73조제1항, 제74조의2제1항, 제83조제1항제5호 및 제89조의2제2호).

▣ 전문위원 검토보고[363)]

■ **공익근무요원 등의 명칭 변경 및 개념 정비**

(1) 공중보건의사 명칭 변경 및 간호사 포함

- 신경림의원 대표발의안 제2조 등에서는 "공중보건의사"를 "공중보건의료인"으로 그 명칭을 변경하고 "공중보건의료인"의 범위에 기존의 '의사 · 치과의사 · 한의사' 이외에 '간호사'를 포함하고자 하는 것임.
- 현행 의사 치과의사 한의사 자격을 가진 사람만을 공중보건의사로 임용하여 공공의료기관에서 군복무를 대신하게 하던 것을 개정안에서는 간호사 면허를 취득한 자도 공중보건업무에 종사할 수 있도록 하고 있음.
- 동 개정안은 간호사 자격이 있는 보충역 병역의무자를 보건의료취약지역에 배치하여 공공의료기관의 간호서비스의 질을 향상시키고자 하는 것으로 적극적인 의료인력 활용차원에서 의미가 있다 하겠음.
- 그러나 동 개정안에 따라 간호사 면허가 있는 보충역 의무자를 공중보건의료인으로 포함시키더라도

첫째, 보충역으로 간호사 자격을 보유한 사람을 모두 '공중보건의료인'으로 편입할 경우에도 대상인원이 연간 약 7명 정도에 불과하고,

2012년 기준 간호사 면허취득자(959명) × 4.9% × 14.6% = 약 7명
– 신검대상자 보충역 처분 비율(2011년도)　　:　　4.9%
– 간호사면허 취득 후(졸업 후) 입대자 비율(2011년도) :　14.6%

* 자료 : 국방부

둘째, '공중보건의료인'으로 편입된 간호사의 복무기간은 36개월이고 현행 공익근무요원의 복무 기간이 24개월인 점을 비교하여 볼 때 편입 유인이 크지 않으며,

363) 국회 의안정보시스템,국방위원회 전문위원 구병회, ,'병역법부개정법률안(신경림의원 대표발의)검토보고서2012. 11.

셋째, 유사분야[364](물리치료사, 임상병리사, 방사선사 등) 출신자들의 병역대체복무요구의 확산이 예상되는 문제점을 고려하여 볼 때 새로운 병역제도의 신설에는 신중한 검토가 필요하다고 보임.

■ 참고자료

1. 간호사 면허 취득자 현황

구 분		평 균	'12년	'11년	'10년	'09년	'08년
계		12,051	12,839	12,519	11,852	11,717	11,333
남자		700	959	837	642	617	449
	%	5.8	7.5	6.7	5.4	5.3	4.0
여자		11,351	11,880	11,682	11,210	11,100	10,884
	%	94.2	92.5	93.3	94.6	94.7	96.0

2. 기타 의료인 면허 취득자 현황(2011년)

구 분		의사	치과의사	한의사	약사	임상병리사	방사선사	물리치료사	위생사
계		3,094	737	823	1,389	1,496	1,405	3,310	4,970
남자		2,036	481	579	605	358	839	1,251	693
	%	65.8	65.3	70.4	43.6	23.9	59.7	37.80	13.9
여자		1,058	256	244	784	1,138	566	2,059	4,277
	%	34.2	34.7	29.6	56.4	76.1	40.3	62.2	86.1

※ 자료출처 : 한국보건의료인국가시험원

병역법일부개정법률안은 2016. 5. 29. 제 19대 국회 임기만료로 폐기되었다.

7. 간협, 방문간호사등 고용안정 기대 … 지역보건법개정법률안 발의(대안반영폐기)(20대)

대한간호협회가 지방자치단체 등에 보건소 방문간호사의 고용안정 장치를 촉구해 오던중 간호사 출신의 윤종필의원이 2017. 12. 15. 방문간호사의 정규직 전환의 법적근거가 되는 지역보건법 일부개정법률안(의안번호; 2010854)을 발의했다. 윤의원의 지역보건법 일부개정법률안은 국회 보건복지위원회 심의를 거쳐 위원회 대안(의안번호:2017744)에 반영되어 2018.12.27국회 본회의를 통과했다.

대한간호협회의 숙원사업이기도 했던 '방문간호사의 정규 공무원으로의 전환'의 법적

364) 간호사 면허 취득자 현황 및 기타 의료인 면허 취득자 현황 (붙임자료) 참고

근거가 될 윤종필의원이 대표 발의한 지역보건법개정안의 핵심은 간호사들의 주요 근무 직역인 보건소 통합건강증진사업의 고용안정을 위해 의무 규정을 신설(안 제12조제2항) 한 것으로 동 법안의 제안이유와 주요내용은 다음과 같다.

▣ 제안이유 및 주요내용

보건소에서는 지역 내 취약계층의 건강관리를 위하여 간호사, 물리치료사 등의 전문인력이 각 가정 및 사회복지시설 등을 방문하여 보건의료서비스를 제공하는 방문건강관리 사업을 실시하고 있음.

그런데 고령화의 영향으로 방문건강관리 수요가 늘어나고 있는 상황에서 부족한 전문 인력을 확충하고 방문건강관리사업을 지속적으로 전문성 있게 수행하기 위해서는 방문 건강관리사업을 수행하는 전문인력을 전담 공무원으로 둘 필요가 있다는 의견이 있음.

한편 지역보건의료기관은 국가의 건강증진정책을 지역 단위로 수행하고 있는바, 현행 법에 따라 시 · 도지사 또는 시장 · 군수 · 구청장이 4년마다 수립하는 지역보건의료계획은 국가의 건강증진 정책방향의 기초가 되는 국민건강증진종합계획과 연계하여 수립될 필요가 있음.

이에 지역보건의료기관의 전문 인력 중 일부를 방문보건의료를 전담하여 수행하는 공무원으로 둘 수 있도록 함으로써 방문건강관리사업을 내실화하는 한편, 지역보건의료계획의 수립 시 국민건강증진종합계획과 연계하여 수립하도록 법에 명시하려는 것임(안 제7조제5항, 제16조제1항 후단 및 제5항).

▣ 전문위원 검토보고[365)]

▶ 주요내용별 검토

1. 지역보건의료계획과 국민건강증진종합계획 연계(윤종필의원안 제7조제5항)

가. 개정안의 취지와 내용

개정안은 시 · 도지사 및 시장 · 군수 · 구청장이 지역주민의 건강 증진을 위하여 4년마

365) '지역보건법일부개정안' 전문위원 검토보고서, 국회 보건복지위원회 석영환 수석전문위원 2018.2.

다 수립하고 있는 지역보건의료계획이「국민건강증진법」제4조[366]에 따른 국민건강증진 종합계획과 연계하여 수립될 수 있도록 하려는 것임.

현 행	개 정 안
제7조(지역보건의료계획의 수립 등) ① ~ ④ (생 략)	제7조(지역보건의료계획의 수립 등) ① ~ ④ (현행과 같음)
⑤ 제3항 및 제4항에 따른 지역보건의료계획은 「사회보장기본법」 제16조에 따른 사회보장 기본계획 및 「사회보장급여의 이용 · 제공 및 수급권자 발굴에 관한 법률」에 따른 지역사회보장계획과 연계되도록 하여야 한다.	⑤ ---「사회보장기본법」 제16조에 따른 사회보장 기본계획, 「사회보장급여의 이용 · 제공 및 수급권자 발굴에 관한 법률」에 따른 지역사회보장계획 및 「국민건강증진법」 제4조에 따른 국민건강증진종합계획 ------------------------.
⑥ ~ ⑧ (생 략)	⑥ ~ ⑧ (현행과 같음)

나. 검토의견

- 시 · 도지사 및 시장 군수 구청장은「지역보건법」제7조의 규정에 따라 4년마다 지역보건의료계획을 수립하고(제1항), 매년 이에 따른 연차별 시행계획을 수립하여야 하며(제2항), 지역보건의료계획은 같은 조 제5항에 따라「사회보장기본법」제16조[367]에 따른 '사회보장 기본계획' 및 '사회보장급여의 이용 · 제공 및 수급권자 발굴에 관한 법률'[368]에 따른 '지역사회보장계획'과 연계하여 수립되어야 함.
- 개정안은 지역보건의료계획이 '사회보장 기본계획'이나 '지역사회보장계획'뿐만 아니라 보건복지부장관이 '국민건강증진법' 제4조에 따라 5년마다 수립하는 '국민건강증진종합계획'과도 연계되어 수립될 수 있도록 하려는 것으로서, 지역보건의료계획 수립이 지역주민의 건강 증진을 목적으로 하는 것임을 감안할 때, 보건복지부장관이 국민건강증진을 위하여 수립하는 '국민건강증진종합계획'과 각 지자체가 지역주민의 건강증진을 위하여 수립하는 '지역보건의료 계획'의 연계성을 강화하려는 개정안의 조치는 타당하다고 판단됨.

366)「국민건강증진법」제4조(국민건강증진종합계획의 수립) ①보건복지부장관은 제5조의 규정에 따른 국민건강증진정책심의위원회의 심의를 거쳐 국민건강증진종합계획(이하 "종합계획"이라 한다)을 5년마다 수립하여야 한다. 이 경우 미리 관계중앙행정기관의 장과 협의를 거쳐야 한다.

367)「사회보장기본법」제16조(사회보장 기본계획의 수립) ① 보건복지부장관은 관계 중앙행정기관의 장과 협의하여 사회보장 증진을 위하여 **사회보장에 관한 기본계획**(이하 "기본계획"이라 한다)을 **5년마다** 수립하여야 한다.

368)「사회보장급여의 이용 · 제공 및 수급권자 발굴에 관한 법률」제35조(지역사회보장에 관한 계획의 수립) ① 특별시장 · 광역시장 · 특별자치시장 · 도지사 · 특별자치도지사(이하 "시 · 도지사"라 한다) 및 시장 · 군수 · 구청장은 **지역사회보장에 관한 계획**(이하 "지역사회보장계획"이라 한다)을 **4년마다** 수립하고, 매년 지역사회보장계획에 따라 연차별 시행계획을 수립하여야 한다. 이 경우「사회보장기본법」제16조에 따른 사회보장에 관한 기본계획과 연계되도록 하여야 한다.

「지역보건법」

제7조(지역보건의료계획의 수립 등) ① 특별시장 · 광역시장 · 도지사(이하 "시 · 도지사"라 한다) 또는 특별자치시장 · 특별자치도지사 · 시장 · 군수 · 구청장(구청장은 자치구의 구청장을 말하며, 이하 "시장 · 군수 · 구청장"이라 한다)은 지역주민의 건강 증진을 위하여 다음 각 호의 사항이 포함된 지역보건의료계획을 4년마다 제3항 및 제4항에 따라 수립하여야 한다.

1. 보건의료 수요의 측정
2. 지역보건의료서비스에 관한 장기 · 단기 공급대책
3. 인력 · 조직 · 재정 등 보건의료자원의 조달 및 관리
4. 지역보건의료서비스의 제공을 위한 전달체계 구성 방안
5. 지역보건의료에 관련된 통계의 수집 및 정리

② 시 · 도지사 또는 시장 · 군수 · 구청장은 매년 제1항에 따른 지역보건의료계획에 따라 연차별 시행계획을 수립하여야 한다.

⑤ 제3항 및 제4항에 따른 지역보건의료계획은 「사회보장기본법」 제16조에 따른 사회보장 기본계획 및 「사회보장급여의 이용 · 제공 및 수급권자 발굴에 관한 법률」에 따른 지역사회보장계획과 연계되도록 하여야 한다.

「국민건강증진법」

제4조(국민건강증진종합계획의 수립) ①보건복지부장관은 제5조의 규정에 따른 국민건강증진정책심의위원회의 심의를 거쳐 **국민건강증진종합계획**(이하 "종합계획"이라 한다)을 5년마다 수립하여야 한다. 이 경우 미리 관계중앙행정기관의 장과 협의를 거쳐야 한다.

② 종합계획에 포함되어야 할 사항은 다음과 같다.

1. 국민건강증진의 기본목표 및 추진방향
2. 국민건강증진을 위한 주요 추진과제 및 추진방법
3. 국민건강증진에 관한 인력의 관리 및 소요재원의 조달방안
4. 제22조의 규정에 따른 국민건강증진기금의 운용방안

4의2. 아동 · 여성 · 노인 · 장애인 등 건강취약 집단이나 계층에 대한 건강증진 지원방안

5. 국민건강증진 관련 통계 및 정보의 관리 방안
6. 그 밖에 국민건강증진을 위하여 필요한 사항

다. 보건복지부 의견

지역보건의료기관은 국가의 건강증진정책을 지역 단위로 수행하는 역할을 담당하고 있으므로, 시 · 도지사 또는 시장 · 군수 · 구청장이 4년마다 수립하는 지역보건의료 계획은 국가 건강증진 정책방향의 기초가 되는 국민건강증진종합계획과 연계하여 수립될 필요가 있음.

2. 방문건강관리 전담공무원(제16조제1항 및 제5항 등)

가. 개정안의 취지와 내용

개정안은 현재 보건소에서 취약계층을 대상으로 실시하고 있는 '방문건강관리사업'의 안정적인 운영을 위하여, 각 보건소에 해당 사업을 전담하여 수행하는 '방문건강관리 전담공무원'을 배치하고, 이에 소요되는 비용을 국고에서 지원할 수 있도록 하려는 것임. 다만, 양 개정안은 방문건강관리 전담공무원의 자격요건(윤종필의원안: 보건복지부령)에 일부 차이가 있음.

현 행	윤종필의원안
〈신 설〉	〈신 설〉
제16조(전문인력의 적정 배치 등) ① 지역보건의료기관에는 기관의 장과 해당 기관의 기능을 수행하는 데 필요한 면허·자격 또는 전문지식을 가진 인력(이하 "전문인력"이라 한다)을 두어야 한다. 〈후단 신설〉	제16조(전문인력의 적정 배치 등) ① --. 이 경우 제11조제1항제5호사목의 업무를 담당하게 하기 위하여 보건복지부령으로 정하는 면허를 가진 사람을 전담공무원으로 둘 수 있다.
② ~ ④ (생 략)〈신 설〉	② ~ ④ (현행과 같음)
	⑤ 국가는 제1항 후단에 따른 전담공무원의 배치에 필요한 비용의 전부 또는 일부를 보조할 수 있다.
⑤ (생 략)	⑥ (현행 제5항과 같음)

나. 방문건강관리사업 현황

방문건강관리사업은 건강취약계층의 건강강화를 위하여 보건소에서 간호사, 물리치료사, 치과위생사 등 전문인력을 각 가정에 파견하여 건강상태를 확인하고, 건강관리서비스를 제공하는 사업으로, 「지역보건법」 제11조제1항제5호사목에 그 법적 근거를 두고 있음.

> **「지역보건법」**
> 제11조(보건소의 기능 및 업무) ① 보건소는 해당 지방자치단체의 관할 구역에서 다음 각 호의 기능 및 업무를 수행한다.
> 5. 지역주민의 건강증진 및 질병예방·관리를 위한 다음 각 목의 지역보건의료서비스의 제공
> 사. 가정 및 사회복지시설 등을 방문하여 행하는 보건의료사업

- 방문건강관리사업은 전국 모든 보건소(254개)에서 진행되고 있으며, 사업대상은 기초생활수급자, 차상위계층, 다문화가족, 북한이탈주민, 독거 노인과 같이 건강관리서

비스 접근이 어려운 취약계층임.

- 각 보건소에서는 방문건강관리 전담인력을 계약직(비공무원)으로 채용하여 사업을 진행하고 있으며, 2017년 6월말 기준 현재 방문건강관리 전담인력은 총 1,471명(무기계약직 831명, 기간제 640명)이고, 이 중 1,324명(90.0%)이 간호사에 해당함.
- 동 사업은 2013~2017년에는 지역사회 통합건강증진사업의 일환으로 추진되었으나 2018년부터 별도 사업으로 분리되었으며, 2018년도 예산(국고지원액 기준)은 300억 9,000만원(인건비 2,041명분 276억 4,100만원, 사업비 24억 4,900만원)으로 편성되었음.

〈 방문건강관리사업 개요 〉

구분	내 용
사업대상	• 건강관리서비스 이용이 어려운 사회 · 문화 · 경제적 **건강취약계층** – 경제적 기준: 기초생활수급자, 차상위, 건강보험 하위20% 등 – 사회적 기준: 북한이탈주민, 지역아동센터, 청소년쉼터 등 – 문화적 기준: 다문화가족 등 – 기타: 독거노인, 한부모가족, 조손가족, 장애인가족, 암 · 정신질환자 가족 등
사업방법	• 보건소 내 간호사, 물리치료사, 치과위생사 등 전문인력이 가정 등을 방문하여 개인, 2~4인 소그룹, 집단을 대상으로 건강문제 스크리팅, 건강관리서비스 제공, 보건소 내외 자원 연계 등 실시
서비스 내용	• 건강문제 스크리닝 – 건강행태 및 건강위험요인 파악 및 건강관리 모니터링 실시 • 건강관리서비스 제공 – 기본 건강관리 및 건강행태 개선 – 만성질환 관리 및 합병증 예방 – 생애주기별 건강문제 관리: 신생아 · 영유아, 임부, 산부, 노인 등 – 다문화가족 및 북한이탈주민 건강관리 – 장애인 재활관리: 재가 장애인 • 보건소 내외 자원 연계 보건 · 복지서비스 제공
조직	• 건강관리서비스를 제공하기 위해 팀 접근이 가능하도록 다양한 전문인력으로 구성 권장 – 의사, 한의사, 간호사, 물리치료사, 치과위생사, 영양사, 사회복지사 등으로 구성된 전문인력과 자원봉사자를 활용하여 운영
인력	• 방문건강관리 인력: 1,471명('17. 6. 기준) – 무기계약직 831명, 기간제 640명으로 전부 비공무원으로 구성 – 1,471명 중 1,324명(90.0%)가 간호사
예산	• 2013~2017년: 지역사회 통합건강증진사업에 포함하여 운영 • 2018년: 지역사회 통합건강증진사업에서 별도 사업으로 분리 – 일반회계 '사례관리 전달체계 개선 사업' 중 '방문건강관리 사업' – 국고보조 300억 9,000만원 (국고 · 지방비 50:50 매칭) * 방문건강관리인력 인건비 276억 4,100만원, 사업비 24억 4,900만원 (인건비) 2,041명 × 2,260천원 × 12월 × 50% = 27,641백만원 (사업비) 254개 보건소 × 19백만원 × 50% = 2,449백만원

출처: 2018 지역사회 통합건강증진사업(방문건강관리사업) 안내 및 복지부 자료

〈 방문건강관리사업 인력 자격 및 업무 〉

구 분	업 무
의사 한의사	• 서비스 대상자 및 가족, 집단 등의 방문진료 및 건강관리서비스 제공 • 대상자의 혈액 검사 등 필요시 처방, 채혈 등 관리 및 감독 • 임상적 소견과 의학적 자문 제공, 사례관리 집담회 참여 등
간호사	• 대상자별 주요 건강문제 선정 및 관련 업무 계획 • 지역사회 내 건강위험요인이 있는 대상 가구 및 집단 발굴 및 등록관리 • 건강문제 스크리닝, 건강관리서비스 제공, 보건소 내외 자원 연계 실시
물리치료사 작업치료사	• 간호사가 의뢰한 대상자 및 집단 등에 재활상담 및 건강관리서비스 제공 • 대상자 및 가족 등 주요 건강문제 선정 및 관련 업무 계획 • 재활 관련 서비스 제공: 통증감소, 영구적 신체장애 지연 및 예방 등
운동 관련 전문인력	• 간호사가 의뢰한 대상자 및 집단 등에 신체활동 상담 및 건강관리서비스 제공 • 대상자 및 가족 등 주요 건강문제 선정 및 관련 업무 계획 • 신체활동 관련 서비스 제공: 균형감각 촉진, 근력강화 등
치과위생사	• 간호사가 의뢰한 대상자 및 집단 등에 구강 상담 및 건강관리서비스 제공 • 대상자 및 가족, 집단 등의 주요 건강문제 선정 및 관련 업무 계획 • 구강 관련 서비스 제공: 구강보건교육, 잇솔질 교육, 틀니 관리 등
영양사	• 간호사가 의뢰한 대상자 및 집단 등에 영양 상담 및 건강관리서비스 제공 • 대상자 및 가족, 집단 등의 주요 건강문제 선정 및 관련 업무 계획 • 영양 관련 서비스 제공: 대상자의 영양평가 및 개인 특성별 영양상담 등
사회복지사	• 간호사가 의뢰한 대상자 및 집단 등 복지 상담 및 연계서비스 제공 • 대상자 및 가족, 집단 등 주요 건강문제 선정 및 관련 업무 계획 • 복지 관련 서비스 제공: 지역사회 내 자원 연계 및 신규 자원 발굴 등
북한이탈주민 상담사	• 북한이탈주민에 대한 건강관리서비스 제공 시 조정자 역할 • 북한이탈주민 관련 서비스 제공: 사회적응을 위한 정보제공 등
기타 보건소 인력	• 약사: 대상자 및 가족, 집단 등 건강관리를 위한 임상약리학적 자문 • 자원봉사자: 신체적 · 정서적지지, 가사일 보조, 차량봉사 등

〈 방문건강관리사업 인력 현황 〉

(단위: 명)

계약형태별			직종별						
계	무기계약	기간제	간호사	영양사	운동전문 인력	치과 위생사	물리 치료사	작업 치료사	기타*
1,471	831 (56.5%)	640 (43.5%)	1,324 (90.0%)	19	20	17	38	5	48

* 기타: 보건교육사, 기공사, 북한이탈주민 상담사 등

다. 검토의견

- 방문건강관리사업은 기초생활수급자, 독거 노인, 장애인 등 건강취약계층의 의료서비스 접근성 및 건강 형평성 등을 제고하는 데 기여하고 있다고 평가되고 있으나, 해당 사업을 수행하는 전담인력('17. 6. 기준 1,471명)이 모두 계약직(비공무원) 신분

이어서 사업의 안정적 운영에 한계가 있다는 지적이 계속되어 왔음.

- 이에 개정안은 각 보건소에 해당 사업을 전담하여 수행하는 '방문건강관리 전담공무원'을 배치하고, 이에 소요되는 비용을 국고에서 지원할 수 있도록 하려는 것으로, 방문건강관리 전담인력의 고용의 불안정성을 해소하고, 방문건강관리사업의 안정적 운영을 도모하려는 개정안의 취지는 타당하다고 보임.

- 법률에서 특정업무 담당을 위한 전담공무원을 배치하도록 하고 있는 사례가 많지는 않으나, '사회복지전담공무원'의 경우 '사회보장급여의 이용 제공 및 수급권자 발굴에 관한 법률'에서 사회복지사업 수행을 위해 각 시 · 도, 시 · 군 · 구, 읍 · 면 · 동 등에 사회복지사를 사회복지전담공무원으로 배치할 수 있도록 하고, 그 보수의 전부 또는 일부를 국가에서 지원할 수 있도록 하고 있으며, 그 외에도 '아동복지법'은 '아동복지전담공무원', '청소년 기본법'은 '청소년육성 전담공무원'을 각 지자체에 배치할 수 있도록 하는 규정을 두고 있음(단, 국고지원 규정은 없음).

〈 전담공무원배치관련입법례 〉

사회보장급여의 이용 · 제공 및 수급권자 발굴에 관한 법률」

제43조(사회복지전담공무원) ① 사회복지사업에 관한 업무를 담당하게 하기 위하여 시 · 도, 시 · 군 · 구, 읍 · 면 · 동 또는 사회보장사무 전담기구에 사회복지전담공무원을 둘 수 있다.

② 사회복지전담공무원은 「사회복지사업법」 제11조에 따른 사회복지사의 자격을 가진 사람으로 하며, 그 임용 등에 필요한 사항은 대통령령으로 정한다.

「③ 사회복지전담공무원은 사회보장급여에 관한 업무 중 취약계층에 대한 상담과 지도, 생활실태의 조사 등 보건복지부령으로 정하는 사회복지에 관한 전문적 업무를 담당한다.

④ 국가는 사회복지전담공무원의 보수 등에 드는 비용의 전부 또는 일부를 보조할 수 있다.

⑤ 시 · 도지사 및 시장 · 군수 · 구청장은 「지방공무원 교육훈련법」 제3조에 따라 사회복지전담공무원의 교육훈련에 필요한 시책을 수립 · 시행하여야 한다.

「아동복지법」

제13조(아동복지전담공무원) ① 아동복지에 관한 업무를 담당하기 위하여 특별시 · 광역시 · 도 · 특별자치도(이하 "시 · 도"라 한다) 및 시 · 군 · 구(자치구를 말한다. 이하 같다)에 각각 아동복지전담공무원(이하 "전담공무원"이라 한다)을 둘 수 있다.

② 전담공무원은 「사회복지사업법」 제11조에 따른 사회복지사의 자격을 가진 사람으로 하고 그 임용 등에 필요한 사항은 해당 시 · 도 및 시 · 군 · 구의 조례로 정한다.

③ 전담공무원은 아동에 대한 상담 및 보호조치, 가정환경에 대한 조사, 아동복지시설에 대한 지도·감독, 아동범죄 예방을 위한 현장확인 및 지도·감독 등 지역 단위에서 아동의 복지증진을 위한 업무를 수행한다.
④ 관계 행정기관, 아동복지시설 및 아동복지단체(아동의 권리를 보장하고 복지증진을 목적으로 설립된 기관 및 단체를 말한다. 이하 같다)를 설치·운영하는 자는 전담공무원이 협조를 요청하는 경우 정당한 사유가 없는 한 이에 따라야 한다.

「청소년 기본법」

제25조(청소년육성 전담공무원) ① 특별시·광역시·특별자치시·도·특별자치도(이하 "시·도"라 한다), 시·군·구(자치구를 말한다. 이하 같다) 및 읍·면·동 또는 제26조에 따른 청소년육성 전담기구에 청소년육성 전담공무원을 둘 수 있다.
② 제1항에 따른 청소년육성 전담공무원은 청소년지도사 또는 청소년상담사의 자격을 가진 사람으로 한다.
③ 청소년육성 전담공무원은 관할구역의 청소년과 청소년지도자 등에 대하여 그 실태를 파악하고 필요한 지도를 하여야 한다.
④ 관계 행정기관, 청소년단체 및 청소년시설의 설치·운영자는 청소년육성 전담공무원의 업무 수행에 협조하여야 한다.
⑤ 제1항에 따른 청소년육성 전담공무원의 임용 등에 필요한 사항은 조례로 정한다.

- 이와 같은 입법례 등을 감안하면 취약계층의 방문건강관리업무 담당을 위한 '방문건강관리 전담공무원'을 각 지자체에 배치할 수 있도록 규정하는 것도 가능하다고 보이나, 보건소의 조직과 정원은 지방자치단체 소관 사항으로 행정안전부장관이 정하는 기준에 따라 각 지방자치단체의 조례로 정하도록 하고 있으므로, 이와 관련하여 지자체 및 소관부처인 행정안전부와 충분한 협의가 진행될 필요가 있으며, 보건복지부는(각 보건소에 총 3,500명을 읍 면 동 당 1명씩 전담공무원을 배치하는 경우 연간 약 935억원[369])의 예산이 소요될 것으로 예상하고 있으므로, 재정부담 측면에 대한 고려도 필요할 것임.

「지역보건법」

제15조(지역보건의료기관의 조직) 지역보건의료기관의 조직은 대통령령으로 정하는 사항 외에는 「지방자치법」 제112조에 따른다.

「지역보건법 시행령」

제12조(지역보건의료기관의 조직 기준) ① 행정안전부장관은 법 제15조에 따라 지역보건의료기관의 조직 기준을 정하는 경우에 미리 보건복지부장관과 협의하여야 한다.

369) 3,500명 전체 충원 시 1년당 소요, 서울 50%/지방 70% 국비지원 가정

② 행정안전부장관은 제1항에 따른 지역보건의료기관의 조직 기준을 정하는 경우에 해당 시 · 군 · 구의 인구 규모, 지역 특성, 보건의료 수요 등을 고려하여야 하고, 다른 지방자치단체와의 균형을 유지하도록 합리적으로 정하여야 한다.
③ 지역보건의료기관의 기능과 업무량이 변경될 경우에는 그에 따라 지역보건의료기관의 조직과 정원도 조정하여야 한다.

「지방자치법」

제112조(행정기구와 공무원) ① 지방자치단체는 그 사무를 분장하기 위하여 필요한 행정기구와 지방공무원을 둔다.
② 제1항에 따른 행정기구의 설치와 지방공무원의 정원은 인건비 등 대통령령으로 정하는 기준에 따라 그 지방자치단체의 조례로 정한다.

- 자격요건의 범위를 어느 정도로 설정할 것인지는 현재 방문건강관리 전담인력의 구성현황, 수요 등을 고려하여 결정할 필요가 있겠으나, 현재 전체 인력의 약 90%[370] 를 차지하고 있는 간호사 등 필수 직종은 법률에 직접 명시하되, 다른 기타 직종의 경우 보건복지부령으로 추가적으로 정할 수 있도록 위임하는 방식으로 규정하는 방안도 검토할 필요가 있다고 보임.

윤종필 의원이 발의한 지역보건법 일부개정법률안은 2018.12.27. 위원회 대안(2017744)이 본회의를 통과하여 관련 조문이 다음과 같이 조문화되었다.

지역보건법 제16조의2(방문건강관리 전담공무원)①제11조제1항제5호사목의 방문건강관리사업을 담당하게 하기 위하여 지역보건의료기관에보건복지부령으로 정하는 전문인력을 방문건강관리 전담공무원으로 둘 수 있다.
② 국가는 제1항에 따른 방문건강관리 전담공무원의 배치에 필요한 비용의 전부 또는 일부를 보조할 수 있다.
[본조신설2019.1.15.]

8. 간호사출신 의원 '지역공공간호사법안 대표발의…2022.6. 현재 계류중 (21대 국회)

간호사출신의 최연숙 의원이 21대 국회(2020.11.27.)에서 지역 간, 의료기관 간 의료인력 수급 불균형 문제의 심화와 코로나19 같은 감염병 등의 재난적 위기 상황에서 감염관리 및 방역, 환자의 생명과 안전에 직결되는 중증 응급 등 필수의료 제공에 어려움을 겪

370) 앞의 표 방문건강관리사업 인력 현황 참조

고 있는 공공보건의료기관의 어려움을 해소하고 필수의료를 제공할 의료인력을 확보하기 위해 간호대학에 지역공공간호사 선발전형을 두는 내용을 골자로 한 '지역공공간호사 법안'(의안번호:2105820)을 발의했다.

이 법안은 대한간호협회의 찬성에도 불구하고 법안의 폐지를 요구하는 현장 간호사 등 2000여명의 서명부가 2021.6.29일 보건복지부에 전달되어 간호계도 중앙회와 현장 간호사간의 목소리가 일치하지 않은 것으로 나타났다.

법안폐지를 주장하는 측은 '행동하는 간호사회', 민주노총 공공운수노조 의료연대본부 등으로 서명서를 전달하는 날, 세종시 복지부 청사 앞에서 기자회견을 열고 "열악한 간호 현실을 외면하는 지역공공간호사 법안을 폐기하고 간호사 1인당 환자 수를 법제화 하는 등 간호사 처우를 개선하라"고 촉구했다. 노조 측은 기자회견이 끝나고 지역공공간호사 법안을 폐지할 것을 요구하는 현장 간호사와 간호대학생, 환자보호자 등 2276명의 서명이 담긴 명부를 복지부에 제출했다.

지역공공간호사법은 해당 지역의 고등학교를 졸업한 학생에게 '지역공공간호사 선발전형' 응시 자격을 주고, 합격한 학생에게는 5년간 의무 복무를 전제로 장학금을 지급하되 이들이 의무 복무를 하지 않을 시 간호사 면허를 취소하고 장학금도 반납토록 하는 것이 법안의 골자다. 복지부는 지난 2일 '제2차 공공보건의료계획'을 발표하면서 해당 제도를 포함시켰는데 현장에서는 해당 제도가 실효성이 없는 대책이라며 반발하는 목소리가 높았다. 노조 측은 이날 기자회견에서 "지역간호사제는 간호사들에게 족쇄를 채워 강제노동을 시키겠다는 법안일 뿐"이라며 "지역 간호 인력 부족 문제를 해결하기 위해서는 간호사 1인당 환자 수를 법제화하고 감염병동 중증도별 인력기준을 마련하는 등 간호사들의 처우 개선이 선행돼야 한다"고 주장했다.[371)]

한편 이 법안은 2022년 현재, 제391회 국회(정기회) 제2차 제1법안심사소위(2021.11.2.) 과정이후 더 이상 진행이 안되고 있는 상황이다.

371) 경향신문2021.06.29 '지역공공간호사법' 폐지 요구에 간호사 등 2000여명 서명'

▣ 지역공공간호사법안

▶ 제안이유

최근 공공보건의료기관은 지역 간, 의료기관 간 의료인력 수급 불균형 문제의 심화와 코로나19 같은 감염병 등의 재난적 위기 상황에서 감염관리 및 방역, 환자의 생명과 안전에 직결되는 중증 응급 등 필수의료 제공에 어려움을 겪고 있음. 지역 간, 의료기관 간 의료의 질 격차를 해소하고, 필수의료를 제공할 의료인력 확보가 필수적임.

이에 간호대학에 지역공공간호사 선발전형을 두고, 선발된 학생에게는 장학금을 지급하되, 의료인 면허 취득 후 일정 기간 동안 특정 지역의 공공보건의료기관에서 의무복무하게 함으로써 일부 지역의 의료인력 부족 문제를 해소하고, 지역 내 필수의료 제공을 통한 공공의료의 질을 높이려는 것임.

▣ 주요내용

가. 지역공공간호사란 특정 지역의 공공보건의료기관에서 일정 기간 동안 근무할 것을 조건으로 의료인 면허를 발급받아 근무하는 자를 말함(안 제2조).

나. 보건복지부장관은 대학의 학생 정원에 지역공공간호사 선발전형에 관한 사항이 포함될 수 있도록 관계 중앙행정기관의 장 및 대학의 장과 협의하도록 함(안 제4조).

다. 지역공공간호사 선발전형에는 원칙적으로 해당 지역의 고등학교를 졸업한 자가 응시할 수 있도록 함(안 제5조).

라. 지역공공간호사 선발전형으로 합격한 학생에게 장학금을 지급할 수 있도록 하되, 의무복무를 하지 아니한 경우 등에는 반납하도록 함(안 제6조).

마. 대학 졸업 후 대학이 소재한 시 · 도 내의 공공의료기관에서 5년간 의무복무하도록 하고, 이에 위반할 경우 의료인 면허를 취소하며, 의무복무기간 중 근무하지 않은 잔여기간 동안 면허를 재교부하지 못하도록 함(안 제7조 및 제12조).

▣ 지역공공간호사법안 검토보고[372]

▶ 총괄적 검토

■ 제정안의 내용과 취지

- 제정안은 지역 간 · 의료기관 간 의료인력 수급 불균형 문제를 해소하고 필수의료 제공 의료인력을 확보함으로써 양질의 공공의료서비스를 균형 있게 제공하기 위하여 '지역공공간호사' 제도를 도입하기 위하여 발의된 것임.

지역공공간호사 선발전형(10년간 한시적용)을 통하여 입학한 학생에게 장학금을 지원하고, 5년간 특정 지역의 공공보건의료기관에서 의무복무할 것을 조건으로 의료인 면허를 발급하게 함으로써, 공공 · 필수의료취약지에서 근무할 간호사 인력을 안정적으로 확보하고 지역간 의료서비스 격차를 해소하려는 취지임.

■ 제정안의 구성체계

제정안은 별도의 장 · 절 구분 없이 13개 조문으로 구성됨

■ 제정안에 대한 관계 부처 · 단체 의견

1) 보건복지부 의견

- 지역 간 의료 질 격차를 해소하고, 지역 내 필수의료가 원활하게 제공되도록 하기 위한 지역공공간호사법 제정 취지에 공감함.

  다만, 지역공공간호사가 의무복무하는 '지역공공보건의료기관 등'의 범위를 준정부기관 설립 의료기관 및 민간의료기관 중 복지부장관이 지정하는 공공성 · 진료역량을 갖춘 병원(지역책임병원) 등으로 확대 필요.
- 교육여건이 우수한 대학에 지역공공간호사 정원을 배정할 수 있도록 교육부의 정원 배정 시 복지부와 협의하도록 할 필요. 또한 지역공공보건의료기관 등의 장에게 근무실적 보고 의무가 있으므로 시정명령을 의료기관의 장까지 확대 필요.

372) 국회 의안정보시스템, 국회보건복지위원회 수석전문위원 홍형선 2021. 2.

2) 대한간호협회 의견

- 지역의 공공 필수 의료체계 강화의 필요성이 증대되고 있으나 지역 공공의료의 핵심 인력인 간호사의 지역별 불균형은 더욱 심화되고 있는 상황임. 이에 지역 공공 필수 의료를 담당할 간호사를 국가 책임 하에 한시적으로 양성하는 지역공공간호사법 제정에 찬성하는 바임.

3) 대한병원협회 의견

- 제정안과 같이 지역공공간호사를 배출할 경우 지역 내 필수의료체계를 구축하고 인력 확보에 취약한 공공의료기관의 의료자원수급에 긍정적 역할을 할 것으로 보임
- '지역공공보건의료기관 등'에 필수 · 공공의료를 제공하는 민간병원 추가 필요(국가 또는 지자체에서 공공 기능을 수행하는 기관으로 지정받은 병원급 의료기관)

  보건의료가 취약한 지역에서는 공공병원이 부재한 지역이 존재하고 공공병원이 없는 지역에서는 민간병원이 해당 지역의 환자들이 양질의 의료서비스를 받을 수 있도록 공공병원으로서의 역할 수행하고 있으며, 지역책임의료기관 등 국가 및 지자체 사업에 참여하여 필수 · 공공의료를 제공하고 있음. 공공의료기관을 설립 주체가 아닌 기능 중심으로 정립하고, 지역 의료체계 내 민간병원의 공공적 역할을 고려해야 함.

4) 대한의사협회 의견

- 열악한 근로환경 등 지역 및 공공의료기관의 간호인력 수급 불균형의 구조적 문제에 대한 근본적 개선 대책 없이 지역의 공공의료기관에 5년간 의무 복무하도록 하는 지역공공간호사제는 실효성 등에 문제가 있으므로, 보다 신중한 검토가 필요함.

  노동 강도에 비해 낮은 처우 등 열악한 근로환경과 간호관리료 차등제 및 의료전달체계의 붕괴 등의 구조적 문제에 기인한 간호인력의 낮은 현장 활동율 및 높은 이직율과 경력 단절 유휴 간호인력이 약 50%에 달하는 현실을 고려한다면, 간호인력의 총량 증가 보다 간호인력의 근로환경 개선과 보상체계의 적정화 및 유휴 간호인력의 활용 등 보다 능동적인 정책 마련이 필요함.

  의무복무 위반 시 면허취소 처분은 그 필요성에 비해 너무 가혹한 처벌이므로 반드

시 삭제되어야 함.

간호 인력에 대한 근로환경 개선 등을 위한 지역 및 공공의료기관에 대한 행정 · 재정적 지원과 지역 주민의 진료 가능한 진료권 설정 등 지역 및 공공의료기관의 운영 정상화를 위한 제도적 방안 마련이 필요함.

5) 대한간호조무사협회 의견

- 지역 간 의료의 질 격차를 해소하고 감염관리, 방역 및 필수의료를 원활하게 제공하기 위하여 지역공공간호사제도를 도입하려는 법안의 취지에 공감함.

「수도권정비계획법」 제7조에 의거 수도권은 과밀억제권역으로 설정되어 간호대 등의 대학신설이 금지되어 있는바, 수도권 간호대학의 입학정원을 증원하는 내용은 수도권정비계획법 취지에 부합하지 않으며 오히려 수도권 대형병원으로의 간호사인력 쏠림 가속화 요인으로 작용이 우려됨(안 제5조제4항 삭제 의견).

6) 경기도 의견

- 동 법률안에 의한 지역공공간호사는 감염병 등의 재난적 위기 상황에서 의료인력 수급 불균형문제 해소를 위해 지역공공보건의료기관 등에 확보, 배치 및 일정기간 이상 근무할 인력양성 지원을 목적으로 하는바, 대학 소재 지역의 고등학교 졸업자에 한정하거나 인접 시 · 도에 국한하는 것은 타당하지 않다고 보여짐. 학교 소재 지역과 졸업 후 실제 근무 희망지역이 상이할 수 있음.

한편, 안 제6조에 따른 장학금 지원 시 시 · 도의 반발 우려됨. 지방비 확보에 따른 광역단위 의회 불수용 예상

■ 검토의견

- 현재의 지역 간 의료자원의 불균형에 따른 의료 격차 문제, 상대적으로 수익성이 낮은 공공의료 분야의 의료인력 수급 문제 등을 고려할 때, 국가와 지자체가 지역 공공간호사의 양성을 지원함으로써 지역 공공의료체계를 강화하려는 제정안의 입법 취지는 타당한 것으로 판단됨.

제정안은 지역공공간호사의 의무복무를 통해 지역공공의료 분야의 간호인력 수급 문제를 해소하는 데 기여할 것으로 기대되고, 지역공공의료 기능에 대한 국가와 지자체의 책임과 역할을 강조하는 입법조치가 될 수 있을 것임.

〈지역 · 공공의료자원의 불균형〉

- 지역에 주민들이 신뢰할 수 있는 양질의 보건의료기관이 부족*하고, 인구 천명 당 활동의사는 시도 간 2배 이상 차이(서울 2.9명 ↔ 경북 1.3명, '17.)

* 300병상 이상 종합병원이 없는 시군구가 140개, 응급의료센터가 없는 곳 141개, 심뇌혈관질환 진료 인증병원이 없는 곳 177개

- 수도권과 대도시가 아닌 지역은 필수의료 자체충족이 어렵고 진료를 위한 지역이동으로 사회적 비용 초래

* 지역 내 의료이용률 : (전문진료질병군 입원진료) 서울 93% vs 경북 23%,
(응급진료) : 서울 88% vs 전남 49%

- 인구규모가 작은 취약지역은 의료수요 부족 등으로 응급 · 중증진료를 제공할 수 있는 양질의 의료기관이 운영되기 곤란
  – 취약지와 필수의료 분야에 건강보험 수가 및 예산지원을 시행하고 있지만 필수의료 제공을 유지 · 확충하는데 한계

* 응급취약지 99개, 분만취약지 33개, 소아청소년과 취약지 33개 시군구('19)

자료: 보건복지부, 「믿고 이용할 수 있는 지역의료 강화 대책」(2019.11.) 중 발췌

(참고: 지역 간 간호인력 불균형, 지방의료원 간호인력 부족 현황)

의료기관 활동 간호사의 인구대비 분포를 살펴보면, 시 · 도별 인구 1천명당 의료기관 활동 간호사 수는 지역별로 최대 2배 이상 차이가 나타나고(서울 · 부산 · 대구 · 광주는 5명 이상, 경기 · 충북 · 충남은 3명 이하)[373],전국 34개 지방의료원의 간호사는 정원(6,518명) 대비 14.8%(966명) 부족한 것으로 나타남.

제6절 주요 보건의료단체의 대국회 활동과 국회에서의 정책입안 현황

제5장 '주요 보건의료전문직 단체의 현황 및 대국회 활동개요'에서는 제헌국회 이후 주요 5개 보건의료단체가 직역의 이익을 위해 적극적으로 펼친 대 국회활동 중 해당직역 의원이 특정되지 않고 비 보건의료인 출신 의원과 정책공조를 통해 입법 혹은 청원을 하였

373) (2015년 기준) 100병상 당 간호사 수는 서울이 48.40명으로 가장 높고, 전북이 15.80명으로 (세종 제외) 가장 낮음.
- 경기(23.84명), 강원(26.32명), 충북(19.24명), 충남(16.54명), 전남(17.70명), 경북(17.67명), 경남(19.16명)
자료: 보건복지부(주관연구기관:한국보건사회연구원), 「간호인력 수급대책 마련 연구」, 2017.11.

거나 진정 건의 또는 그 밖에 적극적인 이익표출을 통해 정책을 입안을 하였거나 시도한 사례를 대상으로 분석하였다.

대상 사례는 5개 단체의 보도사료 기관지의 기사중 5개 단체가 각각 주요정책으로 적시하고 건의, 진정, 청원, 시위, 보도자료 배포, 성명서, 반박문 발표 등 공식적인 이익표출이 들어난 사례를 대상으로 하였다.

제헌국회 이후 18대 국회까지 직역단체 의원과의 공조를 제외한 사례는 모두 27사례였으며 5개 직역 별로 보면 의사관련 정책이 6건(달성: 5건), 치과의사 관련 6건(달성: 6건), 한의사 관련 6건(달성: 5건), 약사관련 4건(달성: 4건), 간호사 관련 5건(달성: 4건)의 정책으로 단체별 달성율도 5개 단체 모두 높았다.

직역출신 국회의원이 주도적으로 참여한 사례를 배제하였음에도 의사관련 정책에서는 2건의 정책사례에 비의사 의원 참여없이 7명의 의사출신 의원이 참여했으며 약사관련 정책에서는 4건의 정책사례 중 3건의 사례에서 5명의 약사의원의 상임위원회 지원발언 등이 있었으며 치과관련 정책에서는 8명의 국회의원이 참여하였으며 이중 1명은 치과의사 출신 의원이었다

또한 직역출신 의원배출이 적었던 한의사와 관련 정책 6건 중 3건에 5명의 비 보건의료인 출신 국회의원과 정책공조가 이루어졌으며 간호사 관련 정책에서는 5건 중 2건에 5명의 비 건의료인 출신 국회의원과의 정책연대를 보였다.

즉 직역출신 국회의원 배출이 활발한 직역단체는 해당 직역의원과의 정책공조가 활발하게 이루어지고 있으나 직역출신 국회의원 배출률이 낮은 직역은 비 보건의료인 출신 국회의원과의 정책공조가 활발한 것으로 나타났다.

〈표 42〉 직종별 주요 정책현안

의사관련(대한의사협회)		
대별	정책현안	비고(관련 국회의원)
제헌	① '사회부 보건국⇨보건부' 독립 반영한 정부조직법 개정 주도(보건부 독립촉진위원회: 윤일선 위원장 주도) 보건의료 단체 연합활동	달성/최규옥 의원의 청원소개, 이영준 · 조영규 · 홍순옥 의원 국회 본회의 발언(이상 의사출신)
6대	② 비의사 보건소장 임용 반대 및 유사의료업자 제도화 반대 운동 의협, 적극적 활동 전개	달성/의사출신 김성진 · 이영준 · 민병기 의원국회에서 지원

7대	③ 의료기관 신규 영업세 부과 방침에 전면반대투쟁 의협, 적극적 활동 전개	달성/의료업 영업세부과 백지화
13대	④ 의료보험수가 인상위한 국회 앞 시위 및 지정서 반납 의협, 적극적 활동 전개	상당부분 달성
17대	⑤ 정부 제출 의료법개정안(의안번호:176615) 입법 반대 투쟁(임기만료 폐기) 의협, 적극적 활동 전개	달성/언론보도, 국회상임위에서 의사협회 로비문제 쟁점화
18대	⑥ 리베이트 쌍벌제 관련 의료법 및 약사법 등 개정저지 활동(18대) 적극적 활동 전개	저지실패/ 법 통과로 소기의 목적 달성 실패
치과의사 관련(대한치과의사협회)		
16-18대	⑦ 지도치과의사제 폐지관련 대 국회활동, 치협, 적극적 활동전개	달성/
16대	⑧ 대한병원협회의 종합병원 필수과에서 치과제외 법제화 기도(企圖) 저지, 치협, 적극적 활동전개	달성/
18대	⑨ 두 차례에 걸친 치과 1차 기관 진료과목 표방 관련 대국회 활동(의료법개정), 치협, 적극적 활동전개	달성/양승조 김춘진 정미경 최영희의원 법안발의(대안반영 통과)
16대	⑩ 예비시험제도 실시 확정, 치협, 적극적 활동전개	달성/이해찬의원법안발의,
16~17대	⑪ 국립대치과병원설치법 제정을 위한 대국회 활동 치협 적극적 활동전개	달성/구논회의원(17대)이 재정의원(16대)법안발의
18대	⑫ 네트워크 치과 및 사무장 치과 해결을 위한 의료법개정 위한 대국회 활동, 치협, 적극적인 활동전개	달성/의료법개정안발의: 양승조의원,
한의사 관련(대한한의사협회)		
2대	⑬ 국민의료법 제정과 한의사 배제	달성/김익기, 조헌영의원 개정안발의 및 본회의 발언
최고회의	⑭ 존폐위기의 한의사 제도 부활을 위한 활동, 한의협, 적극적인 활동 전개	달성/의료법 개정
7대	⑮ 한지의료인과 동원한의사 제도, 그리고 한지의사시험 응시자격 부여, 한의협, 적극적인 활동전개	달성
9대	⑯ 한방의료보험 실시 위해 정치권과 접촉	달성
14,16대	⑰ 한의군의관 제도 시행을 위한 대외활동 국회 청원, 한의협, 적극적인 활동전개	달성/ 정대철, 강삼재의원법안발의
19대	⑱ 단독 한의약법안 제안, 한의협, 적극적인 활동전개	임기만료폐기/김정록의원 법안발의
약사 관련(대한약사회)		
2대	⑲ 약사법제정	달성
3대	⑳ 약종상의 의약품 소분판매 반영한 개정약사법 통과 저지투쟁, 약사회, 적극적인 활동전개	달성/민관식 막후 지원
17대	㉑ '약학대학 학제, 6년 연장'을 위한 활동 약사회, 적극적인 활동전개	달성/김병태 김명섭 오양순의원 상임위발언

18대	㉒ 일반의약품 약국 외 판매허용 저지 약사회, 적극적인 활동전개	상당부분 달성/원희목의원등 약사 의원 상임위발언
간호사 관련(대한간호협회)		
제헌~13	㉓ 간호부서 격하 저지운동과 간호전담 부서 격상활동	부분 달성
국보위	㉔ 간호사, 보건진료원으로 1차의료에 참여위한 활동	달성
(12대	㉕ 의료법에 '간호원'을 '간호사'로 바꾸기 위한 활동)	달성
15대 ~ 17대	㉖ 간호단독법 추진 활동/간협, 적극적인 활동전개 2021년 11월 22일 〈간호법 제정 국회심의 반대 공동 기자회견문 〉간호법 제정 국회심의 반대 공동기자회견 참가 10개 단체(대한의사협회 / 대한병원협회 / 대한치과의사협회 / 대한간호조무사협회 / 대한응급구조사협회 / 한국요양보호사중앙회 / 한국노인장기요양기관협회 / 한국노인복지중앙회 / 한국재가노인복지협회 / 한국재가장기요양기관정보협회) -------------------------- 간호사만 찬성하는 '간호법 제정안' 폐기하라 news1/2021-11-22의협 릴레이 1인 시위 3일째 "직역 갈등 혼란 증폭시키고 국민건강 도외시"	폐기/김성미, 박찬숙의원법안 발의
18대	㉗ 간호검정고시 자격시험 폐지운동과 간호교육 일원화(고등교육법일부개정법률안 의원입법)간협, 적극적인 활동전개	달성/안상수, 김춘진, 김영진의원 법안발의

제6장 주요 보건의료전문직 출신 국회의원과 직역단체의 정책공조

보건의료직 출신 국회의원과 직역단체 간 입법 등 정책입안 시 공조 사례는 5개 보건의료단체 중 가장먼저 그리고 가장 많은 국회의원을 배출한 의사그룹에서 가장 활발했다. 또한 해당 직역출신 국회의원과 가장 정책공조 비율이 낮은 그룹은 한의사 그룹(직역출신 국회의원을 가장 적게 배출)이었다.

그러나 이처럼 해당 직역 국회의원 배출률이 의사직종 보다 낮다고 해서 대국회 활동이 활발하지 않은 것은 아니었다.

직역출신 국회의원 배출이 활발하지 않았던 한의사협회와 시기적으로 늦게 국회의원을 배출하고 수적으로도 임기별로 1,2명 정도를 배출한 간호협회는 간호사 출신 의원들과의 활발한 정책공조 외에도 비의료인 출신 국회의원과의 활발한 정책공조 활동이 있었다.

제1절 의사출신 국회의원과 대한의사협회의 의료관련 입법 및 정책입안

제헌국회부터 국회의원을 배출한 의사협회는 6.25 전쟁중이였던 2대 국회에서 의사출신의 한국원 의원이 의원입법으로 의료법을 발의, 통과됨으로써 보건의료 정책의 법적 근간을 마련하는데 한 획을 그었다.

이후 군사정권 시절인 1962년 3월에 의사동원령을 반영한 국민의료법 개정안이 국가재건최고회의에서 통과됨에 따라 많은 의사들이 벽 · 오지에 강제동원되었는데 대한의사협회는 1964년 4월, 지정업무종사 명령(의사동원령)철폐 등을 반영한 의료법의 조속한 개정을 촉구하고 이를 반영한 의료법 초안을 마련하여 국회 보건사회위원회의 의사출신 김성진 의원으로 하여금 의료법개정안을 발의토록 지원하였다.

이렇게 마련된 개정의료법안은 보건사회위원회 대안에 반영되어 같은 해 12월 18일 국회를 통과함으로써 의협의 목적을 달성할 수 있었다. 의사단체가 희망하는 내용을 담은 개정의료법을 대표발의토록 요청하는 등 의료법개정을 위한 동력을 제공한 사례이다.

〈표 43〉 대한의사협회 국회활동

대별	정책현안	비고
2대	① 면허세법중개정안 발의 및 통과(수정통과): 매 1년에 한번씩 납부하던 의사, 약사, 산파의 면허세를 개설 시 1회로 완화	한국원(의사) 의원 법안발의 및 국회에서의 영향력 행사
	② 의료법 제정과 '한지의사 ⇨ 정규의사' 법제화 저지활동	한국원(의사) 의원 법안발의
국가재건최고회의	③ 병 · 의원 면허세 부과저지 활동(1963년): 개설허가증을 개설보고 필증으로 대체토록 함으로써 면허세 부과대상에서 제외함.	의협, 소기의 목적 달성
7대	④ 의료인 신분보장을 위한 의료법(의안번호: 070231)발의(임기만료폐기): 의료업자의 의료행위의 결과가 의료윤리위원회에 의한 위법과실로 판정되기 전까지는 진료에 종사하는 것을 억제 받지 않도록 함	박기출, 오원선, 박병선(이상 의사출신)의원 법안발의
11대 ~ 14대	⑤ 의료보험 심사기구 독립 –의협의 촉구에 의해 의료분쟁조정법 제정 논의 시작 –의료계가 원치않은 평가기능 포함된 심사평가원 설립	손춘호의원(상임위원회발언 의사) 박병선의원(의협청원 소개 및 개정법안 발의 · 의사), 송두호(의협과 병협 청원소개 · 의사)의원, 양문희(개정법안 발의 · 의사) 의원
12대	⑥ 의료법 개정에 관한 청원(의사의 비위 조사 시 징계절차 거치도록), 의사출신 의원들이 소개(12대)[374] –의협,'의사의 비위조사시 징계절차 거치도록' 청원, (전문직의사에 대한 면허 자격정지 또는 취소조치 등 행정처분을 함에 있어서 그에 앞서 소정의 징계위원회의 심의를 거치도록 법제화해 줄 것)	박성태, 김집 의원 (이상 의사출신)청원소개 결과: 청원목적의 일부 달성
13대	⑦ 국민의료보험법 법제화관련 대국회활동[375] 1) 의료보험관리운영체계를 하나의 보험자로 통합일원화 2) 보험자단체와 의약단체간의 상호계약제실시 3) 의료보험수가심의위원회 및 요양보험급여비용심사원 신설 4) 의료분쟁보상기금제도를 도입하여 소신진료 유도 5) 요양비용체불에 대한 가산금제도를 신설하는 등 의료 보험법을 개정해 주기 바라는 청원임	청원소개: 박병선(의사), 신철균(비보건의료인)
13대 ~ 18대	⑧ 의료분쟁조정법 제정을 위한 활동 –의료사고 피해구제 및 의료분쟁 조정 등에 관한 법률제정 –정의화의원: 조정전치주의등 의료계와 동일한 정책방향 법안에 수용 (15대 · 임기만료폐기) –안명옥의원: 무과실보상과 일부 예외적인 경우를 제외하고 보건의료분쟁에 관한 소는 조정절차를 종료한 후에 제기하는 조정전치주의 등 의료계입장 수용(임기만료폐기)	정의화 · 안명옥 의원(이상 의사출신)입법[376] ※ 298회 국회 제12차 본회의에서 위원회 대안이 통과

374) 제 137회 국회 제 7차 보건복지위원회 회의록 35~36쪽.

375) 의협은 의료보험법개정(안)을 11월 18일 국회에 청원했다. 청원내용은 관리운영체계는 통합방식을 채택하고 단일보험자로 하는 한편, 요양기관 지정을 단일보험자인 공단과 의약단체 간에 계약으로 정하도록 했고, 보험수가는 신설하는 보험수가조정위원회에서 결정하도록 했다. 또한 진료비심사는 보험급여비용심사원을 설치, 담당할 것과 의료분쟁보상기금을 설치해 줄 것 등이었다.

376) 비의사 의원 중 의료사고 피해구제 및 의료분쟁조정등에 관한 법률의 입법활동을 한 의원은 김병태(약사) 의원과 비보건의료인 출신 의원으로 이원형, 이기우, 최영희, 심재철 의원 등이 있다.

14대	⑨ '구 의료보험법 41조 7항 개정청원'(청원번호: 140208) –의사협회 청원(개정의료보험법에 청원내용 반영)	주양자 · 김찬우 · 양문희(이상 의사)박주천 · 이해찬의원 등 5명 소개의원으로 참여 의협입장 반영.
17대	⑩ '약대 6년제' 청원소개 및 교육법 개정안'발의 –의협의 '교육인적자원부의 불공정한 약대 학제개편 추진시정 청원 (청원번호: 170183):임기만료폐기 안명옥 의원 발의, '고등교육법 일부개정법률안' (의안번호: 172330) · 임기만료 폐기	안명옥(의사) 의원 청원소개 및 개정법안 발의
	⑪ 건강보험 진료비 허위 · 부당청구, 동일 사안의 조사 결과에 대해 형사벌과 행정벌이 이중 · 삼중으로 부과되어온 건강보험법개정 관련, 헌법소원 등 검토[373)] –국민건강보험법 제85조 제1항 제1호에서 '사위 기타 부당한 방법으로' 를 '사위 · 허위의 방법으로'로 개정함으로써 그 적용범위를 한정하는 건강보험법개정안(의안번호: 173399)의원입법으로 발의	안명옥 의원(의사) 개정안 발의(임기만료폐기)
19대	⑫ 의료계, 정부의 의료영리화 정책 우려와 김용익의원(의사출신)의 5개 관련법 발의(임기만료폐기)	서비스산업발전기본법안(의안번호: 1918564)', '보건의료기본법일부개정법률안(의안번호 1918567)', '의료법일부개정법률안(의안번호:1918566)', '국민건강보험법일부개정법률안(의안번호:1918565)', '경제자유구역의 지정 및 운영에 관한 특별법일부개정법률안(의안번호:1902343)'
	⑬ 의료계, 정부의 의료영리화 정책 우려와 김용익의원의 5개 관련법안 발의(임기만료폐기)	서비스산업발전기본법안, 보건의료기본법일부개정법률안, 의료법일부개정법률안, 국민건강보험법일부개정법률안, 경제자유구역의지정및운영에관한특별법일부개정법률안
	⑭ 의협, 의원 경영난 打開기대 … '의원급 의료기관지원등 에 관한 특별법안' 발의 (임기만료폐기)	제안: 김용익의원
	⑮ 의료인 자격정지처분 시효규정 마련, 의사의원 의료법개정안 발의 (대안반영폐기)	발의: 박인숙의원
	⑯ 요양기관, 건보공단등의 무리한 현지조사 개선요구 … 의사의원 건보법개정안 발의(대안반영폐기)	제안: 문정림의원

1. 의료법 제정과 '한지의사 ⇨ 정규의사' 법제화 저지활동(2대)

대한의사협회 등 보건의료단체들의 청원에 의해 보건부가 독립되고 초대보건부장관에

377) 의협신문. "의협, 의료기관 중복처벌 법개정 추진 허위 · 부당청구에 처벌중복 심각…헌법소원 검토, 과징금도 부당금액의 5배로 형평성 안맞아". 2006. 7. 6.

의사출신의 구영숙이 취임하자 대한의학협회 윤일선 회장은 1949년 "조선의료령을 폐기하고 새로운 의료령을 제정할 것, 지방행정 기구에 보건국을 설치할 것, 개업허가를 철폐할 것, 의사 사업세를 면제할 것" 등을 건의하였다(윤일선, 1949: 125-128).

이후 당시 보건부 의정국장 송형래[378]는 일본의 새 의료법을 참고하여 '국민의료법안'을 기안하였다.[379]

이렇게 마련된 정부제출 의료법안은 한의사 제도와 관련 일부 국회의원들의 반대로 몇 차례 수정을 거쳐 의료법안이 국회문교사회위원회에 상정되었다. 그러나 6.25전쟁의 발발로 국회는 피난국회로 전환되어 대구, 부산, 서울로 옮겨다녔는데 이때 대다수의 의사와 치과의사들은 피난을 가거나 군의관으로 동원되었으며 의사단체도 제 기능을 수행하기 어려웠다. 1951년 7월 피난국회에서 의사출신의 한국원 의원이 정부안을 다듬어 의원입법으로 '국민의료법'을 국회에 제출했다. 국민의료법은 당시 국회에 진출한 의사출신의 이용설, 조경규, 권병로 의원 등의 적극적인 지원과 한의사제도 부활을 지지하는 국회의원들, 의사동원을 통해 공공의료를 해결하려는 보사부 담당자 등이 여러 차례의 심의를 거쳐 본회의를 통과함으로써 국민의료제도의 근간이 마련되었다.(공포 1951. 9. 25.)

국민의료법에서는 의사규칙(1900년)부터 지속되어 온 의료기관 허가제가 신고제로 완화되었고[380], 의료업의 공익성을 인정하여 일제강점기에 이어 영업세는 면세되었다.

조선의료령보다는 완화되었지만 의료인에 대한 국가의 직접적인 통제도 지속되었다. "주무부장관은 의료업자에게 2년간 지정장소, 지정업무에 종사할 명령을 내릴 수 있다"는 조항은 의사출신의 이용설 의원의 반대에도 불구하고 법제화되었고 "주무부장관은 의료업자에 대하여 의료보건 시책 상 필요한 지도 및 명령을 할 수 있다"는 조항도 조문화되었다.

한편 국민의료법은 부칙에 한지의료업자에 대한 "자격시험은 폐지"(제1조)하되, 조선의료령에 규정된 기득권은 승계"(제2조)하도록 하였다.

이에 1955년 류의준 외 103명이 이재학 의원 소개로 한지의사들을 의사로 승격 해줄

378) 광복 직후인 1946년, 미군정청은 위생국을 설치한 후 록펠러재단의 후원을 받아 10인의 의사를 선발하여 미국의 존스 홉킨스(최제창, 백행인, 윤유선), 미시간(최창순, 김동철, 주인호, 한범석), 하버드(황용운, 송형래, 최명룡) 대학교에 보내 공중위생 및 보건행정을 연수시켰는데 이때 하버드대학에 유학한 안과의사출신이 귀국 후 사회부 의정국장으로 근무했다(동아일보, 1965. 4. 27)그는 후일 아프리카 우간다 정부파견의사 1진으로 의료활동을 하기도 하였다(의사신문, 2012. 3. 15).

379) 국회사무처, 「제11회 국회임시회의속기록」 26. 1951. 7. 14.

380) 국회사무처, 「제11회 국회임시회의속기록」 제33호. 1951. 7. 25.

것을 요구하는 청원이 제출되었다.

이 청원을 심사한 결과 7백 40여 명의 한지의사를 간단한 강습만으로 의사면허를 부여하도록 하는 청원내용에 반영하여 국민의료법 개정법률안[381]을 김익기 국회사회보건 위원장의 발의로, 국회 본회의에 상정되었다. 이에 의사출신의 육완국의원이 이 개정안에 대한 수정안으로 부칙 6조 2항을 수정, 한지의사가 소정의 교육을 마치고도 국가가 시행하는 의사자격시험을 거치도록 하는 안을 제안했다. 즉 '종전에 시행하든 법령에 의하여 한지의사, 한지치과의사 및 한지의생의 면허를 취득한 자로서 주무부장관이 그 정하는 바에 의하여 시행하는 의사 · 치과의사 · 한의사자격 특별인정시험에 합격한 자에 대하여는 13조의 규정에 불구하고 의사, 치과의사 및 한의사의 면허를 교부한다는 내용의 개정안을 제안 했다.

국회 본회의에서는 보건사회위원회의 원안대로 강습만 받고 무시험으로 정규의사 면허를 교부하는 안이 재석 125인 중, 가에 73표, 부 1표로 국민의료법 중 개정법률안을 보건사회위원회 원안대로 가결하고, 국회본회의에 회부, 여기서도 통과(1956. 1. 4.)시켜 정부에 보냈다.[382]

그러나 이번에는 대한의학협회의 결사반대[383]와 의사출신의 최재유 보건사회부장관 등 행정부 각료들의 반대로 국무회의에서 부결되어 1956. 1. 13 정부가 국회에 재의를 요청함에 따라 결국 국회본회의 재투표에서 부결되어 저지되었다(이주연, 2010).

2. 병 · 의원 면허세 부과저지 활동(2대 국회 · 국가재건최고회의)

1) 병의원 면허세 부과저지 활동(2대)

정부가 1950년 3월 10일, 6.25전쟁 이전 면허세법(법률 제109호)을 제정할 당시에는 의사와 약사, 조산사에 대해 면허세 부과를 제외시켰으나 1950년 11월, 1차 면허세법 개

381) 국민의료법의 개정의 필요성을 인정하여 사회보건위원장을 발의자로 하여 제안한 개정안으로 국민의료법 제13조에 의한 엄격한 시험제를 기 개업한지의사에게 부과함은 그들의 환경 연령 등을 감안할 때 가혹한 점이 없지 아니 하므로 한지의사의 학술과 기능 향상을 도모하고 국민의료의 일익을 담당하고 있다는 자부심과 그 의욕을 고취하기 위하여 이들에게 주무부장관으로 하여금 종전의 한지의사로서 그 정하는 바에 의하여 강습 또는 기술연마를 필한 자에 대하여 정규의사면허를 교부할 수 있게 함(부칙 제6호), 신설 국회사무처, 「제21회 국회본회의」 제58차, 1955년 12월 30일.

382) 국민의료법중개정법률안(030139 · 사회보건위원장)

383) 대한의학협회결의문 (동아일보 1면 광고 1956.1.20):의료법 부칙 6조 기득권을 인정받은 한지의사는 오직 의료행위 지역이 제한되었을 뿐 실질적으로 의사와 동일한 권한이 보유되었으며 동법 13조에 의해 노력으로서 임의로 의사자격을 획득할 길이 열렸다. 1.4 국회에서 통과되고 1.10 국무회의에서 비토 된 국민의료법안은 원법 제13조에 규정된 신성한 의사자격을 모독하고 헌법상 평등원칙이 위배되는 독선적 법안임을 지적한다.

정(법률 제 168호)시 법 제 2조에 의거한 1종 면허 소지자인 의사는 2만원의 면허세를, 3종 면허 소지자인 약제사와 산파는 1만원의 면허세가 부과되도록 법을 개정하였다.

이에 따라 의료인들은 1만원에서 3만원까지 면허세를 내고 있던 차에 그로부터 2년이 지나서[384] 정부가 면허세 3차 개정안(1952. 12. 15 법률 제265호)을 마련하면서 의사가 포함된 1종 면허자에게는 20만원을, 약제사와 산파가 포함된 3종 면허자에게는 10만원의 면허세를 부과하는 안을 포함 시켰다.

입법 당시부터 의사, 약사와 산파에게 면허세부과를 반대해온 의사출신 국회의원들[385]은 면허세 대폭인상에 강력 반발하였으며 이중 의사출신의 한국원 의원이 "의 · 약사와 산파 등 보건의료인은 생애 1회만 면허세를 납부"하는 '면허세법중개정법률안(의안번호: 020291)'을 발의하였다.

정부안과 한국원 의원 안을 놓고 국회 재정경제위원회는 심의 끝에 1952년 11월 13일 위원회 대안을 마련하면서 '활동하지 않고 있는 의 · 약사와 산파는 면허세 부과를 면제하되, 개원하고 있는 의 · 약사 산파에게는 그대로 법을 적용, 면허세를 부과하는 것'을 골자로 하여 재정경제위원회 안을 마련하여 국회본회의를 통과시켰다.

그러자 이틀 후인 1952년 11월 15일 발의의원인 한국원 의원은 물론 제 2대 국회에서 활동 하고 있던 의사출신 의원들과 일부 이들과 의견을 같이하는 의원들이 재경위원회안의 시정을 강력히 요구하고 나섰다.[386]

한국원 의원이 2대 국회에서 면허세법중개정법률안(020291)도 발의하였는데, 유효기간이 확정되지 아니한 면허는 1년마다 면허를 갱신하도록 하고 있던 것을 개정안에서 의사 · 약제사 · 조산부에게 면허를 부여할 때에 1회에 한해 1년분의 해당세액을 징수할 수 있는 규정을 삽입, 사실상 의 · 약사 조산사에게 1회만 면허세를 부과하고 그 이후 면제받을 수 있는 법적 근거를 마련했다.

384) 6.25전쟁은 1950년 6월 25일~1953년 7월 27일까지 이어졌으며 이 법안이정부에 의해 제안될 때는 한창 전쟁중에 부산 피난국회 때로 정부는 세수부족으로 어려움을 겪고 있어 접대부에게도 1만원의 면허세를 마차꾼(마차영업자)에게도 4천원의 영업세를 부과했다.

385) 제2대 국회 제14회 제22차 본회의(1952.11.15) 국회속기록 11-18쪽.
이날 속기록에 의하면 2대 국회의 이용설, 조경규 의원과 정부쪽에서 의사출신 정준모 보건부차관이 보건의료인에 대한 면허세 완화를 골자로 한 한국원 의원안을 지지했고, 정부안에 찬성한 그룹은 국회 재정경제위원회 양병일위원장대리, 김익로의원, 송방용의원과 정부 측에서는 재무부 박희현 차관이었는데 반대하는 의원과 재무부 측에서는 전쟁 중 세수부족인 상태에서 수입이 있는 의료업자를 제외하는 것은 문제가 있다는 지적이 있었다.

386) 제2대 국회 제14회 제22차 본회의(1952.11.15) 국회속기록 13쪽.

보건의료인에 대한 면허세법 완화문제는 6.25전쟁으로 막대한 세수가 필요했던 정부가 면허세 를 인상하려는 과정에서 의사출신 한국원 의원이 의사 · 약제사 · 산파의 면허세 부과에 제동을 걸고 나서 연 1회 부과하던 면허세를 평생 1회만 부과하는 것으로 대폭 완화한 사안이다.

한국원 의원이 발의한 "의 · 약사와 산파 등 보건의료인은 생애 1회만 면허세를 납부하는 '면허세법중개정법률안(의안번호: 020291)'을 국회 본회의에 재상정토록 하여 결국 1952년 11월 22일 국회 본회의에서 원안 가결됨387)으로써 완벽하게 의 · 약사와 산파단체는 물론 의사출신 국회의원들도 뜻을 이루게 되었고 따라서 정부(재무부) 정책포획이 이루어졌다.[388)]

당시 변변한 회의록이 없었음에도[389)] 남아있는 속기록 중 많은 의원들이 이에 비판적이었으며 언론도 곱지 않은 시선으로 보았다.[390)]

〈표 44〉 면허세법 주요내용

의안번호	법안명	제안자	의결일	의결결과	주요내용
010083	면허세법안	정부	1950.2.9	수정가결	의사와 약사, 조산사 면허세 부과대상 에서 제외
020022	면허세법중개정법률안	정부	1950.11.22	수정가결	'제2조 면허의 종류'에서 의사는 1종으로 면허세는 2만원으로, 약제사 및 산파는 3종으로 면허세는 3만원으로 부과하는 것으로 개정
020289	면허세법중 개정법률안(대안)	위원장	1952.11.22	원안가결	의사는 20만원 약제사와 산파는 10만원으로 면허세를 상향조정

387) 이때 2대 국회에는 의사출신 국회에 진출, 이용설, 조경규 의원과 정부쪽에서 의사출신 정준모 보건부차관이 보건의료인에 대한 면허세 완화를 골자로 한 한국원 의원안을 지지했고, 의약사와 산파에게 면허세를 부과하는 정부안에 찬성한 그룹은 국회 재정경제위원회 양병일 위원장대리, 김익로 의원, 송방용 의원과 정부 측에서는 재무부 박희현 차관이었는데 반대하는 의원과 재무부 측에서는 6.25전쟁 중 세수 부족인 상태에서 수입이 있는 의료업자를 제외하는것은 문제가 있다는 지적이 있었다.

388) 국회 홈페이지 한국원 의원 발의 '면허세법중개정법률안' 의안정보.

389) 경향신문. "성년국회변천사 …… 실무자들의 증언을 통해 돌이켜본다". 1978. 5. 31.

390) 면허세법개정안이 통과된 후 동아일보는 1952. 11. 23. 1면에 다음과 같이 보도했다.
"폐회시간이 닥쳐오자 선량 등은 가방을 들고 일어서서 막 나가려고 할 때 의사 한국원군이 〈의사면허세를 면제한다〉는 면허세법개정안을 들고 나와 조금만 참아 달라고 애원, 이래서 반대가 많았던 동안(同案)은 바쁜 틈을 타 '이의 없소'하고 1분간에 통과되고 보니 의사관계라고 하면 하월하일 통과 법률 제 몇 조 몇 호까지 암기하고 있는 한군, 법안상정 기회 포착에 용한 재주가 있군".

020291	면허세법중 개정법률안(한국원 의원)	의원	1952.11.22	대안반영폐기	의사와 약제사, 산파등은 '1년에 1회만 면허세를 부과 ※본회의 심의결과 재정 경제위원회대안을 폐기하고 한국원의원 안이 통과됨

※ '대한의사협회 100년사'에 수록된 내용을 참고로 국회 홈페이지(www.assembly.go.kr)의안정보시스템 (likms.assembly.go.kr)에 수록된 발의 법안과 법제처 국가법령정보센터(www.law.go.kr)의 해당법령 연혁을 중심으로 정리하였음.

2) 병 · 의원 면허세 부과저지 활동(국가재건최고회의)

지방세법개정에 따라 1962년 1월부터 병의원이 면허세 부과대상에 포함되고 이듬해에는 한층 규제가 강화된 개정의료법[391]까지 시행되면서 의사 사회는 부글부글 끓기 시작했다. 이렇게 규제가 강화된 개정법률에 의해 규제를 받게 되자 전국 시도의사회 중 가장 회원이 많은 서울시의사회 회장(한격부)이 앞장서 "면허세 징수는 세계 어느 나라에서도 볼 수 없는 일로 의사들에 대한 모욕적인 처사"이며 "새 의료법은 의사들에게 무거운 책임만 지워놓았지 육성보호책은 거의 없다"고 거세게 반발했다. 그러나 중앙회인 의협의 손금성 이사장은 "몇몇 개업의사들의 이권을 옹호하는 것이 의협의 목적이 아니라"고 일축하면서 갈등은 증폭되었다.[392]

이 같은 갈등은 지난해 10월 서울시 의사회가 의협정기총회에서 의협 손금성 이사장에 대한 불신임 결의안을 제출(2표 차이로 부결)했고 의협은 서울시 의사회를 사고지부로 간주하는 등 한동안 마찰이 있자 서울시 의사회가 재빨리 의사회원들 간에 공감대가 확산된 면허세 부과에 대해 반발하고 나선 것이다. 회원들을 의식하지 않을 수 없는 의협도 1963년 2월 2일자 동아일보[393]와 한국일보에 면허세 부과의 부당성을 지적하는 '의사면허세 반대성명서'를 발표했다.

한편 같은 달 27일에는 대한치과의사협회, 대한한의사협회, 대한조산협회 등 4개 의료단체들과 함께 면허세 반대투쟁에 나서기로 합의하고 전 회원을 대상으로 면허세 납세고지서 반납과 휴진을 결의하는 등 강경투쟁에 들어섰다.

---

391) 개정된 의료법은 신고의 의무부과, 대도시 의원 개설은 허가제로 하고 지정업무종사명령 불응할 경우 면허취소 등 강력한 규제내용이 담겨있음.

392) 경향신문. "인술판 왜 싸워 번지는 의협분규". 1963. 8. 15.

393) 동아일보. 1면 광고. 1963. 2. 2.
'의사면허세 반대성명서' 1천 2백 여 만원의 세입증수를 위해 국민의 생명을 보호하고 있는 의사를 일반 상행위자와 동일시하고 다른 전문직업군인 변호사에게 부과하지 않는 면허세를 부과함은 부당함.

그러나 이듬해 2차로 면허세가 부과되자 급기야 철폐투쟁에 돌입했지만 결국 그해 11월 19일 각의에서 의결된 지방세법중 개정안은 최고회의에 회부되었다.

의협은 당시 국가재건최고회의를 비롯하여 정부요로에 면허세 철폐에 대한 의사협회의 뜻을 관철시키기 위해 동분서주했다. 그러나 이같은 노력에도 불구하고 정부당국은 무의촌에 배치된 지정업무종사자(동원의사)와 농어촌의 개설신고지역에서 개업하는 의사에 한해서만 면허세를 면제하겠다는 방침을 발표했다.

그러나 각의는 의사협회의 강력한 제동에 결국 1963년 12월 19일 지방세법 개정안을 통과시키면서 면허세 부과대상자로 의료법에 의해 면허허가를 받을 것이란 단서를 삽입하고 행정조치로 개설허가증을 개설보고필증으로 대체토록 함으로써 면허세 부과대상에서 제외시킴에 따라 대한의사협회는 소기의 성과를 거두었다(대한의사협회, 2011: 82-83).

〈표 45〉 지방세법 개정안 통과 전후(1963년 12월 19일)

종별	개정 전	개정 후
3종	병원	병원. 다만, 의료법에 의한 개설허가를 받은 것
4종	의원, 한의원,	의원 · 치과의원 · 한의원 · 가축진료소 및 유사의료업. 다만, 의료법 · 수의사법 및 의료유사업자령에 의한 개설허가를 받은 것
	7. 매약업(약국, 약종상, 약품도매상, 매약, 청매업, 한약종상 기타 매약 일체를 포함한다)	
5종	조산원	삭제

※ 의료법에 의해 면허허가를 받을 것이란 단서를 삽입하고 행정조치로 개설허가증을 개설보고 필증으로 대체

3. 의협과 의사출신 국회의원 등의 협력 하에 의사동원령 폐지 등 반영한 의료법개정 발의(6대)

5.16으로 군사정부가 들어선 후인 1962년 3월, 이른바 의사동원령의 근거가 되는 내용이 포함된 국민의료법 개정안이 국가재건최고회의 제 16차 상임위원회(1962.3.5)에 상정되어 의결되고, 1962년 3월 20일 공포되었다.

개정의료법은 제21조(지정업무 종사명령)에서 '①보건사회부장관은 국민보건의 향상을 위하여 필요하다고 인정할 때에는 의사, 치과의사, 한의사, 조산원 또는 간호원에 대하여 2년 이내의 기간을 정하여 그 지정하는 장소에서 지정하는 업무에 종사할 것을 명

할 수 있다'고 명시함으로써 의사강제동원령의 법적근거를 제공하게 되었다.

개정의료법은 이밖에도 ①신고제이던 개업제도를 허가제로 바꾸고 ②한의사는 국공립대에서 최소 2년간 한방의학을 선공해야 하며 ③단체의 개편권한을 정부가 관장 ④유사의료업자의 폐지 등이 골자였다.

대한의사협회 등 의료계가 가장 반발한 부분은 지정업무 종사명령 · 개업의 허가제도 · 비전문의의 진료과목 표시 불허 · 신고의무 불이행자에 대한 면허취소 등의 조항이었다.

이중 지정업무 종사명령은 헌법에 보장된 기본권의 침해로써 민주국가에서는 있을 수 없는 강제동원이라며 강력하게 반발했다. 그러나 당시 무의면 해소에 대한 정부의 입장은 한의사까지 동원해 6개월 동안 실습교육을 시킨 후 무의면에 배치할 정도로 중요한 국정과제였다.

또한 개업의 허가제도 역시 정부의 입장에서는 의료기관의 도시 집중을 막고 이를 통해 의료 서비스를 균형있게 분배하여 무의면을 해소하기 위한 목적으로 입안된 제도라고 하나 의료계에서는 법의 내용과 시행이 민주적 절차에 어긋나고 국민의 기본권 보장이라는 측면에서도 문제가 있는 조항이라며 즉각적인 철회를 정부에 요구했다. 즉, 헌법에 보장된 국민의 거주이전의 자유에 저촉될 뿐만 아니라 면허세 및 영업세까지 면제해 주고 있는 의료의 공익성을 무시한 독소조항이므로 신고제로 개정할 것을 요구하고 나섰다.

이러한 상황에서 대한의사협회는 의료법 초안을 마련해 국회 보건사회위원회의 의사출신의 김성진 의원으로 하여금 대표발의토록 요청하여 의료법개정을 위한 동력을 제공했다.

1964년 4월 김성진 의원은 의료법개정안(의안번호: 060167)을 대표발의 하였다. 국회 보건사회위원회는 같은 해 10월 20일 이 법안의 내용을 대부분 그대로 수용하여 개정의료법을 위원회 대안으로 상정, 12월 18일 국회를 통과함으로써 의협의 목적을 달성할 수 있었다.

당시 의료법개정이 의원입법으로 추진되었으나 사실상 의협이 개정법안의 초안을 마련하여 김성진 의원에게 전달하였음을 국회 보건사회위원회 속기록에서 확인할 수 있다.

개정의료법과 관련 의협의 영향력을 확인할 수 있는 속기록은 다음과 같다.

김성진 의원이 발의한 의료법개정안과 의협의 영향력이 들어난 국회 속기록(1)
(제 6대 국회 보건사회위원회 40회 7차(1964년 2월 6일)회의록 18~19쪽)

- 김성진 의원: 과거 군정시기에 의료법을 고쳐가지고 많은 물의를 일으켰습니다. (중략)의사가 과거에 의업을 개업할 수 있는 신고제가 허가제로 고쳐져 가지고 더욱이 지역을 제한해가지고 이것은 무의촌 문제를 해결하고 의사들이 도시에 집중하는 것을 완화가기 위해서 만든것 같습니다마는 실제로 그 목적을 달성하지 못하고 유능한 의사들이 자기기능을 발휘하기 위해서 …… 이 법에 의해서 개업할 일을 그만 박탈당하고 말았습니다. (중략) 무의촌 문제를 해결하기 위해서 많은 전문의사를 채용해서 산간벽지로 보냈습니다만 (중략)시설이 부족하고 대우가 나쁜 까닭에 (중략) 지정한데서 일하지 않고 심지어는 의사면허 박탈까지 당했습니다. 이것은 헌법상 국민의 기본권을 빼앗기게 되어서 그 당시 비난이 많았지만 국회가 없고 군정인 까닭에 묵묵히 의사들이 속히 민정이양을 기다려서 …… 오늘날 제3공화국이 탄생하게 되었고 전국의사들은 하루 빨리 의료법이 고쳐져서 다시 5.16혁명 이전 의료법으로 복구되기를 바라고 있습니다. **장관께서는 대한의학협회회장으로 계시면서 그러한 의사의 고충을 대한의협의 총회를 통해 많은 개정에 대한 것을 실제로 다루신 분이니까 조속히 고칠 것을 정부안을 내셔서 우리가 선진국가와 똑같은 의사의 기본권을 옹호하는 그러한 의료법이 나오게끔 힘써 주시기 바랍니다.** 또 의사단체 뿐만아니라 각 의사단체 법정단체가 있는데 여기에 대해서도 간섭 내지 강압을 한 까닭에 신문지상에 대단히 불쾌한 의사회의 알력이 계속되었습니다. 앞으로 이러한 문제로 정부 측이 되도록 훌륭한 의료법을 속히 제정해서 국회에서 통과되도록 진력해 주시기 바랍니다.
- 보건사회부장관 박주병[390]: 의료법은 꼭 개정하겠습니다. 지금 의사협회와 협조해서 이를 개정하려고 하고 있으며 될 수 있는 한 속히 상정되는 것을 바라고 있습니다.(하략)
- 신형식 위원: (상략)의사신문(저자주: 서울시의사회 기관지)에 의한다고 할 것 같으면 사실여부는 알 수 없습니다만 내가 듣기에는 의료법개정 문제에 대해서 대한의협에 개정에 대한 것을 위촉했다 장관께서 의료법개정에 대한 것을 대한의협(대한의사협회)에다 이첩하셨다 하는 이 말씀이예요 이런 말이 있는데 그것을 의협에서 조속히 결정을 지으려면 임시총회를 거쳐야만 되는데 임시총회가 의협의 자가사정으로 인해서 자꾸 지연되어서 대의원들에게 불편이 많다고 하는 등등의 말이 있습니다. 그러므로 해서 임시총회 개최를 촉구하는 장관님의 결의가 있었지만 이 의료법이 빨리 개정되지 않으면 안 되겠다.

김성진 의원이 발의한 의료법개정안과 의협의 영향력이 들어난 국회 속기록(2)
(국회 제44회 보건사회위원회 제8차 회의록 2-8쪽(1964.7.31.)

- 김성진 위원: (의료법중 개정법률안 소위원회 심사결과) 제6대 국회가 개회한 뒤에 **대한의학협회로부터 시급한 의료법중 개정법률안을 국회에 제의해 달라는 요청을 받아서** 지난 3월 12일 **대한의학협회 초안인 의료법개정법률안을 입수했습니다. 그래 가지고 우리 보사상임위원회에서는 소위원회를 조직해서 4월 14일 이영준, 신권우 위원이 의료법심사위원으로 임명이 되었습니다.** 그 후 각 업체 대한의학협회, 대한약사회, 보사부당국, 이런 데와 접촉해서 신중히 검토한 끝에 드디어 4월 20일 본의원외 여야 55인의 찬동을 얻어서 의료법개정법률안을 국회에 정식으로 제출했습니다. 그래서 보사 의안 167호로 이것이 접수되어 우리 보사위원회에 회부되었습니다. 그 후에 소위원을 중심

394) 박주병 장관은 경성의학전문학교출신의 의사로 제15,16대 대한의사협회장을 역임했다.

으로 해서 수차 회의를 가지고 성안된 것(중략)입니다. 주요골자는 현행 의료법이 현행 지정업무종사명령과 의업개업 허가제는 국민의 기본권을 침해하는 헌법에 저촉되는 점이 있다고 생각해서 이것을 기본적으로 폐기를 하고 즉 의사의 동원을 해제하고 또 의료업무를 허가제에서 즉 TO제를 채택해서 신고제로 어디서든 언제든지 개업할 수 있도록 고치는 것입니다. (중략)면허의 등록에 관한 조항을 완화해서 '의사, 치과의사, 한의사, 조산원 및 간호원은 대통령령이 정하는 바에 의하여 매년 그 실태와 취업상황 등을 보건사회부장관에게 신고하여야 한다' 로 개정안을 마련하고 현행 '면허 등의 취소한다'를 '취소할 수 있다' 로 개정안을 마련했다. 또한 과거 무제한 업무정지했던 것을 일정기간 업무정지하는 것으로 완화하고(보사부장관은 의사, 치과의사, 한의사 조산원 또는 간호원이 감히 그 품위를 손상하는 행위를 하였거나 정당한 사유없이 제45조 4항의 규정에 의한 신고를 하지 않았을 때에는 대통령령이 정하는 바에 의하여 일정기간 그 업무를 정지시킬 수 있다) 현행법에서 무조건 행정처분한 것은 본인이 개준의 정이 현저하다고 인정할 때에는 면허를 재교부할 수 있다로 개정안을 마련했다. 의약분업과 관련 아직 의약분업이 실시되지 않고 있지만 장차 의약분업실시를 전제로 하여 처방전의 발행을 법안에 반영하고 이는 '의약분업이 실시되는 날로부터 시행한다'로 명시하였으나 의학협회로부터 개인적으로 또 각 의사단체로부터 현재 실시되지도 않은 의약분업의 실전이 되어서 이 조항의 효력이 발생할는지 모르는 사문 …… 죽은 조항을 구태여 넣을 필요가 있느냐 그런 이견이 있어서 우리 소위원회 중심으로 의사단체와 약사단체가 절충한 결과에 이것을 삭제하기로 하고 현행과 같이 하기로 합의를 보았습니다. 약사법안도 의료법과 균형을 맞추어 의약분업관련 조항은 뺐습니다 (중략) 이영준, 신권우 의원등으로 소위원회가 구성되어 대한의학협회, 대한약사회 보사부당국과 접촉해서 의료법개정법률안을 제출했습니다.

김성진 의원이 발의한 의료법개정안과 의협의 영향력이 들어난 국회 속기록(3)
(제 6대 국회 제45회 국회 보건복지위원회 8차회의 회의록 9~10쪽)

- 신형식 위원: (의료법개정안 제19조 '면허의 취소등' '①보건사회부장관은 의사 치과의사 · 한의사 · 조산원 또는 간호원이 다음 각호의 1에 해당할 때에는 그 면허를 취소한다'를 '취소할 수 있다'로 바꾼 것과 관련) 제가 알기에는 이렇게 생각하고 있습니다. 정부 측에서 한 제안이 아니고 대한의사협회에서 말하자면 개정법률안에 대한 사전심의를 중심으로 해서 김성진의원외 55인이 제안한 개정법률안 아닙니까?
  (중략)
- 김성진 위원: 지금 여러 위원들 말씀 듣고 …… 제 20조에 가서도 그 정상에 의해서 면허취소나 정지처분을 취소할 수 있게 되어있는 까닭에 제19조의 정신은 그 전조 제18조에 해당한 여러 가지 의사면허에 관한 것 또 의료행위 중에 여러 가지 위반해서 형을 받았을 적이나 이것은 당연히 면허를 취소한다고 하는 것이 옳다고 생각합니다. 본위원도 소위원회에서 다룰 적에 착각을 일으켰습니다. **마침 이 자리에 임석한 대한의학협회 이사장이 있는 까닭에 이분들의 말씀을 들었더니 첫 번에 이 안을 본 위원 한테 위촉할 적에 역시 취소한다가 옳다고 말씀한 것이니까 대단히 죄송합니다만 이것을 취소한다고 고쳐가지고 다시 제안하겠습니다.**
- 위원장 정헌조: **(생략)물론 이 자리는 엄연히 법을 다루는 자리인 까닭에 여러분들이 사전에 대한의학협회와 상의를 하는 것은 좋지만 이 자리에 나와서 대한의학협회 관계자들에게 문의한다는 것은 장내 분위기상 안되는 것입니다. 경고해 둡니다.** 특히 자리를 정돈해서 처리해 주시기 바랍니다.

한편 김성진 의원이 대표발의 한 의료법중개정법률안(의안번호: 060167)이 1964년 4월 발의되어 1965년 1월 21일 대안반영 폐기되고 위원회대안으로 의료법중개정법률안(

의안번호: 060413)이 국회절차를 거치는 동안 의료계는 건의문 · 총파업 · 가두시위 · 설득 등 다양한 방법으로 집요하게 의료법개정 투쟁을 벌이며 강력 반발하자 보사부도 의협의 건의를 전폭 수용하여 1965년 3월 8일 개정의료법의 국회통과에 동의하고 22일 의료법을 공포했다. 이때 개정된 내용은, 지정업종에 대한 지정업무 종사명령의 삭제, 개업의 허가제를 신고제로 전환, 지정업무 종사명령 불이행자에 대한 처벌조항 삭제, 비전문의 진료과목 표시 허용, 진료보조자의 제한 조항 삭제, 신고 의무 불이행자의 면허취소 완화, 의료보수권을 지방장관(지방 관청의 長: 우리나라에서는 특별시장, 광역시장, 도지사가 여기에 해당)에서 보사부장관으로 이관, 한의사 면허자격의 강화 등이다. 이로서 의협의 요구안은 개정의료법에 상당부분 반영되어 의협의 개정의료법에 대한 요구는 대부분 관철시켰다.

4. 의사출신 의원, 의료인 신분보장을 위한 의료법 개정 시도(7대)[395]

1968.5.3. 의사출신 박기출 의원이 오원선[396] · 박병선 등 의사출신 의원을 포함한 국회의원 44명의 찬성의원과 함께 의료관련 법안으로 '의료행위의 결과가 의료윤리위원회에 의해 위법과실로 판정되기 전까지는 의료인이 진료에 종사하는 것을 억제 받지 않도록 하는 것'을 골자로 하는 의료법중개정법률안(의안번호: 070231, 임기만료폐기)을 발의하였다.

의료계의 여망을 담은 이 의료법 개정안의 골자는 의료법 26조 2항 '의사 · 치과의사 · 한의사 · 조산원 및 간호원은 그 의료행위의 결과가 의료윤리위원회에 의하여 위법 또는 과실로 판정되기 전까지는 진료에 종사하는 것을 억제 받지 아니 한다'는 조항을 신설하는 것이었다.

즉, 의료인의 의료행위가 의학에 대한 기초지식이 없는 일선 경찰관들에 의해 의료사고가 다뤄져 함부로 의사가 구속되는 폐단을 방지해 환자가 선택한 의사가 계속적으로 양질의 진료 서비스를 제공할 수 있게 한다는데 입안 취지가 있었다.

그러나 법조계 등 사회 일각에서는 이 개정안이 의료인에게 특혜를 부여한다거나 또는

395) 당시(1968~1970) 오원선 의원은 대한의사협회 대의원회 의장이었다.

396) 오원선 의원(의협 대의원회 2대 의장 출신), 윤인식, 신동욱, 김재결, 이매리 의원.

사법권을 침해하는 것이라는 부정적인 견해도 있었다.

이 개정안을 전달 받은 국회 보사위원회는 6월 12일 정식의안으로 상정해 당시 명주완 회장을 비롯해 의협 임원들이 시켜보는 가운데 오원선 · 윤인식 · 신동욱 · 김재결 · 이매리 의원 등으로 하여금 5인 소위원회를 구성, 심의하도록 했다. 그 후 보사위원회는 1969.4.17. 제6차 회의를 갖고 5인 소위원회의 의견에 따라 이 개정안을 만장일치로 통과시켰다. 이처럼 개정안이 보사위원회에서 순조롭게 통과될 수 있었던 것은 의협을 비롯한 각 시도의사회의 적극적인 설득활동이 있었고, 또 당시 의협의장인 오원선 의원과 공화당 중앙위원회 의장인 김성진 그리고 조영선 보사위전문위원 등의 역할이 컸다[397]고 밝히고 있어 의사출신 국회의원은 물론 전국의 의사회 간부들이 비의사출신 국회 보사위원에게 적극적인 대국회활동을 하였음은 물론 심지어 국회 보사위원회 전문위원에게 까지 적극적인 이익표출 활동이 있었음을 시사하고 있다.

보사위원회는 이어 개정안을 법사위원회에 회부했고, 법사위는 4월 29일 첫 번째 의안으로 상정함으로써 본회의 통과를 목전에 두게 됐다.

이처럼 의사출신 국회의원과 의협이 많은 공을 들인 의료법 개정안은 당시 의료법개정안을 상정한 법사위원회가 추경예산의 법정기일 내 통과를 하루 앞두고 외환은행법 개정안을 놓고 여야가 팽팽한 대립을 계속하고 있었던 상황에서 야당 출석을 초조하게 기다리다가 끝내 성원 미달로 유회되는 바람에 무산되어 버렸다. 그 이후 법사위원들 사이에서 의료법 개정안을 둘러싸고 사법권 침해니, 법의 형명원칙에 위배된다는 등 많은 잡음이 일고 있다는 소문이 돌기도 했다.

한편 국회는 한동안 야당의 등원거부로 재상정 기회를 잡지 못하고 있다가 1970.5.29. 1년 1개월 만에 재상정 기회를 얻게 됐다.

그러나 이번에는 법사위원회의 김우영, 이정석 위원 등 일부 의원들이 이 법안에 대해 사법권 침해 · 헌법위배 · 법의 형명원칙 위배 · 부를 위한 특혜 부여 · 입법 근거의 모호 · 합목적성 결여 · 의료심의회의 부적격성 등 다양한 이유를 들어 강력히 반대, 이 법에 우호적인 박한상 · 김장섭 의원 등 일부의원들과 서로의 주장이 팽팽히 맞서 결국 결

397) 대한의사협회, 대한의사협회 100년사. 98쪽. 2011. 1. 4.

론을 내지 못하고 다시 보사위에 회부해 재심의하도록 의결했다.[398] 결국 이 법안은 회기 내에 심의하지 못하고 임기만료 폐기되어 소기의 목적을 달성하지는 못했다. 다만 이날 법사위에 출두한 이호 법무부장관으로부터 앞으로 모든 의료사고에 따른 의사의 인신구속은 검찰에서만 전담하겠다는 답변과 법무부에서는 이 법 취지에 따라 정부 재량으로 의사의 인신구속을 검찰에서만 전담토록 해 경찰관에 의해 억울하게 인신구속을 당하는 사례가 없도록 내규를 마련하겠다고 약속을 받아내어 의협은 이를 "적지않은 성과"로 자체평가하였다.[399]

5. 진료비 심사기구 독립을 위한 의사출신 국회의원의 의정활동과 의협의 대국회 활동(11~16대)

의료보험제도가 시행된 이후 보험자단체가 주도해온 의료보험진료비 심사에 대한 의사들의 불만은 상당히 높았다.

구 의료보험법 제 32조 제 3항의 '보험자는 요양취급기관으로부터 요양급여나 분만급여에 관한 비용의 청구가 있을 때 보건사회부령이 정하는 바에 의하여 이를 심사 지급한다.'는 규정에 따라 1977년 7월, 처음으로 의료보험제도를 실시하면서 진료비심사는 498개 조합 별로 실시했다. 그러나 전문인력과 조직이 없는 조합들이 행정적인 진료비 심사에 그치자 진료비 심사의 목적을 달성하기 위해서는 조합별 심사체제를 탈피해야 한다는 주장이 대두됐다. 이에 따라 의료보험법 제 35조 제 3항에 의거, 1979년 7월부터 의료보험협의회에 위탁 처리했다. 이로써 1979년 1월, 공교의료보험 실시와 함께 공교의료보험의 진료비심사를 맡고 있는 '공교의료보험관리공단'의 진료비심사와 함께 진료비 심사의 이원체제로 심사가 이루어졌다.

이후 1979년부터 전문인력을 확보한 두 심사기관이 본격적인 심사를 시작하자 심사에 대한 의료계의 불만이 커져갔다.

보험재정의 보호를 염두에 둔 보험자단체로서는 보험재정을 줄이는데 관심이 높을 수 밖에 없고 진료비심사 또한 보험재정 절감을 우선한 심사가 이루어질 수밖에 없기 때문

398) 7대 국회 73회 법사위원회 5차 회의 2-8쪽.

399) 대한의사협회. "대한의사협회100년사". 8쪽. 2011. 1. 9.

에 보험자의 의료보험심사 구조는 의사들의 끊임없는 불만과 보험자와의 마찰을 초래할 수밖에 없었다.

환자의 상태에 따라 신약이나 새로운 진료재료, 또는 치료법을 사용한 의료기관이 신청한 진료비는 보험자단체의 진료비심사에서 여지없이 과잉진료로 낙인이 찍혀 경우에 따라 진료원가도 보전하지 못하는 악순환이 되풀이 하면서 의사단체와 병원단체는 일관되게 의료보험 심사업무를 보험자단체가 아닌 제 3의 기구에서 전담토록 해야 한다고 주장해 왔다.[400]

이후 의사단체 및 병원단체들은 진료비심사의 문제를 지적하고 심사기구의 독립일원화를 보다 강력히 촉구하기 시작했다. 의협이 지속적으로 강도 높게 문제를 제기하자 당시 보사부는 의료보험 통합일원화를 추진하면서 의료보험관리체계가 통합되지 못하고 양립하더라도 심사와 전산은 반드시 일원화시키겠다는 입장을 보였다.

1981.10.15. 의료보험연합회와 의료보험공단에 등 두 단체에 설치돼 있던 심사위원회를 통합해 하나의 진료비공동심사위원회가 발족되었다.

또한 당시 의료보험 통합일원화 정책과 궤를 같이 한 의료보험진료비심사기구 독립에 대해 의협의 거듭되는 촉구에도 불구하고 11대 국회에서 정부가 제출한 의료보험법개정안(법 27조1항)에 진료비심사업무를 연합회에 두는 것으로 하였다. 그러자 당시 의사협회장 출신의 손춘호 의원 등 보건의료직출신 의원 5명이 속해있던 국회 '의료보험일원화 촉진소위원회'[401]에서 이를 강력 저지했다. 이후 보건사회부가 슬그머니 국회에서 폐기된 조문을 근거로 시행령에 연합회에 진료비심사업무를 관장토록 하는 법안을 그대로 들이밀었으나 국회의 질타를 받았다.[402]

1988년 1월 1일 농어촌지역의료보험의 전면 실시와 더불어 '의료보험관리공단'의 심

400) 17대 국회 김선미 의원 발의, 국민건강보험법 일부개정법률안(의안번호: 172045) 검토보고서 3쪽에 의하면 심평원의 설립 배경을 단일보험자로서 국민건강보험공단의 설립(2000. 7)이전에는 의료보험연합회가 진료비의 심사를 담당하였으나, 보험재정의 안정성에 지나치게 치중하여 의학적 타당성이 결여되고 심사결정의 공정성과 객관성이 부족하였다는 비판이 제기됨에 따라 1999. 2. 28「국민건강보험법」 제정 당시 진료비의 심사기능을 독립시켜 의료질의 평가기능까지 갖춘 건강보험심사평가원을 국민건강보험공단과 독립된 법인으로 설립하게 됨으로 적시하고 있다.

401) 의료보험일원화 촉진 소위원회 위원은 김모임, 김집, 손춘호, 장성만, 심헌섭, 이정빈, 김정수, 문병량 등 총 8명으로 이중 의사출신이 3명, 약사출신1명, 간호사출신 1명 등 5명이 보건의료직 출신이었다(국회 제 122회 보사위원회 1차 회의(1984. 7. 6 국회 속기록 2쪽).

402) 이 일은 11대 국회에서 의사출신의 손춘호 의원과 정정훈 의원으로 부터 크게 질타를 받았고 (11대 국회 제114회 보사 9차 회의(1982. 10. 29 국회 속기록 44, 45, 47쪽)에서 그리고 14대 국회에서 주양자 의원에 의해 또 한 번 지적을 받았다.

사기구를 연합회에 흡수시켜 진료비심사기구의 일원화가 실현되었다. 그러나 이는 심사기구의 '독립'이 아닌 일원화만 이루어진 것이다.

이에 대한의사협회는 제 13대국회(1988.11.24) 제 144차 보건복지위원회에서 박병선(의사출신) · 신철균 의원 소개로 '의료보험법개정 청원(청원번호:130103)' 을 내면서 '의료보험관리운영체계의 통합일원화'와 함께 '의료보험수가심의위원회 및 요양보험급여비용심사원' 신설을 촉구했다.

의사협회는 이 청원에서 '현행 의료보험법은 행정편의와 정치적 편향에 의하여 제정된 비민주적인 법으로서 문제점이 많으므로 민주적인 의료보험법이 되도록 개정을 바란다고 지적하고 제도의 불비 또는 모순으로 인한 의료의 질적 저하와 불신풍조를 불식하고 양질의 의료를 전국민에게 제공할 수 있는 민주적인 의료보험제도를 확립하기 위한 조건으로 의료보험통합과 함께 요양보험급여심사원의 설립' 등 다섯 가지 조건을 내걸었다.[403)]

이때의 청원에 대한 국회 전문위원은 검토보고에서 '국민의료보험법안 대안의 내용 중 본 청원에서 요구하는 의료보험관리운영체계의 통합일원화 상호계약제 실시, 의료보험수가심의위원회의 신설 등 많은 부분이 수용된 것으로 보아 본 청원은 본회의에 부의하지 않기로' 하고 결과에 대해서는 '상당충족 - 대체로 실현 반영'이라고 보았다.[404)]

그러나 의협은 이를 '의료보험심사기구 독립일원화'로 볼 수 없다고 판단하고 이듬해인 1989.2.16. 의료보험통합 논의가 한창인 가운데 박병선 의원을 소개의원으로 하여 청원서를 제출했다. 또한 박 의원은 청원소개에 이어서 '의료보험 광역화'를 주요골자로 한 개정법률안을 발의했는데, 개정내용 중에는 보험자단체가 하고 있는 의료보험 급여비용의 심사를 중립적이며 독립된 진료비심사기구(심사원)에 위탁할 수 있도록 하는 내용(안 제35조, 제3항 및 제4항)이 반영된 '의료보험법개정안'(의안번호: 130425)과 '공무원및사립학교교직원의료보험법중개정법률안'(의안번호: 130426)[405)]이다.

403) 가. 의료보험관리운영체계를 하나의 보험자로 통합일원화.
나. 보험자단체와 의약단체간의 상호계약제실시.
다. 의료보험수가심의위원회 및 요양보험급여비용심사원 신설.
라. 의료분쟁보상기금제도를 도입하여 소신진료유도.
마. 요양비용체불에 대한 가산금제도를 신설하는등 의료보험법을 개정해 주기 바라는 청원임.

404) http://likms.assembly.go.kr

405) 제안이유: 종래 정부가 보험자단체로 하여금 일방적으로 요양취급기관을 지정케 한 것을 보험자단체와 요양취급단체간의 형평을 유지하기 위하여 상오계약제로 전환토록 하고, 보건사회부장관은 의료보험급여비용의 심사업무를 위하여 독립된 의료보험급여비용 심사기구를 설립하여 진료비의 심사를 위탁하게 할 수 있도록 함(안 제33조 제1항 및 제39조 제3항).

이 같은 국회의 청원기록과 달리 당시 보건사회부는 심사기구를 독립시키지 않고 일원화만하여 보험자단체에서 운영하는 방식을 그대로 밀고 나갈 생각이었다. 당시 정부는 지역의료보험의 적자를 해소하기 위해 고심하고 있던 상황이었으며 '의료보험연합회'는 진료비심사 강화를 하기 시작하였던 것이다. 이처럼 정부의 속내는 1992년 9월부터는 심사기구 독립문제에 대해 공식적으로 적극 반대하는 자세로 돌아서는 것으로 드러났다.[406)]

보건사회부 관료출신 연합회장이 현행 조합방식을 유지하면서 지역의료보험 적자를 해소하기 위한 방안의 하나로 진료비심사를 강화해 진료비 지출을 억제하는 방안을 정책으로 채택한 것이다.

이는 연합회의 심사 · 실사 강화조치와 보사부가 지역의료 보험재정 안정책으로 청와대에 보고 한 내용으로도 확연히 드러났다.

이러한 조치가 대한의사협회 기관지 '의협신보'에 보도되자[407)] 전국 의사회원들은 진료비심사기구를 독립시켜야 한다고 강력하게 요구했으며 심사기구 독립화가 가장 시급하고 중요한 대한의사협회의 당면과제로 부각됐다.

한편 의협은 1991년 8월, 의료보험대책연구위원회 운영위원회를 열어 진료비 심사기구 독립운영 방안을 연구과제로 채택하고 같은 해 9월 '진료비심사기구 독립 방안 연구위원회' 1차 회의를 시작으로 심사기구 독립법안을 마련하기 시작, 10월 26일 심사기구 독립법안을 마련했다.

1992.7.30. 의협은 의료보험 심사기구 독립을 보사부에 건의하고 본격적인 독립활동을 전개하려하자 보사부는 9월 5일 의료보험 진료비 심사기구 독립에 관한 검토회의를 개최, 심사기구독립에 대해 공식적이고 강력한 반대를 시작했다. 보사부의 강력한 반대에 직면한 의협은 9월 19일 인천에서 열린 시도지부장회의에서 '심사기구 독립 결의문'을 이례적으로 채택했다. 각 시도의사회로부터 심사기구 독립건의가 쇄도하는 가운데 1992.11.7. 심사기구 독립 청원서를 국회에 제출하였다. 한편 의협은 병협과 함께 10월 23일 의사출신 국회의원들과 회동, 독립 심사기구설치법안 청원을 국회에 제출하기로 합의하고

406) 당시 이해찬 의원과 의사출신의 양문희 의원은 의료보험연합회가 1993.2.1 의료보험조합 대표이사 간담회를 갖고 의사출신 국회의원을 제외한 지역구 의원의 의료보험 조합 대표이사들이 지역구 의원에게 의료보험심사기구 독립을 반대하도록 설명하도록 하라는 논의가 있었다고 지적하고 보험당국을 나무랐다(제14대 제160회 국회 보건사회위원회 1차 회의록 44쪽).

407) 의협신보. "최회장, 심사강화 예견, 적자 과잉진료 탓, 의료계 매도유도로 심사강화 정당화 의도 풀이". 1991. 7. 1.

11월 8일 대한의사협회와 대한병원협회 공동으로 '의료보험급여심사기구 독립법 제정에 관한 청원'(청원번호: 140056)을 의사출신의 송두호 의원의 소개로 국회에 제출했다.[408] 이 청원은 11월 13일 국회 보사위원회에 회부했으나 계류 중인 국민의료보험법 재의와 관련해 심의 불가능하다는 이유로 보사부가 반대한데다 총선을 앞둔 정치권 분위기 등으로 심의조차 진행되지 못한 채 13대 국회의원의 임기가 끝남에 따라 무산되었다. 결국 대통령 선거라는 정치권의 큰 물결에 심의도 못한 채 1993년으로 넘겨진 것이다.

보사부는 1993.1.11. 진료비심사기구 재건회의를 개최, 심사기구를 연합회장 밑에 독립적인 기구로 설치하는 안을 제시, 의협이 받아들일 것을 종용했다. 그러나 의협은 이를 일축하고 심사기구독립 반대활동을 벌이고 있는 연합회의 불법적인 활동을 철저히 감독할 것을 보사부에 강력히 요구했다. 5월 8일, 의협은 치협 · 병협 · 한의협 · 약사회 등 5단체와 공동명의로 심사기구 독립을 국회에 건의했다.

한편 국회 보사위는 5월 10일, 송두호 의원으로 부터 심사기구 독립청원을 소개받고 국회 보건사회위원회는 진료비심사기구 독립 청원을 심의하기 전에 위원회 주최로 공청회를 개최했다. 공청회에는 심사기구 독립 반대 측으로 최수일 의료보험연합회장, 이규식 연세대 교수, 조합대표가 나왔으며 독립 찬성 측에서는 김재전 의협회장, 신현확 병협부회장, 이광찬 원광대 교수 등이 참석했다. 이날 의협회장은 심사권이 보험자의 고유권한이라고 주장하는 것은 논리에 맞지 않다고 지적하고 심사기구 독립의 타당성과 정당성을 주장했다. 그러나 이 청원도 임기만료로 폐기됨으로써 의사단체로서는 소득이 없었다.

건강보험심사평가원은 2000.7.1. 국민건강보험공단과 함께 공식 출범했다. 심사평가원

---

408) 출처: 국회의안정보시스템
- 한국진료비심사원법제정 청원(청원번호: 130531) 청원인: 노경병(대한병원협회 회장) 청원소개의원: 박병선, 청원일 1991. 11.08(제13대 제156회 회의), 달성도: 임기만료폐기.
- 의료보험법개정에 관한 청원(청원번호: 130103) 청원인: 김재전(대한의사협회회장), 청원소개의원: 박병선의원, 신철균의원, 청원일: 1988.11.24(제13대 제144회 회의)
- 청원요지: 1. 현행 의료보험법은 행정편의와 정치적 편향에 의하여 제정된 비민주적인 법으로서 문제점이 많으므로 민주적인 의료보험법이 되도록 개정을 바람.
  2. 제도의 불비 또는 모순으로 인한 의료의 질적 저하와 불신풍조를 불식하고 양질의 의료를 전 국민에게 제공할 수 있는 민주적인 의료보험제도를 확립하기 위해
  가. 의료보험관리운영체계를 하나의 보험자로 통합일원화
  나. 보험자단체와 의약단체간의 상호계약제 실시
  다. 의료보험수가심의위원회 및 요양보험급여비용심사원 신설
  라. 의료분쟁보상기금제도를 도입하여 소신진료유도
  마. 요양비용 체불에 대한 가산금제도를 신설하는등 의료보험법을 개정해 주기 바라는 청원임.

달성도: 상당충족 - 대체로 실현 반영.

은 본원과 서울 · 부산 · 대구 · 광주 등 전국 7곳 지원체제로 활동을 시작했으며 초대원장은 의사출신인 서재희씨가 임명됐다. 건강보험법 제 56조 1항에 심사평가원은 급여비용의 심사급여의 적정성평가 심사 및 평가기준의 개발 등을 수행하도록 규정돼 있다.

건강보험법 시행과 함께 일단 심사평가원이 출범은 했지만, 당초 의료계가 걸었던 기대치를 충족시키기에는 거리가 있었다. 심사업무의 진정한 독립은 '재정'의 분리 · 운영을 들 수 있는데, 건강보험법 제 50조 '자금의 조달 등'에 관한 규정에는 "심사평가원이 업무를 수행하기 위해 공단으로부터 '부담금'을 징수할 수 있다"고 명시돼 있다. 이는 심사평가원의 운영비용은 공단의 결재가 필요하다고 할 수 있으며, 이렇게 될 경우 심사평가원은 결국 공단의 눈치를 볼 수밖에 없다는 지적이 설득력을 얻고 있었다. 특히 심사평가원은 독립성 확보 문제에 대해 '법에 명시된 이상 소신껏 일할 수 있는 여건이 마련됐다'는 입장이었지만, 공단 측은 '실사권'에 대한 미련을 버리지 못했다. 2000년 한 해만도 공단 측은 90일 가까이 파업을 벌이면서 "병 · 의원 경영의 투명성을 보장하기 위해 전국 요양기관에 대한 현지 조사업무를 주도할 수 있도록 조치해 달라"고 요구, '요양기관 - 공단 - 심사평가원'의 삼각구도를 깨려는 의도를 내비쳤다. 심사평가원이 양질의 의료서비스 제공과 의학 발전을 위한 심사 · 평가기관으로 자리매김하기 위해서는 법에 명시된 대로 '독립된 기관'이란 보장이 필요했던 것인데[409] 의료계의 시각에서는 13대 국회부터 16대 국회까지 12년에 걸쳐 3명의 의사출신 국회의원이 바톤을 이어받아 가면서 의사단체와 공조하여 의료보험심사기구 독립을 위해 청원소개, 건강보험법개정안 발의등의 노력을 기울인 외에 다수의 의사출신 국회의원들이 상임위원회에서 정부에 심사기구 독립을 촉구한 결과 심사기구는 독립되었으나 공단의 재정지원을 받는 기관에, 원치 않는 '평가' 기능까지 받아드릴 수밖에 없는 상황이 되어 진료비 심사에 대한 의사들의 불만 체감지수는 크게 나아지지 않은 - 따라서 의사출신 국회의원과 의협이 기울인 노력과 수고한 기간 그리고 명분에 비해 결과는 실망스런 수준이라고 해야 할 것이다.

13대 국회부터 의사출신 국회의원들의 진료비 심사기구 독립을 위한 활동은 다음과 같다.

---

409) *의협신문. "공단 심사기구 미련 못버려, 법대로 '독립기관' 보장돼야", 2000.12.7.
*대한의사협회 100년사, 대한의사협회. 2011. 197-199쪽

의사출신 국회의원과 대한의사협회의 진료비심사기구 독립을 위한 활동(13대-15대)

1) 제 13대 국회

1988년 11월, 대한의학협회(회장: 김재전)가 당시 시민사회단체가 주장하던 의료보험 통합 일원화와 함께 보험자단체와 의약단체 간의 보험수가 상호계약제를 실시할 것과 의료보험수가심의위원회 및 요양보험급여비용심사원 신설을 요청하는'의료보험법개정 청원서(130103)'를 의사출신의 박병선 의원의 소개로 국회보건복지위원회에 제출하였다.

청원요지

첫째, 현행 의료보험법은 행정편의와 정치적 편향에 의하여 제정된 비민주적인 법으로서 문제점이 많으므로 민주적인 의료보험법이 되도록 개정을 바라고 둘째, 제도의 불비 또는 모순으로 인한 의료의 질적 저하와 불신풍조를 불식하고 양질의 의료를 전국민에게 제공할 수 있는 민주적인 의료보험제도를 확립하기 위해 의료보험관리운영체계를 하나의 보험자로 통합일원화, 보험자단체와 의약단체간의 상호계약제실시, 의료보험수가심의위원회 및 요양보험급여비용심사원 신설, 의료분쟁보상기금제도를 도입하여 소신진료유도, 요양비용체불에 대한 가산금제도를 신설하는등 의료보험법을 개정해 주기 청원함. (국회 의안정보시스템 http://likms.assembly.go.kr)

이 청원에 대해 국회는 청원인이 요구하는 의료보험 관리운영 체계의 통합일원화 상호계약제 실시, 의료보험수가심사위원회의 설치 등 많은 부분이 수용된 것으로 보아 본 청원은 본 회의에 부의하지 아니하기로 하였으며[410] 국회 의안정보시스템에는 청원 달성도를 '상당충족 - 대체로 실현 반영'(처리 통지일: 1989. 3. 16.)으로 기록되어 있으나 의료계는 심사기구가 독립된 것이 아니고 보험자단체에서 예속되어 있는 상황의 연장선상으로 받아 드리고 보다 완전한 심사기구 독립을 위한 방안을 찾았다.

박병선 의원은 심사기구 독립 등 건강보험제도 개선청원 소개를 한 이듬해인 1989년, 지역의료보험 및 직장보험을 광역화, 요양기관 강제지정제 폐지와 보험자와 요양기관단체 간 상호계약제 실시와 함께 보험자단체에 위임했던 의료보험급여비 심사를 중립적이고 독립된 진료비심사기구(심사원)에 위탁하게 할 수 있도록 하는 안을 주요골자로 하여 의료보험법중개정법률안(130425)과 같은 내용의 공무원 및 사립학교교직원 의료보험법

410) 국회 의안정보시스템(http://likms.assembly.go.kr)

중개정법률안(의안번호: 130426)을 대표발의 한 것이다.

이 법안은 종래 정부가 보험자단체로 하여금 일방적으로 요양취급기관을 지정하게 한 것을 보험자단체와 요양취급단체간의 형평을 유지하기 위하여 상호계약제로 전환토록 하고, 보건사회부장관은 의료보험급여비용의 심사업무를 위하여 독립된 의료보험급여비용 심가기구를 설립하여 진료비의 심사를 위탁하게 할 수 있도록 하였다(의료보험법중개정법률안: 제 33조 제 1항 및 제 39조 제3항 및 공무원및사립학교교직원의료보험법중개정법률안: 제 33조 제 1항 및 제 39조 제 3항). 그러나 이 법안은 발의 의원의 뜻이 제대로 반영되지 않았음에도 1989.2.16. 대안 반영 폐기되었다.

13대 국회 때인 1991년 11월, 의협과 함께 전국병원단체인 대한병원협회(회장: 노경병)가 의사출신의 박병선 의원을 소개의원으로 하여 한국진료비심사원법제정 청원서(청원번호: 130531)'를 국회에 제출했다.

청원요지를 보면 "의료보험진료비 심사는 보험자와 요양기관 사이의 중요한 이해관계인 진료비를 판단하는 사항으로 공정성이 요구되는데, 현행 진료비심사는 법적근거도 명확치 못한 의료보험법시행령에 의해 보험자단체인 의료보험연합회에서 일방적으로 처리됨으로써 심사의 공정성이 결여되어 의료기관은 적정진료비를 받을 수 없고 이로 인해 의료보험 가입환자에 대해 적정진료를 할 수 없어 의료분쟁이 급증하는 등 문제가 발생하는 바, 이의 원인은 신뢰받는 공적 전문심사기관의 부재에 있는 것이며, 이의 필요성은 1987년 대통령선거 공약사항을 통해서도 확인된 것이므로 의료보험진료비의 공정한 심사와 환자에 대한 적정진료를 위해 독립된 전문심사기관으로서 한국진료비심사원이 설립될 수 있도록 한국의료비심사원법을 제정하여 줄 것을 청원하는 것"으로 되어 있다.[411]

결과는 비록 '임기만료 폐기'로 소기의 성과를 거두지 못했으나 의료계는 이후에도 포기하지 않고 의료보험진료비 심사를 보험자단체가 아닌 독립기구에서 관장토록 하는 노력을 기울이기로 하고 제 13대 국회(1988~1992)는 제 156회 임기만료로 폐기되었다.

2) 제14대 국회

1992년 11월 의료계의 대표적인 양대 단체인 대한의학협회(회장: 김재전)와 대한병원

411) 국회 홈페이지 한국진료비심사원법 제정 청원(청원번호: 130531)' 의 요지.

협회(회장: 한두진)는 또 다시 의료보험 심사기구 독립을 위해 의사출신의 송두호 의원을 소개의원으로 하여 "의료보험급여심사기구독립을 위한 관련법 제정 청원(청원번호: 140056)"을 국회에 냈으나 이 역시 임기만료로 폐기되었다.

또한 14대 국회에서는 대한의학협회 부회장 출신의 양문희 의원(민주당 전국구)이 조합방식의 의료보험 관리운영체계를 통합하는 내용을 골자로 한 국민의료보험법안(의안번호: 140537)을 대표발의하면서 법안 제 7조 보험급여비용의 심사에 관한 업무를 담당하기 위해 보험급여비용심사원을 두는 안을 포함시켰으나 이 법안 역시 1996년 5월, 14대 국회 임기만료로 폐기되었다.

3) 제 15대 국회

의사출신의 황성균 의원이 '진료비심사원을 둠(안 제35조의 2)'이 명시된 의료보험법중개정법률안(의안번호: 150782)을 대표발의하여 1997년 11월 수정가결 되었다.

〈표 46〉 황성균 의원 안과 위원회 수정안

황성균 의원 안	위원회 수정안
제 35조(요양의 비용등) 보험급여비용의심사 등에 관한 업무를 담당하게 하기 위하여 진료비심사원을 둠(안 제 35조의 2)	제 35조(요양의 비용등) ① – ③(생략) ④ 보건복지부장관은 제3항의 규정에 의하여 다른 전문기관에 위탁하는 경우에는 그 전문기관의 독립성과 전문성이 보장되도록 하여야 한다.〈신설 1997 · 12 · 31〉

출처: 국회 의안정보시스템(http://likms.assembly.go.kr)

그러나 상임위원회에서 동 법안을 수정하면서 진료비심사원의 독립적인 설립을 삭제하고 현행과 같이 복지부장관은 보험자가 요양급여 등의 심사를 다른 전문기관에 위탁할 수 있게 하고 이 경우 전문기관의 독립성과 전문성이 보장되도록 하는 것으로 바뀌어 의료계로서는 당초 기대했던 보험자단체로부터 완전히 독립적인 제3의 기구가 아닌, '현행'과 같은 형태에서 크게 탈피하지 못하는 형태의 심사기구라는 점에서 적잖은 실망을 할 수 밖에 없었다.

이후 그 이듬해인 1998년 12월, 또 다시 황성균 의원은 의사출신의 김찬우, 박시균, 정의화, 황규선(치과의사) 의원 및 김홍신 의원과 함께 소규모 직장조합을 국민의료보험공단에 통합시키고 의료보호제도를 의료보험에 통합관리하는 내용의 국민의료보험법개정 법률안(의안번호: 151506)을 대표발의하면서 한국진료심사원을 국민의료보험관리 공단과 별도로 설립하는 내용을 포함시켰다.

한편 이 법안에서 의료보험진료비 심사기구 독립에 관한 내용은 법안 제 59조, 제 63조 제 2항에 진료급여비용을 심사하고 진료급여의 질적 적정성을 평가하기 위하여 한국진료심사원을 설립하며, 원장은 보건복지부장관이 임명하는 안을 마련하였으나 정부가 제출한 '국민건강보험법안(의안번호: 151537)'을 병합심의한 후 두 개의 법안을 '대안반영 폐기'하고 1999년 1월, 보건복지위원회안으로 마련된 국민건강보험법안(의안번호: 151760)이 본 회의를 통과하였다.[412]

국민건강보험법이 국회 본회의에서 원안가결됨으로써 1988년 의사단체가 처음으로 심사기구 독립을 주장한지 10년여 만에 소기의 목적을 달성했다. 국민건강보험법의 국회통과로 기존의「의료보험법」,「국민의료보험법」은 폐지되었다.

국민건강보험법안(대안)(151760)의 주요골자

1. 보건복지부에 건강보험심의조정위원을 설치하여 요양급여의 기준 및 요양급여비용 등 건강보험에 관한 주요사항을 심의하도록 함(안 제 4조)
2. 국내에 거주하는 국민은 의료보호대상자 등을 제외하고는 모두 건강보험의 가입대상이 되며, 그 가입대상자는 직장가입자 및 그 피부양자, 지역가입자로 구분함(안 제 5조 및 제 6조)
3. 건강보험의 보험자는 국민건강보험공단으로 하고, 공단의 이사장은 보건복지부장관의 제청에 의하여 대통령이 임명하며, 이사는 보건복지부장관이 임명하도록 함(안 제 12조 및 제 19조 제 2항 · 제 3항)
4. 국민건강보험공단에 가입자대표 공익대표 등으로 구성되는 재정운영위원회를 설치하여 보험료의 조정 등 보험재정에 관한 주요사항을 심의 의결하도록 함(안 제 31조 및 제 32조)
5. 건강보험 가입자 및 피부양자의 질병 · 부상 · 출산 등에 대하여 진찰 · 약제지급 · 치료 · 예방 등의 요양급여를 요양기관에서 실시하고, 기타 장제비와 상병수당 등의 임의급여를 대통령령이 정하는 바에 의하여 실시할 수 있도록 함(안 제 9조 제 1항 · 제 40조 제 1항 및 제 45조)
6. 요양급여비용은 공단의 이사장과 대통령이 정하는 의약계를 대표하는 자와의 계약으로 정함(안 제 42조 제 1항)
7. 요양급여비용을 심사하고 요양급여의 질적 적정성을 평가하기 위하여 **건강보험심사평가원을 국민건강보험공단과 별도로 설립**하며, 원장은 보건복지부장관이 임명하도록 함(안 제 55조 및 제 58조 제 2항)

412) 이 법안(제5854호)은 1999.2.8 폐지되어 법률내용은 법제처나 국회 홈페이지에 모두 삭제되고 없다.

8. 직장가입자의 보험료는 그 가입자의 등급별 표준보수월액에 보험료율을 곱하여 산정하도록 함(안 제 62조 제 3항 및 제 63조)
9. 지역가입자의 보험료는 그 세대의 등급별 표준소득월액에 보험료율을 곱하여 산정하도록 함(안 제 62조 제 4항 및 제 64조)
10. 가입자의 보험료율은 1천분의80의 범위 안에서 재정운영위원회의 의결 내용을 참작하여 대통령령으로 정하도록 함(안 제 65조)
11. 국민건강보험공단 및 건강보험심사평가원의 처분에 불복이 있는 자는 국민건강보험공단 또는 건강보험심사평가원 등에 이의신청을 제기할 수 있으며, 그 이의신청에 대한 결정에 불복이 있는 자는 보건복지부에 설치되어 있는 건강보험분쟁조정위원회에 심사청구를 할 수 있도록 함(안 제 76조 제 77조)
12. 국민의료보험관리공단을 이 법에 의하여 설립된 국민건강보험공단으로 하고, 의료보험조합 · 의료보험연합회의 권리 · 의무는 국민건강보험공단이 포괄승계하되, 의료보험연합회의 심사 업무와 관련된 권리 · 의무는 건강보험심사평가원이 승계하도록 함(안 부칙 제 3조 및 제 7조 제 1항)

출처: 국회의안정보시스템(http://likms.assembly.go.kr)

그러나 국민건강보험법안(대안)(151760) 중 그간 의료계와 의사출신 국회의원들이 역점을 두었던 진료비심사기구 독립과 관련 조문은 아래 표에서 보듯이 심사기구는 보험자단체에서 분리하되 의원발의안인 '진료비심사원'이 아닌, 정부안을 반영한 '건강보험심사평가원'으로 조문화 하여 통과시켰다.

〈표 47〉 진료비 심사기구 독립과 관련 조문(황성균의원안, 정부제출안, 위원회대안)비교

황성균 의원 대표발의안	정부안	위원회 대안
진료급여비용을 심사하고 진료급여의 질적 적정성을 평가하기 위하여 한국진료심사원을 국민의료보험관리공단과 별도로 설립하며, 원장은 보건복지부장관이 임명함(안 제 59조, 제 63조제 2항)	요양급여비용을 심사하고 요양급여의 질적 적정성을 평가하기 위하여 건강보험심사평가원을 국민건강보험공단과 별도로 설립하며, 원장은 보건복지부장관이 임명하도록 함 (안 제 55조 및 제 58조 제 2항)	요양급여비용을 심사하고 요양급여의 질적 적정성을 평가하기 위하여 건강보험심사평가원을 국민건강보험공단과 별도로 설립하며, 원장은 보건복지부장관이 임명하도록 함(안 제 55조 및 제 58조 제 2항)

출처: 국회의안정보시스템(http://likms.assembly.go.kr)

이때 제정된 국민건강보험법(법률 제5854호)을 근거로 하여 건강보험심사평가원의 업무 중 공식적으로 의료계가 당초 원했던 심사의 '공정성'과 '객관성'에 '요양급여의 적정성 평가기능이 법적으로 신설됨으로써 심사의 잣대가 되는 급여기준의 적정성 문제로 심평원이 신설된 이후 지난 10여 년간 의료계와 심사평가원의 마찰이 끊이지 않았다.

한편 국민건강보험법의 통과로 독립되는 심사기구가 실체를 들어내자 의료계는 그동안 노심초사하여 겨우 보험자단체의 손을 벗어난 심사기구에 원치 않았던 '평가' 업무가 추가되자 1999년11월 대한의사협회와 대한병원협회가 공동으로 의사출신의 박시균 의원을 소개의원으로 하여 마지막으로 심사기구와 관련된 청원을 하게 된다.

'국민건강보험법 개정 청원(청원번호: 150557)'이란 제목으로 제출된 이 청원은 국민건강보험공단이 요양기관에 지급할 요양급여비용 중 약제 · 검사 등의 비용을 보건복지부령이 정하는 바에 의하여 의약품물류협동조합 · 의약품제조업자 · 의약품도매상 등 공급자에게 직접 지급하도록 한 규정을 삭제하고, 건강보험심사평가원의 관장업무 중 의료의 적정성 평가에 관한 사항을 제외하는 등 법 시행상의 문제점을 사전에 개선토록 해 달라'는 내용이었다.

그러나 이 청원도 결국 반영되지 못한 채 2000.7.1. 심사평가원은 출범했다.

2000년 심평원 설립 당시 의료계는 보험자의 입김에서 벗어나 진료비 심사업무를 수행할 객관적이고 중립적인 기관이 필요하다면서 심사기구 독립을 끈질기게 요구하여 심평원 설립에 중요한 계기를 마련 해준 셈이 되었으나 의료계와 심평원의 관계는 태생적으로 어긋날 수 밖에 없는 한계를 지니고 있었던 것이다.

건강보험재정 안정화를 위해 부적정한 진료비 지출을 막아야 한다는 임무를 부여받은 심평원 입장에서는 심사업무 강화가 당연한 수순이었지만, 의료계의 입장에서는 심사조정이 곧 수입의 손실을 의미했기 때문이다. 심평원의 업무영역이 확장될수록 의료계와의 갈등의 골은 더욱 깊어져 2009년 현재 심사평가원이 처리한 심사물량은 13억 건에 모두 45조원 규모이다. 이는 2000년 심평원 설립당시(4억건 15조원)에 비해 3배 이상 늘어난 규모이다. 특히 전체청구 물량의 99% 이상이 전산청구로 잡히면서 의료기관의 진료 및 급여비 정보가 고스란히 노출되는 상황에 이렀으며, 심사의 잣대가 되는 급여기준의 적정성 문제는 늘 꼬리표처럼 따라다녔다.[413]

그러고 보면 10여 년간을 의사출신 국회의원과 의료계가 목맸던 진료비 심사기구 독립도 의료계 입장에서는 결국은 명분에 비해 실리는 크지 않았다.

413) 의협신문, "심평원 10년 잔혹사, 시대적 요구는 변화", 2010. 7. 2.

6. 의협 '의사의 비위 조사 시 징계절차 거치도록' 청원, 의사출신 의원들이 소개(12대)

대한의학협회는 12대 국회 때인 1987년 10월, 변호사 등 다른 전문직은 비위 여부를 조사함에 있어 소정의 징계절차를 거쳐 행하는데 의사는 비전문적인 행정공무원이 조사 처리하고 있어 의사에 대한 법적 시시비비도 소정의 징계절차를 거치도록 법제화해 줄 것을 청원했다.[414)]

의사출신 국회의원인 박성태, 김집 의원의 소개로 국회 보건사회위원회에 제출한 대한의학협회의 청원요지에 의하면 "현행 의료법상 의사의 비 윤리행위 등에 대한 제재처분은 다른 전문직(예: 변호사, 사립학교 교원 등)이 징계절차를 거쳐 행하는 것과 달리 비전문적인 행정공무원에 의해 조사 처리되고 있는 바, 이는 비위여부를 합리적으로 조사 검토하는 과정이 없이 행정처분으로 종결하게 되어 신분보장이 되지 않고 있는 실정임. 따라서 의사에 대한 면허 자격정지 또는 취소처분 등 행정처분을 함에 있어서는 그에 앞서 소정의 징계위원회의 심의를 거치도록 법제화 해달라"는 내용이다.

이에 대해 당시 국회 보건사회위원회 전문위원은 검토보고서에서 의협의 주장을 비판적인 시각으로 바라보고 사실상 수용이 어려움을 들어내고 있다.

의협의 의료법개정 청원에 대한 국회 전문위원 검토보고서[415)]

첫째, 의사의 비윤리행위에 대한 행정처분을 함에 있어서 사전에 징계위원회의 제재를 거치도록 법제화하는 문제는 본래 징계란 공법상 특별권력관계에 있어서 그 내부질서를 유지하기 위하여 질서문란자에 대하여 가하는 제재로서 이 경우는 일반적으로 징계권자와 징계대상자 사이에 지배 복종관계화 같은 특별권력관계의 존재가 전제되어야 하는 것이나 보건사회부장관과 의사 간에는 이러한 법적인 관계가 존재하지 않는다. 뿐만 아니라 의사는 일정한 자격시험에 합격하여 그 면허를 부여받으면 자유롭게 개업할 수 있다는 점에서 법적단체인 회원 가입과 등록이 개업의 선행조건이 되고 있는 변호사 또는 관리주체에 의한 별도의 임면절차를 필요로 하는 사립학교 교원 등 타 전문직의 신분과는 구별된다고 할 수 있다. 따라서 의료인등에 대한 제재처분에 보다 신중을 기하고 신분상의 안정을 도모하기 위해서라면 현행 법리상 모순되는 징계위원회 제도의 도입보다는 의료심사조정위원회 등 기존 타 행정위원회 기능의 활용내지는 활성화를 통한 예비심사 자문 의견청취 등으로 보완하는 것이 바람직한 것으로 사료된다.

둘째, 현행 의료법 제 16조의 규정에 의한 진료거부 저촉요건을 "진료업무중의 거부"로 한정하여 달라는 요구에 대하여 진료관행상으로 볼 때 의료기관의 진료거부 행위는 진료개시 전의 거부가 주종을 이루고 있고 진료

414) "대한의사협회의 의료법개정청원", 13대 국회 이전의 청원기록이 유실되어 국회 제137회 보건사회위원회 제7차 회의록 36쪽(1987년 10월 21일)에서 발췌.

415) 12대 국회 제137회 보사 제7차 회의록 35쪽(1987. 10. 21.)

행위 중의 진료거부란 사실상 예상하기 어려운 것일 뿐 더러 의료법에서 진료거부를 금지하는 취지는 의료기관이 환자의 신분 등 의료 외적인 여건에 따라 진료를 거부하는 사례가 없도록 함으로써 모든 국민에게 공평한 의료혜택을 보장하기 위한 사회정책적 고려에서 나온 것이므로 청원인 등의 주장은 수용하기 어려운 것이라 할 것이다.

셋째, 의료법 제 52조 제 1항 제 2호에서 의료인 면허취소 사유로 금고이상의 형을 받은 때를 규정하고 있는 것은 지나친 것이므로 의료관계법령 위반에 의하여 형을 받은 경우에 국한하도록 하자는 점에 대하여 보면 본 청원의 취지에 따를 경우 국민의 생명 신체를 다루는 중요한 업무가 반사회적인 범죄인의 손에 맡겨지는 결과를 초래하게 되고 다른 전문직(변호사 등)과의 경우를 비교하더라도 적용상의 형평을 잃게 되는 것이므로 유독 의료인에 대해서만 특례를 인정하는 것은 불합리하다고 본다.

기타 본 청원에서 개정을 요망하는 사항 등 이 청원의 처리에 관해서는 이미 당위원회에 회부되어 있는 의료법중개정법률안의 심의 시에 참고가 될 것으로 보이므로 동 법안을 심의함에 있어 일괄해서 심의토록 조치함이 합당한 것으로 사료된다.

그러나 같은 해 정부제출로 국회 본회의를 통과한 의료법중개정법률안(의안번호: 120359, 1987. 10. 30 수정가결)의 심사보고서중 의료법중 개정법률안 수정안에 의하면 "제 52조 (면허의 취소 및 재교부) 금고이상의 형을 받은 때"를 "2. 이 법 또는 국가보안법에 위반하거나 형법 · 농어촌보건의료를위한특별조치법 · 시체해부보존법 · 혈액관리법 · 보건소법 · 향정신성의약품관리법 · 의료보험법 · 보건범죄단속에관한특별조치법 · 모자보건법 · 공무원 및 사립학교교직원의료보험법 · 마약법 · 대마관리법등 보건의료관계법령에 위반하여 금고이상의 형을 받은 때"로 구체화하였다. 또 동법 "제 53조(자격정지등) ①보건사회부장관은 의료인이 다음 각 호의 1에 해당할 때에는 대통령령이 정하는 바에 의하여 일정한 기간 그 면허자격을 정지시킬 수 있다"는 규정에 "이 경우 의료기술상의 판단을 요하는 사항에 관하여는 관계전문가의 의견을 들어 결정할 수 있다"[416)]를 추가하여 대한의사협회의 청원의 일부가 달성된 것으로 확인되었다.

7. 국민의료보험법 개정과 의협의 대국회 활동(13대)

1989년 3월 국회를 통과한 국민의료보험법안은 강제지정제의 철폐와 진료비심사기구의 독립 그리고 의료보험수가조정위원회의 신설 등 의료계로서도 의료보험 관련 최대과제들을 해결하는 내용을 포함하고 있었다.

416) 법률지식정보시스템, 의료법 연혁 제13차 일부개정 1997. 12. 13. 법률 제5453호.

이 법안이 마련되고 국회에서 통과되는 과정에서 의협은 국민의료보험법안에 가급적 의료계의 요구사항을 반영시키기 위해 다각적인 활동을 벌였다.

이 국민의료보험법안의 개정작업은 1988년 6월 당시 국회 악법개폐특별위원회 위원이기도 한 평민당의 홍영기 의원이 농촌관련법 개정작업으로 의료보험 통합을 골자로 하는 국민의료보험법안을 마련하면서 시작됐다. 보험자를 의료보험관리공단으로 단일화하는 것을 골자로 하는 이 법안에 의료계가 주목한 것은 오랜 동안 갈망해온 요양기관 계약지정제를 규정하고 있기 때문이기도 했다.[417] 당시 국회 재무위원회 위원이던 홍영기 의원은 평민당 보사위원들과 상의도 없이 11월 12일 국회에 국민의료보험법(안)을 접수시켰는데 이에 자극을 받은 통일민주당도 평민당의 국민의료보험법(안)과 같은 요양기관계약 지정제의 내용과 의료보험통합을 골자로 한 국민건강보험법(안)을 11월 12일 국회에 제출했다.

한편 정부도 같은 해 8월 25일, 1989.7.1.부터 실시예정인 도시지역 의료보험 조합을 구별로 구성하지 않고 도시 전체의 조합을 하나의 광역조합으로 설치하기로 하고 이에 관한 법안을 11월 4일 국무회의의 의결을 거쳐 11월 22일 국회에 제출했다.

두 야당과 정부에서 각각 통합법(안)을 마련하고 이를 국회에 제출하자 이에 자극을 받은 의협은 의료보험법개정(안)을 촉구하는 청원서[418]를 냈다.

의협은 이 청원에서 관리운영체계는 통합방식을 채택, 단일보험자로 하는 한편, 요양기관 지정을 단일보험자인 공단과 의약단체 간에 계약으로 정하도록 했고, 보험수가는 신설하는 보험수가조정위원회에서 결정하도록 하는 내용을 담았다. 또한 진료비심사는 보험급여비용심사원을 설치, 담당할 것과 의료분쟁보상기금을 설치해 줄 것을 청원했다. 이어 의협은 11월 21일 국회에 제출한 의료보험법개정(안)을 민정 · 평민 · 민주 · 공화 등 4당에도 제출했다.

이후 의협(회장: 김재전)은 의료보험법개정(안)을 국회에 청원하면서 "의료인의 생존권을 수호하기 위해 의협이 궐기할 수밖에 없다. 전국 회원의 단결로 이를 성취하자"고 담화문을 통해 의료보험법 개정에 대한 의지를 밝히기도 했다. 이어 전국 의사의 과반수

417) 홍영기 의원 등이 제안한 국민의료보험법안(의안번호: 130417) 34조 1항 및 3항은 "요양취급기관은 공사가 지정하는 것으로 하고 지정요청을 받은 자는 정당한 이유없이 그 지정을 거부할 수 없도록 하였다.

418) 의료보험법개정청원(청원번호: 130103, 소개의원: 박병선, 신철균 의원).

가 회원으로 있는 서울시의사회가 1988년 12월, 임시총회를 열어 의협이 청원한 의료보험법개정을 관철하고 직종 진료비의 조속한 지급 등을 촉구하는 결의문을 채택했다. 이러한 요구가 관철되지 않을 경우 요양취급기관 지정서 반납, 혹은 시한부 휴업 등의 실력행사도 불사하기로 결의했다. 그러나 1988.12.12~13. 열린 국회 보사위는 정부와 평민당, 민주당의 의료보험법안과 의협의 의료보험법개정 청원 등을 상정만 하고 검토시간 부족으로 1989년 임시국회로 넘겼다.

한편 정부와 야당이 의료보험법개정(안)을 준비한 것과 달리 공화당은 의료보험법개정에 대한 입장을 정리하지 못한 상태였다. 공화당의 의사출신 박병선 의원이 법안 초안 마련에 착수해 1989년 1월말 단계적인 통합을 내용으로 한 의료보험통합법(안)을 발의하기로 당 내부적으로 합의를 이끌었다. 그러나 보사부의 종용을 받은 박 의원은 이후 이 통합법안을 포기하고 그 대신 계약지정제 · 보험수가조정위원회 신설 · 심사기구 독립 등만을 반영한 의료보험법개정(안)을 같은 해 2월 13일 개회된 임시국회에 제출했다. 공화당의 조합방식 관리체계를 전제한 의료보험법개정(안)이 국회에 제출되자 의료보험통합을 강력히 주장해온 의료보험대책위원회(위원장 유남선 · 전국의료보험대책위원장, 가톨릭농민회중앙위의장)는 공화당이 평민당과 민주당의 의료보험통합에 동조하지 않을 경우 의료보험통합법(안)의 통과가 불가능하다고 판단해 2월 24일부터 마포의 공화당사에서 항의농성을 시작했다. 뿐만 아니라 의협도 2월 24일 의협 강당에서 긴급임시대의원총회를 개최해 의료계의 요구가 반영된 의료보험법 개정안이 반드시 국회에서 통과돼야 한다고 강조하고 '의료보험법개정에 대한 우리의 견해'라는 성명서를 발표했다.

결국 의료보험대책위원회와 의협의 공동노력에 힘입어 2월 28일 당시 공화당의 김종필 총재로부터 의료보험통합개정(안) 찬성을 약속 받았다. 공화당의 협조에 힘입어 야 3당은 3월 5일, 야당 단일 의료보험법안인 국민의료보험법(안)을 성안(成案)하여 3월 6일부터 소위원회 심의에 부쳤다. 3월 8일 오후까지 논의를 계속한 끝에 당시 여당인 민정당이 야당 단일 의료보험법(안)에 합의해 보사위원회에서 이를 만장일치로 통과시키고 3월 9일 법사위원회를 거쳐 본회의에서 통과시켰다.

국회를 통과한 국민의료보험법은 야당이 제출한 의료보험법안과 동일하지 않았다. 야당이 제출한 의료보험법(안)은 국회 심의과정에서 단체계약의 부작용을 우려하는 정부와 일부 국회의원들의 지적을 수용해 개별계약으로 바뀌었고, 정당한 사유없이 계약을 기피할 경우 업무정지를 할 수 있게 하는 등 일부 내용이 수정됐지만, 전체적으로 의협의 요구사항이 반영된 법이라는 점에서 의료계의 긍정적인 평가를 얻었다.

하지만 야 3당(평화민주당, 통일민주당, 신민주공화당)이 제출한 국민의료보험법(안)은 국회통과를 전후해 언론으로부터 극심한 반대에 부딪혔다. 국민의료보험법(안)이 보사위원회를 통과한 8일부터 한겨레신문과 국민일보를 제외한 주요 언론들은 국민의료보험법(안)이 실시되면 봉급자의 부담이 가중된다는 등 통합법안의 문제점을 대서특필, 국민의료보험법(안)에 제동을 걸고 나섰다.419) 또한 보험자도 전국의료보험조합 명의로 적극적인 통합법 반대투쟁을 전개하기로 하고 3월 9~10일 이틀 동안 '의료보험통합법(안)을 반대한다'는 대형광고를 주요 일간지에 동시 게재420)하며 반대여론 조성을 위해 정면으로 나서는가 하면 3월 15일 의료보험회관 강당에서 직장조합직원들의 의료보험통합반대 궐기대회를 개최하기도 했다.421) 이러한 움직임에 대해 한겨레신문과 국민일보는 주요 언론과 의료보험조합연합회의 주장이 근거가 부족하고 잘못된 것이라고 지적하면서 통합의 정당성을 강조하고 의료보험대책위원회와 지역의보노조 등이 통합옹호운동을 벌이기도 했으나 반대 여론을 불식시키기에는 미흡했다.

보사부는 이러한 통합법안 반대 여론을 앞세워 통합의료보험법을 개정할 뜻을 밝히는 한편, 국회를 통과한 국민의료보험법에 대통령의 거부권 행사를 준비했고, 3월 16일 국무회의는 국민의료보험법(안)을 비롯한 4개 법안의 재의를 국회에 요구하기로 결의했다. 이에 야 3당은 여야합의에 의해 통과된 의료보험법과 노동쟁의조정법에 대통령이 거부권을 행사하는 것은 '국민주권에 대한 도전'이라는 성명서를 발표하고 거부권 관련 국무위원의 해임을 건의하기로 하는 등 정치공세를 폈다.[422] 의협을 비롯한 여러 시민단체들에서도 거부권 반대투쟁을 전개했다.

하지만 노태우 대통령은 3월 27일 국민의료보험법 등 4개 법률안에 대해 거부권을 행

---

419) 동아일보. '의보법개정안 국회통과, 봉급자 부담배 이상 늘 듯'. 1989. 3. 8

420) 동아일보. '의료보험통합법안을 반대한다', 전국의료보험조합. 1989. 3. 9. 5면 광고.

421) 한겨레신문. "통합의료보험법 찬성 서명운동, 지역조합노조, 일간지 반대광고 직원의사와 무관". 1989. 3. 23.
이 신문은 "일간신문에 '전국의료보험조합 일동' 명의로 발표한 '통합의료보험법에 대한 반대성명'은 조합 최일선에서 근무하는 직원들의 의사와 무관하며 이는 기득권을 놓치지 않으려는 의보조합 간부와 조합 대표의 성명일뿐'이며 의보조합 직원들인 자신들은 통합의보법 찬성을 위한 대국민 서명운동에 들어갈 것이라고 밝혔다고 보도하고 있다.

422) 한겨레신문. "여야 합의 통과된 노동 · 의료보험법개정안 거부권 행사는 국민주권 도전 행위". 1989. 3. 18.

사하여, 국회에서 재의하기로 결정됐다. 대통령이 거부권을 행사한 이유는 조합재산을 공단에 포괄 승계하는 것은 국민의 기본권인 재산권을 침해하는 것이며 조합의 해산유예기간 동안 종전의 법 규정에 따른다는 것이 명확하지 않다는 것이었는데 이는 사회보험의 재산을 사보험으로 취급하는 오류라는 거센 비판을 받았다.

대통령의 거부권 행사로 국회로 되돌려진 국민의료보험법은 국회에서 재의할 기회조차 얻을 수 없었다. 1990년 3당 합당이라는 정치적 시류 속에서 국민의료보험법은 국회에서 재의할 여유가 없었으며, 결국 13대 국회 회기가 종료돼 자동 폐기되고 말았다.[423)]

비록 국민의료보험법(안)이 대통령의 거부권 행사로 실질적인 효력을 발휘할 수 없었지만 이 과정은 훗날 의료보험통합과 심사기구 독립으로 가는 과정이 되었다.

8. '구 의료보험법 41조 7항 개정청원' …… 법 개정 성공(14대)

1990년대 초 의료계를 발칵 뒤집어 놓은 구 의료보험법 41조 7항은 1984.12.31. 정부제출로 의료보험법이 개정될 때 신설된 제 41조(급여의 제한) ⑦항[424)]과 구 의료보험법 제 29조 제 3항의 규정에 의한 '요양급여기준1-5-가항[425)] 을 근거로 전국의 의료기관들이 2개월 이상 보험료를 체납한 환자를 진료해 줄 경우 의료기관이 지역의료보험조합에 신청한 요양급여비 중 체납한 환자가 진료한 비용을 상계하고 지불하는 바람에 91년도 한 해 동안 보험자단체가 의료기관으로부터 이미 진료한 진료비 중 31만 6,034건에 27억원을 환수[426)]하는 사태가 벌어진 것이다.

병의원이나 의사들의 입장에서 보면 의료보험조합이 마땅히 해야 할 보험료 납부여부 확인업무를 의료기관에 떠넘기고 선량한 요양기관은 진료재료와 기술료 등이 합쳐진 의료비를 환자에게 제공하고도 받지 못하는 상황이 전국적으로 발생한 것이다.

이러한 부작용이 발생하자 의료계는 처음에 보건복지부와 보험자단체에 이를 시정해 줄 것을 요구하였으나 보건복지부와 보험자는 보험재정 보호논리와 의료기관이 체납자

423) 의협신보. "야 3당의 통합의보법안". 1989. 12. 25.

424) 구 의료보험법 법 제41조(급여의 제한) ⑦항 '보험자는 대통령이 정하는 기간이상 보험료를 체납(대통령령이 정하는 보험료 부담능력이 없는 자가 체납한 경우는 제외한다)한 피보험자 및 그 피부양자에 대하여는 보험료를 완납할 때까지 보험급여를 하지 아니할 수 있다.'

425) 구 요양급여기준1-5-가항「의료기관은 요양의 급여를 함에 있어 피보험자 등의 보험료 납부여부 등을 의료보험증에 의하여 확인하여야 한다.

426) 14대 국회 보건복지부 국정감사(1992년 10월 19일)의료보험연합회 윤성태 회장 답변 내용.

를 확인하기 용이하다는 이유로 법과 제도를 바꿀 의사가 없음을 밝히자 대한의사협회, 대한병원협회 등 의료계는 해결방안을 국회에서 찾기에 이르렀다.

14대 국회 국정감사 속기록에서 나타나 있듯이 의사단체(대한의사협회, 대한병원협회 대한치과의사협회 등)와 의사들은 14대 국회 전체 보건복지위원들에게 우편과 팩스 등을 통해 구 의료보험법 41조 7항의 부당함과 이를 시정해 줄 것을 건의하는 진정서를 하루에도 수 십 통씩 보내는 등 적극적인 대 국회접촉을 시작했다(주양자, 299: 184).

당시 14대 국회에는 송두호, 김찬우, 주양자, 양문희. 문창모 등 5명의 의사출신 의원[427]이 진출해 있었는데 이들 의원들은 상임위원회는 물론 국정감사에서 적극적으로 구 의료보험법 41조 7항의 폐지를 촉구하는 질의가 있었고 이들의 강력한 문제제기에 이어 비의사출신의 영향력 있는 야당의원이었던 이해찬 의원과 장기욱 국회 보건복지위원장의 문제제기와 이의 시정을 촉구하는 발언[428]이 있었다.

그러나 당시 보건복지부 안필준 장관, 김일천 의료보험국장 그리고 의료보험연합회 윤성태 이사장 등 정부의 주요 의료보험정책 관련 관료와 보험자단체장은 수차례 의원들의 질타와 구 의료보험법 41조 7항의 폐지를 촉구하였음에도 의료보험료 체납자의 관리의 효율성과 보험재정보호 논리를 펴며 현행 제도를 부분적으로 손질할 수는 있어도 의료기관이 체납자를 확인하는 제도를 개선할 생각이 없음을 분명히 했다.[429]

427) 5명의 의사출신 국회의원 중 국립의료원장 출신의 주양자 의원을 제외한 문창모, 송두호, 김찬우, 양문희 의원은 현재 병의원을 개원하고 있거나 개원했던 경력을 가진 사람으로 구 의료보험법 41조 7항의 폐해를 본인들 스스로 느끼고 있었으며 이중 양문희 의원은 민주당 비례대표 국회의원에 당선되기 전 서울시의사회장과 대한의사협회 상근부회장으로 의사단체 임원으로 활동했었기 때문에 의사단체와 교감이 훨씬 용이했을 것이다.

428) 14대 국회 보건복지부 국정감사(1992년 10월 19일) 속기록 85-86쪽 중 (의료보험료 체납자를 진료한 의료기관에 보험자가 진료비 환수하는 것과 관련) 장기욱 국회 보건사회위원장은 "그것은 헌법위반이예요 그것은 우리가 도와 드려야 하겠네요" 라고 발언하였으며, 이해찬 위원은 "이것은 방어적인 행정수단인데 사용을 지금 공격적으로 하고 있다는 말이예요 얘기를 쭉 들어보니까 악용을 방지하기 위한 방어적인 소극적인 행정수단인테 소극적으로 사용하는 것이 아니고 공격적으로 말하자면 다시 환수하는 데서 문제가 발생하는 것이거든요 그러니까 이 취지를 제대로 살려 가지고 소극적으로 활용하는 쪽으로 방향을 바꾸어야 할 것 같아요"라고 발언하였다. 특히 이해찬 의원은 이듬해 의사출신의원들이 "의료보험법41조7항 삭제에 관한 청원을 할 때 의사출신의원들과 함께 청원소개의원으로 참여하기도 했다.

429) 14대 국회 보건사회부 국정감사(1992년 10월 19일) 속기록 71쪽에서 안필준 장관은 "지역의료보험의 보험료는 원칙적으로 자진납부에 의하여 징수하고 있다 그러나 일부 피보험자가 계속해서 장기체납하면서 급여를 받는 경우에는 채납과 급여에 따른 성실한 타인에게 전가하게 될 뿐만 아니라 조합재정을 어렵게 하여 진료를 행한 요양기관에 대하여 진료비를 지불할 수 없는 상화에 이르게 될 우려가 있어 장기체납자에 대하여는 법률에 따라 부득이 급여를 제한할 수 밖에 없으며 요양기관이 급여를 받을 자격이 없는 자를 진료한 경우에는 환자로부터 의료보험수가에 의하여 의료비 전액을 징수하여야 함에도 조합에 진료비를 청구하여 지불을 받는 경우에는 보험자는 이를 추후 환수하지 않을 수 없음을 양해하야 주시기 바란다"고 답변하여 현행 제도를 고수할 뜻을 밝혔다. 또한 같은날 속기록 108쪽에서 보건사회부 김일천 의료보험국장은 "2개월 체납문제는 지금과 같은 자진납부제도가 있는 한 고치기 어렵다 왜냐하면 보험료를 납부하지 않아도 계속 진료를 받을 수 있다고 그러면 보험료를 계속 낼 사람이 없으리라고 생각한다"고 답변하였으며 윤성태 의료보험연합회장은 김찬우 위원 질의에 대한 답변에서 " 의료보험법 제29조 제3항의규정에 의한 요양급여기준1-5-가항에 의료기관은 요양의 급여를 함에 있어 피보험자

국정감사에서 정부로부터 속 시원한 결말을 이끌어내지 못하고 그 이후에도 1년여를 의사단체들이 이 문제해결을 위해 매달렸으나 해결의 기미가 보이지 않자 대한의사협회와 대한병원협회는 이듬해인 1993년 11월 3일 제 165회 보건복지위원회에 의사출신의 여당의원인 주양자, 김찬우 의원과 야당출신의 양문희 의원 등 3명의 의사출신의원과 여당 박주천 의원[430]과 야당 이해찬 의원[431]등 5명의 소개로 국회에 청원서(청원번호: 140208)를 제출했다.[432]

등의 보험료 납부여부 등을 의료보험증에 의하여 확인하도록 되어 있는 것으로 의료기관은 그 의무에 대하여 협조하여야 할 것"이라고 답변하므로써 의원들의 지적을 수용할 뜻이 없음을 분명히 했다.

430) 제14(민주자유당),15(신한국당),16(한나라당)대 국회의원 지역구: 마포 을

431) 제13대, 제14대 국회의원(민주당), 15대,(새정치국민회의), 제16대(열린우리당), 제17대 국회의원(대통합민주신당), 제19대 국회의원(새정치민주연합) 지역구: 관악을.

432) 의협신문. "〈2004창간〉의료계 정치세력화/의사출신 국회의원 대외활동 진단, 의협, 악법제정 발 빠른 대응 폐기 이끌어내기도". 2004. 3. 21.

청원요지

가. 보험료 체납자에 대해 급여제한을 규정하고 있는 의료보험법 제 41조 제 7항은 의료보험제도 취지에 어긋날 뿐만 아니라 동 법상의 수급권 보호 조항 등에도 위배되므로 동 규정을 삭제하여 주기 바라는 내용임.

나. 현행 의료보험법 제 41조 7항은 보험료 체납자에 대해 의료보험급여를 제한할 수 있다는 내용을 규정하고 있는데 이러란 규정은 의료보험이 국민 모두에게 진료혜택을 부여하자는 사회보험으로써의 제도적 취지에 어긋날 뿐만 아니라 동 법상 수급권 보호관계 조항 등에도 위배되며 특히 현실적으로 의료보험조합에 의해 진료비 환수 수단으로 변질 악용되고 있으므로 의료보험법 제 41조 제 7항의 규정을 삭제하여 주기 바라는 청원임.

소개이유: 우리나라 의료보험은 국민으로부터 보험료를 강제 징수하여 그것을 주요 재원으로 운영하는 사회보험으로 국가가 이 같은 형태의 의료보험을 실시하는 목적은 일시에 진료비를 부담할 수 없는 국민으로 하여금 진료비에 구애받지 않고 진료를 받을 수 있게 하는데 있음. 즉, 전국민의료보험은 국민 누구나 "의료보험증" 하나만 있으면 우선 의료의 혜택을 받게 하는데 있음. 이와 같은 이유 때문에 현행 의료보험법 제 47조 수급권의 보호에서 "보험 급여를 받을 권리는 양도 또는 압류할 수 없다"고 명시함으로써 국민의 수급권은 의료보험제도를 시행하고 있는 국가가 보호해야 할 주요한 피보험자의 권리임을 밝히고 있는 것임.

이번 165회 정기국회에 의료보험법개정안을 제출한 보사부도 바로 이 같은 이유로 의료보험법 개정안 중 제 10조 (자격상실의 시기) 제 2항 6호"대통령이 정하는 기간 이상 보험료를 체납하여 조합이 그 자격을 상실시킨 때"를 삭제하면서 보사부는 그 이유를 "전국민의료보험 체제에서 보험료 체납을 사유로 피보험자의 자격을 상실시킴은 불합리하다"고 밝히고 있는 것임.

그러나 보사부는 이번 정기국회에서 의료보험법 개정안 중 제 10조 제 2항 6호(자격상실의 시기)는 전국민의료보험 체제에 맞지 않는다고 삭제하면서 제 41조 (급여의 제한) 제 7항 "보험자는 대통령이 정하는 기간 이상 보험료를 체납한 피보험자 및 그 피부양자에 대하여는 보험료를 완납할 때까지 보험급여를 하지 않을 수 있다"는 그대로 고수함으로써 일시적이라고는 하지만 국민이 질병으로 고통받아 의료가 가장 필요할 때 국민의 의료보험 수급권을 압류하는 폐단을 그대로 고수하려 하고 있음.

혹시 보험료를 고의로 체납하는 사람에 대한 보험료 징수가 문제라면 의료보험법 제 55조(보험료 등의 독촉 및 체납처분)와 제 56조(보험료의 징수우선 순위)에 명시하고 있는 대로 보험료를 납부 기한 전까지 납부하지 않을 경우 국세체납 처분의 예에 의해 징수하는 것으로도 얼마든지 적법하게 해결될 수 있는 것이며 진정으로 보험료가 과중하여 보험료가 체납되는 세대는 의료보호로 편입하여 의료를 보장해 주는 것이 타당하다고 생각함.

뿐만 아니라 보사부는 보험자단체가 해야 할 의무인 보험료 관리의무의 하나인 급여제한 책임을 요양기관에 떠넘겨 법적으로 급여수급권을 가진 국민에게 오로지 진료만 제공하면 되는 요양기관에 대해 2개월 이상 보험료를 체납한 사람을 가려내지 않았다는 이유로 이미 제공된 진료에 대한 진료비를 환수하고 개별적으로 진료비를 받으라고 하고 있으며 진료를 받은 보험료 체납환자에게는 체불된 보험료의 가산금까지 합쳐 보험료를 징수함으로써 보험료와 진료비를 이중으로 부담시키는 것은 부당하다고 사료되어 본 청원을 소개하게 된 것임.

출처: 국회의안정보시스템(http://likms.assembly.go.kr)

이미 1년 전 국정감사에서 구 의료보험법 41조 7항의 폐해에 대해 익히 알고 있었던 상태에서 이 청원서의 제 1소개의원이었던 주양자 의원은 이 청원이 소기의 목적을 달성하기 위해서는 여야의원들이 모두 소개에 참여하는 것이 효율적이라는 판단아래 여야 및 비례대표 의원과 지역구 의원이 고루 청원소개에 참여토록 권유하고 비 의사출신으로 위원회에 입지가 확실한 의원들의 참여가 필수적이라고 보고 여야의 중진의원을 소개의원

참여를 권유했다.(주양자, 1997: 185)

특히 이 조문의 폐기를 위해 비 의사출신 의원들이 공감하는 데는 의사들이 느끼는 '보험자가 의료기관에 진료비를 환수하는 문제'보다 '사회보장의 일환인 의료보험 체제에서 수급권이 정지된 세대들이 의료사각지대로 내몰리는 문제'를 부각하는 것이 의미가 있다고 판단하여 지역구 출신의원들의 해당 지역구에 의료보험료 체납으로 수급권이 정지된 세대 현황을 파악하여 공동소개의원으로 참여토록 권유, 이들 비 의사 의원들이 이를 받아드림으로써 직역과 관계없이 의사, 비 의사 출신 의원 및 비례대표, 지역구 출신의원, 그리고 여야 관계없이 보건복지위원회에 영향력을 가진 의원들이 고루 청원소개의원으로 참여하여 상임위원회 내에서 폭 넓은 공감대를 확산시켰다(주양자, 1997: 186).

이 청원서는 1993.11.10. 국회 보건사회위원회에 회부되어 같은 달 23일 청원소위원회에 상정되었는데 이 자리에는 의사출신 청원소개의원은 물론 원로의사출신의 문창모 의원[433]까지 참관인 자격으로 참석하여 구 의료보험법 제 41조 7항의 폐해를 설명하여 청원소위원회 의원들의 공감대를 얻었다.

이 청원은 다음 달인 12월 13일 정부가 제출한 의료보험법개정안에 반영시키는 것을 전제로 '본회의불부의'로 하기로 의결하였다.

그러나 정부는 92년도 국정감사에서 국회 보건사회위원회로부터 상당한 질타를 받았음에도 이듬해인 1993년 9월 28일 의료보험법개정법률안(의안번호: 140405)을 제출하면서 구 의료보험법 41조 7항은 그대로 놓아 둔 채 정부가 개정하고자 하는 조문[434]만 손질하여 국회에 제출했다.

그러자 국회 보건사회위원회는 1993년 12월 13일, 41조 7항과 관련 "보험료 체납으로 급여가 제한된 자가 요양기관에서 진료를 받은 경우에는 요양기관이 진료비 전액을 본인

433) 역대 국회 최고령 의원으로 14대 국회에서 만 85세(1개월 8일) 때 국민당 비례대표 국회의원이 되었다.

434) 의료보험법개정법률안(140405) 구 의료보험법의 주요골자는 1. 시 · 군 · 구의 분할과 동시에 지역의료보험조합이 설립되지 아니함에 따른 문제를 해소하기 위하여 신설된 시 · 군 · 구의 지역의료보험조합이 신설될 때까지는 종전의 지역의료보험조합이 신설지역의 의료보험 실무를 관할할 수 있도록 함(안 17조 4항).

2. 종전에는 분만급여는 피보험자 및 피보험자의 배우자에 한하여서만 실시하였으나 앞으로는 피보험자 및 피부양자 모두에게 분만급여를 실시하도록 함(안 제31조).

3. 직장의료보험 보험료율의 범위를 보수의 3퍼센트 내지 8퍼센트로 하고 있는 것을 2퍼센트 내지 8퍼센트로 정비하여 현재 보험료율이 3퍼센트이면서도 적립금이 누적되고 있는 일부 직장의료보험보험의 경우 보험료율을 인하할 수 있는 계기를 마련함(안 51조 1항).

4. 과다 납부된 본인 일부 부담금을 반환 받을 권리에 대하여 2년의 소멸시효 적용을 받도록 하여 단기보험인 의료 보험에서의 권리관계를 조속히 확정함.

으로부터 징수할 수 있도록 하며, 요양기관이 보험급여를 한 경우에는 보험자가 부담한 보험급여비율을 대통령령이 정하는 바에 의하여 보험자가 징수하도록 함(법안 41조8항 9항)"으로 수정하도록 결의했다.

이에 따라 정부가 제출한 구 의료보험법개정법률안 중 문제의 41조(급여의 제한)중 ① ⑦까지는 현행대로 두고 ⑧⑨⑩을 신설하여「⑧항은 "요양기관은 7항의 규정에 의하여 보험급여가 제한된 자에 대하여는 진료비의 전액을 본인으로부터 징수할 수 있다."로, ⑨항은 "보험자는 제7항의 규정에 의하여 보험급여가 제한된 자가 보험급여를 받은 경우에는 보험자가 부담한 보험급여비용을 대통령령이 정하는 바에 의하여 징수한다. 다만, 보험급여 제한기간 중에 있는 자가 급여개시일로부터 3일(공휴일제외)이내에 체납된 보험료를 완납한 때에는 그러하지 아니하다"로, ⑩요양기관은 제7항의 규정에 의하여 보험급여가 제한된 자는 보험급여를 받을 수 없다는 내용의 게시문을 환자가 잘 볼 수 있는 곳에 게시하여야 한다.」로 신설하여 체납진료비 확인업무를 의료기관에서 배제하는 법적장치를 마련했다.

2개월 이상 보험료를 체납한 사람에 대한 수진자 관리를 의료기관에 계속 떠맡기는 일이 좌절된 보험자단체는 법 시행 1개월이 지난 시점까지 환수대상 체납자의 명단을 요양기관에 통보하면서 주소, 전화번호, 의료보험증 사본 등 최소한 첨부해야 할 부대자료조차 기재하지 않고 통보하는 등 요양기관과의 업무협조가 잘 이루어지지 않았다. 이에 의료계로부터 민원이 생기자 청원소개를 맡았던 주양자 의원이 제 166회 국회 제 1차 보건사회위원회에서 이의 개선을 거듭 촉구하고 의사출신 국회의원의 강력한 개선촉구가 잇다르자 마지못해 의료보험법이 개정되었음이 속기록을 통해 확인되고 있다.[435]

한편 의협은 구 의료보험법 41조 7항 철폐와 관련 '41조7항 삭제활동은 보사부의 정부

435) 제166회 국회 1차 보건사회위원회 회의록 161쪽(1993년 5월 10일)에 의하면 이날 상임위원회에서 이 법 개정을 위한 청원소개를 했던 주양자 위원은 다음과 같이 정부를 질타했다. "지난해 정기국회에서 ' 의료보험진료비 2개월 체불시 환수'와 관련, 청원을 소개하여 보사부의 끈질긴 반대에도 불구하고 청원취지가 받아 들여져 요양기관에 대해서 이미 제공한 진료의 대가로 받은 진료비를 환수하는 횡포는 더 이상 저지르는 일이 없도록 하는 방향으로 법이 개정되어 금년 4월 이후부터 이 법의 적용을 받게 된 바 있다. 그런데 이렇게 법이 통과되자 의료보험조합이 환수대상 체납자의 명단을 요양기관에 통보하면서 주소, 전화번호 의료보험증 사본 등 최소한 첨부해야 할 부대자료 조차 기재하지 않고 통보하고 있어 보복성 보험행정이라는 비난을 받고 있다 (중략) 의료보험연합회가 제출한 자료에 의하면 93년 8월부터 94년 1월까지 전국 각 요양기관에 통보한 보험료 체납자에 대한 진료비환수 고지 통보건수는 19만8천3백3건 16억9천9백23만4천원에 달했으나 체납사실 확인 여부는 커녕 반드시 첨부해야 할 의료보험증 사본, 보험료 은행납부필 영수증사본, 환자의 주소지나 전화번호, 즉 진료비환수 대상 규모의 72.2%인 11억9천3백50만2천원에 달하는 환수액은 요양기관이 재주껏 받든지 말든지 하라는 애기이다(중략)보사부장관의 지시도 외면하는 보험조합에 대해 연합회는 어떤 조치를 취할 것인지 그리고 보사부도 이에 대해 어떤 개선방안을 가지고 있는지 구체적으로 말씀해 주시기 바란다".

제출 의료보험법 개정안에 대한 의협의 의견제출을 한 1993년 8월 10일이 실제적인 활동개시시점이라고 밝히고 임시총회(1993. 12.)결의문 채택, 청원서 제출 등을 통해 적극적으로 내 국회활동을 펼쳤음을 밝히고 있다.[436)]

9. 중소병원장 출신 의원의 '중소병원지원육성법안' 발의(16대)

2001년 2월, 대한병원협회는 경영여건이 악화되고 있는 중소병원 육성을 위해 정부의 재정지원 확대 및 중소병원지원육성법 제정을 요청하는 건의서를 정부에 제출했다. 건의서에는 "중소병원 범위를 5백 병상 미만 또는 상시근로자 5백인 미만의 병원으로 확대해 주고 의료취약지역인 중소도시와 읍 · 면 · 동 소재의 중소병원에 보조금 지원 및 세제혜택과 장기저리의 정책금융도 지원해 줄 것 등을 포함하고 있었다.[437)]

또한 병협은 건의서 제출에 머물지 않고 '중소병원지원육성법' 제정을 위한 법안초안을 마련하여 병원협회 회원병원 대표이기도한 박시균 의원(2002. 2)에게 제출하는 등 적극적인 지원을 했다.[438)]

경북 영주에서 중소병원을 운영하고 있던 박시균 의원은 이를 참고로 하여 2001년 4월 발의한 중소병원지원육성법안(의안번호: 160710)를 10개월 후인 2002년 2월 철회하고 같은 날 다시 "중소병원지원육성법안(의안번호: 161433)을 발의했다.

박 의원이 두 번째로 중소병원지원육성법안을 발의하고 동 법안이 소관 위원회인 국회보건복지위원회, 재정경제위원회, 교육위원회, 행정자치위원회(회부: 2002년 2월 6일)에 계류되어 되어 있던 시기인 2002년 7월에는 중소병원협의회가 대규모 도산 도미노 위기에 직면한 중소병원의 회생대책을 정부 당국에 촉구하기 위해 궐기대회를 열기로 하는 등 병원계 전반에 투쟁 분위기가 고조되고 있던 시기이다.[439)]

중소병원 경영자 출신의 박 의원은[440)] 중소병원경영난에 대한 해법을 찾기 위해 중소병원지원육성법안의 필요성을 누구보다 절실하게 느끼고, 병원단체들과 적극적으로 교감

436) *의협신문. "환수조항 삭제추진, 자격관리 전가 모순해결". 1993. 12. 9.
*의협신문. "긴급 임총 채택 결의문 청와대 요로에 건의". 1993. 12. 20.

437) 데일리메디. 병협. '중소병원지원육성법' 제정 건의. 2001. 2. 6.

438) 의학신문. "중소병원 범위 500병상 미만 확대 추진, 병원 특성 불구 他업종과 동일시 부당". 2003. 7. 24.

439) 의협신문. "중소병원 궐기대회 결정". 2002. 7. 26.

440) 당시 박시균 의원과 같은 의사출신의 중소병원을 경영하면서 국회의원으로 활동하던 김찬우 의원도 국회 상임위원회에서 자주 중소병원 경영지원을 촉구하였다.

을 갖고 중소병원지원육성법안을 발의 했는데 주요골자는 다음과 같다.

가. 보건복지부장관은 의료기술 등의 보급과 중소병원의 경영관리를 위하여 필요한 경우에는 의료인, 의료업종사자, 의료단체의 관계자, 관계공무원에 대하여 교육훈련을 실시할 수 있도록 함(안 제 4조).
나. 정부는 중소병원의 구조적 변화를 유도하여 경쟁력 확보는 물론 의료서비스의 질적 수준향상 및 의료시장개방 등에 대비하기 위하여 중소병원이 전문화 또는 개방화 등의 구조조정을 하는 경우에는 필요한 지원을 할 수 있도록 함(안 제 5조).
다. 국가 또는 지방자치단체는 중소병원의 진료의 질적수준을 향상하기 위한 정보시스템 구축, 병원경영정보통신망 구축 및 이용 등 정보화의 촉진에 필요한 사항을 지원할 수 있도록 함(안 제 6조).
라. 보건복지부장관은 중소병원의 진료에 필요하다고 인정하는 경우에는 전공의에 대하여 중소병원에 파견 수련 근무하게 할 수 있도록 하며, 지원대상 및 지원내용 등 필요한 사항은 보건복지부장관이 정하도록 함(안 제 9조).
마. 보건복지부장관은 중소병원에 대하여 당해 시설의 건설 또는 사업운영에 소요되는 자금의 일부를 국민건강증진을 위하여 조성된 기금에서 우선적으로 지원할 수 있도록 하며, 대통령령이 정하는 부담금을 감면하거나 재정적 지원을 할 수 있도록 함. 또한, 중소병원의 시설 개보수 및 확충을 위하여 보건복지부장관이 필요하다고 인정하는 경우에는 재정융자 특별회계에서 필요한 자금을 지원할 수 있도록 함(안 제 11조).

한편 이 법안을 발의한 박시균 의원은 16대 국회 상임위원회에서 13차례에 걸쳐 중소병원의 경영난을 호소하고 정부의 지원을 촉구했는데 그 내용은 다음과 같다.

〈표 48〉 6대 국회 보건복지위원회에서 중소병원 경영지원 촉구와 관련된 박시균 의원 발언

출처	내용
제 218회- 보건복지 제1차 21쪽	복지부의 중소병원에 대한 정부지원은 형편없는 수준이며 정책개발과 금융 지원, 세제혜택은 아주 보잘 것없다. 현재 중소병원은 지난 해 있었던 의료대란 이후 환자가 크게 줄어 병원경영이 너무 힘든 상황이며 2000년 한 해에 45개의 중소 병원이 문을 닫았다. 환자가 줄어든 이유는 중소병원의 특성을 복지부가 완전히 무시하고 환자 본인부담금을 의원급에 비해 무려 5배 이상 높게 책정했기 때문이다. 의원은 정액제로 2,200원 받고 있는데 군 소재 병원은 3,300원을 받는다. 그러나 시에 있는 병원은 정률제를 하고 있다. 그래서 시 에 있는 병원은 의원급 에 비해서 1만 원 정도가 비싸다. 군에 있는 병원이나 시에 있는 중소병원이나 다 같이 정액제를 시행해 주시는 것이 중소병원을 살리는 방법이다. 숙고 바란다.
제 218회- 보건복지 제 1차 45쪽	아까 중소병원에 대한 것을 별도로 다르게 물어보았는데 중소병원 … 500병상 병원이 중소기업으로 분류되고 있음. 그런데 세제혜택이나 금융혜택은 전혀 없음. 앞으로 지원방법에 대해 계획되고 있는지?(최선정 복지부장관은 '하여튼 종합적으로 세제상, 금융상 또 기타 보험제도상 또 병원을 전문병원화하는 문제 등 다각적인 각도에서 육성방안을 검토 하겠다'고 답변.)
제 218회- 보건복지 제 5차 39쪽	심사평가원이 생기고나서 각 의원 · 병원에서 진료비청구를 하면 일반청구에는 30일 이 걸리지요? EDI때는 15일 내지 20일 정도인데 일반적으로 일선에서 보면 진료 비 청구를 하고나서 진료비가 내려오지 않아서 운영에 막대한 지장 이 있다고 말하고 있습니 다. 실제 30일 이내에 평가업무를 하고 있습니까? (서재희 심평원장 '예 하고 있습니다' 대답) 각 병원마다 자금회전이 안되어서 지금 가장 어려움을 빚고 있습니다.

제 222회-보 건복지 제 1차 23-24 쪽	대충 의약분업을 하고나서 몇 개 의원이 신설되었습니까? (김원길 보건복지부장관 이 약 1,000개 정도로 파악하고 있다고 답변) 그리고 각 병원마다 특히 소아과, 외과의사가 부족함. 왜냐하면 비인기과목인 일반외 과에 지원을 안 하기 때문에 전문의 수가 적음.그래서 지금 구하기도 힘듭니다. 그래서 저희 같은 중소 병원이 상당히 이려움을 겪고 있는 것을 장관님 알고 계신지?
제 222회-보건 복지 제 2차) 24	제가 알기로는 현재 재특, 농특을 받은 모든 병원이 5년 이상이 되었는데 대부분 원 금을 상환할 수 있는 능력이 없는 것으로 알고 있습니다. 현지에서 여러 병원 이사장과 만나 보았는데 재경부와 협의해서 이자를 잘 낼 수 있는 병원은 연장해야 될 줄 안다. 장관님, 좀 배려를 해주시기 바람. 아까 제가 정부 지원병원에 대해서 …… 유니세프 지원뿐만 아니라 농특, 그 다음 에 재특병원도 지원병원으로 인정해 주시기 (중략)바람. 중소병원들이 상당히 경영 이 어려운데 재특, 농특이 5년 이상이 지나면 원금을 상환하게 되어있음. 모든 병원이 원금을 상환할 정도의 능력이 없음. 이것을 재연장하는 방법이 있는지? (복지부 보건정책국장 변철식: 그 관계는 저희가 직접 결정하는 것이 아니고 재경부하고 협의를 우선해야 되겠습니다. 저희가 단독으로 결정할 수 있는 사항은 아닙니다.)
제 224회-보건 복지 제 1차 9쪽	의료보호 치료비가 매년 체불되어 영세병원 경영에 어려움이 있고 의약품유통 종합 정보시스템을 구축하고 있는 것으로 알고 있다. 약제비를 공급자에게 직접 지급하 는 것은 요양기관의 경영문제와 직결되어 있기 때문에 이 문제는 심도 있게 고려 해야 되고 지금 종합병원과 의원들은 수입이 조금 늘어났지만 중소 병원은 샌드위치가 되어있다 . 큰 환자 는 종합병원으로, 작은 환자는 의원으로 가기 때문에 경영에 아주 심한 불균형을 초래 하는데 이것을 직불제로 해서 약제비를 공급자에게 직접 지급 한다면 여러가지 부작용이 생길 수 있습니다. 하나 건너서 약제비를 탐으로써 경영에 어려움이 있고 또 환자가 적어서 어려운 중소병원 같은데는 문을 곧 닫게 되지 않겠나, 이 점에 대해서 차관께서는 심도있게 생각해서 의원, 병원, 종합병원에 환자가 균형있게 갈 수 있도록 대책을 세워 주기 바란다. 의약분업이 되고나서 종합병원, 중소병원에 있던 의사의 40% 정도가 개업을 했고 약사들도 구하기가 굉장히 어렵다. (중략). 또 제가 중소병원회장을 만났는데 현재 중소병원이 정말로 심각 한 경영 악화에 있는데 이 점에 대해서 차관께서 는 알고 계신지? 의약분업을 통해서 의사가 의원으로 가고 약사가 약국을 개업하는 수 가 많기 때문에 약사, 의사의 구조가 굉장히 불균형 되어 있습니다. 특히 시골에 있는 중소 병원들은 의사를 구하기 힘들다. 그래서 결과적으로 환자도 적어지고 수입도 적어 지고, 의사 구하기도 어렵고 경영이 어렵고 파산 직전에 있다는 점에 대해서 차관께서는 심각하게 고려해서 대책을 답변해 주면 고맙겠다.
제 225회- 보건복지 6차 11-13쪽	전 의료기관에서 특수 MRI라든지 CT라든지 고가장비를 도입하는 것은 수입을 목적으로 한게 아니고 적정수준의 진료를 하기 위해서 또 이런 MRI나 CT가 없을 때는 환자를 유치할 수 없고 병원 경영이 어려워서 하는 것으로 알고 있는데, 특수장비를 구입하는 의료기관이 많은데 대해서는 여러 가지 각계 각층의 의견이 있겠습니다만 제가 볼 때는 병원경영이 굉장히 어렵다는 것이 한 원인으로 생각 하고 있습니다. 장관은 어떻게 생각하십니까?
제225회 보건 복지 11차 25쪽	제가 중소병원과 관계가 있기 때문에 중소병원 경영인들이 많은 애로사항을 저한 테 부탁해서 말씀드린다. 지금 시 · 군은 의료인력이 어렵다. (중략)지금 군 단위병원은 공중보건의를 7명 까지 취급하도록 되어 있지요? 그런데 15만 이하의 읍 · 면도 군 단위와 비슷한 여건입니다. 그래서 15만 이하 읍 · 면 중소 병원에도 7명을 줄 수 있다고 규정을 같이 개정해 주시기 바랍니다.
제 225회-보건 복지 6차 1-13쪽	의약분업을 하고 나서 중소병원이나 대부분의 의료인들이 전부다 어렵다고 하는데……

제 225회 보건 복지 제7차 10쪽	지금 농특 · 재특 지원자금으로 병원들이 경영을 하는 데 굉장히 어려움이 있거든 요. 금년도부터 원금상환이 돌아와요. 그 원금상환을 연기하는……
제 227회 보건 복지 1차 20쪽	중소병원의 도산추이를 보면 1999년도에 54개병원이 문을 닫았고 2000년도 에 65개병원이 2001년도에 84개 병원이 문을 닫아 도농간의 의료격차가 심화되고 있습니다. 지난 1월 복지부에서 내놓은 병원 활성화 대책은 무의미한 내용으로 일관되었다. 장관께서는 내실 있는 병원 활성화 대책을 밝혀 주시기 바란다.
제 234회 보건 복지 제4차 29-30쪽	의약분업 전 99년도에 중소병원 도산율이 6.5%였으나 금년의 경우는 도산율이 10.3%이다 병원의 건강보험수가 체계가 동네 의원보다 열악한 것이 경영난의 원인인 수가체계 개선하라.
제 234회 보건 복지 6차 3쪽	제가 작년 상임위에서 각 지역의 병원마다 재특과 농특융자 원금상환을 하게 되는 데 이자와 원금을 한꺼번에 줌으로써 병원경영이 굉장히 어렵다고 했다, 그래서 그 당시에 제가 재특과 농특원금 상환을 연장해 달라고 했는데...
제 234회 보건복지 7차12쪽	(농어촌등보건의료를위한특별조치법중개정법률안과 관련)의사를 구하기 힘든 중소 병원에 공중보건의를 파견하고 있는데 의약분업이 되고 나서 의원개업이 한 40% 이상되므로 의사 수급에 어려움이 많다. 특히 15만 미만의 도농복합형 병원 응급실 운영에 많은 애로가있다. 전국 10개 15만 미만 도농 복합형 시에 군 단위와 같이 7명 배치해 주는 안을 적극 고려해 줄 것을 부탁한다.

출처 : 국회 홈페이지(www.assembly.go.kr) 보건복지위원회 속기록

한편 이 법안을 발의한 후 '중소병원 전국대회(2001. 10.)에 참석한 당시 전용원 국회 보건복지위원장은 현경대, 김찬우, 이원형, 심재철, 박시균, 손희정, 고진부 등 여야 국회의원이 참석한 자리에서 "중소병원 지원육성법이 국회에 제출된 상태라며 1, 2, 3차 병원이 조화를 이룰 때 위기 극복이 가능하다고 지적한 후 관련법령과 제도를 보완하겠다는 입장을 밝히는 등[441] 이 법안의 국회통과에 긍정적이었음에도 불구하고 이법은 2004년 5월, 16대 국회 임기만료로 폐기되었다.

중소병원 지원육성법안 입법과 관련 보건복지부는 국회 재정경제위원회, 교육위원회, 행정자치위원회 등의 협의가 불가피한데 이러한 조율이 쉽지 않았던 것은 이 법안 실현시 필수적인 재정확보에 문제가 있었던 것으로 알려진바 있다.[442]

441) 의협신문. "중소병원 전국대회". 2001. 10. 23.

442) 중소병원지원육성법안 제5조는 '정부는 중소병원의 구조적 변화를 유도하여 경쟁력 확보는 물론 의료서비스의 질적 수준 향상 및 의료시장개방 등에 대비하기 위하여 중소병원이 전문화 또는 개방화 등의 구조조정을 하는 경우에는 필요한 지원을 할 수 있도록' 하고 있어 이 법 입법에는 재정확보 방안이 필수이다.

10. 의료분쟁조정법 제정(13~18대)

의료보험 제도의 시행으로 국민의 의료이용이 크게 증가하고 이에 따라 의료분쟁도 증가추세를 보이자 의협은 1981년 공제회를 운영, 의료사고에 대처해 왔으나 공제회[443] 운영만으로 효과적으로 대응할 수가 없다고 보고 1987년 9월 교통사고나 산재피해 보상과 같은 '의료사고처리특례법' 제정을 추진하게 됐다.

이후 많은 검토과정을 거쳐 의협은 1988년 10월 13일 '의료사고처리특례법(안)'을 마련해 보사부 등 관계당국에 제정을 건의했다.

그러나 사회 각계의 여론 수렴 및 의견 청취과정에서 이 법이 의료인 측의 편의만을 일방적으로 추구했을 뿐 피해자에 대한 보상수단이 결여돼 있다는 지적이 많아 법안 추진이 난관에 봉착하자 의협을 1990년 2월, 당시 양문희 부회장 겸 서울시 의사회장 외 5명을 위원으로 하여〈의료사고 피해 구제제도 개발추진위원회〉를 발족시켰고 1991년〈의료피해구제법 입법대책소위원회〉를 구성하여 같은 해 6월 보사부 주관 아래 병협과 공동으로 의료피해구제법 제정을 위한 제 1차 공청회를 열었다.

이 공청회 이후 사회적인 관심이 높아지자 보건사회부는 문옥륜(서울대 보건대학원) · 이규식(연세대 원주의대) 교수에게 의료사고 피해 구제 제도에 관한 연구를 의뢰, 그 결과를 토대로 공청회 등 광범위한 의견 수렴을 거쳐 가칭 '의료사고피해구제법안'을 마련하고 정부입법으로 1992년부터 시행하도록 추진한다는 방침까지 세우는 등 상당한 진전을 보았다.

이어 1991년 7월 보사부는 의료계, 언론계, 법조계, 학계, 소비자단체, 보사부 의정국장과 법무담당관, 의료정책 과장(간사) 등 다양한 분야의 인사들을 위원으로 위촉하여 가칭 〈의료사고피해구제법 제정 대책협의회〉를 구성하고 7월 29일 열린 〈의료사고피해구제법 제정 대책협의회〉는 법안의 기본 골격을 다음과 같이 정리해 8월 23일에 열린 제 2차 공청회에 제시했다.

- 의료분쟁의 신속 공정한 해결을 위해 행정심판제도는 소원전치주의를 채택
- 유과실 배상을 원칙으로 각 시 · 도에 전문 인력으로 구성된 의료분쟁조정위원회 설치

443) 의협은 1981년 제33차 의협 정기대의원총회에 〈의사공제회 설립(안)〉 만장일치로 가결하고 같은 해 11월 2,418명이 가입(가입율 36.5%)한 가운데 제1기 〈의협공제회〉를 출범시켰다. 이후 2012년『의료사고 피해구제 및 의료분쟁 조정 등에 관한 법률』법률 시행에 따라 2013년 11월 의료배상공제조합으로 전환하였다.

- 정부, 의료기관, 제약업체, 의료기기 제작업체, 의약품 및 의료용구 수입상, 대한적십자사가 갹출하여 피해구제기금을 마련한다(전문 66조 부칙 4조)
- 적십자사가 갹출하여 피해구제기금을 마련한다(전문 66조 부칙)

의협은 1991년 9월 12일 '의료분쟁조정법' 제정과 관련해 보건의료인에 대한 형사처리 특례조항이 반드시 규정되도록 조치할 것과 의료기관 불법점거 · 폭력 · 난동 등의 반사회적 형태가 근절되는 조치를 병행하도록 하기 위해 형사고발의 통고처리를 명문화해야 한다는 내용의 건의를 보사부에 냈다.

1992년 3월, 의협은 '의료분쟁조정법'에 기금갹출 신분보장 등 의료분쟁조정제도의 원만한 운용과 실효성을 도모하기 위해서는 수정 · 보완해야 한다는 의견을 제시했다. 의협은 조정 신청 중에 있는 사안에 대하여는 불법 · 부당한 난동행위가 규제된다는 명문 규정을 삽입해야 하고, 전국민의료보험 시대에 의료인만의 기금부담은 사회정의나 법리상 형평의 원칙에 맞지 않는다고 지적, 보험자에게도 기금 부담을 반영해야 한다고 주장했다.

이어 9월 15일에는 이 법안 제정에 신중을 기한다는 입장을 표명하고, 법안의 수정보완 내용으로 부당 · 불법 난동행위(특히 제3자의 개입)의 규제를 명시, 의료인 신분 보장과 관련한 반의사 불벌조항의 확고한 반영으로 처벌의 효과를 도모해야 한다고 강조했다. 특히 반의사 불벌조항과 관련해 법무부 의견 중 사망에 대한 소송 예외조항 삭제, 보험자의 기금부담 반영 · 약화 배상에 대한 명확한 처리, 기금 갹출에 있어 현실을 감안 · 갹출률을 하향 조정할 것 등을 보사부에 건의했다(대한의학협회, 1993: 184-187).

1988년 의협이 의료사고처리특례법 제정을 건의하면서 본격적으로 시작된 '의료분쟁조정법안'은 많은 논란에도 불구하고 14대 국회 기간인 1994년 11월 7일 국무회의에서 의결을 거쳐 1994년 11월 정부가 의료분쟁조정법안(의안번호: 140922)을 제출했다. 그러나 당시 의협은 법안에 의료계가 주장하고 있는 쟁점사항들이 어느 정도 반영됐으나 '의료사고 발생 시 그 의료행위가 불가피하고 의료인의 중대한 과실이 없을 경우 형을 감경 또는 면제할 수 있다'는 법안 내용에서 '형을 면제받도록' 규정해 줄 것 등을 포함시켜 줄 것 등 몇 가지 수정을 강력히 요청하는 등 문제 제기를 하자 논쟁 끝에 결국 1996년 제14대 국회 회기 만료로 자동 폐기됐다.[444]

---

444) 의협신문. '대한의사협회 개칭…www.kma.org'오픈, 의료분쟁조정법 국무회의 의결 후 폐기. 2008. 1. 3.

제 15대 국회(1996~2000)에서는 김병태 의원 대표발의법률안[445]과 정의화 의원이 대표발의한 법률안[446]이 각각 국회에 제출되어 심사한 결과 국회보건복지위원회의 대안[447]으로 채택되었으나, 법제사법위원회의 대안 심사과정에서 형사처벌 특례조항에 대한 논란[448] 끝에 결국 임기만료로 폐기되었다.

이후 16대 국회인 2002년 10월 이원영 의원이 임의적 조정전치주의, 형사처벌 특례인정, 무과실 의료사고 보상 등을 골자로 하는 의료분쟁조정법(안)을 대표발의 하였다. 그러나 의협 등 의료계는 큰 틀에서 의료분쟁조정법 제정에는 찬성하나 신속한 구제를 위해 소송 전에 조정을 통해 분쟁을 해결할 수 있도록 필요적 조정전치주의를 도입할 것을 주장한데 반해 시민단체와 법조계에서는 특례조항 삭제 등을 요구하고 나섰다.

의료계 내부에서도 당위성에 입각해 우선 법안을 제정해 놓고 나중에 보완하자는 의견과 법제정이 늦어지더라도 의료계의 입장이 충분히 반영된 법안을 만들어야 한다는 의견이 팽팽하게 맞서기도 했다. 이 법안 역시 핵심 쟁점사항을 놓고 의료계 내외적으로 입장차가 커서 난항을 겪다 결국 2004년 16대 국회의 임기만료로 폐기됐다.[449]

이어 17대 국회인 2005년 12월에 이기우 의원이 의료사고 예방 및 피해구제에 관한 법률안'을 발의하면서 또 다시 의료분쟁조정법에 대한 의료계 안팎의 관심이 모아졌다. 이기우 의원의 법안은 무과실 의료사고에 대한 보상제도, 경미한 과실에 대한 형사처벌 특례도입, 임의적 조정전치주의 채택 등을 주요내용으로 했다. 법안의 가장 쟁점이 되는 부분은 '입증책임의 전환' 즉 의료인 자신이 의료사고의 무과실을 입증해야만 면책 받을 수 있도록 한 조항을 신설한 것이다. 의료계는 이에 대해 즉각 반발했다. 의협은 2006년 2월 개원의협의회 · 학회대표 등이 참석한 가운데 간담회를 열어 법안 '수용불가' 입장을 결의했다.

445) 1997년 7월 5일 당시 새정치국민회의 김병태 의원 외 30인이 형사처벌 특례 조항, 무과실보상제도, 개요전치주의, 조정위원회 설치 · 구성과 조정부의 설치, 의료배상공제조합 설치를 주요내용으로 하는 '의료분쟁조정법안'을 발의하여 국회에 제출함.

446) 1997년 11월 4일 당시 신한국당의 정의화 의원 외 38인이 '의료분쟁조정법안'을 제출하였는데, 주요골자는 새정치국민회의 김병태 의원(안)과 비슷하나 무과실보상제를 제외함.

447) 1999년 11월 29일 복지위원회는 의원입법으로 상정된 '의료분쟁조정법안'에 대한 대안을 제시함. 대안은 의원입법안 중 무과실보상 및 조정전치주의 규정을 삭제하고, 의료분쟁조정위원회는 특수법인으로 설치한다는 것을 주요골자로 하였음.

448) 이 대안은 국회법사위에서 심의하였지만 형사처벌 특례에 대한 결론을 내지 못하여 법사위 전문위원과 법무부, 복지부 간 형사처벌 특례에 대하여 협의토록 하였으나 합의도출에 실패함으로써 제15대 국회 임기 만료와 함께 자동폐기 됨.

449) 의협신보. "결산2002 의료계 그때 그 일, 필요적 조정전치주의 도입 난관". 2002. 12. 12.

의협의 반발 속에 국회 보건복지위원회는 2006년 4월 이기우 의원의 법안심의에 들어갔는데 국회 보건복지위원회 수석전문위원이 "의료인의 무과실 입증책임은 타당하다"는 검토보고서를 내놓았다.

2006년 5월에는 안명옥 의원이 '보건의료분쟁의 조정 등에 관한 법률안'를 대표 발의했는데 이 법안은 그동안 의료계가 주장해 온 내용을 상당부분 수용한 것으로, 의무적 조정전치주의, 중과실을 제외한 형사처벌 특례제도, 무과실 의료사고에 대한 국가보상 등을 담았고 의료인 무과실 입증책임은 포함되지 않았다. 안명옥 의원의 법안 역시 11월 법안심사소위원회로 회부돼 이기우 의원의 법안과 병합심리에 들어갔다.[450)]

제 268회 국회(임시회) 제4차 법안심사소위(2007.8.29)에서 3개안을 폐기하고 입증책임전환, 형사처벌 특례, 임의적 조정전치주의 등을 내용으로 하는 대안을 가결하였으나, 제 269회 국회(정기회) 제 1차 전체회의에서 입증책임 전환, 임의적 조정전치주의 등 핵심 쟁점사항들에 대한 이견으로 이를 소위원회로 재회부하였고, 제 269회 국회(정기회) 제4차 법안심사소위('07.11.16)에서 다시 논의되었으나, 결국 2008년 5월 29일 임기만료로 폐기되었다.

2007년 8월 29일 국회 복지위원회 법안심사소위원회는 이기우 의원이 발의한 것에 기초한 의료사고 발생시 의사가 무과실을 입증하도록 하는 내용의 '의료사고 피해구제에 관한 법률 제정안'을 국회 보건복지위원회 법안심사소위원회에서 통과시켰다.

이에 의협은 8월 30일 성명서를 통해 "의료분쟁조정법 졸속심의를 개탄한다"고 밝혔다. 성명서에서 의협은 "무려 20여 년 동안 의료분쟁조정법을 두고 의료계 · 정부 · 시민단체 등이 첨예하게 대립했던 것은 각 쟁점들이 어떻게 규정되느냐에 따라 파급력이 큰 사안이기 때문에 신중을 기했던 것이라며 "그러나 법안심사소위는 모든 위원이 참석하지도 않은 상태에서 또 보건복지부차관이 문제점을 지적했음에도 불구하고 100% 시민단체의 안을 수용해 졸속 통과시켜 버렸다"고 비난했다. 특히 "이제 의료인은 만에 하나 있을 수 있는 1%의 부담 때문에 아무것도 할 수 없게 되었다"며 의료분쟁에 대한 부담으로 의사는 소극적 의료행위를 할 수 밖에 없다고 지적했다.[451)]

---

450) 의협신보. '의료사고 예방 및 피해구제에 관한 법률안(의안번호: 173596) 및 보건의료분쟁의 조정 등에 관한 법률안(의안번호: 174413)'의 위원회 심사정보. 2006. 12. 7.

451) 의협성명서. "의료분쟁조정법 졸속심의를 개탄한다". 2007. 8. 30.

의협을 비롯한 국내 6개 보건의료단체들은 2007.9.10. 공동 성명서를 내고 국회 보건복지위원회 법안심사소위원회를 통과한 '의료사고 피해 구제에 관한 법률안'에 대해 "국민건강에 심각한 위해를 가져다주는 만큼 즉각 폐기해야 한다며 한 목소리를 냈다. 이 성명은 '의료계와 정부 각 부처 및 시민단체 등이 의료분쟁조정법에 대해 약 20여 년간 첨예하게 논의해 왔던 것은 특정 집단의 수혜 여부를 떠나 각 쟁점사항의 방향에 따라 국민 의료수혜의 질, 의료환경에 대한 정부 역할, 의료인의 진료 형태, 국가보건의료체계 확립 및 질서유지 등에 엄청난 파장을 몰고 올 수 있기에 신중을 거듭해 왔던 것"이라고 설명했다. 이어 "주무부처인 보건복지부 차관이 분명히 문제를 제기했음에도 불구하고 보건복지위원회 법안심사소위가 의료계의 의견을 배제한 채 시민단체의 안으로만 통과시킨 것에 대해 매우 심각한 우려를 표명한다"며 합리적 조정을 촉구했다.

또한 '문제의 법률안은 법안명의 불평등성, 의료인에게 입증책임 전가, 임의적 조정전치주의, 형사처분특례, 과실책임주의 등을 주요 내용으로 하고 있다"며 "의료인을 가해자로서 규정하고 입증책임을 의료인에게 무한 전가시킴으로서 위축 진료 및 불필요한 과잉 사전검사 등을 조장해 결국 환자의 부담이 증가될 수밖에 없는 필요악의 제도적 장치를 마련한 것에 불과하다"고 반박했다. 아울러 "이 법안이 확정되면 환자의 부담 증가와 의사의 소신진료에 대한 철저한 봉쇄로 인해 환자와 의료인 간의 신뢰성을 무너뜨려 개개 환자의 피해는 물론 국가 보건의료체계의 근간을 뒤 흔들 수 있는 결과를 초래할 것"이라고 경고했다.[452]

국회 보건복지위원회 법안심사소위원회를 통과한 '의료사고 피해구제에 관한 법률안'은 국회 보건복지위원회 전체회의 상정이 무산돼 결국 17대 국회에서 처리되지 않았다.

〈표 49〉 역대 추진 법안 주요내용 비교(1994-2006) [453]

입법안 \ 내용	'94년 정부제출안	'97년 김병태의원안	'97년 정의화의원안	'02년 이원형의원안	'06년 이기우의원안
조정전치주의	필요적 전치	필요적 전치	필요적 전치	임의적 전치	임의적 전치
무과실보상	없음	무과실사고 보상	없음	무과실사고도 보상	무과실사고 보상
위원회	중앙 · 지방 위원회	중앙 · 지방 위원회	중앙 · 지방 위원회	중앙 · 지방위원회 독립된 법인	중앙 · 지방위원회 독립된 법인

452) 의협신보. "의료사고피해구제법 독소조항 가득". 2007. 9. 6.

453) 17대 국회 안명옥 의원 보건의료분쟁의 조정 등에 관한 법률안(174413)검토보고서 46-47쪽.

배상제도	공제조합(책임공제와 종합공제)	공제조합(책임공제와 종합공제)	공제조합	공제조합 또는 의사배상책임보험, 책임보험 또는 공제와 종합보험 또는 공제의 개념 도입	공제조합 · 책임보험 또는 종합보험 · 종합공제의 개념 도입
기금형성	의사, 치과의사, 한의사, 의료관계기관 개설자 또는 설치자, 보험자 또는 보험자단체	의사, 보험자의료피해구제기금, 국가보고	의사, 치과의사, 한의사, 의료관계기관 개설자 또는 설치자, 보험자 또는 보험자단체, 국가출연금	국민건강보험공단과 보건의료인 중앙회 및 보건의료기관단체	국가, 보건의료기관개설자, 보험사업자
반의사불벌주의	채택	채택	채택	채택	채택
형사처벌특례	업무상치사상 불문하고 중과실없는 한형의 감면	업무상과실치상 및 중과실치상적의 경우에 7개항 이외에 특례인정(중과실도 7개항 아니면 예외인정)	업무사와실치상죄의 경우에만 8개항 이외에 특례인정	업무상과실치상죄의 경우에만 12개항 이외에 특례인정	업무상과실치사상죄의 경우 8개항 이외에 특례인정
환자 진료방해 및 난동규제	채택	채택	삭제	삭제	삭제
제3자개입 금지	삭제	채택	삭제	삭제	삭제

18대 국회에 들어와 최영희 의원이 '의료사고 피해구제에 관한 법률안'(의안번호: 1804919)을, 심재철 의원이 '의료분쟁 조정 및 피해구제에 관한 법률안'(의안번호: 1805033)을 발의하고 "경제정의실천시민연합"의 청원을 박은수 의원이 소개한 '의료사고 피해구제법 제정에 관한 청원'이 있었다.

이에 제 285회 임시국회 제 2차 보건복지위원회 전체회의(2009. 12. 29.)에서 이들 법안과 청원을 본 회의에 부의하지 아니하기로 하고, 국회법 제51조에 따라 위원회 대안(의안번호: 1811088)으로 '의료사고 피해구제 및 의료분쟁 조정 등에 관한 법률안'을 제안하기로 했다. 이후 국회 법제사법위원회 체계자구 수정을 거쳐 본회의를 통과함으로써 2011년 4월 7일 '의료사고 피해구제 및 의료분쟁 조정 등에 관한 법률(공포번호: 10566)'이 공포되었다.

〈표 50〉 의료분쟁조정법 제정 추진 경과[454]

구 분	주 요 내 용[450)]
第14대 (92~96) 국회	• '94.11월 의료분쟁조정법안(정부입법) 국회 제출 • '95.11~12월 국회 보건복지위원회 법안 심사 – 의료계의 '무과실보상제도' 도입 요구로 의결되지 못함 • '96. 2월 제14대 국회 임기만료로 자동 폐기
第15대 (96~00) 국회	• 1차 및 2차 정부입법 추진('97~98 입법예고 등 실시) – 동 법안의 핵심사항*에 대한 법무부, 공정거래위원회 및 행정자치부의 반대입장 고수로 추진 중단 * 조정전치주의, 의료배상공제조합 설립 및 가입 의무화, 의료분쟁조정위원회 사무기구 설치 • '97. 7월, 11월 김병태의원* 및 정의화의원** 각각 법안 제출 – 복지위에서 대안* 의결('99.11) 후 법사위 심의('99.12) * 조정위원회 설치, 임의적 조정, 책임보험 의무 가입 등 • 형사처벌특례에 대한 법무부 반대로 결론짓지 못함 – '00. 2월 제15대 국회 임기만료로 자동 폐기
第16대 (00~04) 국회	• 정부내 의료발전특별위원회에서 재입법 추진('02. 5~10월) – 조정전치주의, 무과실 의료사고 보상 및 형사처벌특례에 대한 관계부처 반대로 추진중단 • '02. 10월 이원형의원을 중심으로 의원입법 추진 – ('04년) 제16대 국회 임기만료로 자동 폐기
第17대 (04~08) 국회	• '05.12월 이기우의원, 박재완의원 각각 법안 발의 및 청원소개, '06. 5월 안명옥의원 법안 발의 • 제268회 국회 제4차 법안심사소위('07.08.29)에서 대안* 가결 *** 입증책임 전환, 형사처벌특례 및 임의적 조정** • 제269회 국회 제1차 전체회의에서 입증책임 전환, 임의적 조정에 대한 이견으로 법안심사소위로 재회부 • 제269회 국회 제4차 법안심사소위('07.11.16)에서 다시 논의되었으나, 결국 '08.05.29 임기만료로 폐기됨
第18대 (09~11) 국회	• '09년 5~7월 최영희의원, 심재철의원 각각 법안 발의 및 박은수의원 청원 소개 • 제285회 국회 제2차 복지위 전체회의에서 대안 의결('09.12.29) • 제298회 국회 제4차 법사위 전체회의에서 수정 의결('11.3.10) • 제298회 국회 제2차 본회의 통과('11.3.11), 공포('11.4.7)시행(2012.4.8)

한편 의료사고 피해구제 및 의료분쟁 조정 등에 관한 법률안(대안)의 주요내용은 다음과 같다.

의료사고 피해구제 및 의료분쟁 조정 등에 관한 법률안(대안)의 주요내용

가. 의료사고를 보건의료인이 환자에 대하여 실시하는 진단·검사·치료·의약품의 처방 및 조제 등의 행위로 인하여 사람의 생명·신체 및 재산에 대하여 피해가 발생한 경우로 정의함(안 제 2조 제 1호).

나. 대한민국 국민이 아닌 자도 보건의료기관에 대하여 의료사고로 인한 손해배상을 구하는 경우에도 이 법을 적용하도록 규정하여 외국인에 대하여도 적용함(안 제 3조).

454) 의료분쟁조정법을 발의한 보건의료인출신 의원은 김병태(약사)*, 정의화(의사)**, 안명옥(의사)***임.

다. 의료분쟁을 신속 · 공정하고 효율적으로 해결하기 위하여 특수법인 형태로 한국의료분쟁조정중재원(이하 "조정중재원"이라 한다)을 설립함(안 제 6조).
라. 의료분쟁을 조정하거나 중재하기 위하여 조정중재원에 의료분쟁조정위원회를 설치함(안 제 19조 제 1항).
마. 조정위원회의 업무를 효율적으로 수행하기 위하여 5명의 조정위원으로 구성된 분야별, 대상별 또는 지역별 조정부를 둘 수 있도록 하고, 조정부는 조정신청일 부터 90일 이내에 조정을 결정하도록 규정함(안 제 23조 및 제 33조).
바. 의료분쟁의 신속 · 공정한 해결을 지원하기 위하여 조정중재원에 의료사고 감정단을 설치함(안 제 25조 제 1항).
사. 조정부가 조정결정을 하는 경우 환자의 손해, 보건의료기관개설자 및 보건의료인의 과실 정도, 환자의 귀책사유 등을 고려하여 손해배상액을 결정하도록 함(안 제 35조).
아. 이 법에 따른 조정절차를 거치지 아니하고도 법원에 의료분쟁에 관한 소송을 제기할 수 있도록 함(안 제 40조).
자. 보건의료인단체 및 보건의료기관단체는 의료사고에 대한 배상을 목적으로 하는 의료배상공제조합을 보건복지부장관의 인가를 받아 설립 · 운영할 수 있도록 함(안 제 45조 제 1항).
차. 국가가 보건의료인이 충분한 주의의무를 다하였음에도 불구하고 불가항력적으로 발생하였다고 의료사고보상심의위원회에서 결정한 의료사고에 대하여 예산의 범위 안에서 보상하도록 함(안 제46조).
카. 조정이 성립되거나 중재판정이 내려진 경우에 해당함에도 불구하고 피해자가 손해배상금을 지급받지 못한 경우 조정중재원이 미지급금을 피해자에게 대신 지급하고 보건의료기관개설자 또는 보건의료인에게 구상할 수 있도록 대불제도를 운영함(안 제 47조).
타. 보건의료인이 업무상과실치상죄를 범한 경우에도 조정이 성립하거나 조정절차 중 합의로 조정조서가 작성된 경우에는 피해자의 명시한 의사에 반하여 공소를 제기할 수 없도록 함.(안 제 51조)

대한의사협회는 '의료사고 피해구제 및 의료분쟁 조정 등에 관한 법률(공포번호: 10566)'이 국회를 통과한 후 "지금까지 의료분쟁조정법 제정을 의료계의 숙원사업으로 설정하고 의료계 입장을 국회와 정부 등에 적극 전달해 왔다. 1988년 의료사고처리특례법 제정 건의을 시작으로 1991년 '의료피해 보상 구제법안'을 정부에 입법 청원하기도 했다. 이 같은 노력의 결과 1994년 의료분쟁조정법안이 국회에 제출돼 입법 가능성을 처음으로 열었다. 이후 1997년과 1998년, 2002년, 2005년 등 국회 차수가 바뀔 때마다 국회 토론회 · 공청회 · 간담회 등에서 의료분쟁 조정제도 도입의 필요성을 강조했다"며 그간의 의협의 의료분쟁과 관련하여 법적장치를 마련하기위한 과정을 열거하고 의료분쟁조정법의 국회통과에 대해 "의료사고와 관련된 환자와 의료인 사이의 갈등을 합리적으로 해결할 수 있는 절차와 기준에 대한 법적 근거가 마련됐다는 점에 가장 큰 의미가 있다'며 환영의 뜻을 밝혔다.[455)]

그러나 2012년 4월 8일 시행을 2개월 앞두고 가장 먼저 문제제기를 하기 시작한 곳은

455) 의협신문. "의료분쟁조정법'오랜 숙원 풀렸다, 의렵 노력 결실……23년 만에 쾌거, 역사의 한 획을 긋는 성과". 2011. 3. 14.

산부인과학회로, 의료사고 감정부 감정위원에 비전문가가 과반을 차지하고 있어 감정의 신뢰성을 확보했다고 볼 수 없고 강제 출석, 현지 실사 등으로 병원 업무가 마비될 우려가 크며 민법이 정한 과실책임의 원칙에 위배된다는 이유를 들어 산부인과학회 회원을 대상으로 서명운동에 이어 분만병원협회와 공동으로 의료분쟁조정법을 거부하기로 한 것이다.[456] 산부인과학회의 이같은 움직임 이 있은 지 일주일 만에 의협은 전 회원을 대상으로 의료분쟁조정제도 참여하지 말라는 공문을 보내기에 이르렀다.[457]

이처럼 우여곡절 끝에 '의료사고 피해구제 및 의료분쟁 조정 등에 관한 법률'이 시행되고 1년 6개월이 지난 후에도 조정신청 사건의 60%이상이 피신청인의 참여거부로(조정참여율 39.7%)로 조정절차가 개시조차 되지 못하고 있는가 하면[458] 무과실 사고에 대한 보상재원(財源)을 '의료사고 피해구제 및 의료분쟁 조정 등에 관한 법률' 제46조에 의거, 국가와 분만 의료기관 개설자가 분담하도록 하는 등 현행법이 갖고 있는 독소조항 해결을 전제로 대한병원협회를 제외한 의료단체가 한국의료분쟁조정중재원이 요청한 비상임위원(감정위원 및 조정위원)추천을 보류하는 등 진통을 겪었다.

이는 대한의사협회가 90년대 초 의료분쟁조정법의 입법을 국회와 정부에 건의하면서 걸었던 기대가 이 법의 입법과정에서 상당부분 누락되었거나 축소되었는데 그 구체적 사례들은 필요적 조정전치주의 및 의료사고보상 재원에 국가 및 보험자 부담, 그리고 1년 6개월여 시행하면서 불거져 나온 제반 문제들까지 추가되면서 대한의사협회는 이 법안에 대해 오랫동안 공들인 정책이 절반의 성공도 거두지 못했다고 진단했다.

11. 의협의 '약대 6년제' 청원 및 고등교육법 개정안' 발의(17대)

1990년 2월, 대한약사회가 교육부에 약학대학 학제를 6년으로 연장해 줄 것을 건의하면서 가시적으로 들어난 약학대학 6년제 전환 문제가 한약분쟁을 겪는 과정에서 보다 구체화되어 17대 국회에서 실현을 목전에 두게 되었다. 이에 대한의사의협회가 크게 반발

456) *의협신문. "의료분쟁조정법5개 독소조항 해결하라". 2012. 2. 20.
*의협신문. "산부인과 일심단결 의료분쟁조정법 거부". 2012. 3; 5.

457) 의협신문. "의협,전국 회원 의료분쟁조정제도 참여 말라". 2012. 4. 16.

458) '의료사고 피해구제 및 의료분쟁 조정 등에 관한 법률 (조정의 신청)27조 ⑧ 제4항에 따라 조정신청서를 송달받은 피신청인이 조정에 응하고자 하는 의사를 조정중재원에 통지함으로써 조정절차를 개시한다. 피신청인이 조정신청서를 송달받은 날부터 14일 이내에 조정절차에 응하고자 하는 의사를 통지하지 아니한 경우 원장은 조정신청을 각하한다고 명시되어 있으나 한국의료분쟁조정중재원 추호경원장의 대한의사협회 의료정책연구소가 발행하는 '의료정책포럼'(2014. 12.) 기고에서는 피신청인의 참여거부로 참여율이 매우 낮다고 밝혔다.

하면서 2005.7.19. 대한의사협회 김재정 회장은 의사출신 보건복지위원인 안명옥 의원 소개로 국회 제 255회 교육위원회에 "교육인적자원부의 불공정한 약대 학제개편 추진시정 청원(청원번호: 170183)"[459]을 냈다.

이 시기는 대한약사회가 15년간 '약대 6년제'를 숙원사업으로 추진해 오면서 대한한의사협회 등 한의계와 커다란 입장 차이로 어려움을 겪다가 약사회가 희망하던 방향으로 겨우 물꼬를 트기 시작할 무렵이었다.

즉, 약사법시행규칙 개정을 통해 약사의 한약조제권 인정 및 이에 따른 한의대생 수업거부, 그리고 약사법개정을 통해 한약사제도 도입결정(93.5), 약대생 수업거부 촉발(94.1), 복지부의 한약조제시험 실시과정에서 한의대생 수업거부(96.4), 한약조제권 분쟁해결을 위해 마련했던 「한약관련 종합대책」에 약대 학제연장(6년) 포함(96.5)되고 복지부가 약대 수업연장을 위한 교육 법시행령 개정을 요청(96.11)하였다.

약사법 시행령개정을 통해 한약학과를 졸업한 자만 한약사국가시험(97.3) 응시자격을 부여 하고, 대통령 직속 약사제도 개선 및 보건산업발전특별위원회에서 약대 6년제 추진결과 이를 대통령께 건의(02.10)하였던 것이다.

이어 대선과정에서 노무현 후보가 부산 여약사대회에서 약대 6년제 도입을 약속(02.11) 하고, 복지부가 마침내, 약대 6년제 추진방침을 확정, 보도자료를 배포(03.9)한 것이다. 이 과정에서 대한의사협회가 배제된 가운데 약사회와 한의사회 간에만 합의(04.6)를 하여, 복지부에 공식적 으로 약대 6년제를 위한 관련 법령을 개정요청(04.6)하고 이에 따라 국정현안정책조정회의 개최 (관계부처 협의 후 정부안 마련 04.7), 교육인적자원부, 약대 학제 개편방안을 위한 정책연구를 추진하였다(04.8)

그리고 교육인적자원부의 약대 학제개편방안에 대한 공청회 개최(05.7.5), 국정현안 정책조정 회의 개최(05.7.13.)등[460] 일련의 과정을 상당히 진전시켜온 시기여서 대한약사회

---

459) 교육인적자원부의 일방적인 약학대학 6년제 학제개편(안) 추진은 합법적인 절차를 결여하고 있는 바, 이에 대한 시정을 청원함.
- 약대 6년제에 대한 공청회 개최에 있어, 교육부는 행정절차법상 공청회의 일반적인 절차와 방법을 무시하고 개최일시의 일방 통보, 편파적인 패널 선정 등 불공정한 공청회를 강행함으로써 그 정당성을 상실함.
- 교육부가 추진하는 약대 "2+4년제" 학제안은 우리 나라 고등교육 학제에서 찾아볼 수 없는 초유의 학제안으로 이는 명백한 법률 개정사항임.- 또한 학제 변경은 교육비 증가 등 교육환경에 미치는 영향이 면밀히 조사 · 분석되어야 하고, 장기적인 "국가보건의료인력수급계획" 차원에서 신중하게 결정되어야 함.
- 따라서 약대 학제개편 추진은 교육당사자인 국민 및 관련 전문가 집단인 보건의료단체의 참여하에 공정하고 심도있는 논의 속에서 이루어지도록 할 것.

460) "교육인적자원부의 불공정한 약대 학제개편 추진 시정 청원" 전문위원 검토보고서 6쪽.

로서는 매우 민감한 사안이었다.

또한 일부 언론[461]은 안명옥 의원의 의협의 청원 소개를 두고 "안명옥 의원의 약대 6년제 저시투쟁 가세" 등의 제목으로 보도하는 등 의사 · 약사단체 간 대립에 의사출신 의원이 의사단체의 입장에 선 것이란 시각으로 보았다.

안 의원은 청원소개 이후 8일 만인 2005.7.27. 현행 고등교육법 일부개정법률안(의안번호: 172330) 중 '제 31조(수업연한)' 〈①대학(대학원대학을 제외한다)의 수업연한은 4년 내지 6년으로 한다. 다만, 수업연한을 6년으로 하는 경우는 대통령령으로 정한다.〉를 〈①대학(대학원대학을 제외한다)의 수업연한은 4년으로 한다. 다만, 의과대학 · 한의과대학 · 치과대학 · 수의과대학은 수업연한을 6년으로 하고 그 교육과정은 예과를 각각 2년으로, 의학과 · 한의학과 · 치의학과 및 수의학과를 각각 4년으로 한다〉로 개정안을 대표발의했다.

국회 교육위원회 소관인 이 개정법안은 2008.5.29일, 17대 국회 임기만료로 폐기되었지만 대한약사회 등 약계는 안명옥 의원이 발의한 고등교육법 일부개정법률안이 사실상 약학대학의 6년제 논의를 법률에서 차단하고자 하는 법이라며 안명옥 의원과 대한의사협회를 향해 불편한 심기를 들어내며 반발했다.

약사회의 이 같은 반응[462]에 대해 대한의사협회와 안 의원 측은 "안명옥 의원이 의협의 조종을 받아 고등교육법 개정안을 발의한 것처럼 악의적으로 보도한 모 인터넷 신문보도 이후 약사회는 안 의원에 대해 인신공격 등, 도를 넘는 비이성적 행동을 보이고 있다. 약사회는 지난달 27일 안 의원이 발의한 '고등교육법개정안'이 약사회의 숙원사업인 약대 6년제를 원천봉쇄하는 법안이라며 국회의원에 대한 인신공격도 마다하지 않는 광기어린 반응을 보이고 있다"고 지적하고 "약사회는 최근 성명과 논평 등을 통해 '안명옥 의원은 의협의 하수인', '속임수, 기습 발의' 등 입에 담기 거북한 표현을 주저 없이 써가며 안 의원을 맹렬히 비난했다 . 여기에 모 약계 인터넷신문이 가세해 마치 의협과 안 의원 사이에 검은 커넥션이 있는 것처럼 왜곡보도하고 있는 실정"이라고 지적했다.

또 의협은 약사회 주장에 대해 "핵심은 ▲고등교육법개정안은 약대 6년제를 막기 위한

461) 메디게이트뉴스. "안명옥 의원 약대 6년제 저지투쟁 가세, 의협 김재정 회장 등 19명 반대청원 국회에 소개". 2005. 7. 19.

462) 의협신보. "약사회는 1일 성명에서 '고등교육법개정안은 약대 6년제 반대를 위해 행정부에 제동을 걸기 위한 것'이라고 밝혔다". 2005. 8. 3.

것 ▲안명옥 의원은 의협의 조종을 받고 있다는 것이다." 라고 지적했다. 또 약사회는 "안 의원의 고등교육법개정안이 국회에 제출된 지난달 27일 사무총장을 국회로 급파, 장복심 열린우리당 의원과 함께 개정안에 서명한 의원들을 찾아다니며 서명철회를 읍소했다. 이익집단이 특정 국회의원을 앞세워 국회의 신성한 입법행위를 방해한 것이다. 약사회가 '구조신호'를 보낸 장복심 의원은 약사 출신으로, 약사회의 추천을 받아 국회에 입성한 비례대표 의원이다. 결국 약사회는 정당하게 입법활동을 한 국회의원을 특정단체의 '하수인'으로 매도하는 것도 부족해, 국회의원으로 하여금 동료 의원들을 상대로 로비토록 부추기는 부도덕한 작태를 보인 것"이라는 시각을 들어냈다.

또 "이익단체가 국회의원을 움직이고 있다는 약사회의 주장은 과거를 돌아보지 않는 단편적 사고의 결과"라며 "대표적인 약사출신 김명섭 의원의 의정활동 역사를 들여다보면, 약사회가 자신들의 정책을 추진하는데 약사출신 국회의원을 얼마나 효과적으로 활용했는가를 여실히 보여준다. 김 의원은 16대 국회의원으로 활동하던 지난 2003년 '건강기능성식품에 관한 법률 개정에 관한 청원'을 국회에 청원을 소개했다. 청원의 내용은 약사를 건강기능식품 영업신고 대상에서 제외시켜 달라는 것이다. 이보다 앞서 2002년 7월 국회 국정감사에서 김 의원은 처방전 2매 발행을 추진할 것을 건강보험공단에 요구했다. 처방전 발행부수는 당시 의약계의 가장 뜨거운 쟁점사항이었으며, 약사회는 당연히 2매 발행을 강력히 원하고 있던 때"였다고 지적했다.

이밖에도 앞의 매체는 김 의원은 2000년 10월 19일 열린 보건복지부 국정감사에서 "약값을 제외한 순수 조제료에만 소득세를 부과해야 한다"고 주장했다. 당연히 약국경영에 직접적으로 도움이 되는 주장으로 약사회와의 사전 교감 없이는 나올 수 없는 발언이다. 김 의원은 2002년 약대 6년제 선행 작업을 위한 약사법개정법률안에 공동발의하기도 했다고 주장했다.[463]

또한 이 같은 상황과 관련 일부 언론[464]은 "與약사당 VS 野의사당 '국회 대격돌' 의약계 출신 의원들 여야에 나뉘어 포진 … 각 이익단체 대변 '약대 6년제 안' 놓고 1회전"이란

463) 의협신문. "'약사회, 공론의 장으로 나오라' 약사회, 안 의원 · 의협 상대 비방 · 명예훼손 지나쳐 의협, 약사회왜곡 보도한 언론사 법적 대응 방침". 2005. 8. 3.

464) 주간동아. 444호, "與약사당 VS 野의사당 '국회 대격돌' 의약계 출신 의원들 여야에 나뉘어 포진 … 각 이익단체 대변 '약대 6년 제안' 놓고 1회전, 28~29쪽. 2004. 7. 22.

제목으로 열린우리당은 "약사당"으로, 한나라당은 "의사당"으로 해석하는 보도가 나오기도 했다.

의사출신 국회의원과 의사단체, 약사출신 국회의원과 약사단체의 직역대리전처럼 비춰졌던 이 청원과 발의 법안은 17대 국회 임기만료로 폐기 되었다.

12. 진료비 부당청구에 관련 국민건강보험법 개정안 발의(17대)

17대 국회에서 의사출신의 안명옥 의원은 국민건강보험법 제 85조와 관련하여 부당청구의 개념을 명확히 하고, 과징금 비율을 조정하도록 하는 국민건강보험법 일부개정법률안을 발의하였다.

이 개정안의 제안이유를 보면, 현행 「국민건강보험법」 제 84조의 의료기관 현지조사(실사)에 따른 업무정지나 과징금처분에 있어서 제 85조 제 1항 제 1호에는 사위(詐僞) 기타 부당한 방법으로'라고 규정하고 있으나 이는 그 적용범위를 명확하게 규정하고 있지 않음으로서 고의에 의한 사위 · 허위 청구뿐 아니라 착오 청구도 일률적으로 처벌대상에 포함시키는 불합리한 점이 있어 의료기관들로 부터 많은 민원이 제기되고 있다고 지적했다.

안 의원은, 부당청구는 사위 · 허위청구, 착오청구 등이 모두 포함되는 법률상 용어로서, 실제로 고의와 착오의 구분이 모호하여 행정권의 남용을 피할 수 없다고 적시했다.

현행 '사위 기타 부당한 방법'의 청구는 「의료법」 제 8조(결격사유), 제 52조(면허의 취소 및 재교부), 제 53조(자격정지등)의 처분대상으로 직결되며, 따라서 착오 내지 무지에 의한 청구도 사위 · 허위 청구와 마찬가지로 취급하여 업무정지, 과징금, 자격정지 등 과중한 처분을 받게 되어 의료인의 명예와 인격을 침해하고 전문가로서 직업수행의 자유를 부당하게 제한하는 결과를 초래하고 있다고 보았다.

안 의원은 이러한 상황의 심화는 결국 환자와 의료인 간의 신뢰관계, 의료인과 행정권간의 신뢰관계를 허물어뜨려 법적 안정성을 해치게 될 소지가 크며, 따라서 「국민건강보험법」 제 85조 제 1항 제 1호에 규정된 처분대상의 범위를 보다 명확히 하여 법적 신뢰와 안정성을 기할 필요가 있어 「국민건강보험법」 제 85조 제 1항 제 1호에서 '사위 기타 부당한 방법으로'를 '사위 · 허위의 방법으로'로 개정함으로써 그 적용범위를 한정하기 위해 개정안을 발의했다고 밝혔다.[465]

465) 국민건강보험법(의안번호: 173399) 제안이유.

〈표 51〉 국민건강보험법개정안(의안번호: 173399)

대별	의원명	제안일자	주요골자	처리 결과
17대	안명옥	2005.11.21 의안번호: 173399	가. 보건복지부장관이 요양기관에 업무정지나 과징금 처분을 명할 수 있는 대상은 '사위 · 허위의 방법으로'보험자 · 가입자 및 피부양자에게 요양급여비용을 부담하게 한 때로 범위를 한정하고자 함(안 제 85조 제 1항 제 1호). 나. 업무정지처분에 갈음하는 과징금 처분의 대상도'사위 · 허위의 방법으로' 보험자 · 가입자 및 피부양자에게 요양급여비용을 부담하게 한 때로 범위를 한정하고자 함(안 제 85조 제 2항)	임기 만료 폐기

출처: 국회 의안정보시스템(http://likms.assembly.go.kr/bill)

한편 이 조항은 오랫동안 의사협회 등 보건의료단체의 관심이 컸던 사항으로 의협은 그동안 여러 차례 이의 시정을 국회와 정부에 촉구하여 왔는데[466], 이 법이 발의 되고 난 후인 2007년 6월에도 대한의사협회 기관지 의협신문을 통해 두 차례의 기사가 보도되었다.[467] 그 내용은 국민건강보험법 85조 1항 1호의 처벌대상의 범위가 "사위 기타 부정한 방법"으로 규정하고 있어 부당청구의 개념을 보다 엄격하게 제한적으로 적용할 것을 촉구한 것이다.

국민건강보험법개정안(의안번호: 173399)에 대해 국회보건복지위원회는 전문위원 검토보고서에서 다음과 같이 지적하고 있다.

▣ 전문위원 검토보고[468]

현행 국민건강보험법 제 85조(과징금 등)의 입법취지는 '사위 기타 부당한 방법'으로 요양급여비용을 청구하는 요양기관에 대하여 업무정지 또는 과징금을 부과함으로써 건전한 급여비용 청구질서의 확립과 보험재정의 누수 방지라는 행정목적 달성뿐만 아니라, 위반자에 대한 제재를 통한 진료수급권보호 등 건강보험제도 전반에 대한 가입자의 신뢰보호에 있다고 할 수 있다.

통상 '부당한 방법'에서의 '부당'의 의미는 '위법' 또는 '불법'까지는 아니더라도 타당성을 결여하거나 정당하지 아니한 것을 의미하는 것으로 볼 수 있으며, 법 제 85조에서의

466) 의협신문사설. "부당청구 개념 명확히 하라" 2005. 12. 1.

467) 의협신문. "허위 부당청구 판정기준 명문화하라" 의협신문(2007.6.11.)사설"허위 부당청구 판단기준 명확히 해야…". 2007. 6. 7.

468) 국회 의안정보시스템(likms.assembly.go.kr)

'부당한 방법'이 다소 불명확하고 다양한 해석의 여지가 있어 과실에 의한 부당청구까지 업무정지 혹은 과징금의 처분대상이 됨으로써 처벌의 남용 여지가 있다는 점에서 개정안의 취지는 타당한 측면이 있다.

그러나 행정법상 의무위반자에 대하여 과해지는 제재로서는 행정질서벌과 행정형벌이 있는바, 행정형벌에는 형법총칙이 적용되고 죄형법정주의 원칙에 따라야 하고 '고의 혹은 과실'을 요건으로 하나, 업무정지나 과태료(과징금)등 행정질서벌을 부과하는데 있어서는 행위자의 고의 과실이 요건이 아니라는 점에서 과실에 의한 청구도 당연히 포함되고 이에 대해서는 학설상 이견이 없고, 대법원 판례[469]도 같은 입장이라 할 수 있다.

업무정지 및 과징금처분에 대한 불복수단으로 행정심판(국무총리 행정심판위원회)이나 행정소송을 제기할 수 있으므로 위법 · 부당한 과징금 등의 처분에 대한 요양기관의 절차적인 구제가 가능하다.

〈표 52〉 요양기관 현지조사 현황(2005년 6월말 현재, 단위 : 개소, 억원)

연 도	실사 기관수	부당사실 확인기관수	부당 금액	처분 내역 (기관수)			
				업무정지	과징금	부당이득금 환수	처분절차중
'01	813	639	111	188	301	150	–
'02	683	502	72	138	218	138	8
'03	696	535	126	142	157	152	84
'04	775	624	105	86	127	105	306
'05.6	457	367	61	–	–	–	367

〈표 53〉 과징금부과 등 처분에 대한 행정 · 심판 · 소송현황

(01.1.1.~05.6.30.현재)

구 분	요양 기관수	쟁 송 현 황				비 고
		기각 · 각하	취 하	인 용	진행중	
총 계	136	69	28	7	32	승소율(%) 91%
행정소송	69	17	19	6	27	74%
행정심판	67	52	9	1	5	98%

469) 대법원판례

(1) 행정질서벌인 과태료의 부과에는 법률에 특별한 규정이 없는 한 고의 · 과실을 요하지 아니한다(대판 1994누6949).

(2) 행정법규 위반에 대하여 가하는 제재조치는 행정목적 달성을 위하여 행정법규 위반이라는 객관적 사실에 착안하여 가하는 제재이므로 위반자의 의무 해태를 탓할 수 없는 정당한 사유가 있는 등의 특별한 사정이 없는 한 위반자에게 고의나 과실이 없다고 하더라도 부과될 수 있다(대판 2003두5177).

〈의료급여법〉

제 28조 (의료급여기관의 업무정지 등) ① 보건복지부장관은 의료급여기관이 다음 각 호의 1에 해당하는 때에는 1년의 범위내에서 기간을 정하여 의료급여기관의 업무정지를 명할 수 있다.

1. 속임수 그 밖의 부당한 방법으로 수급권자 및 그 부양의무자 또는 시장 · 군수 · 구청장에게 급여비용을 부담하게 한 때
2. 제 32조 제 2항의 규정에 의한 명령에 위반하거나 허위보고를 하거나 소속 공무원의 질문 및 검사를 거부 · 방해 또는 기피한 때

제 29조 (과징금 등) ① 보건복지부장관은 의료급여기관이 제 28조 제 1항 제 1호의 규정에 해당하여 업무정지처분을 하여야 하는 경우로서 그 업무정지가 수급권자에게 심한 불편을 주거나 그 밖의 특별한 사유가 있다고 인정되는 때에는 그 업무정지처분에 갈음하여 속임수 그 밖의 부당한 방법으로 부담하게 한 급여비용의 5배 이하의 금액을 과징금으로 부과 · 징수할 수 있다.

〈장애인복지법〉

제 35조 (장애인사용자동차등에 대한 지원등) ①② 생략

③ 장애인사용자동차등표지는 이를 대여하거나 보건복지부령이 정하는 자 이외의 자에게 양도하는 등 부당한 방법으로 사용하여서는 아니되며, 이와 유사한 표지, 명칭등을 사용하여서는 아니된다.

제 80조 (과태료) ① 다음 각호의 1에 해당하는 자는 200만원 이하의 과태료에 처한다.

1. 생략
2. 제 35조 제 3항의 규정에 위반하여 장애인사용 자동차등 표지를 대여하거나 보건복지부령이 정하는 자 외에게 양도한 자 또는 부당하게 사용하거나 이와 유사한 표지, 명칭등을 사용한 자

이와 관련한 입법례를 살펴보면, '부당한 방법'에 의한 의무위반의 경우 「의료급여법」 「장애인복지법」등에서 과징금이나 업무정지 또는 과태료를 부과하고 있으며 기타 법률에서도 유사한 예를 찾아볼 수 있음

따라서, 개정안에서와 같이 업무정지 및 과징금 처분대상을 '사위 · 허위청구'만으로 한정함으로써 요양기관의 과실에 의한 부당청구를 제외하는 것은 과징금 등을 부과하는 취지 및 행정목적달성을 위한 행정법상 처분의 규정 예와는 사뭇 다른 것이며, 판례[470]도 '사위 기타 부당한 방법'을 "적극적인 사위 기타 부정한 방법뿐만 아니라 소극적인 법령상의 기준을 위배하는 경우를 포함하는 개념"으로 해석하고 있어 동일한 입장인 것으로 보임.

470) 구 「의료보험법」과 「공무원및사립학교교직원의료보험법」 제45조제1항에서의 **'사위 기타 부정한 방법에 의하여 보험급여비용을 받은'** 이라 함은 요양기관이 의료보험요양급여기준(보건복지부고시 제1995-58호), 의료보험진료수가기준(보건복지부고시 제1995-55호)에서 정한 **진료수가 등을 위반 · 초과하여 보험자 · 보험자단체 또는 피보험자로부터 보험급여비용을 받은 경우만이 아니라, 요양기관이 의료보험요양급여기준과 의료보험진료수가기준에서 정한 기준과 절차에 따르지 아니하고 임의로 비급여 진료행위를 하고 수진자 본인과 사이에 보험비급여로 하기로 상호합의하여 그 진료비용 등을 수진자 본인으로부터 지급받은 경우에도 위 각 기준에 위반되는 것으로서 이에 해당한다(대판 99두4204)**.

한편, 행정질서벌도 벌칙이며 경제적 심리적인 부담임에는 형벌과 차이가 없음에 비추어 볼 때, 하위법령, 즉 시행령 [별표 5]의 「업무정지처분 및 과징금부과의 기준」에 '부당한 방법'에 대한 예를 좀더 구체적으로 규정하고, 처분의 대상을 엄격히 함으로써 정확한 급여비용청구에 대한 의료인의 책임을 환기시키고 동시에 경미한 과실에 의한 부당청구에 대해서는 제재를 완화하는 방안이 검토될 필요는 있는 것으로 보여짐.[471]

이 법은 17대 국회 임기만료로 2년여 만에 폐기되었다.

13. 의료계, 정부의 의료영리화 정책 우려와 의사출신 의원의 5개 관련법안 발의(19대)

18대 국회 때부터 의료영리화와 관련, 의료계가 민감하게 반응해온 몇가지 법안이 있다.

그중 서비스산업발전기본법은 18대 국회 때, 정부가 강력히 추진했지만 여러 우려로 추진이 중단된 뒤로 국회가 바뀔 때마다 발의와 폐기를 반복해왔다. 19대 국회에서도 예외가 아니어서 정부의 서비스산업발전기본법의 입법의지가 매우 높았다.

당초 이 법안은 농림어업, 제조업을 제외한 보건의료, 사회복지, 교육, 언론, 정보통신 등 모든 영역을 '서비스 산업'으로 규정하고 이를 민영화할 수 있는 내용을 담고 있어 시민사회단체들은 사회서비스의 공공성을 침해할 우려가 매우 크다는 점에서 서비스산업발전기본법 논의에 반대하고 나섰다.[472]

또한 대체로 지금까지 여러 사안에서 시민사회단체와 지향점의 궤가 달랐던 보건의료 주요 이익단체인 대한의사협회, 대한치과의사협회, 대한한의사협회, 대한약사회, 대한간호협회 등 보건의료 분야 주요 5단체도 '서비스산업발전기본법안'에서 '보건의료'분야는 빠져야 한다는 입장을 강력히 주장하고 나섰다.

보건의료 5개 단체는 서비스산업발전기본법 제정 시 보건의료 분야가 법 적용 대상에

---

471) 국민건강보험법 제 85조 제 1항 제 1호, 제 2항, 구 국민건강보험법시행령(2004. 3. 29. 대통령령 제18437호로 개정되기 전의 것) 제 61조 제 1항 [별표5]의 제 1항, 제 2항 에 의하여 계산한 과징금의 액수는 [별표5]의 제 3항에 따라 가중할 수는 있으나 감경할 수 있음에 관하여는 아무런 정함이 없고 [별표5]의 '업무정지처분 및 과징금부과의 기준'은 대외적으로 국민이나 법원을 구속하는 힘이 있는 법규명령에 해당하기는 하나, 모법의 위임규정의 내용과 취지 및 헌법상의 과잉금지의 원칙과 평등의 원칙 등에 비추어 볼 때, 같은 유형의 위반행위라 하더라도 위반 의료기관의 성격과 그 규모, 위반행위의 기간이나 이에 대한 사회적 비난 정도, 위반행위로 인하여 다른 법률에 의하여 처벌받은 다른 사정, 행위자의 개인 사정 및 위반행위로 얻은 불법이익의 규모 등 여러 요소를 종합적으로 고려하여 사안에 따라 적정한 과징금의 액수를 정하여야 할 것이므로, 그 수액은 정액이 아니라 최고한도액이다(서울행정법원 2005구합23602판결).

472) 참여연대 2021. 12. 8, '국회는 서비스산업발전기본법 논의 중단하라'

포함될 경우, 국민건강에 위협이 되는 각종 의료영리화 정책이 허용될 수 있다는 점에서 지속적으로 반대해왔다.

특히 보건의료 분야가 포함될 경우 대형병원 등 대규모 자본을 중심으로 하는 정책으로, 일차보건의료기관 생태계에 이상을 초래할 수 있다고 우려했다. 따라서 보건의료단체는 보건의료를 산업적 측면에서 발전을 강구할 것이 아니라 국민의 복지와 관련된 공적 재화의 부분으로 봐야 한다고 강조했다.

보건의료 5개 단체는 "서비스산업발전기본법안에 보건의료 부문이 절대 포함돼서는 안 된다"며 "일차보건의료를 기반으로 양질의 보건의료서비스를 통해 국민 건강을 증진시킬 수 있도록 하는 것이 중요하다"[473]

이같은 상황에서 2016. 2. 민주당의 김용익의원이 '보건의료기본법 일부개정법률안(의안번호1918567)'과 '의료법 일부개정법률안(의안번호:1918566)', '국민건강보험법일부개정법률안(의안번호:1918565)', '서비스산업발전기본법안(의안번호:1918564)', '경제자유구역의 지정 및 운영에 관한 특별법 일부개정법률안(의안번호:1902343)'등 각각 5건의 법률안을 발의함으로써 시민사회단체는 물론 보건의료단체와 뜻을 같이 했다.

그러나 의료계는 김용익의원이 의사출신이어서 보건의료단체와 뜻을 같이 했다고 보는 시각은 많지 않다.

그것은 김의원이 서울의대 의료관리학교수로 재직할 때 참여연대 등 시민사회단체에서 활동하면서 건강보험 통합, 의약분업 정책 등을 주도해 오면서 의료계와 각을 세웠던 점을 돌이켜 볼 때 여타 보건의료인출신 의원과 달리 직역의 입장보다 시민사회운동가의 시각이 앞섰을 것으로 보기 때문이다.

■ 보건의료기본법 일부개정법률안(의안번호: 1918567 · 임기만료폐기)

▣ 제안이유

정부는「서비스산업발전 기본법안」에서 서비스산업 범주에 보건의료를 포함시켜 보건의료의 경쟁력 강화와 생산성 향상이 지속적으로 이루어지도록 하려고 하나, 이는 의료

473) 경향신문, 보건의료 5개 단체 "서비스산업발전기본법에 보건의료는 빠져야"2015.12.22.

의 공공성을 훼손하고 의료영리화를 추구하려는 것에 불과함.

이에 보건의료의 공공성이 보장되고, 보건의료를 통한 영리 추구는 배제되도록 법률에 명문화함으로써 국민의 건강권을 보장하려는 것임.

주요내용: 보건의료의 공공성이 보장되고 보건의료를 통한 영리 추구는 배제되도록 명문화 함(안 제2조).

■ **의료법 일부개정법률안(의안번호: 1918566 · 임기만료폐기)**

▣ 주요골자

정부는 「서비스산업발전 기본법안」에서 서비스산업 범주에 보건의료를 포함시켜 보건의료의 경쟁력 강화와 생산성 향상이 지속적으로 이루어지도록 하려고 하나, 이는 의료의 공공성을 훼손하고 의료영리화를 추구하려는 것에 불과함.

이에 의료의 공공성을 확보하고 영리 추구를 할 수 없도록 법률에 명문화함으로써 국민의 건강권을 보장하려는 것임.

주요내용:의료의 공공성을 확보하고 영리를 추구할 수 없도록 기본 이념으로 명문화 함.(안 제1조의2 신설)

■ **국민건강보험법일부개정법률안(의안번호: 1918565 · 임기만료폐기)**

▣ 제안이유

정부는 「서비스산업발전 기본법안」에서 서비스산업 범주에 보건의료 등을 포함시켜 경쟁력 강화와 생산성 향상이 지속적으로 이루어지도록 하려고 하나, 이는 공공성이 근간을 이루고 있는 건강보험 제도를 훼손하는 것임.

이에 건강보험 제도는 공공성을 유지 강화하도록 법률에 명문화함으로써 국민이 받는 의료의 질을 향상하려는 것임.

주요내용: 건강보험 제도는 공공성을 유지 강화하여 의료의 질을 종합적으로 향상시키도록 명문화 함(안 제1조의2 신설).

■ **서비스산업발전기본법안(의안번호: 1918564 · 임기만료폐기)**

▣ 제안이유 및 주요내용

정부의 서비스산업 발전 전략에 따라 서비스산업의 경쟁력 강화와 생산성 향상이 지속적으로 이루어질 수 있도록 서비스산업 연구개발 투자 확대를 위한 지원 시책을 마련하고, 전문 연구기관 및 교육기관 육성 등을 통하여 서비스산업의 인프라를 강화하는 한편, 범정부 차원의 서비스산업 발전 기본계획을 심의하고 관련 정책을 협의하기 위하여 서비스산업발전위원회를 설치 · 운영함으로써, 서비스산업이 우리 경제의 성장 동력으로 발전할 수 있는 제도적 기반을 마련하는 한편, 사회적 논란이 되는 의료영리화의 가능성을 차단하고 보건의료의 공공성 확보를 위한 최소한의 장치를 마련하려는 것임.

■ **경제자유구역의 지정및 운영에 관한 특별법 일부개정법률안(의안번호:1902343 · 임기만료폐기)**

▣ 제안이유

현행 「경제자유구역의 지정 및 운영에 관한 특별법」은 경제자유구역 내에 영리법인 의료기관 개설을 허용하고 있고, 영리법인 의료기관의 내국인 진료에 대하여도 사실상 허용하고 있음. 반면, 현행 「의료법」은 의료기관 법인격의 범위를 비영리법인으로 엄격히 제한하고 있는데, 이는 의료기관의 공공성이 국민의 건강과 생명 보호에 매우 중요한 요소이기 때문임. 따라서 비록 경제자유구역에 한정한다고 하더라도 국내에 영리법인 의료기관이 도입되고 영리법인 의료기관의 내국인 진료를 허용하게 되면 비영리법인 중심의 국내 보건의료체계에 혼란을 초래하고 기존 비영리법인 의료기관의 영리성이 가중될 우려가 매우 큰 실정임. 이에 영리법인 의료기관 도입이 긍정적 측면보다는 국민의 건강과 생명에 위협 요소로 작용할 소지가 매우 크다는 점에서 경제자유구역에 설립될 외국인 진료용 의료기관의 법인격을 현행 「의료법」과 같이 비영리법인으로 한정하고 외국인 진료용 병원의 내국인 진료를 금지하여 "외국인선용 의료기관"으로 하려는 것임. 또한 위와 같은 목적의 민간병원이 설립되지 못할 경우에 대비하여 외국인의 정주여건 개선 등을 위하여 국가 또는 지방자치단체가 경제자유구역에 "공공보건의료기관"을 개설할 수 있도록 특례 규정을 둠으로써 궁극적으로 국민 건강 증진과 경제자유구역의 활성화를 균형 있게 도모하려는 것임.

지난 18대 국회에서 처음 발의돼 21대 국회까지 매 회기마다 서비스산업발전법안은 발의됐지만, 의료영리화 · 민영화 등 논란과 시민사회단체와 보건의료단체의 적극적인 반대와 김용익의원 등 더불어민주당의 반대로 통과되지 못했다.

21대 국회에서도 기재위에는 더불어민주당 이원욱 의원(과학기술정보방송통신위원회) · 국민의힘 류성걸 의원 · 추경호 의원(기획재정위원회)이 각각 발의한 3건의 서발법 제정안이 계류 중인데 법안에는 의료법 · 국민건강보험법 · 약사법 · 국민건강증진법 등 의료4법은 포함되지 않았다.[474)]

14. 의협, 의원 경영난 打開기대 … '의원급 의료기관지원등 에 관한 특별법안' 발의 (19대)

의원급 의료기관의 경영난 문제는 개원가의 오래된 숙제이며 의협도 개원회원들의 이 같은 고충을 해결하고자 많은 노력을 기울였으나 개선의 여지가 불투명했다.

심사평가원 통계에 의하면 2014년 의원급의료기관의 신규개원은 1838개소였으나 폐업의원은 1283개소였고 2015년 신규개원은 1951 개소였으나 폐업은 1346개소에 이른다.

〈표 54〉 2014~2015년 의원급 의료기관 개 · 폐업 현황 (단위: 개소)

현황 \ 년도	2014		2015	
개 · 폐업	신규	폐업	신규	폐업
개소	1,838	1,283	1,951	1,346

출처: 건강보험심사평가원, 의협신문2019.3.8." 지난해 의원 1179곳 문 닫아...하루 3.2곳 꼴"기사중 재인용

이같은 상황에서 더불어 민주당 김용익의원이 '의원급 의료기관 지원 등에 관한 특별법안'을 대표발의하였다.

김용익의원은 서울의대 교수를 거쳐 노무현정부에서 청와대 사회정책수석비서관을 지

474) 의협신문2021.02.26. '서발법 아직 끝나지 않았다...기재위, 입법공청회서 '검증'

낸 보건의료 정책통이다. 시민사회와 연대하여 의료보험 통합일원화, 의약분업을 주도하면서 의사단체와 갈등을 겪기도 했으나 보건의료 정책통으로 일선의원의 경영난에 대해서도 잘 알고 있었다.

김의원은 19대 국회에 민주당 비례대표로 입성하여 의료계가 주목하는 가운데 개원의들의 가장 시급한 문제인 의원급 활로를 열어줄 '의원급 의료기관 지원 등에 관한 특별법안'을 대표발의하였다.

김의원이 이 법을 발의하고 국회 보건복지위원회 법안심사소위원회 심사를 하루 앞두고 의협이 낸 보도자료를 보면 당시 의료계의 분위기가 감지된다.

대한의사협회는 2015.11.24. 열리는 국회 보건복지위원회 법안심사소위원회를 하루 앞두고 새정치민주연합 김용익 의원이 대표 발의한 '의원급 의료기관 지원 등에 관한 특별법안'심의와 관련, 이 법안이 반드시 국회 통과되어야 하며 더 이상 미루면 대한민국 의료의 기반인 일차의료가 붕괴될 것"이라고 지적했다.[475)]

이는 의협이 보도자료를 통해 밝힌 입장으로, 의협은 이날 보도자료에서 "우리나라는 의원급 의료기관과 대형병원과의 무한 경쟁체제로 동네의원이 심각한 고사위기에 처하여 있다는 것은 정부도 인식하고 있으며 많은 보건행정학자들이 지적한 바이다. 이를 더 방치할 경우 기본 의료인프라인 일차의료 붕괴로 접근성이 좋은 양질의 의료서비스 제공에 심각한 악영향을 끼칠 수 있음을 직시하여야 할 것이다. 이와 같은 열악한 상황은 의료전달체계 미확립과 일차의료에 대한 인식 및 지원 부족에 기인한 것으로, 일차의료 활성화에 대한 공감대 및 사회적 여론은 충분히 조성이 되었다고 본다."고 지적했다. 이어 "그럼에도 건강보험재정 문제 등의 이유로 실효성 있는 대책을 마련하는데 한계가 있었고 일차의료가 존립의 기로에 서 있는 현실에서 이번 의원급 '의료기관 지원 특별법' 제정안은 일차의료 활성화를 위한 마지막 보루라고 해도 과언이 아닐 것이다. 이번 법안은 의원급 의료기관 회생을 위한 제도적, 재정적 지원을 위한 법적 기반을 마련하여 일차의료를 구심점으로 한 한국의료의 정상화를 위한 초석이 될 것이라고 확신한다. 이제 동 법안에 대한 어떤 부정적인 이유를 제시하더라도 일차의료 생존을 위한 합리적 대의를 거

475) 의협 보도자료2015.11.23 '의원급 의료기관 지원 등에 관한 특별법안' 반드시 국회 통과돼야, 더 이상 미루면 대한민국 의료의 기반인 일차의료 붕괴될 것'

스르는 것밖에 되지 않음을 직시하고 국회와 정부는 동 법안이 통과될 수 있도록 만전을 다해 줄 것'을 강력하게 촉구했다. 또한 법안이 통과된 이후 "의협은 모든 가능한 지원 및 협조를 아끼지 않을 것이며 일차의료 활성화를 통한 의료공급과 국민건강보험의 지속가능성을 위해 최선을 다할 것"이라고 각오를 밝히기도 했다."

■ **의원급 의료기관 지원 등에 관한 특별법안(의안번호;:1917360)**

▣ 제안이유

우리나라는 지역사회 기반의 일차 보건의료 체계가 매우 부실하여 국민이 의원급 의료기관 등 일차 보건의료기관보다 병원 이용을 더 선호하는 경향을 띠고 있으며 이는 보건의료 공급자들 간의 경쟁으로 인하여 더욱 심화되는 측면이 있음. 이러한 상황은 우리나라 보건의료 분야 시장 질서를 해치고 보건의료 자원 배분의 비효율을 심화시킨다는 점에서 국민에 대한 지속가능한 보건의료서비스 제공에 걸림돌이 되고 있음.

일차 보건의료는 지속적이고 포괄적인 의료자원 관리를 통하여 지역사회 주민에게 양질의 적정진료를 제공할 수 있고 국가 전체적으로 보더라도 효과적인 의료자원 관리가 가능하다는 장점이 있으나, 일차 보건의료에 대한 국민적 인식 부족과 의원급 의료기관 등 일차 보건의료 제공 기관에 대한 지원이 미흡하여 아직까지 우리나라에 일차 보건의료가 제대로 자리 잡지 못하고 있는 실정임.

이에 일차 보건의료가 우리나라 의료체계 및 지역사회에 정착 · 확산될 수 있도록 한시적 특별법을 제정하여 국가와 지방자치단체가 지역주민의 일차 보건의료 이용과 의원급 의료기관 등 일차 보건의료기관을 지원할 수 있도록 하려는 것임.

▣ 주요내용

가. 이 법은 일차 보건의료의 정착 및 확산을 위하여 지역주민의 일차 보건의료 이용과 의원급 의료기관 등 일차 보건의료기관을 지원하는 것을 목적으로 함(안 제1조).

나. 국민이 가장 먼저 대하는 보건의료로서 지역주민에 대한 질병의 치료 · 관리 · 예방 및 건강증진을 위한 활동과 이를 위하여 지역사회 자원을 지속적이고 포괄적으로

수집 관리하는 활동을 일차 보건의료로 정의함(안 제2조).

다. 국가와 지방자치단체는 일차 보건의료의 확산 및 정착을 위하여 필요한 정책 · 예산을 마련하고 지속적인 대국민 교육 홍보를 실시함(안 제3조).

라. 일차 보건의료의 확산 및 정착을 위한 의원급 의료기관의 책무를 명시함(안 제4조).

마. 보건복지부장관은 일차 보건의료 모형을 개발하고 모형에 따른 재정계획을 수립함(안 제6조).

바. 국가와 지방자치단체는 의료전달체계 개선을 위해 노력하여야 하며 보건복지부장관은 의료전달체계 개선을 위한 종합계획 및 시행계획을 수립함(안 제7조).

사. 보건복지부장관은 의원급 의료기관과 병원급 의료기관 간의 협력진료 활성화 및 환자 의뢰 · 회송 제도 개선을 추진함(안 제8조).

아. 아동 · 노인 임산부 장애인 정신질환자 등 건강취약계층과 차상위계층 및 의료급여수급권자 등 경제적으로 어려운 사람이 의원급 의료기관을 이용할 경우, 국가와 지방자치단체는 본인일부부담금 및 비급여 진료비용의 일부 또는 전부를 지원함(안 제9조 제10조).

자. 국가와 지방자치단체는 의원급 의료기관이 만성 혹은 재발하는 질병의 지속적인 관리를 위한 의료사업 및 지역주민의 생활습관 개선을 위한 조사 연구 교육 사업 등을 수행할 경우 이를 지원함(안 제11조).

차. 의료인이 의료취약지에 의원급 의료기관을 신규로 개설하는 경우 국가와 지방자치단체가 그 비용을 지원함(안 제12조).

카. 국가와 지방자치단체는 일차 보건의료 인력 확보와 훈련에 소요되는 비용을 지원할 수 있도록 함(안 제13조).

타. 국가와 지방자치단체는 의원급 의료기관의 야간진료 비용을 지원하고 야간진료의 운영을 의료인 단체 중앙회 또는 지부에 위탁할 수 있도록 함(안 제14조).

파. 국가는 영유아 아동 노인 등의 예방접종 사업에 필요한 비용을 전액 부담하고 예방접종 지원에 관한 사항을 의료인단체 중앙회와 협의함(안 제15조).

하. 국가와 지방자치단체는 치과의원의 구강보건사업을 지원함(안 제 16조).

거. 보건복지부장관은 부처 내에 일차 보건의료를 전담하는 조직을 설치하고 필요한 경우 의료인 단체와 상시적인 협의기구를 설치함(안 제17조).

너. 보건복지부장관은 일차 보건의료 기능정립 및 의료전달체계 개선 추진상황을 매년 국회 소관 상임위원회에 보고토록 함(안 제19조).

▣ 전문위원 검토보고[476]

▶ 종합검토

- 제정안은 제1조에서 "일차 보건의료가 우리나라 의료체계 및 지역사회에 정착 · 확산될 수 있도록 지역주민의 일차 보건의료 이용과 의원급 의료기관을 지원하는 것을 목적"으로 함을 명시하였는바, '일차의료(또는 일차보건의료)'개념이 포괄적이고 다면적이어서 그 정의 또한 다양함.
- 일차의료(primary healthcare)라는 용어는 1920년 영국의 Dawson Report에서 공식적으로 처음 사용하면서 지역사회 의사가 예방과 치료 서비스를 주민에게 제공하는 것으로 정의하였음[477]. 그러나 일차의료 개념에 관한 논의는 지속적으로 이루어져 왔는데, 대표적인 정의는 다음과 같음.[478]
- 임상의사에 의해 제공되는 '통합적'이고, '접근 가능한' 의료서비스를 의미하며, 의사는 인구집단의 개별적인 보건의료 요구에 주의를 기울이며, 환자들과 '지속가능한 파트너쉽'을 형성하고, '가족 및 지역사회와 밀접한 연계'를 유지하는 것을 말함(미국 의학연구소, 1994)
- 또는 일차의료는 ①최초의 접촉자로서, ②분절적 전문적 진료의 합이 아닌 '포괄적' 진료이어야 하며, ③단순 문지기(gatekeeping)가 아닌 조정자로서의 역할이 강조되고 ④진료의 지속성을 추구하기 보다 장기적인 변화를 다루는 주체가 되어야 함(Starfield, 2011)
- 한편, WHO는 일차보건의료를 '개인, 가족 그리고 지역사회가 지속적 보건의료체계에서 처음 접하는 요소'라고 정의하고, 보건 및 사회경제분야의 핵심 부분이며 보건

476) 국회 보건복지위원회 김승기 수석 전문위원, '의원급 의료기관 지원 등에 관한 특별법안(의안번호;:1917360)' 전문위원 검토보고, 2015. 11.

477) 황나미, 일차의료의 질 향상을 위한 접근방향, 보건사회연구원, 2013

478) 윤석준, 일차의료의 개념과 대한민국 보건의료 공급의 현주소, 의료정책포럼, 2013

의료체계의 중심적 기능을 담당한다고 평가함.

- 일차의료에 대한 평가방법은 Starfield(1998)의 '일차의료에 대한 국가지원 및 속성'기준, OECD가 제안한 '일차의료에 의해 감소 가능한 질환의 입원률', 최근 환자가 경험한 서비스에 근거하여 일차의료의 질을 평가하는 '한국형 일차의료 평가도구(K-PCAT)' 등이 있고, 이러한 평가기준에 따를 때 대체로 우리나라 일차의료의 기능은 낮은 수준으로 평가됨.[479)]
- 예컨대 '건강 증진, 예방 및 일차의료'영역에서 우리 나라가 OECD에 제출하고 있는 자료 가운데(OECD 2011) 천식, 만성폐쇄성폐질환과 당뇨병 등은 일차의료 수준에서 잘 관리하면 입원이 불필요한 질환임에도, 우리나라는 다른나라에 비하여 '피할 수 있는 입원율'이 높게 나타나고 있음.[480)]

〈 피할 수 있는 입원률 등 〉

지 표	우리나라 순위	자료제출 국가 수
피할 수 있는 입원률(천식)	26	28
피할 수 있는 입원률(만성폐쇄성폐질환)	17	28
피할수 있는 입원률(당뇨 합병증)	22	24
소아 예방접종률(백일해)	31	39
소아예방접종률(홍역)	27	40
노인인플루엔자 예방접종률	5	29

출처 : OECD 2011, 윤희숙, 일차의료 측면에서 본 의료정책의 방향에서 재인용

- 그와 같은 원인으로 의료계는 보건의료체계의 공공성이 결여된 점[481)], 선진국에서 일차의료의 전문가로 인정되는 가정의(Family Physician/general practitioner, GP)가 우리나라는 전체 의료인력의 10% 이하인 점, 행위별 수가제가 갖는 한계(예컨대 환자교육 및 의학적 면담 등 금액으로 환산하기 어려운 행위에 대한 보상이 어려움) 등을 들고 있음.

479) 황나미, 일차의료의 질 향상을 위한 접근방향, 한국보건사회연구원, 2013

480) 윤희숙, 일차의료측면에서본 의료정책의 방향

481) 우리나라 의료기관의 90% 이상이 민간소유로 경쟁이 치열한 바, 의원과 중소병원, 의원과 대학병원이 경증 환자를 두고 유치경쟁을 벌이기도 하며, 의료기관에 따라 규모와 장비의 편차가 심하여 의원은 갈수록 영세해 지기 마련임. 또한 공공 부문 1차 기관인 보건소는 저렴한 진료를 원하는 주민에 대하여 1차진료 제공에 그쳐 지역사회 보건자원의 효율적인 활용이 어려움. [이재호, 일파의료의 가치와 근거, 한국보건의료연구원]

- 일차의료의 개념은 다면적이고 포괄적이어서 환경에 따라 다양한 형태로 구현되고, 따라서 한국의 일차의료 문제에 대한 원인도 다양하기 때문에 일차의료의 중요성을 강조하는 이해관계집단별로 개선안에 대한 제안에도 차이가 있음.
- 그러한 차이는 크게 두 가지 양상으로 나타나는데, 먼저, 일차의료를 강화하기 위해 의원급 의료기관의 수익을 보장해 주어야 한다는 주장인바, 일차의료가 발생하는 곳은 주로 의원급 의료기관이고, 의원급 의료기관의 수익조건을 보장하여 경영압박과 퇴출위험을 감소시키는 것이 일차의료를 강화하는 것이라는 논리임.
- 두 번째 주장은 의료시스템 속에서 환자를 인도하고, 각종 서비스를 조율하는 기능을 중시하면서 그 기능을 적절히 담당 할 수 있는 주체로 가정의학의 중요성과 가정의 양성의 필요성을 강조함.[482]
- 제정안은 일차의료 강화를 위해 의원급 의료기관(의료취약지지원, 야간진료지원 등) 뿐만 아니라 의료소비자를 지원(본인부담금 경감, 비급여비용 지원 등)하는 것을 그 내용으로 하면서도, 그러한 혜택이 '의원급 의료기관을 이용하는 경우'에 가능하도록 설계함으로써 의료 소비자가 의원급 의료기관을 찾을 유인을 제공하고, 만성질환 · 예방접종 · 구강보건 등 잘 관리만하면 피할 수 있는 질병과 관련된 분야를 의원급 의료기관에 담당케 하면서, 진료를 넘어 건강한 생활습관의 향상 등을 위한 교육 및 연구까지 수행토록 하여 포괄적 진료와 장기적인 변화를 추구하도록 함으로써, 일차의료의 가치를 구현하려 함.
- 다만, 대부분의 지원내용이 개별 법령상(의료급여법, 국민기초생활보장법, 모자보건법, 치매관리법, 국민건강증진법, 응급의료에 관한 법률, 구강보건법 등) 이미 대상(취약계층 등), 지역(의료취약지역), 질환(당뇨 · 고혈압 등 만성질환, 중증 · 희귀질환 등) 을 타겟팅하여 지원하는 내용을, '의원급 의료기관을 이용하는 경우'로 확장하는 것으로, 개별 사안에 대한 타당성 뿐만 아니라, 이를 제정법으로 추진할지 기존의 법을 개정할 지에 대한 논의가 필요하고, 무엇보다 그러한 지원내용이 상당한 규모의 예산을 수반하는바, 제정안 각 항목에 대한 비용추계 및 국가 재원의 분배문제에 대한 사회적 합의가 우선되어야 한다고 보임.

482) 윤희숙, 이상일, 한국 일차의료 발전방향 모색, KDI 정책연구시리즈, KDI, 2012

- 보건복지부 등 정부는 일차의료 활성화 필요성에 공감하나, 의원급 의료기관 양성 차원에서 접근하는 종합적인 정책은 제시하지 않고 있으며, 다만, 최근 의원급 의료기관 만성질환 관리제, 의원급 약가 차등제 등 일차 의료강화를 위한 정책을 추진 중에 있음.
- 그러한 예로, 고혈압 · 당뇨 등 만성질환이 급증[483]함에 따라 이를 효과적으로 관리할 필요성이 증대하여, 만성질환자에게 지속적이고 포괄적인 서비스 제공이 가능한 일차 의료기관 중심으로 만성질환을 관리하는 지역사회 일차의료 시범사업을 '14년부터 시범 실시해 오고 있는바, '15.8월말 기준 4개 지자체에서 168개소 의료기관이 등록하였고, 1만 2,188여명 환자가 참여하고 있음.

〈만성질환 관리 시범사업 개요〉

- (사업 내용) 고혈압 · 당뇨 등 지속적 관리가 필요한 질환의 효과적 예방 · 관리를 위한 체계적 교육 · 상담 프로그램 제시
- (기간 · 지역) '14 ~ '16년(3개년) / 5개 시 · 군 · 구* 지역
  * 서울 중랑구, 경기 시흥, 강원 원주, 전북 전주 · 무주
- (대상) ▲의원급 의료기관을 이용하는 ▲고혈압 · 당뇨병 환자 및 위험군*
  * 향후 의원급 의료기관에서 질환 및 건강관리가 가능한 만성질환으로 확대
- (관리 과정) 등록 → 관리계획 수립 → 교육 · 상담, 일차의료지원센터 의뢰 → 최종보고서 (1년 주기)

– (교육 · 상담) 별도 제작한 15종의 교육교재 활용(10분 분량 ppt)
– (건강동행센터) 심화 교육 및 지역사회 서비스 연계

- (교육 · 상담 급여) 방문당 수가제: 등록 및 계획, 교육 · 상담(4~8회), 최종 평가보고에 대해 수가 지급(회당 8,700원 / 환자 1명당 1년간 최대 7만원)
  * 4개 시 · 군 · 구에서 총 152개 의원과 8,549명의 환자가 등록하여 사업에 참여

- 보건복지부는 의원급 의료기관이 종합병원 · 상급종합병원과 다른 일차의료 고유의 본질적 기능과 역할을 수행하는 방식(예 : 주치의제, 등록제 등)과 연계하여 국가 지방자치단체의 지원 등 적절한 보상방안 마련 필요성은 인정되나, 일률적으로 의원급 의료기관 전체를 대상으로 추가적으로 지원하는 것은 국고 및 건강보험 재정에 영향

483) '10년 고혈압, 당뇨병 환자 1천만명, '30년 2천만명(30세이상 인구의 절반) 예상, 건강보험에서 노인의료비 비중은 '10년 30%에서 '20년 45%로 증가 예상

을 미치고, 국민과 가입자의 부담을 야기할 우려가 있을 뿐만 아니라 대규모 재정소요에 비하여 비용효과성이 낮으며, 제정안에서 의원급 의료기관의 일차 보건의료 모형 및 인력 등 핵심적인 내용에 대한 구체적 언급이 없이, 의원급 의료기관에 대한 일반적인 지원만을 규율하고 있어 전체적인 법체계상 불균형한 구조라는 입장임.

- 또한 대부분의 지원내용이 개별 법령상 추진 중인 사업에 추가하는 것으로 별도 특별법으로 제정할 필요성은 낮으며, 국고 지원 또는 건강보험 본인일부부담금 지원 등에 관한 내용으로 조세 및 보험료를 재원으로 운영되므로 재원배분 및 건강보험 보장성에 대한 우선순위 등을 종합적으로 고려하여 신중한 결정이 필요하다는 의견임.

▣ 관련단체의 입장

▶ 대한한의사협회: 특별법 목적이 일차 보건의료 이용과 지원인바 지원범위가 명확하게 정의되어야하므로 '한방보건사업 지원' 조항을 추가할 필요가 있음.

▶ 대한병원협회: 보건의료 분야에 대한 국가 및 지방자치단체의 기본적 책무는 일차 보건의료 뿐만 아니라 보건의료체계 전반의 기능정립과 의료전달체계 개선을 통한 국민 건강향상에 두어야 함에도 불구하고 법안에는 대상이나 범위를 협소하게 규정하고 있음.

의료계가 주목한 가운데 김용익의원이 대표발의한 '의원급 의료기관 지원 등에 관한 특별법안'은 19대 국회 임기만료로 폐기되었다.

15. 의사출신 의원, 의료인 자격정지처분 시효규정 반영한 의료법개정안 발의(19대)

의료계는 변호사, 공인회계사, 공인노무사 및 변리사 등의 전문 직역의 경우 징계 또는 자격정지 처분을 해야 할 경우, 그 사유가 발생한 날부터 3년이 지났을 경우에는 할 수 없도록 시효를 한정하고 있으나, 의료인의 경우 현행법에서 자격정지처분에 대한 시효규정이 없어 불합리하다고 지적해 온 바 있다.

이에 의사출신의 박인숙의원이 19대 국회에서 의료법일부개정법률안(의안번호: 1904475)을 발의, '대안반영폐기'되고 박의원의 개정안의 취지는 2016.5.19. 위원회 대안(의안번호: 1918695)에 반영되어 의결되었다.

■ 의료법일부개정법률안(의안번호:1904475)

▣ 제안이유 및 주요내용

현재 변호사, 공인회계사, 공인노무사 및 변리사 등의 전문직역의 경우 징계 또는 자격정지 처분을 그 사유가 발생한 날부터 3년이 지났을 경우에는 할 수 없도록 시효를 한정하고 있으나, 의료인의 경우 현행법에서 자격정지처분에 대한 시효규정이 없어 그 사유가 발생한 날부터 언제든지 행정기관이 행정처분을 부과할 수 있어 법적 형평성 및 안정성을 해칠 우려가 있음.

2005년 국가인권위원회는「부동산중개업법」에 업무정지처분의 시효를 두지 않는 것은 행정에 대한 신뢰의 이익과 법적 안정성을 위협하는 것으로, 직업선택의 자유를 침해하는 것이라고 판단하고 관련 법의 개정을 권고한 바 있음.

따라서 자격정지처분 사유가 발생한 날로부터 5년이 경과하면 자격정지처분을 할 수 없도록 제한함으로써 법적 형평성 및 안정성을 확보하려는 것임(안 제66조제6항 신설).

의료법일부개정법률안(의안번호:1904475)
제66조에 제6항을 다음과 같이 신설한다. ⑥ 제1항에 따른 자격정지처분은 그 사유가 발생한 날부터 5년이 지났을 때에는 이를 할 수 없다. 부　칙 제1조(시행일) 이 법은 공포한 날부터 시행한다. 제2조(자격정지처분 시효의 적용에 관한 경과조치) 이 법 시행 전에 발생한 사유로 인하여 종전의 제66조제1항 각 호에 해당하게 된 경우의 자격정지처분은 이 법 시행일부터 5년이 경과한 후에는 이를 할 수 없다.

▣ 전문위원 검토보고[484)]

- 개정안은 의료인 등의 자격정지처분 사유가 발생한 날로부터 5년이 경과하면 자격정지처분을 할 수 없도록 행정처분의 시효를 규정하는 것으로, 2005년 국가인권위원회결정 및 권고[485)]를 참고한 것으로 보임.

484) 의료법일부개정법률안(의안번호:1904475)전문위원 검토보고서: 국회 보건복지위원회 김승기 수석전문위원 2015. 2.

485) 행정처분에 의한 직업선택의 자유 침해(04진인4354) 국가인권위원회 전원위원회 결정
부동산중개업자 000은 2001. 적발된 수수료 과다 청구로 인하여 2004.11 6개월간 업무정지 처분을 받았음. 이에 진정인은 3년이나 지나고 나서 처분을 하는 것은 신의원칙에 반하고, 헌법 12조에 보장된 적법절차원칙에도 반한다는 이유로 국가인권위원회에 진정을 제출함. 이에 인권위는 업무정지처분의 시효를 두지 않아 진정인(부동산중개업자)의 행정에 대한 신뢰의 이익을 침해하고, 법적 안정성을 위협하며, 직업선택의 자유를 침해하는 것이라고 판단하고「부동산중개업법」관련규정의 개정을 권고하였음.

▶ **자격정지처분 사유(제66조제1항)**

1. 의료인의 품위를 심하게 손상시키는 행위를 한 때
2. 의료기관 개설자가 될 수 없는 자에게 고용되어 의료행위를 한 때
3. 진단서 · 검안서 또는 증명서를 거짓으로 작성하여 내주거나 진료기록부등을 거짓으로 작성하거나 고의로 사실과 다르게 추가기재 · 수정한 때
4. 태아 성 감별 행위 등을 한 경우
5. 의료인이 아닌 자로 하여금 의료행위를 하게 한 때
6. 의료기사가 아닌 자에게 의료기사의 업무를 하게 하거나 의료기사에게 그 업무 범위를 벗어나게 한 때
7. 관련 서류를 위조 · 변조하거나 속임수 등 부정한 방법으로 진료비를 거짓 청구한 때
8. (삭제)
9. 제23조의2를 위반하여 경제적 이익등을 제공받은 때
10. 그 밖에 이 법 또는 이 법에 따른 명령을 위반한 때

• 이에 대해 복지부는 의료인에 대한 불이익한 처분의 시효규정을 두어 행정에 대한 법적 안정성을 확보할 수 있도록 하는 면에서 타당한 측면이 있고, 타 전문직역과의 형평성을 확보할 필요성은 있으나, 의료인의 의료법 위반행위는 상당시간이 경과한 이후 수사기관의 수사과정에서 밝혀지는 경우가 많으므로 자격정지 처분의 시효기간 및 기산일을 적정하게 규정할 필요가 있다는 의견임.

- 개정안에 대하여 의사협회는 행정처분 시효가 있는 타 전문 직역(변호사, 공인회계사, 공인노무사, 변리사 등)과의 형평성을 확보할 수 있다는 면에서 긍정적이라는 의견이며, 치과의사협회는 신뢰이익과 법적안정성을 위해 필요하다는 입장임. 병원협회는 시효를 5년에서 3년으로 수정할 필요가 있다는 의견을 개진하였음.
- 변호사법, 공인회계사법, 공인노무사법, 변리사법 등에서 징계처분 등의 시효규정을 두고 있는 반면, 의료법을 비롯해 부동산중개업법 등 일부 직역관련 법률에서는 시효규정을 두고 있지 않고, 행정절차법에서는 불이익한 행정처분의 시효에 대해 일반규정을 두고 있지 아니함.
- 참고로, 국가인권위원회는 "위법한 행위를 한 지 수년이 지난 후 업무정지 등의 행정처분을 하는 것은 그러한 처분이 없을 것으로 기대한 신뢰의 이익과 법적 안정성을 빼앗는 것이 되어 가혹할 뿐만 아니라 비록 그 위반행위가 업무정지 등의 사유에 해당한다 하더라도 그와 같은 공익상의 목적만으로 처분을 받는 자가 입는 불이익에 견

줄 바 되지 못하며, 직업선택의 자유라는 기본권을 제한할 때는 최소한의 수단으로 하여야 한다는 헌법 제37조 제2항의 비례원칙에도 위배되는 것"으로 판단하였음.[486]

- 반면, 이 사건 당시 처분청은 불이익한 행정처분이라도 사회통념상 또는 조리(條理)상의 한계에 따라 행정처분을 하게 되며, 그 위반행위의 정도를 감안하여 공익목적과 처분의 대상자가 입게 될 불이익을 비교형량하고 처분시 행정절차법 제22조 제3항의 규정에 의거 처분 당사자에게 의견제출 기회를 부여하므로 시효규정이 없어도 적법절차 등에 위배되는 것은 아니라는 주장을 하였음.
- 불이익 행정처분에 대한 일반규정이 없고, 개별법도 통일적으로 규정하고 있지 아니한 점, 처분의 당사자가 수년동안 처분이 없을 것으로 신뢰한 이익이 있는 점[487] 등을 고려해 개정안과같이 자격정지처분의 시효를 정하는 것은 타당한 측면이 있다고 생각됨.
- 다만, 시효기간(5년)에 대하여 보건복지부는 타 전문직역과의 형평성에서 볼 때 적절하나, 기산일을 '사유가 발생한 때'로 하면 그 날을 특정하기 어려울 수 있으므로, 다른 기관(지자체, 경찰 · 검찰, 타 행정기관)에서 복지부장관에게 처분의뢰가 들어온 때 기산되는 것으로 변경하는 것을 고려해 볼 수 있다는 의견임.
- 그러나 변호사법 등 개별법에서 시효를 두고 있는 경우 그 기산일은 사유가 발생한 날로 정하는 것이 대부분이고, 현실적으로 자격정지 처분이 타 기관의 처분의뢰요청에 따라 착수되는 것은 사실이나, 기산일을 이와 같이 규정한다면 시효를 두는 의미를 상실하는바, 개정안과 같이 '사유발생일'을 기산일로 함이 타당하다고 생각됨.
- 시효기간에 대하여 변호사법, 공인회계사법 등에서 3년을 정하고 있고, 국가공무원법 상 금품 및 향응 수수, 공금 횡령 · 유용 등의 경우에는 징계시효를 5년(그 외 징

486) 행정처분에 의한 직업선택의 자유 침해(04진인4354) 국가인권위원회 전원위원회 결정

487) 실권 또는 실효의 법리는 법의 일반원리인 신의성실의 원칙에 바탕을 둔 파생원칙인 것이므로 공법관계 가운데 관리관계는 물론이고 권력관계에도 적용되어야 함을 배제할 수는 없다 하겠으나 그것은 본래 권리행사의 기회가 있음에도 불구하고 권리자가 장기간에 걸쳐 그의 권리를 행사하지 아니하였기 때문에 의무자인 상대방은 이미 그의 권리를 행사하지 아니할 것으로 믿을만한 정당한 사유가 있게 되거나 행사하지 아니할 것으로 추인케 할 경우에 새삼스럽게 그 권리를 행사하는 것이 신의성실의 원칙에 반하는 결과가 될 때 그 권리행사를 허용하지 않는 것을 의미하는 것임[대법원, 87누915, 1988.4.27.] * 실효의 원칙 적용 요건
① 권리자에게 권리행사의 기회가 있었을 것
② 권리자가 장기간 권리를 행사하지 아니하였을 것
③ 상대방이 권리자가 권리를 행사하지 않을 것으로 믿을만한 정당한 기대가 존재할 것

계사유는 3년)으로 규정하고 있는바, 의료인의 자격정지처분사유의 경중을 고려하여 국가공무원법의 예에서와 같이 사유별로 기한을 달리 정하는 방법[488]을 검토해 볼 수 있음.

박인숙의원이 발의한 의료법일부개정안(의안번호:1904475]은 2016.5.19. 위원회 대안(의안번호:1918695)에 다음과 같이 반영되어 국회 본회의를 통과했다.

> **제66조(자격정지등)** ① 보건복지부장관은 의료인이 다음 각 호의 어느 하나에 해당하면 1년의 범위에서 면허자격을 정지시킬 수 있다. 이 경우 의료기술과 관련한 판단이 필요한 사항에 관하여는 관계 전문가의 의견을 들어 결정할 수 있다
>
> ⑥ 제1항에 따른 자격정지처분은 그 사유가 발생한 날부터 5년(제1항제5호 · 제7호에 따른 자격정지처분의 경우에는 7년으로 한다)이 지나면 하지 못한다. 다만, 그 사유에 대하여「형사소송법」 제246조에 따른 공소가 제기된 경우에는 공소가 제기된 날부터 해당 사건의 재판이 확정된 날까지의 기간은 시효 기간에 산입하지 아니 한다.〈신설 2016.5.29.〉

16. 요양기관, 건보공단등의 무리한 현지조사 개선요구 … 의사의원 건보법 개정안 발의(19대)

보건복지부나 공단의 요양기관에 대한 현지조사 규정이 포괄적으로 규정되어 있어 이에 대한 불만이 팽배한 가운데 요양기관에 대해 과도한 자료제출을 요구하거나 사전 자료제공 요청없이 방문확인을 하는등 물의를 빚는 경우가 적지않아 요양기관의 불만으로 쌓여왔다.

이에 대한의사협회 대변인을 역임하는 등 개원가의 정서를 잘 알고 있는 문정림의원이 2015.5.15. 관련 규정을 개정하고자 국민건강보험법 일부개정안을 발의했다.

■ 국민건강보험법 일부개정법률안(의안번호:1915156)

▣ 제안이유 및 주요내용

지난해 수사기관의 수술실 압수수색 과정에 국민건강보험공단(이하 '공단'이라 함) 직원이 협조한 사건과 관련하여 압수수색 과정에 공단 직원의 참여가 적법한지, 수술실 압

488) 예컨대, 품위를 손상하게 하는 경우와 의료인이 아닌자로 하여금 의료행위를 하게 하는 경우는 환자 등에게 미치는 위험의 정도가 다르다고 보이는바, 후자의 경우 시효를 전자의 경우보다 장기로 규정할 수도 있을 것임.

수수색이 절차적으로 정당했는지, 그간 현지조사 · 현지확인 과정에 문제가 없었는지 등에 대한 지적이 있었음.

이와 관련 현행법에 따르면 보건복지부는 요양기관에 대하여 보험급여에 관한 보고 또는 서류 제출을 명하거나, 소속 공무원이 관계인에게 질문하게 하거나 관계 서류를 검사하게 할 수 있으며, 공단은 보험급여의 관리 등을 위하여 요양기관에 자료제공을 요청할 수 있고, 제공자료만으로 내용 확인 등이 어려울 경우 공단이 직접 요양기관에 방문하여 사실관계를 확인할 수 있도록 하고 있음.

그런데 보건복지부나 공단의 현지조사 · 현지확인 관련 규정이 포괄적으로 규정되어 있어 이 제도를 남용하거나 절차적 적법성을 위반하는 사례가 발생하고 있어 이를 개선할 필요가 있음. 대한의원협회의 실태조사에 따르면, 공단이 최대 6개월 치의 과도한 자료제출을 요구하거나 사전 자료제공 요청 없이 방문확인을 시행한 경우가 조사대상 의원의 약 60%를 넘는 것으로 조사되었음.

이에 공단의 자료제공 요청 시 자료제공요구서를 요양기관에 사전에 발송하고, 보건복지부의 현지조사 시 조사계획서를 요양기관에 사전통지 하도록 규정함으로써 자료제공 요청 및 현지조사의 합리적인 운영을 도모하려는 것임(안 제96조제4항 및 제97조제2항 후단 신설)

▣ 전문위원 검토보고[489)]

▶ 검토의견

1) 자료요청시 자료제공요청서 발송 의무화

개정안은 요양기관, 보험회사 및 보험료 산출기관(보험개발원)에 자료제공을 요청할 때 일정한 사항이 기재된 자료제공요청서를 발송하도록 하고 있음.

이는 민간 요양기관 및 보험회사 등에게 일정한 행정규제의 효과가 있는 공단과 심사평가원의 자료요청행위에 대해 일정한 절차적 제한을 둠으로써 자료제공요청이 남용되는 것을 방지하고 자료제출 요청을 받은 기관의 예측가능성을 보장하는 측면에서는 의미가 있음.

- 현행법 제96조 및 동법 시행령 별표 제4조의3에 따라 공단과 심평원은 요양기관 및

489) 국민건강보험법 일부개정법률안(의안번호:1915156) 전문위원 검토보고, 국회 보건복지위원회 김승기 수석전문위원 2015. 11.

보험회사 등 민간 기관에 대하여 일정한 자료를 요청할 수 있는데, 민간기관의 입장에서는 자료 제출의 요청이 일종의 부담으로 작용할 수 있고 현행법상 자료제출 요청을 받은 기관은 이에 성실하게 대응할 의무까지 부여되며[490] 요청자료 중에는 환자의 진료정보 등 특별히 민감한 개인정보나 해당 민간기관의 영업비밀 등이 포함된 자료도 있음.

〈표 55〉 현행법 제96조에 따라 국민건강보험공단과 건강보험심사평가원이 요양기관 등에게 요청 가능한 자료

요청기관	대상기관	요구자료 유형
국민건강보험공단	요양기관	-「의료법」제22조에 따른 진료기록부등과 처방전 -「약사법」에 따른 조제기록부 - 요양급여비용 계산서 · 영수증과 본인부담금수납대장, 약제 · 치료재료 · 의료기기 등 요양급여 구성요소의 구입에 관한 자료 -「건강검진기본법」에 따른 건강검진기관의 지정 · 승인 · 평가 관련 자료 - 요양기관의 시설 · 장비 · 인력 등 요양기관 현황자료 - 그 밖에 국가, 지방자치단체, 요양기관 등이 보유한 자료로서 법 제14조제1항 각 호의 업무를 위해 필요한 자료
	보험회사 및 보험료율 산출기관	보험금 지급내역서
건강보험 심사평가원	요양기관	- 거래처 현황, 거래명세서, 세금계산서, 거래처 원장, 재고관리대장, 구매계약서, 수불대장, 지출결의서, 결산서, 전표, 현금출납장, 무통장입금증, 어음발행대장, 카드결제내역 - 진료기록부, 간호기록부, 처방전, 조제기록부 - 영상자료(CT, MRI, 동영상 등), 검사결과지, 적정성 평가 조사표 - 허가 또는 신고범위 초과 비급여 사용약제 사용내역
	보험회사 및 보험료율 산출기관	보험사기와 관련된 요양기관 및 가입자에 관한 자료

- 특히, 현재 국민건강보험공단은 국민건강보험법상 행정조사권이 확보되지 않아, 실무적으로 현행법 제96조에 근거한 자료요청권을 근거로 요양기관 등에게 자료를 요

490) 국민건강보험법 제96조(자료의 제공) ① 공단은 국가, 지방자치단체, 요양기관, 「보험업법」에 따른 보험회사 및 보험료율 산출 기관, 「공공기관의 운영에 관한 법률」에 따른 공공기관, 그 밖의 공공단체 등에 대하여 다음 각 호의 업무를 수행하기 위하여 주민등록 · 가족관계등록 · 국세 · 지방세 · 토지 · 건물 · 출입국관리 등의 자료로서 대통령령으로 정하는 자료를 제공하도록 요청할 수 있다.
1. 가입자 및 피부양자의 자격 관리, 보험료의 부과 · 징수, 보험급여의 관리 등 건강보험사업의 수행
2. 제14조제1항제11호에 따른 업무의 수행
② 심사평가원은 국가, 지방자치단체, 요양기관, 「보험업법」에 따른 보험회사 및 보험료율 산출 기관, 「공공기관의 운영에 관한 법률」에 따른 공공기관, 그 밖의 공공단체 등에 대하여 요양급여비용을 심사하고 요양급여의 적정성을 평가하기 위하여 주민등록 · 출입국관리 · 진료기록 · 의약품공급 등의 자료로서 대통령령으로 정하는 자료를 제공하도록 요청할 수 있다.
③ 제1항 및 제2항에 따라 자료 제공을 요청받은 자는 성실히 이에 따라야 한다.

청함으로써 행정조사에 준하는 현장조사 업무를 수행하고 있음.

- 따라서, 공단과 심평원이 법률에 따라 자료를 요청할 수 있는 기관 중 민간기관에 속하는 기관(요양기관, 보험회사, 보험료율산출기관)에 대해서는 자료요청 및 제공과 관련된 추가적인 절차를 마련하는 것은 자료제출 요청권의 남용을 방지하고 필요한 수준에서 자료요청이 이루어질 수 있도록 하는 측면에서 의미가 있는 조치로 보임.
- 참고로, 유사입법례로 현행 「행정조사기본법」에서는 행정조사의 대상이 되는 조사대상자에게 자료제출을 요구할 때 일정한 사항이 기재된 자료제출요구서를 발송하도록 하고 있음.

〈 행정조사기본법상 조사대상자에 대한 자료제출요구 절차 〉

> 행정조사기본법 제10조(보고요구와 자료제출의 요구) ② 행정기관의 장은 조사대상자에게 장부 · 서류나 그 밖의 자료를 제출하도록 요구하는 때에는 다음 각 호의 사항이 기재된 자료제출요구서를 발송하여야 한다.
> 1. 제출기간
> 2. 제출요청사유
> 3. 제출서류
> 4. 제출서류의 반환 여부
> 5. 제출거부에 대한 제재(근거 법령 및 조항 포함)
> 6. 그 밖에 당해 행정조사와 관련하여 필요한 사항

2) 보건복지부장관의 현지조사시 조사계획서 사전 발송 의무화

- 개정안은 보건복지부 공무원이 요양기관 현지조사시 조사 목적 · 기간 · 장소, 제출자료 등이 기재된 조사계획서를 조사일 7일 전까지 발송하도록 하는 내용으로, 요양기관 현지조사가 합리적인 근거에 의하여 이루어질 수 있도록 하는 환경을 조성하고 조사대상자인 요양기관이 조사사항에 대한 의견이나 대응자료 등을 미리 준비할 수 있도록 한다는 점에서 의미가 있음.
- 다만, 개정안의 규정은 현행 「행정조사기본법」을 통해 보건복지부가 요양기관 현지조사시 이미 적용받고 있는 규정과 동일한 내용으로서 국민건강보험법에 별도로 관련 사항을 규정하더라도 실질적으로 현지조사와 관련된 법적절차를 강화하는 효과는 높지 않을 것으로 보임.
- 보건복지부의 현지조사는 행정조사에 해당하여 「행정조사기본법」(이하 "기본법")의

적용을 받게 되는데, 개정안은 동법 제11조[491] 및 제17조[492]에서 규정하고 있는 내용과 동일한 내용을 중복하여 규정하고 있어 개정 실익이 높다고 보기는 어려움.

- 즉, 개정안의 개정취지에서 제시하고 있는 현지조사 규정의 남용의 문제는 현재 법률적으로 절차적 규정이 미비하여 발생하였다기 보다는 집행기관이「행정조사기본법」등 기존 법률에 부합하지 않게 현지조사를 수행하는 것에 따른 것으로서 입법적 조치보다는 집행기관의 제도적 · 정책적 개선이 필요한 것으로 보임.
- 참고로, 보건복지부는 현재에도 현장조사를 실시할 때「요양기관 현지조사 지침」에 근거하여 하고 있는데, 서면을 통하여 조사대상자에 대한 사전통보에 관한 사항이 규정되어 있지 않고 현장조사 개시 직전 구두통보로 갈음할 수 있도록 하는 등「행정조사기본법」상 규정에 부합하지 않는 측면이 있어 개선이 필요한 상황임.

〈 보건복지부의 '요양기관 현지조사 지침' 중 현지조사 대상기관 사전 통보절차 관련 〉

■ **현지조사의 통지 및 착수**

▶ 조사 개시와 동시에 요양기관 대표자 등에게 구두 등 방법으로 통지

– 종합병원급 이상 기관이나 의원급 기관 중 자율미시정 기관 등으로 증거인멸 우려 등이 없다고 판단되는 경우 현지조사 개시 전 사전 통지

• 종합병원급 이상 요양기관에 현지조사 사전통지서(서식 7호) 발송

491) 제11조(현장조사) ① 조사원이 가택 · 사무실 또는 사업장 등에 출입하여 현장조사를 실시하는 경우에는 행정기관의 장은 다음 각 호의 사항이 기재된 현장출입조사서 또는 법령등에서 현장조사시 제시하도록 규정하고 있는 문서를 조사대상자에게 발송하여야 한다.
1. 조사목적
2. 조사기간과 장소
3. 조사원의 성명과 직위
4. 조사범위와 내용
5. 제출자료
6. 조사거부에 대한 제재(근거 법령 및 조항 포함)
7. 그 밖에 당해 행정조사와 관련하여 필요한 사항

492) 제17조(조사의 사전통지) ① 행정조사를 실시하고자 하는 행정기관의 장은 제9조에 따른 출석요구서, 제10조에 따른 보고요구서 · 자료제출요구서 및 제11조에 따른 현장출입조사서(이하 "출석요구서등"이라 한다)를 조사개시 7일 전까지 조사대상자에게 서면으로 통지하여야 한다. 다만, 다음 각 호의 어느 하나에 해당하는 경우에는 행정조사의 개시와 동시에 출석요구서등을 조사대상자에게 제시하거나 행정조사의 목적 등을 조사대상자에게 구두로 통지할 수 있다.
1. 행정조사를 실시하기 전에 관련 사항을 미리 통지하는 때에는 증거인멸 등으로 행정조사의 목적을 달성할 수 없다고 판단되는 경우
2.「통계법」제3조제2호에 따른 지정통계의 작성을 위하여 조사하는 경우
3. 제5조 단서에 따라 조사대상자의 자발적인 협조를 얻어 실시하는 행정조사의 경우
② 행정기관의 장이 출석요구서등을 조사대상자에게 발송하는 경우 출석요구서등의 내용이 외부에 공개되지 아니하도록 필요한 조치를 하여야 한다.

4. 현지조사 실시
▶ 현지조사시 조사자는 다음 사항을 준수
- **요양기관 대표자 등에게 신분증, 보건복지부장관 직인이 날인된 조사명령서(원본 또는 사본) 및 요양급여 관계 서류제출요구서 등 제시**
- **조사사유, 조사기간 등 필요한 사항을 요양기관 대표자 등에게 사전 설명**
- **조사 개시 전 해당 요양기관에 「현지조사의 이해」, 「권리구제 제도안내」, 「현지조사 안내문(서식 8호)」교부**
- 조사는 당해 요양기관 내에서 실시하는 것을 원칙으로 하되 부득이한 경우에는 당해 요양기관이외의 장소에서 실시할 수 있으며, 필요시 서면 혹은 온라인 자료제출 요구 가능

※ 서면, 온라인 자료제출 기관에 대해서는 제출된 자료의 검증을 거친 후 현장조사 실시

▣ 관계기관의 의견

1) 보건복지부

보건복지부는 건강보험공단 및 심사평가원이 자료요청시 요청대상 기관에게 자료제공 요청서 발송을 의무화하는 것은 수용가능하며, 자료제공 요청 대상기관을 요양기관 등으로 한정할 특별한 사유가 없으므로 국가, 지자체 등을 포함하여 규정하는 것이 바람직하다는 입장임.

한편, 보건복지부의 현지조사시 조사계획서를 조사대상에게 의무적으로 사전 발송하도록 하는 것은 「행정조사기본법」에서 이미 행정조사 일반에 대해 공통적으로 규율하고 있는 사항으로 동일한 사항을 개별 법률에 규정할 실익이 크지 않은 것으로 판단된다는 입장임.

2) 국민건강보험공단

국민건강보험공단은 개정안과 같이 요양기관, 보험회사 및 보험료 산출기관 등 일부기관에 한정해서 문서로 자료를 요청하도록 하는 것은 자료제공 요청 대상 기관들 사이의 형평성 차원에서 바람직하지 않은 것으로 보이므로, 전체 기관을 대상으로 문서로 자료제공을 요청하도록 하는 방안이 적절하다는 입장임.

한편, 현재 보건복지부의 현지조사는 「행정조사기본법」의 적용을 받고 있는데, 개정안은 행정조사기본법에서 규정하고 있는 내용과 동일한 내용을 중복하여 규정하고 있어 개정실익이 없다는 입장임.

3) 건강보험심사평가원

건강보험심사평가원은 자료제공을 요청하는 경우에는 제공기관에 모두 요청서를 발송하도록 동일한 기준을 규정 적용함이 타당할 것으로 보이며, 현지조사는 「행정조사기본법」을 준수하고 있으므로 이와 동일한 내용을 「국민건강보험법」에 별도로 규정하는 것은 중복으로서 실익이 없다는 입장임.

4) 대한치과의사협회

대한치과의사협회에서는 국민건강보험공단 및 건강보험심사평가원이 "자료의 제공 요청시 필요한 최소한의 범위내에서 요청이 이루어질" 수 있도록 하는 규정을 추가하고 자료요청의 대상기간 등을 시행령에 위임하도록 하는 규정을 두어 행정권한의 남용을 방지하고 불필요한 자료 요청으로 인한 사회적 비용 낭비를 예방하는 것이 필요하다는 입장이다.

이와 더불어, 현지조사 사전통지의 예외규정이 개정안에서는 포괄적으로 규정되었는데, 사전통지의 예외규정은 다소 제한적이고 구체적으로 정비될 필요성이 있다는 입장임.

5) 대한병원협회

대한병원협회는 개정안의 내용에 따르면 자료 요청 근거 및 사유 등이 기재된 자료제공요청서를 통해 대상 요양기관의 수용성을 높여 불필요한 마찰의 방지와 행정력 낭비를 해소할 수 있고, 보건복지부 공무원의 현장조사시 조사계획서의 사전 발송을 통해 조사의 투명성을 높이며 수검 요양기관의 정확한 자료 제공을 통해 업무의 효율성이 제고될 수 있으므로 개정안의 내용에 대해 찬성한다는 입장임.

6) 대한한의사협회

대한한의사협회에서는 개정안에서 '증거인멸 등으로 현장조사 목적을 달성할 수 없다고 인정되는 경우'에는 현지조사시 사전통보를 하지 않을 수 있도록 하고 있어 개정취지와 달리 대부분의 현장조사에서 조사계획서를 의료기관에 제출하지 않는 사례가 발생할 것이므로, 해당 예외조항은 삭제해야 한다는 입장임.

한편 국회 본회의를 통과한 국민건강보험법일부개정안 위원회 대안은 원안에서 "보험자가 요양기관등에 자료를 요청하는 경우 자료제공 요청근거 및 사유, 자료 제공 대상자, 대상기간, 자료제공 기한, 제출자료 등이 기재된 자료제공요청서를 발송하여야한다"는 96조 ④항에 반영되었다. 그러나 제97조제2항에 후단에 "요양기관에 출입하여 현장조사를 실시하는 경우에는 조사일 7일 전까지 조사목적, 조사기간과 장소, 조사원의 성명과 직위, 조사범위와 내용, 제출자료, 조사거부에 대한 제재 등이 기재된 조사계획서를 해당 요양기관에 발송하여야 한다. 다만, 사전에 통지하면 증거인멸 등으로 현장조사 목적을 달성할 수 없다고 인정되는 경우에는 그러하지 아니하다"는 배제됨으로서 입법의원의 입법취지가 온전하게 반영되지 못했다.

국민건강보험법 일부개정법률안(1915156)	위원회대안(1918603)
제96조(자료의제공)제4항을 제5항으로 하고, 같은 조에 제4항을 다음과 같이 신설한다. ④ 공단 또는 심사평가원은 요양기관,「보험업법」에 따른 보험회사 및 보험료율 산출 기관(이하 이 조에서 "요양기관등"이라 한다)에 제1항 또는 제2항에 따른 자료의 제공을 요청하는 경우 자료 제공 요청 근거 및 사유, 자료 제공 대상자, 대상기간, 자료 제공 기한, 제출 자료 등이 기재된 자료제공요청서를 발송하여야 한다. 제97조제2항에 후단을 다음과 같이 신설하고, 같은 항에 단서를 다음과 같이 신설한다. 이 경우 요양기관에 출입하여 현장조사를 실시하는 경우에는 조사일 7일 전까지 조사목적, 조사기간과 장소, 조사원의 성명과 직위, 조사범위와 내용, 제출자료, 조사거부에 대한 제재 등이 기재된 조사계획서를 해당 요양기관에 발송하여야 한다. 다만, 사전에 통지하면 증거인멸 등으로 현장조사 목적을 달성할 수 없다고 인정되는 경우에는 그러하지 아니하다	④ 공단 또는 심사평가원은 요양기관,「보험업법」에 따른 보험회사 및 보험료율 산출기관에 제1항 또는 제2항에 따른 자료의 제공을 요청하는 경우 자료 제공 요청근거 및 사유, 자료 제공 대상자, 대상기간, 자료제공 기한, 제출자료 등이 기재된 자료제공요청서를 발송하여야한다.〈신설2016.3.22.〉〈종전 제4항은 제5항으로이동2016.3.22.〉

제2절 치과의사출신 국회의원과 대한치과의사협회의 치과의료 관련 입법 및 정책입안

1. 치협의 구강보건법 제정 청원과 치과의사 출신의원의 청원소개 및 법안 발의(15대)

정부 입법으로 국회를 통과한 국민건강증진법이 1995년 1월 공포되자 대한치과의사협회는 동법 시행령 및 시행규칙에 보건교육 실시대상 사업장으로 치과병원을 추가하여 줄 것과 구강건강사업에 치아보호식품 장려사업을 추가하고 보건복지부 장관의 법인 또는 단체의 업무위탁 범위에 구강건강식품 계몽에 관한 사항을 추가할 것을 촉구했다. 또한 국민건강증진기금으로 한국인 구강보건 실태조사 등 19개 사업에 대한 계획서를 제출하는 등 정부의 구강보건사업 활성화를 크게 기대했으나 치과계는 기대에 미치지 못하였다고 규정하였다.[493)]

이에 대한치과의사협회는 구강보건정책의 입안과 지속적인 관리를 위한 제도적 장치로서 진일보한 구강보건법 제정을 요구하기에 이르렀다.

대한치과의사협회는 17개 지부 치과의사 2만3천7백54명을 포함 대한치과위생사협회 등 약 4만 8천명으로 부터 구강보건법제정을 요청하는 서명을 받아 1998.10.1. 치과의사 출신의 황규선 의원을 소개의원으로 하여 구강보건법제정 청원을 했다.[494)]

한편 황규선 의원은 대한치과의사협회로부터 구강보건법제정 청원소개를 한지 1개월 만인 1998년 10월, 구강보건법안을 발의하였는데 그 내용 또한 상당부분 치협의 청원 내용을 그대로 반영하고 있어 이 법안을 발의하기까지 대한치과의사협회와 상당한 교감이 있었음을 시사하였다.[495)]

이 법안은 이듬해인 1999년 12월 수정가결(의안번호: 151215)되었는데 결과적으로 대한치과의사협회 입장에서는 국민건강증진법에 반영을 희망하던 구강보건관련 정책보다 진일보한 구강보건 단독법안을 제정하는 성과를 거둔 셈이다.

대한치과의사협회가 청원한 주요내용은 구강질환의 예방 및 진단과 치료를 확대하여 국민의 구강질환에 효과적으로 대처하는 것으로 되어 있는데, 이 내용은 황규선 의원이 발의한 구강보건법안의 주요골자에 대부분 그대로 담아내고 있으며 수정가결된 구강보건법에서도 이 취지가 크게 달라지지 않고 반영되었음을 다음의 표에서 알 수 있다.[496)]

493) 치의신보. "94~96 집행부 3년 결산". 1996. 2. 10.

494) 치의신보. "구강보건법 청원서 국회제출". 1998. 10. 3.

495) 치협 기관지 '치의신보 1998. 11. 21.'자는 "구강보건법 통과에 적극 동참"제목의 기사에서"치협과 황규선 의원은 한 몸이 되어 추진해온 '구강보건법'이 보건복지위원들의 전폭적인 지지를 얻고 있어 의원입법의 전망이 밝다"고 밝히고 있다.

496) 국회 의안정보시스템(likms.assembly.go.kr)

〈표 56〉 대한치과의사협회 구강보건법입법 청원과 황규선의원 발의법안 비교

구강보건법 청원의 주요골자	구강보건법안(황규선 의원 발의안 /의안번호151215)
① 보건복지부장관은 국가 구강보건계획을 수립하고 시도지사는 지방 구강보건사업계획을 시장 군수 구청장은 일선구강보건사업계획을 각각 수립하도록 함 ② 구강보건사업계획에는 구강건강에 관한 실태조사 연구 및 교육사업 수도불소화사업 학교 구강보건사업 직장 구강보건사업등이 포함되도록 하고 사업계획의 시행결과를 평가하도록 함 ③ 보건복지부장관은 불소제제의 종류 등을 정하고 시 · 도지사등은 구체적인 수돗물 불소화사업시행계획을 세워 추진하도록 하여 구강질환으로부터 예방될 수 있도록 함	1. 보건복지부장관은 국가 구강보건 사업계획을 수립하고 시도지사는 지방 구강보건 사업계획을 시장 군수 구청장은 일선 구강보건 사업계획을 각각 수립하도록 함(안 제 5조) 2. 구강보건 사업계획에는 구강건강에 관한 실태조사 · 연구 및 교육사업, 수돗물불소화 사업, 학교구강 보건사업, 사업장 구강보건사업 등이 포함되도록 하고, 그 사업시행 결과를 평가하도록 함(안 제 6조) 3. 구강보건사업의 시행을 위하여 시 · 도에는 대통령이 정하는 치과의사 또는 치과위생사를 두고 시 · 군 · 구 보건소에는 구강보건사업을 시행할 조직을 둠(안 제 7조) 4. 시장 · 군수 · 구청장은 일선 구강보건사업의 시행결과를 시도지사에게 제출하고 시 · 도지사는 일선 구강보건사업의 시행결과를 평가하고 그 평가결과와 지방구강보건사업의 시행결과를 보건복지부장관에게 보고하도록 함(안 제 8조)
④ 학교의 장은 구강건강진단을 실시하고 구강보건교육을 실시하며 학교 구강건강 관리를 위하여 구강보건실을 설치할 수 있고 이를 설치한 때에는 학교치과위생사를 두어 구강질환의 예방조치를 위한 업무에 종사하게 할 수 있도록 함 ⑤ 대통령이 정하는 직장의 장은 매년 1회 이상 소속직원에 대한 구강건강진단을 실시하여야 하고 대통령이 정하는 구강건강에 유해한 직장의 장은 매년 2회 이상 소속직원에 대하여 특수 구강건강 진단을 실시하도록 함 ⑥ 시장 군수 구청장은 보건복지부령이 정하는 바에 따라 방문에 의하여 노인 및 장애인의 구강 건강관리를 하도록 함 ⑦ 구강보건 사업에 관한 조사 연구 교육 및 홍보 등의 업무를 수행 을 위하여 법인인 대한구강보건협회를 두도록 함 ⑧ 보건복지부장관은 수돗물 불소화사업을 담당하는 종사자 등 구강건강관리인력의 자질향상을 위하여 필요한 전문교육을 실시하도록 함	5. 보건복지부장관은 불소제제의 종류 등을 정하고, 시도지사, 시장 · 군수 · 구청장 및 한국수자원공사사장은 구체적인 수돗물불소화사업시행계획을 세워 추진 · 관리하도록 하여 구강질환으로부터 예방될 수 있도록 함(안 제 10조 및 제 11조) 6. 학교의 장은 학생들을 대상으로 구강보건 교육과 구강건강 진단 등 구강보건사업을 실시하고, 학생의 구강건강 관리를 위하여 대통령령이 정하는 바에 의하여 학교에 학교치과의사를 위촉하며, 학교의 장은 학교구강보건 사업을 위하여 구강보건 시설을 설치할 수 있고 보건복지부장관, 시 · 도지사 · 군수 · 구청장은 구강보건 시설의 설치비용을 보조할 수 있도록 함(안 제 12조 내지 제 14조) 7. 국가 및 지방자치단체는 만 20세 이상의 성인에 대하여 구강보건교육 및 구강건강 진단을 실시하도록 함 단 타법에 의하여 실시한 경우는 제외함(안 제 15) 8. 대통령령이 정하는 사업장의 사업주는 매년 1회 이상 근로자에 대한 구강보건교육 · 구강건강진단을 실시하여야 하며, 대통령령이 정하는 구강건강에 유해한 사업장의 사업주는 매년 2회 이상 근로자에 대하여 구강보건교육 · 특수구강건강진단을 실시하도록 함(안 제16조) 9. 국가 및 지방자치단체는 노인과 장애인의 구강건강실태를 조사하고 의료기관에 장애인 진료시설을 설치할 수 있도록 함(안 제 17조) 10. 시장 · 군수 · 구청장은 노인복지시설 및 장애인복지시설을 이용하거나 입소하여 생활하는 노인 및 장애인에 대하여 방문에 의하여 노인 및 장애인의 구강건강관리를 하도록 함(안 제 18조) 11. 시장 · 군수 구청장은 임산부 또는 영유아에게 모자구강건강 관리수첩을 발급하도록 함(안 제 19조) 12. 유아보육법 및 유아교육진흥법에 의한 보육시설 및 유아교육기관의 장은 원아에 대하여 매년 1회 이상 구강건강진단을 실시하도록 함(안 제 20조) 13. 국민의 구강건강증진을 위하여 보건복지부장관은 구강보건용품에 대한 관리와 구강건강에 유익한 구강보건용품의 생산을 위한 연구개발에 재정적 지원을 가능하도록 함(안 제 21조) 14. 구강보건사업에 관한 교육 · 홍보 등의 업무수행을 위하여 법인인 대한구강보건협회를 두도록 하고 구강보건 연구기관을 설치 가능하도록 함(안 제 22조 및 제 23조)

2. 국민건강보험법 중 '의료인 3중 처벌금지' 개선를 반영한 개정안 발의(18대)

18대 국회(2009.12.9.)에서 치과의사 겸 변호사 출신의 전현희 의원이 현행법상 업무정지 사유를 '진료기록부를 위조 · 변조하는 등 속임수의 방법'과 '의도적으로 요양급여기준을 위반하는 등 부정한 방법'으로 보험자 · 가입자 및 피부양자에게 요양급여비용을 부담하게 한 경우로 구분하고 속임수의 방법이 아닌 경우에는 과징금의 부과한도를 2배 이하로 하는 국민건강보험법 일부개정법률안(의안번호: 1806939, 임기만료 폐기)을 발의했다.

이 개정안은 제안이유로, '현행법에서는 요양기관이 속임수나 그 밖의 부당한 방법으로 보험자 · 가입자 및 피부양자에게 요양급여비용을 부담하게 한 경우에는 1년 이하의 업무정지 또는 부담한 금액의 5배 이하의 과징금을 부과 · 징수할 수 있도록 하고 있으나 업무정지처분 및 과징금의 부과가 형벌이 아닌 행정질서벌이라 하더라도 이들은 대표적인 행정규제 작용이므로 상대방의 신뢰보호 및 법적 안정성을 보장하기 위하여 처벌의 요건을 보다 명확히 할 필요가 있어 법 개정안을 마련했다'고 밝혔다.

▣ 주요내용

가. 업무정지 사유를 '진료기록부를 위조 · 변조하는 등 속임수의 방법'과 '의도적으로 요양급여기준을 위반하는 등 부정한 방법'으로 보험자 · 가입자 및 피부양자에게 요양급여비용을 부담하게 한 경우로 구분함(제 85조 제 1항 제 1호 및 제 2호).

나. 속임수의 방법이 아닌 경우에는 과징금의 부과한도를 2배 이하로 함(제 85조의 2 제 1항).

한편 대한치과의사협회는 국민건강보험법 일부개정법률안(1806939) 발의소식[497]을 보도하며 2009.11.24. 전현희 의원 주최 '안정적 진료환경 조성을 위한 전문가 입법 공청회'에 당시 치협 이수구 회장이 "현행 법은 의료인에 대한 법적 보호 장치가 매우 미약한 것이 사실인 만큼, 국민 건강권 보호를 위해서라도 전 의원의 법안이 국회를 통과해야 한다"고 강조했으며 "경만호 의협[498] 회장, 신경림 간협 회장이 참석, 안정적 진료환경 조성

497) 치의신보. "허위 부당청구 과징금 차등/ 전현희 의원 발의". 2009. 12. 24.

498) 전현희 의원은 치과의사 출신의 변호사로 국회의원에 당선되기 전 대한의사협회 법제이사를 역임했다.

을 위해 국회 및 의료계단체가 나서줄 것을 촉구하여[499] 이 법에 대한 의료계의 기대감을 들어냈다.

한편 이 법에 대해 국회 보건복지위원회의 전문위원 검토보고는 다음과 같다.

▣ 전문위원검토보고서[500]

「국민건강보험법」 제 85조의 2에 따르면, 업무정지처분에 갈음하여 속임수나 그 밖의 부당하게 부담하게 한 금액의 5배 이하의 금액을 과징금으로 부과 징수하게 할 수 있도록 규정하고 있음. 구체적인 과징금의 금액은 같은 법 시행령(별표5)에서 규정하고 있음.

「국민건강보험법」 시행령 (별표 5)

2. 과징금 부과기준
가. 과징금은 업무정지기간이 10일인 경우에는 총부당금액의 2배, 업무정지기 간이 10일을 초과하여 30일까지에 해당하는 경우에는 총부당금액의 3배, 30일을 초과하여 50일까지에 해당하는 경우에는 총 부당금액의 4배, 업무정지기간이 50일을 초과하는 경우에는 총 부당금액의 5배로 한다.
나. 요양기관이 과징금의 분할납부를 신청할 경우 보건복지가족부장관은 12 월의 범위 내에서 과징금의 분할납부를 허용할 수 있다.

▶ 대법원 의견: 「국민건강보험법」 시행령의 과징금 부과기준은 법규명령이기는 하나, 그 금액은 확정적인 것이 아니라 최고 한도라고 해석[501]하고 있으나, 현재 업무정지기간이 50일이 초과하는 경우 무조건 부당금액의 5배의 과징금을 부과하고 있어, 구체적인 행위태양(行爲態樣)을 고려함이 없이 과징금 금액의 상한까지 기계적 · 형식적으로 부과되는 문제점이 있음.

▶ 보건복지가족부의 의견: 부당청구의 유형을 사회적 비난가능성의 크기에 따라 "속임수의 방법"과 "그 밖의 부당청구"로 구분하는 개정의 취지에는 동의하나, "위조 변조"

499) 치의신보. "의료인에 꼭 필요한 법안 통과돼야". 2009. 12. 3.

500) 국회 의안정보시스템(likms.assembly.go.kr)

501) 건강보험법 시행령의 과징금 부과기준은 법규명령이기는 하나, 모법의 위임규정의 내용과 취지 및 헌법상의 과잉금지의 원칙과 평등의 원칙 등에 비추어 같은 유형의 위반행위라 하더라도 그 규모나 기간 · 사회적 비난 정도 · 위반행위로 인하여 다른 법률에 의하여 처벌받은 다른 사정 · 행위자의 개인적 사정 및 위반행위로 얻은 불법이익의 규모 등 여러 요소를 종합적으로 고려하여 사안에 따라 적정한 과징금의 금액을 정하여야 할 것이므로 **그 금액은 확정적인 것이 아니라 최고한도라고 해석**된다(대법원 2006.2.9 선고 2005두11982 판결).

의 경우 작성권한이 없는 자가 명의를 도용하거나 기존 내용을 변경하는 것으로서, 요양기관의 경우 건강보험청구 관련 서류를 작성하는 권한이 있어서 문서를 위조 · 변조하여 부당 청구하는 경우는 거의 발생하지 않는 문제가 있고, 요양급여기준 위반을 "의도적" 즉 "고의"로 한정하는 경우에는 고의성이 입증되지 않은 부당청구에 대한 행정제재가 불가능하게 되어, 국민들의 피해 및 건보재정의 악화가 우려된다는 입장임.

또한 사회적 비난가능성이 큰 허위청구의 건수 · 금액이 점차 증가하고 있는 추세이므로, 허위청구 요양기관에 대하여는 강력하게 예방 및 제재조치를 위하여 속임수의 방법으로 요양급여비용을 청구한 경우 과징금을 그 금액의 10배로 상향 조정하는 것이 바람직하다고 봄.

고의성이 없는 부당청구도 지속적인 증가 추세로, 이에 대한 제재가 과도하게 약화될 경우, 부당청구예방에 대한 행정적 제재력이 현저히 약화되어 국민들의 부담가중 및 건강보험재정에 나쁜 영향을 줄 수 있으므로, 이에 따라 부당청구에 대한 과징금의 금액상한을 현행 5배에서 오히려 낮추고 최대 3배로 하는 것이 바람직하다는 의견을 제시함.

▶ 건강보험공단의 의견: 허위청구는 여타의 부당청구보다 사회적 비난의 정도가 훨씬 더 높음에도 불구하고 업무정지 등 행정처분의 수준을 동일하게 하는 것은 문제가 있으므로 양자를 구별하여 처분 정도를 다르게 할 필요성은 인정 함.

다만, 현행 제도가 부당청구에 대한 과징금은 징벌적 성격도 있으나 그 외에도 보건복지부의 실사(현지조사)를 통하여 허위 · 부당청구가 실제로 적발될 확률은 극히 일부에 불과하고, 동일 요양기관의 부당청구 진료 중에서도 실사에서 적발되는 부분은 실제 부당청구 진료 분의 극히 일부에 불과할 수밖에 없다는 점 등이 동시에 고려된 것으로, 허위청구를 근절하기 위하여 허위청구에 대한 과징금의 상한을 현재보다도 더 상향조정할 필요가 있고, 그 밖의 요양급여기준 위반에 대한 과징금도 단순착오에 대하여는 이 법률안과 같이 하더라도 요양급여기준 위반임을 알고도 청구한 경우에 대하여 법안의 내용보다는 강화할 필요가 있음.

■ 전문위원 검토의견[502)]

가) 과징금 부과사유 구별

- 거짓 · 허위청구와 요양급여기준 위반을 구분하고 위반사항을 종합적으로 고려하여 사안별로 적정한 과징금액을 정할 필요성은 인정할 수 있음. 다만, '진료기록부를 위조 · 변조하는 등 속임수의 방법'과 '요양급여를 적용받을 수 있음을 알면서도 고의로 환자 본인에게 직접 부담하게 하는 등 부정한 방법으로 제 39조 제 2항에 따른 요양급여기준을 위반한 경우'의 구별이 용이하지 않고 불법성을 비교하기가 어려우므로 법률에서 보다 명확하게 규정할 필요성이 있음.
- 형법에서 위조는 작성권한 없는 자가 타인명의를 모용(冒用)하여 문서를 작성하는 것을 말함. 광의의 위조에는 유형위조와 무형위조가 포함되는데 유형위조란 권한 없이 타인명의의 문서를 작성하는 것을 말하며, 무형위조는 권한이 있는 자가 진실에 반하는 내용의 문서를 작성하는 경우를 말함. 형법은 무형위조를 작성이라고 하여 유형위조인 위조와 구별하고 있음(이재상, 2005: 572).
- 개정안에서 진료기록부를 위조 변조하는 것은 속임수의 방법의 하나의 예시나 작성권한이 있는 요양기관이 건강보험 청구 관련 서류를 사실과 다르게 작성하는 경우도 속임수에 포함된다는 사실을 명확하게 할 필요가 있음.
- '요양급여를 적용받을 수 있음을 알면서도 고의로 환자에게 직접 부담하게 하는 등 부정한 방법'으로 규정을 하게 되면 소극적인 법령에 따른 기준을 위배하는 경우까지 포함하느냐의 여부에 관하여 논란의 여지가 있을 수 있음. 고의로 한정하는 의미를 지닌 의도적이라는 표현보다는 고의성이 없는 일반적인 부당청구도 포함[503)]할 수 있도록 규정하는 것이 바람직함.
- 안 제 85조 제 1항 제 2호에서 '제 39조 제 2항의 요양급여기준을 위반한 사항'만을 규정한다면 「국민건강보험법」제42조(요양급여비용의 산정 등)의 규정에 따라 정한 기준위반사항 등 건강보험법에 따른 기타 위반사항 및 의료법, 약사법 등 타 법령 위

502) 국회 의안정보시스템(likms.assembly.go.kr)

503) 행정법규 위반에 대하여 가하는 제재조치는 행정목적의 달성을 위하여 행정법규 위반이라는 객관적 사실에 착안하여 가하는 제재이므로 위반자의 의무 해태를 탓할 수 없는 정당한 사유가 있는 등의 특별한 사정이 없는 한 위반자에게 고의나 과실이 없다고 하더라도 부과될 수 있다(대판 2002두5177).

반에 대한 업무정지처분의 근거가 불명확하게 될 우려가 있으므로 기타 위반사항을 위반한 경우도 포함하도록 규정할 필요가 있음.

나) 과징금 액수

① 허위청구의 경우: 불법의 정도 및 비난가능성이 큰 허위청구의 건수 금액이 점차 증가하고 있는 추세이나 80,000여개 요양기관 중 현재 연간 조사대상기관은 1,000개 기관(1.25%에 해당)에 불과한 것이 현실이므로 강력한 예방 · 제재조치의 필요성이 인정될 수 있음.

② 부당한 청구의 경우: 고의성이 없는 일반적 부당청구도 지속적인 증가 추세로 건강보험재정에 큰 영향을 미칠 수 있으므로 개정안처럼 '부당한 방법으로 요양급여비용을 부담하게 한 때'의 과징금을 최대 2배로 낮춘다면 부당청구예방에 대한 행정적 제재력이 현저히 약화될 우려가 있음.

개정안에 따르면, 과징금은 업무정지처분에 갈음하여 부과됨에 따라 총부당금액의 2배의 금액만 납부하면 되므로 과징금 처분을 받는 기관은 업무정지처분을 받는 기관보다 사실상 경제적 측면에서 상대적으로 이익을 얻게 될 우려가 있으므로 과징금의 액수는 다소 상향조정될 필요가 있음. 현재 과징금은 앞서 살펴본 바와 같이 업무정지 기간에 따라 차등으로 부과되고 있고, 또한 「국민건강보험법」 시행령 별표 4에서 속임수를 사용한 경우와 그 밖의 경우를 구별하여 감경을 할 수 있는 근거까지 마련되어 있으므로 구체적 타당성을 확보할 수 있을 것으로 보임.

「국민건강보험법」 시행령 (별표 5)

4. 감경처분
위반행위의 동기 · 목적 · 정도 및 위반횟수 등을 고려하여 업무정지 기간 또는 과징금 금액의 2분의 1 범위에서 감경할 수 있다. 다만, 속임수를 사용 하여 공단 · 가입자 및 피부양자에게 요양급여비용을 부담하게 한 때에는 그러하지 아니하다.

한편 국민건강보험법 일부개정법률안(1806939)은 18대 국회 임기만료로 폐기되었다.

3. 치협추진 구강보건법개정 … 치과의사 출신 의원이 발의, 본회의에서 수정가결(19대)

2010년 대한치과의사협회는 당시 구강보건법이 치과의료 환경과 치과계의 여망을 담아내기에는 미흡하다고 보고 산하 치과의료정책연구소로 하여금 구강보건법 개정을 위한 연구용역을 추진토록 했다.

2010. 5. 치과의료정책연구소는 1차 연구기획 · 평가위원회를 열고 치과의료법 제정이 현실적으로 어려운 부분이 많아 현재 치과계와 관련된 유일한 단독법인 구강보건법을 대폭 개정해 치과의료 전반을 포괄적으로 담아낼 수 있는 개정안을 마련하는 연구를 진행키로 했다.[504)]

경희치대 박용덕 교수가 연구책임을 맡아 지금까지 구강보건사업 위주로 돼 있는 구강보건법을 대폭 손질해 의료법에서 규정하지 못하거나 배제돼 있는 구강보건의료 영역의 법령화나 제도를 담아낼 계획으로, 대한구강보건협회, 구강보건학회, 건치 등의 전문가 및 양승욱 변호사와 함께 연구를 진행하며 치과의사 출신 국회의원들과도 조율하면서 공청회 등을 개최키로 하여 구강보건법개정을 위한 구체적인 청사진을 마련했다.

2010.11.치협은 '현행 구강보건법 문제점과 개정사항에 대한 연구보고서'를 국회에 전달하고 향후 개정되는 구강보건법의 주요 개정내용으로 ▲보건복지부 장관은 장애인 구강건강 실태조사를 5년마다 실시토록하고 ▲현행 구강보건법에는 국가와 지방자치 단체가 '국공립 의료기관에 장애인 구강보건진료시설을 설치할 수 있다'는 임의조항을 '장애인 구강진료시설을 설치해야 한다'고 강제조항으로 명시했다.

또 ▲국가와 지방자치단체는 장애인 구강진료시설에 대한 정보를 제공하고 운영비를 지원 할 수 있도록 해 장애인 구강건강 향상에 대한 국가 의무를 명시했다. 노인 구강건강사업과 관련, 65세 이상 노인에게 건강진단과 보건교육을 실시할 때 구강건강진단과 구강보건교육을 함께 시행하고, 구강건강 진단결과 필요하다고 인정될 경우 진단을 받은 노인에게 필요한 조치를 취하도록 했다.

더불어 저소득층 노인, 독거노인 등의 구강건강 보호를 위해 노력하는 것이 국가와 지방자치단체의 의무임을 강조했다. 학교 구강보건사업과 관련해서는 기존 법에는 없는 '

---

504) 치의신보, 2010.05.27,"치과계 미래 산실 역할 '탄력' "

치아 홈 메우기', '불소도포 사업', '치과주치의의 계속 구강건강관리 사업'을 명시, 어린이구강건강 관리사업을 대폭 확대토록 했다. 특히 시 · 도지사, 시장, 군수, 구청장의 경우 '구강건강정책 책임관'을 지정토록 해 구강보건사업을 효율적으로 시행토록 했다. 이밖에도 시 · 군 · 구 보건소에 치과의사와 치과위생사를 '둘 수 있다'는 현행법 상 임의 조항을 '두어야 한다'로 강제조항으로 전환해, 국가 구강보건사업이 활성화될 수 있는 기본토대를 마련토록 하고 구강보건협회에 비용 일부를 지원할 수 있도록 명시하는 것으로 되어있다.[505]

이어 치협 기관지인 치협신보 (2010.11.9.)는 "치협 조영식 기획이사는 최근 K의원실을 방문해 치협이 마련한 현행 구강보건법 문제점과 개정사항에 대한 연구보고서를 전달하고 구강보건법 개정의 필요성을 제안했으며, K의원실은 치협 제안내용이 국민과 소외계층의 구강보건 향상을 위한 내용인 만큼, 법 개정에 나설 수 있다"는 긍정적 입장을 밝혔다.

이때 치협이 접촉한 K의원이 정확하게 누구인지는 확인되지 않았으나 2010.11.은 제18대 국회의원이었으며 김춘진의원이 구강보건법개정안을 발의한 것은 19대 국회인 2014.11.13.이었으나 18대 국회에서도 국회의원으로 의정활동 중이었기 때문에 치과의사 출신으로, 구강보건법에 대해 누구보다 이해가 깊었을 것을 감안하면 김의원이었을 가능성을 배제하긴 어렵겠다.

■ **구강보건법일부개정법률안(의안번호:1912463)**

▣ 제안이유

전신건강의 일부인 구강건강은 영양의 섭취와 발음 등에 결정적 역할을 함으로써 개인의 삶의 질에 밀접한 영향을 미치고 있음.

국민건강보험공단에 따르면 급속한 고령화가 진행되면서 많은 노인들이 치아우식증 및 치주질환 등의 심각한 구강질환에 노출되어 있는 실정으로 이를 극복하기 위해서는 구강질환 예방 등 구강보건사업의 효율적인 수행을 위한 법적지원이 뒷받침될 필요가 있음.

505) 치의신보, 2010.11.29 치협 '구강보건법' 개정 추진'

그러나 현행법은 2000년 제정된 이후 구강관련 환경에 많은 변화가 있었음에도 불구하고 이에 맞는 적절한 법규의 개정이 이루어지지 못하고 있는 실정임.

따라서, 노인 및 장애인의 구강보건사업, 보건소에 구강보건센터의 설치 등 구강보건사업을 확대하여 구강관련 환경변화를 반영하고, 기존의 구강보건사업기본계획의 실효성을 강화하는 한편, 구강보건예방사업을 보다 효과적으로 추진하기 위하여 현행 제도운영상 나타난 일부 미비점을 개선 · 보완하려는 것임.

▣ 주요내용

가. 구강보건의 날을 신설함(안 제4조의2 신설).

나. 구강보건기본사업기본계획을 5년마다 수립하도록 하여 그 실효성을 담보하도록 하고, 지방자치단체의 구강보건사업세부계획 및 시행계획의 수립 · 시행이 효과적으로 이루어지도록 함(안 제5조 및 제6조).

다. 노인, 장애인, 모자 · 영유아, 복지시설 이용자의 구강보건사업을 강화하고, 장애인 구강건강지원센터를 설치함(안 제15조, 제15조의2 신설 및 제16조).

라. 보건소의 구강보건시설 설치 · 운영의 근거를 마련함(안 제17조의2 신설).

마. 구강관리용품의 생산 및 연구 · 개발 지원과 체계적인 관리를 위하여 구강관리용품 관리위원회를 설치함(안 제18조의2 신설).

▣ 전문위원 검토보고[506)]

■ 주요 내용별 검토

1. "구강보건용품"을 "구강관리용품"으로 용어 변경

가. 개정안의 내용 및 취지

현행법은 구강질환 예방 등을 목적으로 제조된 용품을 구강보건용품으로 정의하고 있는데, 개정안은 구강질환 예방 뿐만 아니라 구강건강의 증진 및 유지 등을 목적으로 제조된 용품을 구강관리용품으로 정의하고 있음(안 제2조제3호 신설).

506) 구강보건법일부개정법률안(의안번호: 제12463호)전문위원 검토보고, 국회 보건복지위원회 김승기 수석전문위원, 2015. 2.

나. 조문 대비

현 행	개 정 안(김춘진의원안)
제2조(정의) 이 법에서 사용하는 용어의 뜻은 다음과 같다.	제2조(정의) -----------------------------------.
3. "구강보건용품"이란 구강질환 예방 등을 목적으로 제조된 용품으로서 보건복지부장관이 정하는 것을 말한다.	3. -- 구강관리용품"이란 구강질환 예방, 구강건강의 증진 및 유지 등의 -----------.

다. 보건복지부 의견

구강용품을 보다 전문적 영역으로 관리하기 위하여 '구강관리용품'으로 용어를 정비할 필요가 있음.

※ 국제표준화기구(ISO)에서는 기존에 사용해오던 구강위생용품(oral hygiene products)용어 대신 구강관리용품(oral care products)으로 공식적인 이름 변경

라. 검토의견

현행법은 구강보건용품을 구강질환 예방 등을 목적으로 제조된 용품으로서 보건복지부장관이 정하는 것으로 정의하고(제2조제3호), 보건복지부장관의 구강보건용품 관리의무 등(제18조)에 대하여 규정하고 있음.[507)]

현재 보건복지부장관은 구강보건용품을 지정 고시하지 않고 있으며, 「구강보건법」상 관리방안 또한 마련되어 있지 않음. 다만, 「약사법」에 따라 의약외품으로 분류된 구강청정제, 치약, 치아미백제 등만 별도로 관리되고 있는 실정임.

※ 참고로 국제표준화기구 치과기술위원회는 총9개 품목을 구강관리용품(Oral care products)으로 정하여 표준을 개발함.

〈표 57〉 구강관리(보건) 용품의 종류

연번	구강관리용품(구강보건용품) 종류	의약외품(식약처고시)[504)]	국제표준화기구(ISO)[505)]
1	일반칫솔		○
2	전동식구강위생용품		○
3	구강청정제(구강양치액, 구중청량제)	○	○

507) 「구강보건법」
제18조(구강보건용품의 관리 등) ① 보건복지부장관은 국민의 구강건강 증진을 위하여 구강보건용품을 관리하여야 한다.
② 보건복지부장관은 구강보건용품 생산을 위한 연구 · 개발에 재정적 지원을 할 수 있다.

4	치약	○	○
5	치간칫솔		○
6	치실		○
7	치아미백제	○	○
8	불소바니쉬		○
9	의치용접착제		○
10	구강청결용물휴지	○	
11	틀니세정제	○	

출처 : 보건복지부

개정안은 "구강보건용품"을 "구강관리용품"으로 용어를 변경하고 이와 아울러 구강질환 예방 뿐만 아니라 일반적인 구강건강의 증진 및 유지 등을 목적으로 하는 구강용품 또한 구강관리용품의 대상으로 포함하여 보건복지부장관이 관리하도록 하고 있음.

개정안의 취지는 최근 국제표준화기구(ISO)가 구강위생용품(oral hygiene products)을 구강관리용품(oral care products)으로 공식적인 이름을 변경함에 따라 용어를 통일하고 이와 함께 현재의 구강질환 예방 뿐만 아니라 미래의 잠재적인 구강질환 예방 효과를 거둘 수 있도록 하기 위해 구강관리용품의 목적을 명확히 한 것으로 보임.

다만, 위에서 언급한 듯이 현재 구강보건용품의 종류에 대해 보건복지부장관이 이를 정하지 않고 관리하지 않고 있는 것은 국민의 구강보건을 책임지는 보건복지부의 임무

508) 「약사법」
제2조(정의) 이 법에서 사용하는 용어의 뜻은 다음과 같다.
7. "의약외품(醫藥外品)"이란 다음 각 목의 어느 하나에 해당하는 물품(제4호나목 또는 다목에 따른 목적으로 사용되는 물품은 제외한다)으로서 식품의약품안전처장이 지정하는 것을 말한다.

〈식품의약품안전처장이 지정하는 의약외품 지정범위 고시에서 구강관련용품〉

- 구강청결용 물휴지
- 구취 등의 방지제
- 구중청량제 : 입냄새 기타 불쾌감의 방지를 목적으로 하는 내용제 및 양치제. 다만, 과산화수소로서 0.75%를 초과하여 함유하는 제제(과산화수소를 방출하는 화합물 또는 혼합물 포함)는 제외한다.
- 치약제 : 이를 희게 유지하고 튼튼하게 하며 구중청결, 치아, 잇몸 및 구강내의 질환예방 등을 목적으로 하는 제제로서, 불소 1,500ppm 이하 또는 과산화수소 0.75% 이하를 함유하는 제제(과산화수소를 방출하는 화합물 또는 혼합물 포함)
- 치아근관의 세척 · 소독을 목적으로 사용하는 외용액제
- 유 · 소아의 손빨기 버릇을 고치기 위하여 사용되는 외용액제, 산제 등
- 코고는 소음의 감소 및 억제를 위한 코골이 방지제(보조제)
- 치아미백을 위해 치아에 부착 또는 도포하여 사용하거나 치아에 문혀 치아를 닦는데 사용하는 제제. 다만, 과산화수소로서 3%를 초과하여 함유하는 제제(과산화수소를 방출하는 화합물 또는 혼합물 포함)는 제외한다.

509) 국제표준화기구(ISO)는 지적활동이나 과학 · 기술 · 경제활동 분야에서 세계 상호간의 협력을 위해 1946년 설립한 국제기구로 우리나라는 1963년에 가입함.

해태로 볼 수 있으므로 보건복지부는 구강관리용품의 용어를 변경함과 함께 구강관리용품의 종류를 정하고 관리 방안을 조속히 마련할 필요가 있음.

2. 구강보건의 날 신설

가. 개정안의 내용 및 취지

개정안은 구강보건에 대한 국민의 이해와 관심을 높이기 위하여 매년 6월 9일을 구강보건의 날로 정하려는 것임(안 제4조의2 신설).

나. 조문 대비

현 행	개 정 안(김춘진의원안)
〈신 설〉	제4조의2(구강보건의 날) ① 구강보건에 대한 국민의 이해와 관심을 높이기 위하여 매년 6월 9일을 구강보건의 날로 정한다. ② 국가와 지방자치단체는 구강보건의 날의 취지에 부합하는 행사 등 사업을 시행할 수 있다.

다. 보건복지부 의견

국민에게 구강보건에 대한 인식을 고취시키고 구강건강생활 실천 분위기 확산과 국가적 관심을 유도하기 위하여 구강보건의 날(6월9일)을 법적으로 지정할 필요가 있음.

라. 검토 의견

- 현재 우리나라는 1946년부터 첫 영구치 어금니가 나오는 시기인 6세의『6』이라는 숫자와 어금니(臼齒 구치)의『구』자를 숫자화 하여 6월 9일을 구강보건의 날로 정하고, 정부(공공기관), 구강보건 관련 단체, 지방자치단체 등의 협력을 기반으로 매년 구강보건의 날 행사를 추진하고 있음.[510]
- 개정안은 현재 매년 개최되는 구강보건의 날을 법적으로 지정하여 국민에게 구강보

510) 구강보건의 날 행사
(중앙): 주체는 보건복지부, 주관은 구강보건 관련단체(한국건강증진재단, 대한치과의사협회, 대한치과위생사협회, 대한치과기공사협회, 대한구강보건협회 등)이며, 행사내용은 무료 구강검진, 구강건강상담, 건강치아 만들기 행사(치솔질, 치실사용법, 구강관리용품 추천 및 사용법 교육, 구취측정, 타액검사, 구강내 세균관찰), 구강건강관리법 교육 · 홍보 매체 등 전시등임.
(지역): 지자체가 별도 주관하여 행사를 시행하는데, 행사내용은 별도 규제하지 않고 지역적 특색을 살려 자체적으로 내용을 정하였음.

건에 대한 인식을 고취시키고 구강건강생활실천 분위기 확산과 국가적 관심을 유도하려는 것으로 이해됨.

- 다만, 현재「국민건강증진법」상 보건의 날이 있으며[511], 보건의 날에 국민보건 향상을 위한 관련 분야의 각종 행사를 하고 있다는 점을 고려할 때, 보건의 날 외에 구강보건의 날을 별도로 정할 필요성이 있는지에 대해서는 검토가 필요한 것으로 보임.

※ 참고로 보건복지부 소관 법정 기념일은 개별 법령 및「각종 기념일 등에 관한 규정(대통령령)」에 근거하여[512] 보건의 날, 장애인의 날, 어버이 날, 결핵예방의 날, 암예방의 날이 있음.

〈표 58〉 보건복지부 소관 기념일[513]

기념일	날짜	관련법	행사 내용
보건의날	4.7	국민건강증진법 제3조의2	보건에 대한 국민의 이해와 관심을 높이기 위하여 매년 4월 7일을 보건의 날로 정하며, 보건의 날부터 1주간을 건강주간으로 함.
장애인의날	4.20	장애인복지법 제14조	장애인에 대한 국민의 이해를 깊게 하고 장애인의 재활의욕을 높이기 위하여 매년 4월 20일을 장애인의 날로 하며, 장애인의 날부터 1주간을 장애인 주간으로 함.
어버이 날	5.8	각종기념일등에 관한규정 (대통령령)	조상과 어버이에 대한 은혜를 헤아리고, 어른과 노인 보호와 관련된 행사를 함.
결핵예방의날	3.24	결핵예방법 제4조	결핵예방 및 관리의 중요성을 널리 알리고 결핵에 대한 경각심을 고취하기 위하여 매년 3월 24일을 결핵예방의 날로 함.
암예방의날	3.21	암관리법 제4조	암에 대한 국민의 이해를 높이고 암의 예방 · 치료 및 관리 의욕을 고취시키기 위하여 매년 3월 21일을 암 예방의 날로 정하고, 이에 적합한 행사를 함.

511)「국민건강증진법」
제3조의2(보건의 날) ① 보건에 대한 국민의 이해와 관심을 높이기 위하여 매년 4월 7일을 보건의 날로 정하며, 보건의 날부터 1주간을 건강주간으로 한다.
② 국가와 지방자치단체는 보건의 날의 취지에 맞는 행사 등 사업을 시행하도록 노력하여야 한다.
* 4월 7일은 세계보건기구(WHO) 창립기념일임.

512)「각종 기념일 등에 관한 규정」에 따른 기념일 제정은 제정하고자 하는 소관 부처가 기념일 제정 필요성 등을 검토하여 행정자치부로 요청하여 제정함.

513) 어버이 날은「각종 기념일에 관한 규정(대통령령)」에 규정되어 있고, 보건의 날, 장애인의 날은 법률 및「각종 기념일에 관한 규정(대통령령)」모두에 규정되어 있음.

3. 구강보건사업 기본계획 수립주기 명시

가. 개정안의 내용 및 취지

개정안은 구강보건사업 기본계획 수립주기를 5년으로 명시하고, 기본계획 수립시 관계 중앙행정기관의 장과 협의를 할 수 있는 것으로 규정하고 있음(안 제5조제1항 및 제3항).

나. 조문 대비

현 행	개 정 안(김춘진의원안)
제5조(구강보건사업기본계획 등의 수립) ① 보건복지부장관은 구강보건사업기본계획을 수립하고, 특별시장·광역시장·특별자치시장·도지사·특별자치도지사(이하 "시·도지사"라 한다) 및 시장·군수·구청장(자치구의 구청장을 말한다. 이하 같다)은 구강보건사업기본계획에 따라 각각 세부계획과 집행계획을 수립하여야 한다. 이 경우 제6조제3호에 따른 학교 구강보건사업에 관하여는 해당 교육감 또는 교육장과 미리 협의하여야 한다.	제5조(구강보건사업기본계획 수립) ① ------------------구강보건사업의 효율적인 추진을 위하여 5년마다 구강보건사업에 관한 기본계획(이하 "기본계획"이라 한다)-------------------. 〈후단 삭제〉
〈신 설〉	② 기본계획에는 다음 각 호의 사업이 포함되어야 한다. 1. 구강보건에 관한 조사·연구 및 교육사업 2. 수돗물불소농도조정사업 3. 학교 구강보건사업 4. 사업장 구강보건사업 5. 노인·장애인 구강보건사업 6. 임산부·영유아 구강보건사업 7. 구강보건관련 인력의 역량강화에 관한 사업 8. 그 밖에 대통령령으로 정하는 사업
〈신 설〉	③ 보건복지부장관은 기본계획을 수립할 때 관계 중앙행정기관의 장과 협의할 수 있다.
② 제1항에 따른 계획의 수립절차 등에 관하여 필요한 사항은 보건복지부령으로 정한다.	④ 기본계획의 수립절차 등에--.
제6조(구강보건사업기본계획의 내용) 제5조에 따른 구강보건사업기본계획에는 다음 각 호의 사업이 포함되어야 한다. 1. 구강보건에 관한 조사·연구 및 교육사업 2. 수돗물불소농도조정사업 3. 학교 구강보건사업 4. 사업장 구강보건사업 5. 노인·장애인 구강보건사업 6. 임산부 및 영유아 구강보건사업 7. 그 밖에 대통령령으로 정하는 사업	제6조(구강보건사업 세부계획 및 시행계획의 수립·시행) ① 특별시장·광역시장·특별자치시장·도지사·특별자치도지사(이하 "시·도지사"라 한다)는 매년 기본계획에 따라 구강보건사업세부계획(이하 "세부계획"이라 한다)을 수립·시행하여야 한다. ② 시장·군수·구청장(자치구의 구청장을 말한다. 이하 같다)은 매년 기본계획 및 세부계획에 따라 구강보건사업시행계획(이하 "시행계획"이라 한다)을 수립·시행하여야 한다. ③ 세부계획 및 시행계획을 수립·시행하는 경우 제5조제2항제3호에 따른 학교 구강보건사업에 관하여는 해당 교육감 또는 교육장과 미리 협의하여야 한다. ④ 제1항 및 제2항에 따른 세부계획과 시행계획의 수립·시행에 필요한 사항은 보건복지부령으로 정한다.

다. 보건복지부 의견

구강보건사업의 기본계획(보건복지부장관/5년주기)을 수립하는 주기를 구체적으로 정하고 중앙행정기관의 장과 협의할 수 있는 법적 근거를 마련하여 실효성을 확보함.

라. 검토의견

현행법은 보건복지부장관이 구강보건사업 기본계획을 수립하도록 하고 있으나 실제로 관련 기본계획을 수립하지 않고 독자적으로 구강보건 사업지침을 매년 수정 보완하여 시행하고 있는 실정임.

구강보건사업 기본계획에 포함된 사항인 학교 구강보건사업의 경우에는 교육부장관, 사업장 구강보건사업의 경우에는 고용노동부장관, 임산부 구강보건사업의 경우에는 여성가족부장관 등과 사업 내용 등에 대한 협의가 필요함.

따라서 개정안에서 구강보건사업 기본계획 수립 주기를 법률에 명시하고 관계 중앙행정기관의 장과의 협의 절차를 둔 것은 해당 기본계획의 실효성 및 내용적 타당성을 확보한다는 차원에서 적절한 것으로 보임.

다만, 기본계획 수립 시 미리 관계 중앙행정기관의 장과 협의를 거치도록 법문 표현을 명확히 할 필요가 있는 것으로 봄.[514)]

4. 보건소 치과의사 및 치과위생사 배치 의무화

가. 개정안의 내용 및 취지

개정안은 특별자치시 · 특별자치도 또는 시 · 군 · 구(자치구를 말한다)의 보건소에 두는 치과의사나 치과위생사의 배치규정을 재량규정에서 의무규정으로 변경하려는 것으로, 김춘진의원안은 치과의사 및 치과위생사를 의무적으로 각각 1명 이상 두도록 함(안 제7조제2항).

---

514) 참고입법례 「국민건강증진법」
제4조(국민건강증진종합계획의 수립) ① 보건복지부장관은 제5조의 규정에 따른 국민건강증진정책심의위원회의 심의를 거쳐 국민건강증진종합계획(이하 "종합계획"이라 한다)을 5년마다 수립하여야 한다. 이 경우 미리 관계 중앙행정기관의 장과 협의를 거쳐야 한다.
② 종합계획에 포함되어야 할 사항은 다음과 같다.(각 호 생략)

나. 조문 대비

현 행	김춘진의원안
제7조(구강보건사업의 시행) ① (생 략)	제7조(구강보건사업의 시행) ① (현행과 같음)
② 특별자치시 · 특별자치도 또는 시 · 군 · 구(자치구를 말한다)의 보건소(보건의료원을 포함한다. 이하 같다)에는 치과의사나 치과위생사를 둘 수 있다.	② --- 치과의사 및 치과위생사를 각각 1명 이상 두어야 한다.
③ (생 략)	③ (현행과 같음)

다. 관계 기관의 의견

1) 보건복지부 의견

- 치과의사 및 치과위생사를 각각 1명이상 두도록 하는 것에는 동의하나, 의무규정 보다는 지방행정 여건에 따른 사무 처리의 재량권으로 두는 것이 타당함.
- 치과위생사의 업무 범위는 타법에 의거 업무범위가 규정되어 있는바, 구강보건법에 별도의 업무 범위를 정한다면 타법과 상충될 뿐만 아니라 치과위생사의 업무 범위 혼란을 야기할 우려가 있어 삭제할 필요가 있음.

2) 행정자치부 의견

보건소 설치 운영은 자치사무에 해당되므로 지방행정 여건에 따른 사무처리의 재량을 부여하여야 함에도 의무규정으로 정하여 자치단체의 자율성을 제약할 수 있음.

라. 검토의견

- 개정안들은 특별자치시 · 특별자치도 또는 시 · 군 · 구(자치구를 말한다)의 보건소에 두는 치과의사나 치과위생사의 배치규정을 재량규정에서 의무규정으로 변경하려는 것으로, 김춘진의원안은 배치 수를 각각 1명 이상으로 명시하고 있음.
- 지역보건법에 따르면 보건소에 면허 자격 또는 전문지식을 가진 전문인력을 두도록 하고(제12조제1항[515]), 같은 법 시행규칙 별표 2 [전문인력등의 면허 또는 자격의 종별에 따른 최소배치기준[516]]에 따르면 보건소에 치과의사 및 치과위생사를 1명씩 두

515) 「지역보건법」
제12조(전문인력의 적정배치등) ①보건소에는 소장과 제9조 각호의 규정에 의한 업무를 수행하는데 필요한 면허 · 자격 또는 전문지식을 가진 인력(이하 "전문인력등"이라 한다)을 두어야 한다.

516) 「지역보건법 시행령」

도록 하고 있으므로 개정안은 지역보건법령의 내용을 반영한 것으로 보임 (【참고】보건소 등 전문인력등의 면허 또는 자격의 종별에 따른 최소배치기준).

마. 참고자료

〈표 59〉 전문인력 등의 면허 또는 자격의 종별에 따른 최소배치기준

■ **보건소**[517] (단위 : 명)

구분 / 직종별	특별시의 구	광역시의 구, 인구 50만명 이상의 시의 구 및 인구 30만명 이상의 시	인구 30만명 미만의 시	도농복합 형태의 시	군	보건의료원이 설치된 군
의사	3	3	2	2	1	6
치과의사	1	1	1	1	1	1
한의사	–	–	–	1	1	1
조산사	(1)	(1)	(1)	(1)	(1)	(1)
간호사	18	14	10	14	10	23
약사	3	2	1	1	1	2
임상병리사	4	4	3	4	2	4
방사선사	2	2	2	2	2	3
물리치료사	1	1	1	1	1	2
치과위생사	1	1	1	1	1	1
영양사	1	1	1	1	1	2
간호조무사	(2)	(2)	(2)	(2)	(2)	(6)
의무기록사	–	–	–	–	–	1
위생사 · 위생시험사	(3)	(3)	(2)	(2)	(2)	(2)
정신보건 전문요원	1	1	1	1	1	1
정보처리기사 · 정보처리기능사	(1)	(1)	(1)	(1)	(1)	(1)
응급구조사	–	–	–	–	(1)	1

제10조(전문인력등의 배치기준) ① 법 제12조의 규정에 의하여 보건소 및 보건지소에는 의무 · 치무 · 약무 · 보건 · 간호 · 의료기술 · 식품위생 · 영양 · 보건통계 · 전산등 보건의료에 관한 업무를 전담할 전문인력등을 둔다.
② 제1항의 규정에 의한 전문인력등의 면허 또는 자격의 종별에 따른 최소 배치기준은 보건복지부령으로 정한다.

517) 비고 :
1. 이 기준은 보건소장을 제외한 기준이며, 당해 지방자치단체의 실정에 따라 이 기준을 초과하여 필요한 전문인력을 배치할 수 있다.
2. 의사 및 치과의사의 기준은 공중보건의사를 포함한다.
3. 한의사의 기준은 공중보건의사로서의 한의사가 배치되는 경우에 적용한다.
4. 조산사 및 간호조무사는 간호사 전체인력의 범위안에서 간호사에 갈음하여 배치할 수 있다.
5. 위생사 및 위생시험사의 기준은 보건소에서 위생업무를 관장하는 경우에 한하여 적용한다.
6. 정보처리기사 · 정보처리기능사 및 응급구조사의 기준중 ( )로 표시된 기준은 당해 시 · 군 · 구의 여건에 따라 이 기준을 조정하여 배치할 수 있다.
7. 영양사는 인구 5만명 미만의 군(보건의료원이 설치된 군을 제외한다)지역의 경우에는 당해 군의 여건에 따라 이 기준을 조정하여 배치할 수 있다.

■ **보건지소**[518]

(단위 : 명)

구분	의사	치과의사	간호사 또는 간호조무사	치과위생사
보건지소	1	1	3	1
통합보건지소	1×관할 읍 · 면수	1×관할 읍 · 면수	3×관할 읍 · 면수	1×관할 읍 · 면수

5. 수돗물불소농도조정사업의 중단 시 지역주민 의견 청취 근거마련

가. 개정안의 내용 및 취지

개정안은 시 · 도지사, 시장 · 군수 · 구청장 또는 한국수자원공사 사장이 수돗물 불소농도 조정 사업을 하는 경우 뿐만 아니라 중단하는 경우에도 지역주민의 의견을 수렴하도록 하려는 것임(안 제10조제2항).

나. 조문 대비

현 행	개 정 안(김춘진의원안)
제10조(수돗물불소농도조정사업의 계획 및 시행) ① (생략)	제10조(수돗물불소농도조정사업의 계획 및 시행) ① (현행과 같음)
② 시 · 도지사, 시장 · 군수 · 구청장 또는 한국수자원공사 사장은 공청회나 여론조사 등을 통하여 관계 지역주민의 의견을 적극 수렴하고 그 결과에 따라 수돗물불소농도조정사업을 할 수 있다.	② -- 시행 또는 중단할 수 있다.
③~④ (생 략)	③~④ (현행과 같음)

다. 보건복지부 의견

수돗물불소농도조정사업이 쉽게 중단되지 않도록 하여 전통적인 구강질환 예방 사업의 지속성을 담보하고자 하는 취지에 공감함.

라. 수돗물 불소농도조정사업 내용[519]

수돗물 불소농도조정사업은 정수장에 불소첨가기를 설치, 수돗물 불소농도를 적정농도(0.8 ppm : 0.8mg/ l)로 조정하여 지역주민에게 음용하게 함으로써 치아우식증(충치)

518) 비고 :
1. 치과의사는 공중보건의사로서의 치과의사의 인력사정에 따라 이 기준을 조정하여 배치할 수 있다.
2. 치과위생사는 치과의사의 배치를 고려하여 이 기준을 조정하여 배치할 수 있다.

519) 자료출처 : 보건복지부

을 예방하여 국민 구강건강 증진에 기여하고자 하는 것임.

- 구체적인 사업내용을 살펴보면, 사업운영비 지원, 수돗물 불소농도조정사업 기술지도, 수돗물 불소농도조정사업장 관리, 불소농도 측정, 관련 연구 용역 수행 등임.[520)]

수돗물 불소농도조정사업은 치아우식증(충치) 예방을 위한 대표적인 공중구강보건 사업으로서 가장 경제적이고 효율적이며 안전하고 실천성이 높은 사업이라고 평가되나 이에 대하여는 반대의견이 있음.

수불사업실시 찬성의견	수불사업실시 반대의견
• 세계보건기구(WHO) 권장사업 : 경제적이며, 실용성 높은 치아우식증(충치) 예방 방법이다.	• 구강보건을 위한 다른 대안들(불소용액 양치, 구강보건실 운영 등)이 있어 접촉 효과에 불과한 불소를 마시는 수돗물에 첨가하지 않아도 된다. • 충치예방 사업을 위해서는 수돗물 불소화를 통해 경구섭취보다 불소도포 방법이 바람직하다.
• 불소는 원래지각(**200~700ppm**)과 바닷물(1.2~1.2ppm)에 존재하고 있어서 수돗물 불소농도조정 사업(0.8ppm)은 환경오염을 유발하지 않는다.	• 불소는 비소 다음으로 독성이 강한 독극물로 청정지역에서 3ppm이하로 규정한 독성물질이며 끓여도 오히려 농도가 증가한다. • 불소가 함유된 물이 다시 환경으로 환원될 때 생태계에 미치는 영향 등에 대한 검증이 없다. • 대부분의 수돗물이 식음용이 아닌 다른 용도로 쓰이는데 그걸 모두 불소화할 필요가 없다
• 사업시행 이후 60년 동안 수돗물 불소농도조정사업에 대한 많은 연구와 검증을 하였으며 적정농도로 불소화된 식수는 인체에 유해하지 않다.	• 수불사업 외의 불소 음용으로 인한 치아 불소증(반점치)가 발생할 수 있으며 인체에 축적돼 나이 들어 회복이 어려운 골반골절을 유발할 수 있다.
• 사회 각 계층 누구에게나 혜택이 가는 보건복지사업이다.	• 개개인의 의사와 무관하게 누구나 마시는 수돗물에 불소를 첨가하는 것은 위험할 뿐 아니라 개인의 의견을 존중하지 않는 행정행위이다.

출처 : 보건복지부

현재 수돗물 불소농도조정사업은 경기도 광주시 등 18개 행정구역에서 실시하고 있음.[521)]

520) 수돗물 불소농도조정사업 구체적인 내용
- 사업운영비 지원: 불소첨가기 설치 · 교체 및 불소 약품비 지원
- 수돗물 불소농도조정사업 기술지도: '수돗물불소농도 조정사업 기술지원단'운영 지자체의 기술지원이 필요한 경우 기술지도
- 수돗물 불소농도조정사업장 관리
- 불소농도 측정(적정불소농도 0.8ppm, 허용범위 0.6~1.0ppm 범위 이내)
- 수불 안전성 평가 연구 용역 등

521) 보건복지부 자료
* 서울시의 경우 수돗물 불소화 사업을 추진하였으나, 여론 및 전문가들의 찬반논란, 언론의 부정적 기사 등으로 인하여 실시하지 않고 있음

- 참고로 세계적으로 적정농도의 불소가 함유된 식수를 음용하는 국가와 인구는 60개국, 대략 4억 명임.[522]

마. 검토의견

현행법은 수돗물 불소농도조정사업 시행 시에만 관계 주민의 의견을 청취하도록 하고 있으나, 개정안은 사업 중단 시에도 공청회나 여론조사 등을 통해 관계 주민의 의견을 청취하도록 하여 사업 자체가 즉흥적으로 중단되는 것을 방지하려는 취지로 이해됨.[523]

6. 학교구강보건사업의 확대

가. 개정안의 내용 및 취지

개정안들은 학교 구강보건사업을 강화하기 위한 것으로,

김춘진의원안은 "구강건강진단"을 "구강검사"로, "집단 칫솔질"을 "칫솔질과 치실질 등 구강위생관리 지도 및 실천"으로, "불소용액 양치"를 "불소용액 양치와 치과의사 또는 치과의사의 지도에 따른 치과위생사의 불소 도포"로 변경하려는 것이고(안 제12조),

나. 조문 대비

현 행	김춘진의원안
제12조(학교 구강보건사업) ① 「유아교육법」 제2조제2호에 따른 유치원 및 「초 · 중등교육법」 제2조에 따른 학교(이하 "학교"라 한다)의 장은 다음 각 호의 사업을 하여야 한다.	제12조(학교 구강보건사업) ① ---.
1. (생 략)	1. (현행과 같음)
2. 구강건강진단	**2. 구강검사**
3. 집단 칫솔질	**3. 칫솔질과 치실질 등 구강위생관리 지도 및 실천**
4. 불소용액 양치	4. ----------양치와 치과의사 또는 치과의사의 지도에 따른 치과위생사의 불소 도포
5. · 6. (생 략)	5. · 6. (현행과 같음)
② · ③ (생 략)	② · ③ (현행과 같음)

522) 자료출처 : 보건복지부

523) 수돗물 불소농도조정사업의 중단 사례를 살펴보면, 울산시와 여수시가 있음. 울산시의 경우는 `10년 여론조사로 해당 사업을 계속하였으나, 해당 사업에 대한 자치단체장의 반대로 `13.11월 여론조사(반대 72%)를 통해 `14.1. 사업을 중단하였고, 여수시의 경우는 시설노후화로 해당 사업을 잠정중단(`13.9)한 바 있음
* 자료 : 보건복지부

제13조(학교 구강보건시설) ① 학교의 장은 학교 구강보건사업을 하기 위하여 보건복지부령으로 정하는 구강보건시설을 **설치할 수 있다.** ② (생 략)	제13조(학교 구강보건시설) ① ----------------------------------- **시행하기** ----------------------.

다. 보건복지부 의견

"구강검진(학교보건법)"과 "구강검사(영유아보육법)"로 혼용되어 사용되고 있어서 건강검진관련 입법례를 적용하여 "구강검진"으로 개정함이 타당함.

학교구강보건시설은 현행과 같이 학교의 여건(시설 설치 공간확보 가능여부, 사업내용, 학생의 구강건강상태 등)에 따라 설치할 수 있도록 의무규정보다 현행과 같이 임의규정으로 두는 것이 타당하다고 판단됨.

라. 검토의견

1) "구강건강진단" "구강검사"로의 용어 변경에 대한 검토

현행 「구강보건법」은 학교에서 수행하는 구강보건사업을 구강건강진단으로, 「학교보건법」은 구강검진으로 규정하여(제7조)[524], 용어가 통일되지 않고 사용되고 있음.

「건강검진기본법」에 따르면 건강검진을 "건강상태 확인과 질병의 예방 및 조기발견을 목적으로 진찰 및 상담, 이학적 검사, 진단검사, 병리검사, 영상의학 검사 등 의학적 검진을 시행하는 것"(제3조제1호)[525]으로 정의하고 있음.

---

524) 「학교보건법」

제7조(건강검사 등) ① 학교의 장은 학생과 교직원에 대하여 건강검사를 하여야 한다. 다만, 교직원에 대한 건강검사는 「국민건강보험법」 제52조에 따른 건강검진으로 갈음할 수 있다.〈개정 2011.12.31〉

② 학교의 장은 제1항에 따라 건강검사를 할 때에 질병의 유무 등을 조사하거나 검사하기 위하여 다음 각 호의 어느 하나에 해당하는 학생에 대하여는 「국민건강보험법」 제52조에 따른 건강검진 실시 기관에 의뢰하여 교육부령으로 정하는 사항에 대한 건강검사를 한다.〈개정 2008.2.29, 2011.12.31, 2012.3.21, 2013.3.23〉

1. 「초 · 중등교육법」 제2조제1호의 학교와 이에 준하는 특수학교 · 각종학교의 1학년 및 4학년 학생. 다만, 구강검진은 전 학년에 대하여 실시하되, 그 방법과 비용 등에 관한 사항은 지역실정에 따라 교육감이 정한다.

525) 「건강검진기본법」

제3조(정의) 이 법에서 사용하는 용어의 정의는 다음과 같다.

1. "건강검진"이란 건강상태 확인과 질병의 예방 및 조기발견을 목적으로 제2호에 따른 건강검진기관을 통하여 진찰 및 상담, 이학적 검사, 진단검사, 병리검사, 영상의학 검사 등 의학적 검진을 시행하는 것을 말한다.
3. "국가건강검진"이란 제11조 및 제12조에 따라 국가와 지방자치단체가 시행하는 건강검진으로 다음 각 목과 같다.
   가. 「모자보건법」에 따른 영유아에 대한 건강검진
   나. 「영유아보육법」에 따른 영유아에 대한 건강검진
   다. 「학교보건법」에 따른 초 · 중 · 고등학교 학생의 건강검사
   라. 「청소년복지지원법」에 따른 청소년 건강진단
   마. 「국민건강보험법」에 따른 건강검진
   바. 「산업안전보건법」에 따른 일반건강진단

참고로, 공중구강보건학 용어 정의를 살펴보면 “검사”는 질병을 진단하는데 필요한 정보를 수집하는 제반 행위 등으로, “진단”은 진행되고 있는 구강질병의 정확한 명칭과 진행된 정도를 파악하는 무형의 비가시적 행위 등으로, “검진”은 검사와 진단을 합한 개념으로 사용하고 있음.

〈 공중구강보건학 상의 용어 정의 〉

- 검사
  - 질병을 진단하는데 필요한 정보를 수집하는 제반 행위
  - 질병의 증후와 증상의 출현 여부와 질병 원인의 작용 여부를 확인하는 행위
  - 일반검사(진찰): 문진, 시진, 청진, 후진, 촉진, 타진
  - 특별검사: 방사선치아사진검사, 방사선악골사진검사, 혈액검사, 요검사, 생활조직악검사, 악치모형분석, 세균검사 등
- 진단
  - 진행되고 있는 구강질병의 정확한 명칭과 진행된 정도를 파악하는 무형의 비가시적 행위
  - 검사 과정에서 수집한 정보는 반드시 치과의사가 분석하여야 함(진단 행위)
- 검진
  - 검진: 검사와 진단을 말함
  - 구강검진: 구강상병 증세의 출현과 발생 요인의 작용 여부를 확인하는 구강검사와 구강상병의 명칭을 결정하고, 진행정도를 확인하는 구강진단을 묶어서 구강검진이라고 함

출처 : 공중구강보건학(4차 개정판, 김종배 등, 고문사, 2008)

개정안은 공중구강보건학 용어 정의에 따를 경우 학교에서 하는 구강보건사업은 구강질병의 명칭과 진행된 정도를 파악하는 진단은 제외하고 질병을 진단하는데 필요한 정보를 수집하는 제반행위만 포함하기 위하여 “구강검진”이 아니라 “구강검사”로 표현한 것으로 이해되는데, 학교에서 하는 구강보건사업에 진단을 제외할 필요성이 있는지에 대해서는 검토가 필요한 것으로 보임.

실제로 학교 구강보건사업은 시진 · 촉진 · 문진에 의해 이루어지고 치주조직 · 의치보철 · 구강연조직 · 치면세균막 · 치아검사를 시행하여 종합적인 결과를 수검자에게 통보하고 있음.

또한 「건강검진기본법」에 따른 건강검진에 구강검진이 포함된다고 볼 수 있으며, 「학교보건법」 또한 구강검진으로 표현하고 있다는 점을 고려할 필요가 있음.

사. 「의료급여법」에 따른 건강검진
아. 「암관리법」에 따른 암검진
자. 「노인복지법」에 따른 건강진단
차. 그 밖에 보건복지부령으로 정하는 건강검진

2) 학교 구강보건사업에 치실질, 불소도포 추가에 대한 검토

개정안은 학교 구강보건사업에서 중요한 역할을 하고 있는 치실질, 불소도포 등을 명확히 규정하고 있음. 또한 치과의사의 지도에 따라 치과위생사가 불소도포를 시행하도록 명확히 규정하고 있는데, 이는 현행 「의료기사 등에 관한 법률」에 따른 것임.[526)]

3) 학교 구강보건시설 설치 의무화에 대한 검토

현행법은 학교에 구강보건시설을 설치할 수 있다고 규정하고 있는데 현재 학교 구강보건시설(양치시설 포함) 설치현황을 살펴보면, 초등학교의 경우 전체의 8%정도에 불과함.

〈표 60〉 학교 구강보건시설 현황 (2014. 12. 31 기준) (단위 : 개소)

구분	학교 구강 보건시설(설치비율)			
	계(B)	초등학교 구강보건실	초등학교 양치시설	특수학교 구강보건실
전국	538 (8%)[(1)]	417 (7%)	70 (1.2%)	51 (31%)

* 초등학교 5,934개소 * 특수학교 166개소

(1) 초등학교에 설치된 구강보건시설(학교구강보건실, 양치시설) 비율

출처 : 보건복지부

개정안은 학교에 구강보건시설을 설치할 의무를 부과하여 구강보건에 대한 교육의 중요성을 제고하려는 것임.

다만, 학교구강보건시설 설치 여부는 학교의 여건 즉 시설 설치 공간 확보 가능 여부, 사업내용, 학생의 구강건강상태 등에 따라 달라질 수 있음을 고려할 필요가 있겠음.

---

526) 「의료기사 등에 관한 법률」
제1조의2(정의) 이 법에서 사용하는 용어의 뜻은 다음과 같다.
1. "의료기사"란 의사 또는 치과의사의 지도 아래 진료나 의화학적(醫化學的) 검사에 종사하는 사람을 말한다.
제2조(의료기사의 종류) 의료기사의 종류는 임상병리사, 방사선사, 물리치료사, 작업치료사, 치과기공사 및 치과위생사로 한다.
제3조(업무 범위와 한계) 의료기사, 의무기록사 및 안경사(이하 "의료기사등"이라 한다)의 업무의 범위와 한계는 대통령령으로 정한다.
「의료기사 등에 관한 법률 시행령」
제2조(의료기사, 의무기록사 및 안경사의 업무 범위 등) ① 「의료기사 등에 관한 법률」(이하 "법"이라 한다) 제3조에 따른 의료기사, 의무기록사 및 안경사(이하 "의료기사등"이라 한다)의 업무의 범위와 한계는 다음 각 호의 구분에 따른다.
6. 치과위생사: 치석 등 침착물(沈着物) 제거, 불소 도포, 임시 충전, 임시 부착물 장착, 부착물 제거, 치아 본뜨기, 교정용 호선(弧線)의 장착 · 제거, 그 밖에 치아 및 구강 질환의 예방과 위생에 관한 업무. 이 경우 「의료법」 제37조제1항에 따른 안전관리기준에 맞게 진단용 방사선 발생장치를 설치한 보건기관 또는 의료기관에서 구내(口內) 진단용 방사선 촬영업무를 할 수 있다.

7. 노인 구강보건사업 강화

가. 개정안의 내용 및 취지

개정안은 「노인복지법」 제27조제1항에 따라 실시하는 건강진단과 보건교육에 구강검사와 구강보건교육을 포함하도록 하고, 재가 노인 등의 경우에도 구강보건사업을 실시하도록 하며, 국가와 지자체가 홀로 사는 노인의 구강건강을 위하여 노력하도록 의무를 부과하고 있음(안 제15조).

나. 조문 대비

현 행	개 정 안
제15조(노인 · 장애인 구강보건사업 등) ① 특별자치시장 · 특별자치도지사 또는 시장 · 군수 · 구청장은 노인복지시설 및 장애인복지시설을 이용하거나 입소(入所)하여 생활하는 노인 및 장애인을 대상으로 구강보건사업을 하여야 한다.	제15조(노인 · 장애인 구강보건사업 등) ① 국가와 지방자치단체는 「노인복지법」 제27조제1항에 따라 실시하는 건강진단과 보건교육에 구강검사와 구강보건교육을 포함하여야 한다.
② 국가와 지방자치단체는 국공립 의료기관에 장애인 구강보건진료시설을 설치할 수 있다.	② ------------------------ 노인복지시설 및 장애인복지시설을 이용하거나 재가 또는 입소하여 생활하는 노인 및 장애인을 대상으로 구강보건사업을 실시하여야 한다.
〈신 설〉	③ 국가와 지방자치단체는 홀로 사는 노인의 구강건강을 위하여 노력하여야 한다.

다. 검토의견

현재 노인을 위한 구강보건사업으로 「노인복지법」제27조[527]에 따라 구강건강검진, 스케일링, 불소도포, 구강보건교육(칫솔질, 치간치솔 사용법 등) 등의 사업을 실시하고 있음.

〈 노인 건강진단 및 구강보건교육 〉

- 건강진단: 2년에 1회 이상 실시(실시횟수 법적근거: 노인복지법 시행령 제20조)
  - (대상자) 시 · 군 · 구 관할구역에 거주하는 만 65세 이상 의료급여 수급권자 중 노인건강진단 희망자 등
  - (사업개요) 1981년 노인복지법에 건강진단 근거를 규정, 1983년부터 노인건강진단 사업 실시, 2005년부터 노인건강진단이 지방이양사업으로 전환
  - (검진기관) 시 · 군 · 구청장이 건강진단기관을 선정, 공고
  - (진단항목) 진찰(시진, 청진, 촉진, 문진), 체위검사(신장, 체중, 근거리 및 원거리 시력, 청력, 혈압), 치과검사

527) 「노인복지법」
제27조(건강진단 등) ①국가 또는 지방자치단체는 대통령령이 정하는 바에 의하여 65세 이상의 자에 대하여 건강진단과 보건교육을 실시할 수 있다.

(우식증, 결손치, 치주질환), 혈액검사(혈색소, 콜레스테롤, 혈당 등), 기타검사(요검사, 흉부 X선 간접촬영, 간이 인지기능검사, 안검사) 등 * 노인실명예방사업도 노인복지법 제27조에 근거한 사업이며, '03~'13년도까지 안검진 120,403명, 개안수술 29,968안 실시, 한국실명예방재단 ■ 보건교육은 보건복지부장관, 시 · 도지사 또는 시장 · 군수 · 구청장(이하 복지실시기관)이 보건소 또는 보건 · 의료 관련 기관 · 단체로 하여금 실시, 구강보건교육 포함

출처 : 보건복지부

또한 노인복지시설[528] 및 장애인복지시설[529]에 입소한 노인 및 장애인과 경로당 또는 노인대학 등에 다니는 노인을 대상으로 구강보건사업을 실시하고 있음.

〈 장애인 및 노인에 대한 구강보건사업 〉

구분	장애인	재가노인	복지시설 입소노인
대상	시설 거주 장애인	65세이상	65세이상
방문횟수	지자체에 따라 년1회 이상 혹은 신청에 의거 시설 방문	지자체에 따라 년1회 이상 혹은 신청에 의거 경로당, 노인대학 등 방문	지자체에 따라 년1회 이상 혹은 신청에 의거 시설 방문
서비스 내용	– 시설방문 : 구강검진, 불소도포, 구강보건교육(잇솔질, 치간치솔 사용법, 틀니세척 및 관리 시범, 입체조 등), 홍보 등 * 구강보건 이동차량 운영시 스케일링 등 간단한 처치 보건소 내소시 : 스케일링, 충치 · 잇몸치료, X-선 촬영, 발치 등 진료(의료급여, 차상위 등 무료진료, 보험대상자 접수비 1,100원 수납 후 무료진료) – 시설방문 : 구강검진, 불소도포, 구강보건교육(잇솔질, 치간치솔 사용법, 틀니세척 및 관리 시범, 입체조 등), 홍보 등 * 구강보건 이동차량 운영시 스케일링 등 간단한 처치 보건소 내소시 : 스케일링, 충치 · 잇몸치료, X-선 촬영, 발치 등 진료(의료급여, 차상위 등 무료진료, 보험대상자 접수비 1,100원 수납 후 무료진료)		

출처 : 보건복지부

528) 「노인복지법」
제31조(노인복지시설의 종류) 노인복지시설의 종류는 다음 각호와 같다.
1. 노인주거복지시설
2. 노인의료복지시설
3. 노인여가복지시설
4. 재가노인복지시설
5. 노인보호전문기관

529) 「장애인복지법」
제58조(장애인복지시설) ①장애인복지시설의 종류는 다음 각 호와 같다.
1. 장애인 거주시설: 거주공간을 활용하여 일반가정에서 생활하기 어려운 장애인에게 일정 기간 동안 거주 · 요양 · 지원 등의 서비스를 제공하는 동시에 지역사회생활을 지원하는 시설
2. 장애인 지역사회재활시설 : 장애인을 전문적으로 상담 · 치료 · 훈련하거나 장애인의 일상생활, 여가활동 및 사회참여활동 등을 지원하는 시설
3. 장애인 직업재활시설 : 일반 작업환경에서는 일하기 어려운 장애인이 특별히 준비된 작업환경에서 직업훈련을 받거나 직업 생활을 할 수 있도록 하는 시설
4. 장애인 의료재활시설: 장애인을 입원 또는 통원하게 하여 상담, 진단 · 판정, 치료 등 의료재활서비스를 제공하는 시설
5. 그 밖에 대통령령으로 정하는 시설

따라서 개정안에서 「노인복지법」에 따른 건강진단 및 보건교육에 구강검진 및 구강보건교육이 포함되도록 하고, 노인복지시설 및 장애인복지시설을 이용하거나 해당 시설에 입소하는 경우뿐만 아니라 재가 노인 및 장애인에 대해서도 구강보건사업을 수행하도록 하려는 것은, 현재 보건복지부에서 수행하고 있는 노인 및 장애인에 대한 구강보건사업에 대한 법적 근거를 명확히 둠과 아울러 경로당 또는 노인 대학 등에 다니지 않고 가정에 있는 노인 및 장애인에 대하여도 구강보건사업을 확대 실시함으로써 노인 및 장애인의 구강 건강을 증진시키려는 것으로 보임.

8. 장애인구강건강지원센터 설치

가. 개정안의 내용 및 취지

개정안은 장애인의 구강보건 및 건강증진을 위하여 장애인구강지원센터를 설치 운영하되, 중앙장애인구강지원센터와 시 · 도 단위의 권역별로 지역장애인구강건강지원센터를 설치 · 운영하도록 하려는 것임(안 제15조의2 신설).

나. 조문 대비

현 행	개 정 안
〈신 설〉	제15조의2(장애인구강건강지원센터 설치 등) ① 보건복지부장관은 장애인의 구강보건 및 건강증진에 관한 다음 각 호의 업무를 수행하기 위하여 중앙장애인구강강지원센터(이하 "중앙장애인구강센터"라 한다)를 설치 · 운영하여야 한다. 1. 지역장애인구강건강지원센터의 진료지침 및 방향설정 2. 지역장애인구강건강지원센터와의 정보의 공유 및 협력 3. 장애인 구강환자의 진료 ② 시 · 도지사는 장애인의 구강진료 등 구강보건 및 건강증진을 효율적으로 추진하기 위하여 시 · 도단위의 권역별로 지역장애인구강건강지원센터(이하 "지역장애인구강센터"라 한다)를 설치하여야 한다. ③ 보건복지부장관과 시 · 도지사는 중앙장애인구강센터와 지역장애인구강센터의 설치 · 운영을 업무에 필요한 전문인력과 시설을 갖춘 기관에 위탁할 수 있다. ④ 보건복지부장관과 시 · 도지사는 제1항 및 제2항에 따른 중앙장애인구강센터와 지역장애인구강센터를 위탁 · 운영하는 자에 대하여 위탁 · 운영에 필요한 경비의 전부 또는 일부를 보조할 수 있다. ⑤ 제1항 및 제2항에 따른 중앙장애인구강센터와 지역장애인구강센터의 설치 · 운영 및 제3항에 따른 위탁 등에 필요한 사항은 보건복지부령으로 정한다.

〈신 설〉	제15조의3(장애인구강건강지원센터 정보 제공) 국가와 지방자치단체는 장애인에게 구강진료이용을 쉽게 할 수 있도록 장애인구강건강지원센터에 관한 정보를 제공하여야 한다.

다. 관계 기관의 의견

1) 보건복지부 의견

진료를 할 수 있는 센터임을 명확히 하고, '09년부터 설치 · 운영되고 있는 '장애인구강진료센터'가 향후 동 역할을 수행할 것이므로 명칭 혼동 방지를 위해 '중앙장애인구강건강지원센터'를 '중앙장애인구강진료센터'로, '지역장애인구강건강지원센터'를 '지역장애인구강진료센터'로 수정하여 수용함.

지역장애인구강건강지원센터 설치단위는 환자의 접근성 · 편의성이 높은 지역, 의료시설이 잘 갖추어진 기관을 고려하여 '시도 단위의 권역별'에서 '전국 권역별'로 설치하도록 수정하여 수용함.

2) 행정자치부 의견

하부조직 설치근거는 직제로 규정하여야 하므로 관련 조항을 삭제하고, 장애인구강건강지원 업무의 특수성을 고려할 때 민간 전문의료기관에 위탁운영하는 것이 바람직함.

라. 검토의견

개정안은 현재 지역사회통합건강증진사업 구강보건지침에 근거하여 설치 또는 설치 예정으로 있는 9개 지역 장애인구강진료센터의 운영 및 운영지원사업의 법적근거를 마련하고 지역 센터 외에 중앙 센터를 설치함으로써 장애인을 위한 구강건강증진을 도모하려는 것으로 보임.

현재 9개 권역(부산, 울산, 경남, 대구, 경북, 광주, 전남, 대전, 충남, 서울,인천, 경기, 강원, 충북, 전북, 제주)에 설치 또는 설치 예정이며, 민간 전문의료기관에 위탁하여 운영하고 있음.

〈표 61〉 장애인구강진료센터 현황

사업자 선정연도	센터	위탁병원	신축/증축	운영현황(선정)	이용자수 ('14년)
'09년	광주	전남대학교 치과병원	신축	'11.5월 개원	5,436
'10년	충남	단국대학교 치과대학 부속치과병원	리모델링	'11.1월 개원	5,420
'11년	부산	부산대학교 병원	신축	'12.4월 개원	4,055
'11년	전북	부산대학교 병원	신축	'13.4월 개원	4,653
'11년	경기	단국대학교 치과대학 죽전치과병원	리모델링	'12.5월 개원	4,869
'12년	대구	경북대학교 치과병원	신축	'15년 개원예정	
'13년	인천	가천대학교 길병원	리모델링	'15년 개원예정	
'14년	강원	강릉 원주대치과병원	리모델링	'15년 지원예정	

* 2015년에 1개소를 지원대상으로 선정할 계획(충북, 제주 중 1개소)

출처 : 보건복지부

9. 보건소의 구강보건실 또는 구강보건센터 설치 운영 근거 마련

가. 개정안의 내용 및 취지

개정안은 지역 구강보건사업을 활성화하기 위하여 특별자치시 · 특별자치도 또는 시 · 군 · 구(자치구를 말한다)의 보건소에 김춘진의원안은 구강보건실 또는 구강보건센터를 (안 제17조의2 신설), 설치하도록 하려는 것임.

나. 조문 대비

현 행	개 정 안(김춘진의원안)
〈신 설〉	제17조의2(보건소의 구강보건시설 설치 · 운영) 특별자치시 · 특별자치도 또는 시 · 군 · 구(자치구를 말한다)의 보건소에는 구강질환 예방 및 진료를 위하여 보건복지부령으로 정하는 바에 따라 구강보건실 또는 구강보건센터를 설치 · 운영하여야 한다.

10. 구강관리용품관리위원회의 설치

가. 개정안의 내용 및 취지

개정안은 구강관리용품의 관리와 연구 · 개발 등을 지원하기 위해 보건복지부에 구강관리용품관리위원회를 두려는 것임(안 제18조의2 신설).

나. 조문 대비

현 행	개 정 안(김춘진의원안)
〈신 설〉	제18조의2(구강관리용품관리위원회) ① 구강관리용품의 관리와 연구 · 개발 등을 지원하기 위해 보건복지부에 구강관리용품관리위원회(이하 이 조에서 "위원회"라 한다)를 둔다. ② 위원회는 위원장 1명을 포함한 15명 이내의 위원으로 구성한다. ③ 위원회의 위원장은 보건복지부 고위공무원단에 속하는 공무원으로서 보건복지부장관이 임명하는 사람으로 하고, 위원은 구강관련 전문가 및 시민단체, 구강관리용품 생산자, 공무원으로 구성하되 보건복지부장관이 임명 또는 위촉한다. ④ 제3항에 따른 위원회의 설치 · 운영 그 밖에 필요한 사항은 보건복지부령으로 정한다.

다. 관계 기관 의견

1) 보건복지부 의견

구강관리용품의 체계적인 관리와 연구 · 개발 등을 지원하기 위해 구강관리용품관리위원회 설치 필요성은 공감하나, 동법 개정안 제18조제2항에 보건복지부장관은 구강관리용품 생산을 위한 연구 · 개발을 하는 기관, 단체에 재정지원 할 수 있는 규정이 있으며, 구강관리용품관리위원회의 신규 설치보다는 우리부의 "국민건강증진정책심의위원회"의 분과위원회로 설치하여 동 기능을 수행하는 것이 타당하다고 판단됨.

2) 행정자치부 의견

자문기관의 설치는 대통령령으로 규정하여야 하므로 관련조항을 삭제하고, 위원회 남설 방지 및 유사 위원회간 연계 강화를 위하여 '국민건강증진정책심의위원회'의 분과위원회로 운영하는 것이 바람직함.

라. 검토의견

- 개정안은 구강관리용품의 체계적인 관리와 연구 · 개발 등을 지원하기 위해 구강관리용품관리위원회를 설치하려는 것으로 보임.
- 다만, 구강관리용품관리위원회는 국민건강증진에 관한 주요 사항을 심의하기 위하여 보건복지부에 설치된 '국민건강증진정책심의위원회[530]'와 일부 기능이 중복되므

530) 「국민건강증진법」

로 별도로 설치하기 보다는 국민건강증진정책심의위원회의 분과위원회로 두는 것이 바람직한 것으로 봄.

11. 국민보건향상을 위한 대한구강보건협회 협조 의무 신설

가. 개정안의 내용 및 취지

개정안은 대한구강보건협회가 보건복지부장관으로부터 국민보건향상에 관한 협조 요청이 있으면 이에 따르도록 하려는 것임(안 제19조제5항 신설).

나. 조문 대비

현 행	개 정 안(김춘진의원안)
제19조(대한구강보건협회) ① ~ ④ (생 략)	제19조(대한구강보건협회 설립 등) ① ~ ④ (현행과 같음)
〈신 설〉	⑤ 협회는 보건복지부장관으로부터 국민보건향상에 관한 협조 요청이 있으면 이에 따라야 한다.

다. 검토의견

현재 대한구강보건협회는 구강질환 예방대책 및 조사에 관한 사항, 구강건강에 대한 교육 및 홍보에 관한 사항, 치아건강식품섭취의 교육 및 홍보에 관한 사항, 그 밖의 구강보건증진을 위하여 필요하다고 인정되는 사항에 관한 업무를 수행하고(시행령 제17조[531]), 보건복지부장관은 협회에 구강보건사업의 수행에 필요한 사항에 관하여 협조를 요

제5조(국민건강증진정책심의위원회) ① 국민건강증진에 관한 주요사항을 심의하기 위하여 보건복지부에 국민건강증진정책심의위원회(이하 "위원회"라 한다)를 둔다.
② 위원회는 다음 각 호의 사항을 심의한다.
1. 종합계획
2. 제22조의 규정에 따른 국민건강증진기금의 연도별 운용계획안 · 결산 및 평가
3. 2 이상의 중앙행정기관이 관련되는 주요 국민건강증진시책에 관한 사항으로서 관계 중앙행정기관의 장이 심의를 요청하는 사항
4. 「국민영양관리법」 제9조에 따른 심의사항
5. 그 밖에 위원장이 심의에 부치는 사항

제5조의2(위원회의 구성과 운영) ①위원회는 위원장 1인 및 부위원장 1인을 포함한 15인 이내의 위원으로 구성한다.
② 위원장은 보건복지부차관이 되고, 부위원장은 위원장이 공무원이 아닌 위원 중에서 지명한 자가 된다.〈개정 2008.2.29, 2010.1.18〉
③ 위원은 국민건강증진 · 질병관리에 관한 학식과 경험이 풍부한 자, 「소비자기본법」에 따른 소비자단체 및 「비영리민간단체 지원법」에 따른 비영리민간단체가 추천하는 자, 관계 공무원 중에서 보건복지부장관이 위촉 또는 지명한다.〈개정 2008.2.29, 2010.1.18〉
④ 그 밖에 위원회의 구성 · 운영 등에 관하여 필요한 사항은 대통령령으로 정한다.

531) 「구강보건법 시행령」
제17조(협회의 업무) 법 제19조제1항의 규정에 의한 대한구강보건협회(이하 "협회"라 한다)의 업무는 다음 각호와 같다.
1. 구강질환 예방대책 및 조사에 관한 사항

청할 수 있음(시행령 제18조[532]).

대한구강보건협회는 '68년 협회를 창립한 이래 지속적으로 구강보건사업을 수행한바 있음. 구강보건 교육용 책자, 슬라이드, 포스터, 교육용 영화, 비디오 등을 제작하여 학교 등 구강보건교육이 필요한 곳에 배포하였고, '05년~'09년, '14년 보건복지부의 구강보건 교육자료 개발 사업에 참여한 바 있음.

개정안은 시행령에 규정된 보건복지부장관의 업무 협조 요청에 관한 사항을 법률에 직접 규정하고 대한구강보건협회에 이에 응할 의무를 부과함으로써 원활한 협조체계를 유지하기 위한 것으로 보임.

다만, 협조 요청의 범위를 국민보건향상에 관한 사항으로 규정하고 있는데, 대한구강보건협회의 업무 범위 등을 고려할 때 협조 요청의 범위를 구강보건 관련 사항으로 한정하는 등 협조 요청을 구하는 사항 등에 대하여 보다 법문에 명확히 규정할 필요가 있는 것으로 보임.

12. 구강보건연구기관의 설치 의무화

가. 개정안의 내용 및 취지

개정안은 국민의 구강건강 증진을 위하여 구강보건에 관한 연구 · 조사를 하는 전문 연구기관 설치를 재량이 아니라 의무화하려는 것임(안 제20조).

나. 조문 대비

현 행	개 정 안(김춘진의원안)
제20조(구강보건연구기관의 설치) 국가는 국민의 구강건강 증진을 위하여 구강보건에 관한 연구 · 조사를 하는 전문 연구기관을 설치할 수 있다.	제20조(구강보건연구기관의 설치) -- 설치하여야 한다.

2. 구강건강에 대한 교육 및 홍보에 관한 사항
3. 치아건강식품섭취의 교육 및 홍보에 관한 사항
4. 기타 구강보건증진을 위하여 필요하다고 인정되는 사항

532) 제18조(협조) 보건복지부장관은 협회에 구강보건사업의 수행에 필요한 사항에 관하여 협조를 요청할 수 있다.

다. 보건복지부 의견

설치규정을 의무규정으로 하는 개정 취지는 공감하나, 설치에 따른 재정소요(매년 34억) 및 연구과제, 연구의 효과성 등을 고려하여 민간 연구기관 활용 등 다각적인 방안 검토가 필요함.

라. 검토의견

개정안은 국민의 구강건강 증진을 위하여 구강보건에 관한 연구 · 조사를 하는 전문 연구기관을 설치하도록 의무화하려는 것으로 보임.

- 다만, 현재 구강보건에 관하여 연구 또는 조사할 수 있는 기관으로 한국보건사회연구원, 한국건강증진개발연구원, 한국보건산업진흥원, 국민건강보험공단 연구원, 국립병원 및 민간 사립병원, 대학치과의사협회 등이 있으므로 관련 공공기관 및 민간기관을 활용하는 방안에 대한 검토가 필요한 것으로 보임.

구강보건법 일부개정법률안(의안번호: 1912463)은 2015.4.29 국회 본회의에서 수정가결되었다.

4. 아동 치과주치의 사업의 법적근거 마련 위해…구강보건법개정안 발의(20~21대)

치과계의 관심사인 치과 주치의 제도, 그중 아동 치과주치의 사업은 2012년 서울을 시작으로 확대됐는데, 재정조달의 한계로 초등 4학년 또는 5학년 학생 또는 저소득층 아동에 국한하여 실시하다보니 아동의 구강건강상태가 불평등하고, 충치 예방서비스 또한 접근성과 이용률이 저조하다는 지적이 있었다.

이같은 상황을 가장 잘 아는 치과의사 출신의 신동근의원이 20대 국회의원에 처음 당선되어 국가의 아동 치과주치의 사업을 명시한 구강보건법개정안(의안번호: 2018290)을 발의(2019.1.22.)했으나 임기만료로 폐기되었다

그러나 신동근의원이 21대 국회의원 선거에서 재선에 성공함에 따라 2020.8. 아동 치과주치의제도의 법적 근거가 되는 '구강보건법 개정안(의안번호: 2102056)'을 발의함으로써 아동치과주치의 사업의 불씨를 재점화했다.

2022.01.10. 더불어민주당 선거대책위원회 포용복지국가위원회가 지난 10일 국회 의원회관에서 대한치과의사협회 홍수연부회장, 건강사회를위한치과의사회 등 치과계의 초청으로 아동 치과주치의 사업 전면실시를 위한 정책간담회를 개최했다.

이날 정책간담회에는 국회 보건복지위원회 김민석 위원장을 비롯해 더불어 민주당 선거대책위원회 포용복지국가위원회 남인순 상임위원장, 김성주 수석부위원장, 서영석 부위원장, 신현영 부위원장이 참석하여 2020년 8월 서영석의원이 발의한 구강보건법개정안의 본회의 통과를 위해 힘을 모으기로 했다.[533)]

한편 지난해 신동근의원이 발의한 구강보건법개정안은 국가와 지방자치단체가 아동의 구강건강관리를 위하여 지역사회 내 보건의료기관과 협력하여 구강보건교육, 구강검진 및 예방진료 등을 지원할 수 있도록 아동 치과주치의 사업의 법적 근거를 마련하기위한 구강보건법일부개정안(의안번호: 2102056)은 2022.5.29. 위원회 대안에 반영되어 본회의를 통과(대안반영폐기)했다.

▣ 제안이유 및 주요내용

신동근 의원이 발의한 구강보건법개정안의 제안이유 및 주요내용은 다음과 같다. 현행법에는 수돗물불소농도조정사업, 학교 구강보건사업, 모자 · 영유아 구강보건사업 등 국민의 구강건강관리를 지원하기 위한 다양한 구강건강 관련 사업의 근거가 마련되어 있음.

그런데 수돗물불소농도조정사업의 경우 지방자치단체의 운영 여건이 뒷받침되지 않거나 지역 주민의 반대로 사업이 중단되는 사례가 증가하고 있으며, 학교 구강보건사업의 경우 단순 검진에 그치기 때문에 18세 미만의 아동에게 필요한 예방 치료 및 교육이 충분히 이루어지지 못하고 있어 현행법상 구강건강 관련 사업에는 한계가 있음.

아동기에 적절한 구강보건교육과 예방진료가 이루어진다면 성인이 되어서도 지속적으로 구강건강을 유지 · 증진하는 데에 큰 도움이 될 수 있으며, 이러한 맥락에서 유럽 등 OECD 국가들은 아동의 구강건강관리를 위하여 공공재정을 투입하여 치과의료서비스를 제공하고 있음.

이에 국가와 지방자치단체가 아동의 구강건강관리를 위하여 지역사회 내 보건의료기

533) 치과신문,"아동 치과주치의제로 국민구강보건 향상,더불어민주당 선대위, 치과계와 정책간담회",2022.1.13

관과 협력하여 구강보건교육, 구강검진 및 예방진료 등을 지원할 수 있도록 아동 치과주치의사업의 법적 근거를 마련함으로써 아동의 구강질환을 예방하고 구강건강을 증진하는 데 이바지하려는 것임(안 제5조제2항제7호 및 제17조 신설).

▣ 국회 전문위원 검토의견[534)]

구강질환은 아동 및 청소년에게서 가장 빈발하는 주요 건강문제 중에 하나이며, 특히 12세의 아동기는 유치에서 영구치로 치열 교환이 이루어지고 영구치가 나오기 시작하는 시기로, 구강질환에 대한 관리가 무엇보다 중요한 시기임.

그러나 우리나라는 예방중심의 구강건강 관리보다는 치료중심의 치과 진료에 집중하다보니 아동의 구강건강 수준이 낮고, 구강질환 발생에 따른 개인과 사회적 부담이 가중되고 있는 상황임.

- 우리나라의 12세 아동의 우식경험영구치지수[535)]는 1.8개로 OECD 가입국 평균 1.2개[536)] 보다 많은 것으로 나타남.
- 2014년 12세 이하 아동의 치과 병 · 의원 외래진료비는 2,609억원에서 2018년에는 3,544억원으로 연 평균 8%가 증가하는 등 가계의 경제적 부담이 늘어나고 있음.[537)]

일부 지자체[538)]에서는 이러한 아동 구강건강 관리의 심각성을 인식하고, 예방중심의 구강관리서비스인 '아동치과주치의 사업'을 도입하여 현재 운영 중에 있으며, 보건복지부도 2021년에 아동치과주치의 건강보험 시범사업을 추진할 예정임.

〈 보건복지부 아동치과주치의 시범사업 주요 내용[539)] 〉

분야	세부 서비스 내역
대상	2021년 초등학교 4학년
주요내용	대상 학생은 가까운 치과의원 중 주치의 의원을 선택 – 구강검진을 통해 치료가 필요한 치아상태, 구강검진 이외의 지속적인 치아관리 필요 등 전반적인 구강상태를 점검하고, 예방진료 및 치료서비스(필요시)를 제공 받음
분야	구강검진, 예방진료, 치료(필요시), 구강관리 교육

534) 국회보건복지위원회 홍형선 수석전문위원 검토보고서,2020.11.

535) 우식경험영구치지수란 세계보건기구(WHO)에서 세계구강건강 수준을 비교하고 있는 지표로, 입 안에 존재하는 전체 치아 중에서 충치를 경험한 치아의 개수를 의미함.

536) 보건복지부 보도자료(2019.5.31.)

537) 아동 치과주치의 도입 필요성 및 건강보험 시범사업 모형 개발(보건복지부, 건강보험심사평가원, p.107, 2019년)

538) 서울시, 인천시 등

539) 보건복지부 보도자료(2019.5.31.)

이에 개정안은 예방중심의 구강관리서비스를 제공하는 아동 치과주치의 사업의 법적 근거를 마련하여, 아동의 구강질환 발생을 예방하고, 구강질환 발생 감소에 따른 개인적 사회적 비용을 절감하려는 것으로 그 입법취지는 타당한 것으로 판단됨.

다만, 지방자치단체별로 재정상황, 의료기관의 수, 의료접근성 등이 상이하다는 현실을 고려할 때 개정안과 같이 동 사업을 국가나 지자체가 의무적으로 실시하도록 하는 것은 자칫 지자체의 부담으로 작용할 수 있다는 점을 고려할 필요가 있음.

다. 관련기관 의견

1) 보건복지부 : 수정수용

아동 치과주치의 사업을 통해 아동 시기부터 올바른 구강건강관리 습관을 형성하고 구강질환을 예방하여, 아동 구강건강을 증진시킬 필요성에 공감함.

다만, 안 제5조제2항 및 제17조와 같이 별도의 호와 조를 신설하기 보다는 현행법 제5조 제2항 제5호에 "노인 · 장애인 · 아동 구강보건사업"으로 수정하는 것이 필요함.

- 그 밖에, 아동 치과주치의 사업의 대상, 서비스, 사업 평가단 운영 등의 구체적 내용은 법률이 아닌 법령으로 정할 필요가 있고, 지자체별로 사업 실시여건(지역의 특수성, 지방재정 상황 등) 및 실시 가능성 등이 상이한 현실을 고려하여 '사업을 실시해야 한다'를 '사업을 실시할 수 있다'로 수정할 필요가 있음.

2) 전라남도 : 수정수용

제 17조(아동 치과주치의 사업)와 관련하여, 사업주체를 국가와 지방자치단체가 아닌 교육감으로 수정 필요

- 지자체와 학교 보건교사 간 긴밀한 협조체계 구축에 어려움이 있어, 아동의 주 생활터인 학교를 관리하는 교육감으로 사업 주체를 단일화하여 추진하는 것이 더 효과적임.

3) 전라남도 신안군: 수정수용

개정안 중 아동치과주치의 사업을 실시여부를 의무사항보다는 재량사항으로 수정하는 것이 필요함.

- 지역사회 내 보건의료기관이 부족하고 의료접근성이 떨어지는 의료취약지역까지 일률적으로 사업실시를 적용하는 것은 다소 무리이며, 지역 인구, 지리적 여건, 지역의 특수성 등을 종합적으로 고려하여 사업실시가 가능한 지사체에 국한하여 실시해야 함.

4) 전라남도 함평군: 수용곤란

개정안 제17조 신설이 불필요함.

- 현재 지역 보건의료기관에서 아동 구강건강관리를 위해 치과이동진료차량을 이용하여 학교 방문 구강보건교육, 구강검진, 예방진료 등을 이미 시행하고 있음.

구강보건법개정안은 2022.5.29. 보건복지위원회 대안(의안번호:2115739)에 반영되고 폐기 되었다. 치협은 법통과 이후 "구강보건법개정으로 "초등학생 대상 치과 주치의사업의 법적 근거가 마련되었다."며 기대를 들어냈다.[540]

제3절 한의사 출신 국회의원과 한방의료관련 법안 및 정책입안

1. 한의약육성법 제정(16대)

1995년 5월 22일 대한한의사협회 긴급이사회에서 한약분쟁 기간 동안 지속적으로 제기되었던 한의학육성 특별조치법 제정을 추진하기로 의결하였다(대한의사협회, 2012: 386).

한의사협회의 이 같은 여망은 2002년 6월 25일 김성순 의원이 '한의약육성등에관한법률안'을 대표발의 함에 따라 국회에서 입법화를 위한 구체적인 실체를 들어내게 되었다.

한의약육성법이 국회에 계류되어 있는 상황에서 2003년 3월 29일 대한한의사협회 제48회 정기대의원총회에서 한의약육성법 및 한약관리법 제정, 한의약청 신설 등을 적극 추진키로 결의함으로써 한의약육성법이 한의계의 주요 숙원사업임을 재확인하였다.

한편 국회 보건복지위원회는 한의약육성법을 심의하기전인 2003년 6월 18일 국회 보건복지위원회 주최로는 '한의약육성등에관한법률 제정에 관한 공청회'를 개최하여 정부와 한의사협회 및 한의학계, 약사회 등 유관기관 관계자들이 참석한 가운데 의견을 수렴

540) 치의신보 2022.5.31. 구강보건법개정안 국회통과...초등생 주치의 사업 법적근거 마련

하였다. 이날 한의사협회 대표로 나온 동 협회 이웅세 부회장은 "한의약을 육성해서 저희 한의사뿐만 아니라 여기에 관련된 약사, 한약사, 재배농가 모든 사람들이 혜택을 받고 이런 것을 통해서 국가의 국부를 창출할 수 있는 법으로서 반드시 이루어져야 된다는 것이 저희 생각이다. 그리고 이런 것을 하기 위해서는 이 법령에 나와 있는 모든 조항처럼 생산속도, 제조, 유통 그 다음에 이것을 발전시켜서 이 법안이 잘 살아날 수 있도록 기름을 칠 수 있는 모든 요소들이 다 포함이 되어 있다고 생각하고 있다"고 환영의 뜻을 표했다.[541)]

또한 한의계 대표로 참석한 경희대학교 안규석 교수는 '보건복지위원회에서 추진하는 한의약육성법안의 제정에 대해서는 대한민국 국민과 국가 경쟁력을 높이기 위한 차원에서 반드시 필요하다고 생각된다'[542)]고 밝혀 한의계가 환영하고 있음을 시사했다.

반면 대한약사회 대표로 나온 약사회 이숙연 한약정책위원장은 "세계 어느 나라에도 유례가 없는 의료이원화제도를 고착시키려는 사고"라고 지적하고 "합리성과 형평성이 전제되지 않는 또 다른 갈등과 분쟁만이 더욱 더 부각될 수 있을 것"이라고 지적했다. 또 "한국의 보건의료시스템이 어느 특정분야만 집중적으로 육성시켜 주어야 할 정도로 제반 여러분야가 세계적 경쟁력을 갖춘 선진화 체제로 되어 있지 않은데 그 이유는 직능 간 상호 학문적 · 직능적 교류는 배제한 채 각기 소속 직능만의 독점유지를 위해 접근하려는 단기적 폐쇄적 독점주의 시스템과 이를 인정하고 추진되는 정부 정책방향이 그 주범"이라면서 불편한 속내를 드러냈다. 약사회 측 진술인은 이밖에도 "한의사의 한약조제업무는 약사법 부칙에 의해 한의약분업 전까지 시행되는 한시적 제도임에도 약사, 한약사를 배제한 채 한의사에게만 허용하는 예비조제 허용(법안 30조)은 형평성에 맞지 않음은 물론 이치에도 맞지 않는다고 지적하면서 한의약육성법안의 제정을 환영할 수 없다"고 밝혀 한의사협회와는 상반된 입장을 보였다.[543)]

이 법안은 약사단체의 이견에도 불구하고 2002.7.12. 국회 보건복지위원회에 회부되어 제236회 국회(임시회)제2차 보건복지위원회(2003.2.14)에 상정, 소정의 절차를 거쳐 2003.6.25. 제 240회 국회(임시회) 제4차 보건복지위원회에서 동 법안의 제명 및 내용을 수정하여 위원회 대안으로 의결 하였다.

541) 제240회 국회 제3차 보건복지위원회 회의록, 6쪽.
542) 제240회 국회 제3차 보건복지위원회 회의록, 8쪽.
543) 국회 보건복지위원회 주최 "한의약육성등 법률제정에 관한 공청회(2003년)"자료, 16-18쪽.

〈표 62〉 김성순 의원 안과 보건복지위원회 대안

김성순 의원 안	국회 보건복지위원회 대안
법안 명: 한의약육성등에관한법률안(의안번호:161601) 주요골자 1. 한의약 육성 · 관리의 기본방향을 정함으로써 한의약의 특성이 계승 발전되도록 하는 한편 수치통계적 방법에 의하여 한의약에 대한 체계적인 관리 운용이 가능하도록 함(안 제 3조). 2. 보건복지부장관은 한의약육성발전심의위원회의 심의를 거쳐 한의약의 육성 발전 등에 관한 종합계획을 수립하도록 함(안 제 4조). 3. 의료업, 제약업 등 한방의료 및 한약 관련사업을 영위하는 자는 한의약연구개발준비금을 적립하여 한의약기술 연구개발 등에 사용할 수 있도록 하고, 세제상의 지원이 가능하도록 정함(안 제10조 내지 제 12조). 4. 보건복지부장관은 한의학이론을 이용한 특정난치성질환의 치료기술과 한방신약을 개발하기 위한 연구개발사업을 추진하도록 함(안 제 14조). 5. 국가 및 지방자치단체는 한의약연구를 위한 국제공동연구 등을 지원하도록 함(안 제 18조). 6. 보건복지부장관은 한약재의 품질향상과 유효성 · 안전성이 확보된 한약재의 유통을 위하여 한약재에 대한 품질기준을 정하도록 함(안 제 19조).	법안명: 한의약육성법안(162455) 주요골자 1. 국가는 한의약 기술의 발전을 위한 종합적인 시책을 세우고 추진하도록 함(안 제 3조). 2. 보건복지부장관은 한의약육성발전심의위원회의 심의를 거쳐 한의약의 육성 · 발전 등에 관한 종합계획을 수립하도록 함(안 제 6조). 3. 국가 및 지방자치단체는 한의약 기술 및 제품의 국제경쟁력을 강화하기 위하여 지원시책을 강구하도록 함(안 제 10조). 4. 국가와 지방자치단체는 한방산업의 기반조성을 위하여 필요한 시책을 강구하도록 함(안 제 12조). 5. 보건복지부장관은 한약의 적정한 품질관리를 위하여 필요한 경우 우수한약관리기준을 마련하여 이를 시행할 수 있도록 함(안 제 14조).

그러나 정작 한의약육성법이 국회의 심의를 통과한 이후 한의사협회 등 한의계는 한의약육성법이 "한의계 요구사항 중 일부만 들어갔던 초안조차도 심의과정에서 삭제 혹은 내용이 변경됐다"며 "과거 초안은 물론 현재 상황에 걸맞게 수정 보완하는 작업이 필요하다"는 입장을 보였으며[544] 이러한 불만은 후일 한의사출신 윤석용 의원과 최영희 의원의 한의약육성법개정법률안 발의로 이어져 의료계의 반대 속에 한차례 개정되는 계기가 되기도 했다.

2. 한의사출신 의원, 한의약육성법개정법률안 발의와 한의사협의 대국회 활동(18대)

대한한의사협회는 1993년 한약분쟁을 겪으면서 한약분쟁의 내막을 파악하지 못한 보건복지부장관이 약정국장의 일방적인 보고로 사태에 대한 편견이나 인식부족으로 잘못된 정책판단 우려를 표명한 이후 의약육성특별법의 제정과 정부의 한의약국설치를 요구

544) 민족의학신문. "한의약육성법 '계륵' 신세, 윤석용 의원 추진 개정안 상정조차 안 돼, 한의계 요구사항 배제된 '정부안'만 상정". 2010. 5. 14.

하는 결의문을 채택한 바 있다.[545] 한의사협회는 이후에도 여러차례 한의약육성법의 재정을 촉구해왔다.

이처럼 한의계는 한의약육성법이 발의될 때 기대가 컸으나 법안이 상임위원회에서 다듬어지는 과정에서 한의사협회가 예상했던 안에서 상당한 수정이 가해진 상태로 위원회 대안이 나오자 실망감을 감추지 못하고 '기대에 미치지 못한다'는 반응을 보였다.

대한한의사협회 제 16대, 제 20대 회장을 역임한 송장헌 한의협 명예회장은 한의약육성법이 입법된 후 이 법이 한의사가 주체가 되어야 하는데 해석상 한의약을 육성 발전시켜 누구에게 던져줄 것인지가 애매하다[546]고 지적했다.

이러한 한의계의 아쉬움은 한의사출신 국회의원을 배출한 2009년 12월, 제 18대 국회에 와서야 그 뜻에 한 발 다가서게 되었다.

대한한의사협회는 현행 한의약육성법 제 2조 제 1호의 '한의약'의 정의를 "우리의 선조들로부터 전통적으로 내려오는 한의학을 기초로 한 의료행위와 한약사를 말한다"라고 정의한 것은 한의약육성법 제정취지에 맞지 않는다고 보고 이의 개정을 위해 노력해 왔다. 이후 이 같은 염원이 담긴 한의약육성법 일부개정법률안('한의약'에 대한 정의 조문 수정)이 개정되어 "한의약이라 함은 우리의 선조들로부터 전통적으로 내려오는 한의학을 기초로 한 한방의료행위와 이를 기초로 하여 과학적으로 응용 개발한 한방의료행위 및 한약사(韓藥事)를 말한다(한의약육성법 제 2조 제 1호는)"로 개정되자 크게 환영했다.

이 법안은 한의사출신의 윤석용 의원이 2009년 12월 21일 대표발의한 한의약육성법 일부개정법률안(의안번호: 1807053)과 최영희 의원이 2010년 11월 2일 대표발의한 한의약육성법 일부개정법률안(의안번호: 1819772)등 2건의 법률안이 각각 보건복지위원회에 상정되어 법안심사소위원회에서 심사를 거쳐 위원회 대안으로 마련한 의약육성법 일부개정법률안(1812419)이 2011년 6월 29일 국회 본회의를 통과한 것이다.[547]

이 법의 국회통과 후 대한한의사협회는 보도자료[548]를 통해 "한의계의 오랜 숙원이었던

545) 한의신문. "한의약육성특별조치법 제정요구". 1995. 5. 22.

546) 한의신문. '원로에게 듣는다 ⑥송장헌 한의협 명예회장' 2004. 3. 8.

547) 대한한의사협회(www.akom.org) 보도자료, "한의약육성법 일부개정법률안, 국회 통과/'한의약'정의, 의료현실-시대상황 맞게 수정…한의계 오랜숙원 결실/기존 조문에'과학적으로 응용 · 개발한 한방의료행위'추가…본회의 의결", 자료배포일 2011. 6. 29.

548) 대한한의사협회 보도자료 "한의약육성법 일부개정법률안, 국회 통과,'한의약'정의, 의료현실-시대상황 맞게 수정…한의계 오랜숙원 결실,기존 조문에'과학적으로 응용 개발한 한방의료행위'추가…본회의 의결" 2011. 6. 29.

한의약육성법 일부개정법률안('한의약'에 대한 정의 조문수정)"이 6월 29일 국회 본회의를 통과했다. 이번에 개정이 확정된 한의약육성법 제 2조 제 1호 내용은 "한의약이라 함은 우리의 선조들로부터 전통적으로 내려오는 한의학을 기초로 한 한방의료행위와 이를 기초로 하여 과학적으로 응용 개발한 한방의료행위 및 한약사(韓藥事)를 말한다"이다. 현행 한의약육성법 제2조 제1호는 한의약을 "한의약이라 함은 우리의 선조들로부터 전통적으로 내려오는 한의학을 기초로 한 의료행위와 한약사를 말한다"로 정의하고 있어, 한의약육성법 제정취지에 맞지 않고, 다른 법률조항들의 내용과 상충되는 문제점이 있었다. 실제로 현행 한의약육성법 제 4조에서는 한의약기술의 과학화 정보화를 촉진토록 규정하고 있으며, 동법 제6조에서는 한의약기술의 향상과 한의약의 세계화 등을 위해 보건복지부장관이 종합계획을 5년마다 수립토록 하고 있다. 또한 한의사는 한의약육성법 제정 이전부터 한의학을 기초로 하여 현대 과학을 응용 개발한 전자침술, 레이저 침 등을 시술하고 있고, 맥진기와 설진단기, 사상체질진단기, 음양균형장치 등의 다양한 진단기기를 진료에 활용하고 있다. 특히 식약청은 2011년 5월, 얼굴 형상을 분석해 체질을 판정하는 '한방의료기기'에 대해 임상시험을 거쳐 품목허가를 승인한 바 있다. 그러나 의료현실과 시대 상황에 맞지 않은 현행 한의약육성법의 한의약 정의 조문 때문에, 새로운 한의약기술이 개발될 때마다 불필요한 유권해석을 의뢰할 수밖에 없는 상황이었다.

아울러, 한의협은 이번 한의약육성법 일부개정법률안의 국회 본회의 통과로 "한의약을 현대적으로 응용(다양한 추출방법, 표준화, 규격화 등)하여 신약(천연물 의약품)을 개발하고, 전통방식에 의한 한약(탕약)을 복용과 휴대가 편리하게 현대적으로 개발(캡슐제, 환제, 정제, 산제, 과립제, 시럽제 등 제형변화)함으로써 국내는 물론 세계 전통의약시장을 주도할 수 있는 기반도 구축하게 됐다" 고 밝혀 한의계가 이 법에 거는 기대를 숨기지 않고 있다.[549]

이 법의 단초는 한의사 출신의 윤석용 의원이 2009년 12월 한의약육성법 일부개정법률안(의안번호: 1807053)을 대표발의하면서 동법 제 2조 정의에서 "한의약이라 함은 우리의 선조들로부터 전통적으로 내려오는 한의학을 기초로 한 의료행위(이하 '한방의료'라 한다)와 한약사(韓藥事)를 말한다"를 "한의학을 기초로 하거나 이를 현대적으로 응용

549) 메디컬투데이. "한의협 '한의약육성법 개정안 환영', 기존 조문에 과학적으로 응용 · 개발한 한방 의료행위 추가" 2011. 6. 30.

개발한 의료행위(이하 "한방의료"라 한다)와 한약사(韓藥事)를 말한다고 바꾸고, 같은 조의 '6'을 신설하여 "'한약제제(製劑)'란 한약을 한방원리에 따라 배합하여 제조한 의약품으로서 한방원리의 기준 및 한약제제의 관리에 필요한 사항은 대통령령으로 정한다"를 규정한데 두고 있다. 이후 최영희 의원이 주최하고 대한한의사협회가 주관한 "한의약 육성발전 및 국제경쟁력 강화를 위한 정책토론회" 등을 거쳐 윤석용 의원의 개정안과 대동소이한 내용의 한의약육성법개정법률안(의안번호: 1819772)을 대표발의하자 두 법안의 입법취지가 반영되어 위원회 대안으로 국회를 통과한 것이다.

이 법이 국회에 상정되어 심의되는 동안 한의계는 조속한 법 통과를, 대한의사협회 등 의료계는 " '의료법'에서 의사와 한의사의 업무범위를 정하고 있음에도 불구하고 '한의약'을 별도로 정의해 한의사의 업무범위를 확대하는 것은 이치에 부합하지 않고 전통적으로 내려오는 한의학은 현대의학과 질병에 대한 접근방식이 전혀 다르므로 한의학을 현대적으로 응용하기 위해서는 의료일원화에 대한 논의가 전제돼야 하며, 한의사의 불법 현대의료기기 이용 등을 부추겨 사회적 부작용을 양산할 우려가 있다"[550]며 국회와 정부의 반대의견을 제출했다.

또한 의협회장을 비롯한 주요 간부들이 돌아가며 국회 정문 앞에서 1인 시위를 하는 한편 중앙일보(6월 20일), 세계일보(전국의사총연합 · 6월 10일), 문화일보(6월 20일) · 경향신문(6월 21일)에 '한의약육성법 개악 저지' 광고를 실었다.

또 의협은 보건복지위원회 및 법제사법위원회 소속 국회의원의 해당 지구당별 분회에 한의약육성법 일부개정법률안 저지를 요구하는 건의문을 보내는 등 다각적인으로 반대의견을 개진하고 의협 회장을 비롯한 주요 임원들이 돌아가며 국회정문 앞에서 1인 시위를 벌였다.[551]

한편 한의사들도 의협회장 출신의 국회 보건복지위원회 법안소위원장인 신상진 의원 지역구사무실을 점거하며 한의약육성법 즉각 개정을 촉구했다.[552]

550) 한의신문. "의약육성법 일부개정안 다음에는…보건복지위 법안심사소위 논란 끝에 '계속심사'결정". 2011. 4. 25.

551) 의협신문. "의협,한의약육성법개정반대 항의시위 돌입, 경만호회장 국회 앞 1인 시위". 2011. 6. 20.

552) 뉴시스. "한의사협 '한의약 육성법' 개정 요구…갈등 가세 "성남시한의사회 100여 명 회원들은 '한의약 발전 저해하는 한의약 육성법 즉각 개정하라' 제하의 성명서를 발표하는 한의약육성법개정안의 국회통과를 앞둔 2011년 6월 9일 다음날 오후 2시 30분으로 예정된 국회 보건복지위원회 법안심사소위의 조속한 결정을 촉구하기 위해 대한의사협회장 출신의 국회 보건복지위원회 법안심사소위원장인 신상진의원의 지역구사무실을 점거, 한의약육성법 즉각개정을 촉구하고 성명서를 낭독했다. 2011. 6. 9.

국회 보건복지위원회 전체회의 표결에서도 이재선 위원장을 제외한 14명의 위원 중 의사출신인 신상진 위원을 제외한 모든 위원의 찬성으로 한의약육성법 일부개정법률안이 통과되고 법제사법위원회를 거쳐 본회의 표결에서도 재석 212명(재적 297명) 중 찬성 207명, 기권 3명, 그리고 반대는 의사출신의 신상진 · 조문환뿐이었다.

한의약육성법 일부개정법률안이 본회의를 통과하자 전국의사총연합은 "공식적으로 과학이라는 허울을 쓰는 것을 막지 못한 치욕스러운 날로서 의치일로 규정한다"는 입장을 밝혔고, 윤창겸 의협 부회장은 현 집행부 일원으로 책임을 통감한다며 "이번 한의약육성법 통과로 앞으로 의료계에 심각한 영향을 줄 것이고, 앞으로의 파장에 대한 책임이 필요하다"며 "한의사들이 현대의료기기를 사용한 의료행위를 마음대로 할 수 있게 되었다는 것을 의미하며 의료계는 모든 진료과를 불문하고 전 의료 영역에서 광범위한 권익 침탈을 당하게 될 것"이라며 사퇴 성명서를 발표했다.[553]

제4절 약사출신 국회의원과 대한약사회의 약사관련 입법 및 정책입안

1. 약종상 및 매약상 제도 폐지를 반영한 약사법개정(6대 국회)

1966.9.14., 6대 국회에서 약사 출신의 신권우 의원이 "서울특별시 · 부산시 · 도에는 약사회 지부를 설치할 수 있도록 하고(12조의 2: 약사회의 지부 등) 약종상 및 매약상의 제도를 삭제토록 (제37조: 의약품판매업자의 시설기준 등)하는 안을 골자로 한 약사법중개정법률안(의안번호: 060996)을 발의했다. 이 법안은 이듬해 2월 2일 입법취지가 받아드려진 보건사회위원회 대안이 국회 본회의를 통과했다.

이 법안은 신권우 의원이 국회 보건사회위원회의 발언[554]에서 들어나듯이 약사회와 상당한 교감을 갖고 발의한 법안으로 유추되며, 신 의원이 법안의 개요에서 설명하였다.

또 신 의원은 "대한약사회가 법인단체로 되어 있고 실질적으로 그 예하 단체인 시 · 도약사회 역시 법인단체로 되어있어 법인으로서 여러 가지 불편한 점 또 중앙약사회로서의

553) 한의신문. "의협 회장단 연속 시위, 끈질긴 '반대'". 2011. 7 . 11.

554) 제58회 국회 제9차 보건사회위원회 회의록 1쪽(약사법중개정법률안 제안설명 중)
또 57회 국회 보건사회위원회 3차회의록 14쪽에서 신권우 의원은 경북약우회 최석현이 청원하고 김종환 의원 소개한 "매약상에게 일정한 시험에 응시해서 약종상이 될 수있는 기회를 줄 것을 요청"하는 청원 과 관련 "저는 현재 대한약사회회원으로 있는 사람입니다"라고 말하고 이어 "솔직히 여기에 대해서 대한약사회에서 공식적으로 반대를 하고 있고"라고 발언하고 있다.

각 · 시도 약사회와의 연관문제 등을 감안해서 중앙회만 법인단체로 하고 지방회는 지부로서 구성하여 약사회를 운영하도록 하여 현행법에서 부수되는 여러 가지 부작용을 없애는 결과를 가져올 수 있다고 보아서 약사법개정안을 제안한 것"이라고 밝혔다.

또한 신 의원은 "그 동안 우리나라에서 의약품판매에 대한 불합리한 점이 있어서 이것을 근본적으로 시정하고 거기에 따르는 경과조치와 매약상, 도매상 제도를 폐지하는 데 대해서도 현실적인 면에서 여러 문제가 있겠지만 우리나라에 13개의 약학대학이 있고 거기에서 매년 나오는 약사의 수는 천 여 명으로 정규과정을 나온 약사가 많은데 현행법상 아직도 전문적인 교육을 받지 않은 사람으로 하여금 약품판매에 종사하게 한다는 것은 모순"이라고 지적하고, "매약상을 2년 기한부로 현재 지정된 장소에서 약종을 취급할 수 있는 경과조치를 취하는 것으로 안을 마련하고 세부적인 규정 또는 성격에 관계되는 자격시험은 보건사회부에 제가 위임했다"고 밝히고 있다.

즉 약사가 부족하던 시절 운영하던 약종상과 매약상 제도를 정리하고 약사회 조직체계를 정비하는 법안을 약사출신 의원이 주도하여 발의한 것이다.

이 법안은 1967.2.2. 보건사회위원회 안(대안 061159)으로 제안되어 6일 원안가결되었다.

〈표 63〉 약종상 및 매약상 관련 신권우 의원 안과 보건복지위원회 대안

신권우 의원 안(의안번호: 060996)	위원회 대안(의안번호: 061159)
제안이유	제안이유
약종상 · 매약상은 신규허가를 할 수 없음에도 불구하고 현행법에는 가능한 것으로 되어있는 등 많은 사회문제를 야기하고 있고 약사중앙회의 기능을 강화하여야 할 사항 등 현행법의 미비점등을 정비하여 약사행정의 원할을 기하고자 함.	신권우의원외 33인으로부터 제안된 본 개정안 중 한약종상의 제도는 현행대로 두고 기타 정비할 부분이 있어 원안을 페기하고 대안을 제안하는 것임.
주요골자	주요골자
1. 서울특별시 · 부산시 · 도에는 약사회 지부를 설치할 수 있도록 함(제 12조의 2: 약사회의 지부등) 2. 약종상 및 매약상의 제도를 삭제토록 함(제 37조 의약품판매업자의 시설기준 등)	1. 중앙에 약사회를 두고 서울특별시 · 부산시 · 도에는 지부를 설치할 수 있도록 함.(제 12조의 2: 약사회의 지부 등) 2. 약종상 및 매약상의 제도를 삭제토록 함(제 37조 의약품 판매업자의 시설기준)

출처: 국회의안정보시스템 (likms.assembly.go.kr/bill)

2. 약사 의원의 부가가치세법 중 개정법률안 발의(15대)

15대 국회에서 보건복지위원회에서 활동하던 약사출신 김병태 의원은 1997년 11월 '부가 가치세법중 개징법률안(의안번호: 150907)'을 발의했다.

국회 재정경제위원회 소관인 이 법안은 2000.5.29., 15대 국회 임기만료로 폐기되긴 하였으나 15대 국회 임기동안 모두 다섯 차례 발의된 부가가치세법 중 유일한 의원 입법이었다. 이 개정법안은 개정 법률안중 제 12조 제 1항 제 19호를 신설하여 '부가가치세 면제대상에 의약품 · 의료장비 및 의료용구 등 보건위생 관련 사업을 추가하고 안 제34조 제 1항에 면세사업자 의 대리납부의무를 면제하는 내용을 담고 있어 의약품 등 약 관련 분야 사업에 세제혜택을 주는 입법이라는 점에서 비 소관 상임위원회의 직역관련 이익표출에 영향을 미치는 입법 활동의 한 예가 될 수 있을 것이다.[555)]

김병태 의원이 발의한 부가가치세법중 개정법률안의 제안이유 및 주요골자

현재 의료보건용역에 대한 면세는 국민의 의료비부담 감소라는 측면에서 보면 큰 실익이 없음. 또한 면세사업자가 비거주자 또는 외국인에게서 공급받는 재화 및 용역에 대하여 대리납부하는 것은 타인의 세부담을 대신하는 것으로 면세의 의미가 퇴색될 우려가 있음.
동 법안은 의료보건용역의 전단계라고 할 수 있는 의약품 · 의료장비 및 의료용구 등에 대하여 면세조항을 신설하고 면세사업자의 대리납부의무를 면제함으로써 실질적인 의료비 절감을 도모하고자 하는 것임.

■ 주요골자

1. 부가가치세 면제 대상에 의약품 · 의료장비 및 의료용품 등 보건위생관련사업을 추가함
2. 면세사업자의 대리납부의무를 면제함

한편 김병태 의원은 이 보다 앞서 약사출신의 제약산업 경영인출신이란 경력을 가진 의원으로 제약산업과 세제문제에 관심이 많아 특별소비세 부과 대상에서 자양강장변질제를 제외하는 특별소비세법중개정법률안도 발의하였으나 이 법안도 폐기되었다.[556)]

555) 약사출신의 김병태 의원(국민회의:서울 송파 병)은 성균관대 약학대학 졸업하고 (주)한올제약회장을 역임한 약사출신 제약회사 경영인이었다.

556) 김병태 의원은 1997년 8월(15대 국회)에서 재정경제위원회에 특별소비세법중개정법률안(의안번호: 150657)을 발의했다. 김 의원은 이 법의 제안이유로 "특별소비세는 특정한 물품, 특정한 장소에의 입장행위 및 특정한 장소에서의 유흥음식행위 등에 대하여 부과하는 것으로서 사치성물품 및 용역의 소비억제에 목적을 두고 있는 것임. 이러한 특별소비세의 특성에 비추어 볼 때 의약품인 자양강장변질제에 대한 특별소비세 부과는 자양강장변질제가 사치성물품이나 기호식품이 아니라는 측면에서 타당하지 않음. 이에 현재 특소세의 과세대상인 자양강장제 중 의약품을 제외하여 의약품에 대한 간접세 부담을 감소시키며, 제약산업의 대외경쟁력 제고를 도모하고자 함"이라고 밝히고 있다 이 법안은 1998. 11. 30. 폐기되었다.

3. 건강기능식품에 관한 법률제정 및 약사회개정청원 취지 달성(16대)

16대 국회(2000년 11월)에서 대한약사회장 출신의 김명섭 의원이 '국민건강증진을 위한 건강기능식품에 관한 법률안(의안번호: 160435)'을 발의하자 약계는 약국이 건강기능식품을 취급할 수 있는 최적의 장소로 부각될 수 있어 약국을 통한 건강기능식품 유통이 보편화 될 것이란 기대가 컸다.[557)]

그러나 대한한의사협회가 건강기능식품법의 제정은 무엇보다 한약의 오남용을 불러일으킬 가능성이 매우 크며 결국 한의학과 한방의료가 식품의 한 부분으로 전락할 소지가 다분한 만큼 결코 용인할 수 없다는 입장을 밝히며 강력 반발했다.[558)]

이에 국회 보건복지위원회는 2001년 11월 "건강기능식품법률안의 효율적 제정방향에 관한 공청회"를 개최하고 전문가와 이 법 제정에 반대했던 대한한의사협회를 포함한 이해당사자들의 의견을 들었다.

이날 공청회에서 한의사협회 기획이사는"(김 의원이 처음 발의한) 건강기능식품 관련 법률안은 현행 약사법과 식품위생법 하에서 편법적으로 이루어지고 있는 한약처방의 건강식품화를 단순히 '의약품으로 오인할 수 있는 표시광고만 하지 아니한다면 제조판매가 원칙적으로 가능하도록'하고 있어 오히려 한의사의 전문적인 진료에 의하여 주의 깊게 사용되어야 할 의약품인 한약처방이 건강기능식품화를 조장하는 결과를 초래할 우려가 있다"고 지적했다. 또 현재도 약사 및 식품관계법령의 미비로 인하여 무분별하게 불법제조 공급되고 있는 한약처방의 오남용은 국민건강 위해요소가 되는 심각한 상황이어서 한의사협회는 이 법안에 대해서 원칙적으로 한약처방을 비롯한 의약품이 사실상 건강기능식품으로 제조 판매되어 복용되는 것이 실효성 있게 방지될 수 있는 제도적장치가 현행 식품위생법 및 건강기능식품 안에 전제되지 않으면 이 법안의 제정에 반대해 왔다"고 밝혔다.[559)]

이에 김명섭 의원은 2002년 4월 이 법안을 철회하고 한의사협회 등 이해당사자들의 의견을 수렴하여[560)] 2002년 7월, '건강기능식품에 관한 법률안(의안번호: 161547)'을 대표

557) 약사공론. "건강기능식품 유통 약국이 최적의 창구, 건강기능식품법 통과로 유통 활성화 전망". 2002. 2. 27.

558) 약업신문. "건강기능식품법 제정 철회 주장/한의협 한약 오남용 우려 지적". 2001. 3. 16.

559) "한의협, '건강기능식품법'제정 정면 반발" 건강기능식품법률안의효율적제정방향에관한 공청회 국회 보건복지위원회자료 25쪽. 2001. 11. 27.

560) "한의협, '건강기능식품법'제정 정면 반발" 건강기능식품법률안의효율적제정방향에관한 공청회 국회 보건복지위원회자료

발의하여 수정가결 됨으로써 건강기능식품에 관한 법적 장치를 마련할 수 있었다.

이는 2002년 말 현재 약 1조 5천억원 규모의 시장으로 추정되고 있는 건강기능식품시장이 대부분(65~75% 추정) 방문 · 다단계 판매형태로 이루어지고 있으며 나머지가 약국(13%정도), 백화점 및 점포(약 10~20%) 등에서 판매되고 있는 것으로 추정[561]되고 있어 건강식품 시장을 어느 직역이 선점하느냐가 관건이라는 해석이다.[562]

한편 2003년 12월 대한약사회는 건강기능식품에 관한 법률 제 6조 제 2항에 영업신고 예외사항을 대통령령으로 정하도록 하는 단서 조항을 신설하여, 건강기능식품의 판매와 관련하여 전문가와 비전문가의 구분 없는 유통판매 방식으로 되어 있는 문제점을 해결함으로써 이미 소정의 자격과 허가 또는 신고를 통해 건강기능식품을 취급하는 약사 등 전문가의 이중 규제를 면제해 줄 것, 즉 건강기능식품법에서 약국을 신고예외 업소로 명문화해 줄 것를 청원했다.

청원소개는 건강기능식품을 발의한 바 있는 약사회장 출신의 김명섭 의원이 맡았다.

그러나 이 청원은 청원심사소위원회에서 "건강기능식품에관한법률 제 6조 제 2항에 의하면 법'제 4조 제 1항 제 3호의 규정에 의하여 건강기능식품판매업을 하고자 하는 자는 보건복지부령이 정하는 바에 따라 영업소별로 제 4조의 규정에 의한 시설을 갖추고 특별시장 · 광역시장 · 도지사(이하 "시 · 도지사"라 한다)에게 신고하여야 한다'라고 규정하고 있어 그동안 건강기능식품을 판매자나 향후 이를 판매하고자 하는 자는 모두 영업소별로 신고를 하지 않으면 안 되게 되어 있다고 지적했다. 따라서 동 법률의 입법취지가 건강기능식품의 안전성 확보 및 건전한 유통 · 판매를 도모하고 있음을 볼 때 영업신고 예외사항을 대통령령에 위임하는 것은 포괄적 위임으로 타당하지 않다는 것이다.

29쪽. 2001. 11. 27.

561) 국회홈페이지 '건강기능식품법에 관한 법률안'의 전문위원 검토보고서.

562) 최병철 외, "의약분업 후 건강기능성식품이 약국경영에 미치는 영향, 약학회지 제53권 제2호(2009) 45~50쪽에 따르면 "건강기능성식품의 시장상황과 조사결과 등을 종합해 볼 때 약국에서 전문지식과 적극적인 상담으로 건강기능성식품을 취급하면 약국경영 활성화는 물론 '국민건강 증진'이라는 약사의 사회적 의무까지 충족시킬 수 있을 것으로 보여진다"고 밝히고 있으며, 대한한방부인과학회지 "VOL.23NO.1: 083-096(2010)88쪽"한방의료기관별 내원환자의 건강식품 사용현황조사"에 따르면 "건강식품 섭취시 의료진과 상의한 사람은 15.3%였는데 상의대상 중 한의사와 상의한 비율이 제일 높았고 그 이유로 건강식품이 생약성분이라든가 자연식품이라서 한의학과 관련이 깊을 것이라는 인식 때문이라고 지적하고 있다. 또 약업신문 2004.9.6 자는 "왜 약사가 건강기능식품 시장을 선점해야하나"양 정 원(대한약학회 개국약학분과학회)의 글에서 건강식품 시장에 약사 한의사 뿐만 아니라 의사들의 관심도 고조되고 있음을 대한의사협회장을 지낸 "장동익 회장은 동안 건식 시장을 선점해왔던 약사회에 대해 의료계가 강력한 도전장을 낸 셈이 되었고, 뒤이어 한의계와 치의계 등도 본격가세할 태세여서 국내 건식을 둘러싼 시장 쟁탈전은 앞으로 더욱 치열해질 전망이다"라고 기술하고 있다.

이에 따라 국회보건복지위원회는 이를 법률에서 명시적으로 규정하여야 한다는 청원심사소위원회의 의결에 따라 청원의 내용 중 일부를 수정하고 이를 기초로 건강기능식품에관한법률중 개정법률안을 위원회안으로 제안키로 하고 이 청원은 본회의에 부의하지 아니하기로 하였다.

이에 따라 국회 보건복지위원회는 "건강기능식품에 관한 법률중 개정법률안(의안번호: 163154)"을 위원회 대안으로 마련하여 2004년 2월 26일 제 245회 국회(임시회) 제 11차 본회의에서 "약사법 제 16조에서 정하는 바에 의하여 개설 등록한 약국에서 건강기능식품을 판매하는 경우에는 영업의 신고 등을 면제 함(안 제 6조 제 2항 단서)"에 따라 약국에서 건강기능식품을 판매하는 경우 영업의 신고 등을 면제받게 되었다.[563]

4. 식품의약품안전청 폐지 및 식품안전처 설립반대 청원 및 정부조직법개정안 발의(17대)

2006년 정부가 식품의약품안전청을 폐지하여 식품안전처를 설립한다는 계획을 밝히자 전국 약학대학 학장과 약사회등 약 관련 학회 등은 '식품과 의약품을 똑같이 소중하게 생각하는 사람들의 모임(대표: 이승기 한국약학대학협의회장)'을 구성하고, '식약청 폐지 반대 100만인 서명운동'에 들어갔다.

또한 같은 해 8월 28일 약학대학협의회 소속 20개 약대학장과 각 약학 분야 학회장들이 약사출신의 문희 의원 소개로 정부가 추진하고 있는 '식품의약품안전청 폐지 및 식품안전처 설립 정부안 반대'(청원번호: 170303) 청원서를 국회 행정자치위원회에 냈다.[564]

같은 해 9월 7일 열린 국회 보건복지위원회 전체회의에서는 약사출신의 장복심 · 문희 의원이 식약청 폐지를 심사숙고해야 한다고 강조, 초당적으로 식약청 폐지에 부정적인 입장을 보였다.[565]

정부안에 대해 식품과 의약품 안전관리 업무를 분리하고 식품안전관리 업무는 보건복지부, 농림부, 해양수산부장관의 식품위생법, 축산물가공처리법, 건강기능식품에관한법

563) 약사공론. "기능식품법 약국 신고예외업소 명문화, 김명섭 의원 소개로 약사회 청원 결실". 2003. 12. 26.

564) 약사공론. "약대교수 식약청폐지 반대청원 국회에 접수". 2006. 8. 31.

565) 약사공론. "약사출신 여야의원 식약청 폐지 심사숙고해야". 2006. 9. 11.

률 관련 권한을 식품안전처장에게 이관하여 식품안전관리 기능을 강화하며, 의약품안전관리 업무는 보건복지부 소속 본부로 재편하여 의약품 안전 관리를 전담토록 하는 정부조직법개정은 의약품 분야가 복지부로 이관될 경우 행정의 지배와 각종 규제가 늘어나 전문성을 지킬 수 없다고 주장했다.

정부조직법개정안은 보건복지부 및 식품의약품안전청, 농림부(국립수의과학검역원 등), 해양수산부(국립수산물품질검사원 등) 등의 식품안전관리 관련 인력과 법률은 국무총리 소속의 식품안전처로 통합하는 내용으로, 이는 지난 해 김치의 안전성 문제와 수입 어류에서 발생된 발암물질 문제, 그리고 학교급식 위생문제와 국제적인 광우병 사고를 계기로 정부가 효과적인 식품안전관리를 고려하여 계획된 것이다.

정부조직법이 개정되면 각 부처에 소속된 식품관련 인력이나 조직을 흡수 통합하여 식품안전처로 일원화할 계획이며 식품안전관리 업무를 통합관장하기 위하여 '식품안전처'를 신설하면서 현행 규정(제 39조 제 2항)에 의하여 '식품의약품안전청'에서 담당하던 '의약품의 안전에 관한 사무'를 신설되는 '식품안전처' 업무에서 제외하면서 그 업무의 소관 변경에 관하여 본칙 조항에서 규정하지 아니하고, 부칙 제 3조 제 30항에서 「약사법」 개정을 통하여 '보건복지부'로 이관하게 된다.[566]

한편 문희 의원은 청원소개 이후 보다 적극적인 방법으로 '식약청의 폐지와 식품안전처의 신설 반대' 청원내용을 그대로 반영하여 2006년 9월 21일 정부조직법 일부개정법률안(의안번호: 174986)을 의원입법으로 발의하였다.[567]

---

566) 정부제출 정부조직법일부개정안(의안번호: 175185)에 대한 국회 행정자치위원회 전문위원 검토보고서.

567) 2006. 9. 21. 문희 의원 대표발의한 정부조직법 일부개정법률안(174986)의 주요내용 :
가. 식품 및 의약품의 안전, 그리고 식품의 재료와 의약품의 원료로 이용되는 축산물 · 농산물 · 수산물 제반 안전에 관한 사무를 식품의약품안전청에 두도록 함(안 제39조제2항). 나. 해양수산부의 사무 중 수산물 유통에 관한 사무는 제39조제2항의 규정에 의하여 식품의약품안전청이 그 사무를 관장하도록 함(안 제44조제1항 단서 신설).

〈표 64〉 식약청 관련 정부안 반대 청원과 문희 의원 발의 법률안 요지

"식품의약품안전청 폐지 및 식품안전처 설립 정부안 반대" 청원	문희 의원 발의 정부조직법일부개정법률안 요지
정부는 식품안전관리의 일원화를 목표로 식품의약품안전청을 해체하고 식품안전처 신설을 추진하고 있는 바, 이러한 정부정책에 강력히 반대하며 식품의약품안전청 폐지를 중단할 것을요구하는 것임. – 식품, 의약품, 화장품, 의료기기 등의 안전관리는 그 본질에 있어서 유사하기 때문에 통합관리체제를 강화함으로써 안전관리 업무의 창구 일원화, 식·약 안전관리 비용절감 등이 기대되며 식품과 의약품의 안전성을 효과적으로 확보 할 수 있는 바, 식품의약품안전청을 해체하여 식품안전처를 신설하겠다는 정부안을 폐지할 것을 요구함.[563]	가. 식품 및 의약품의 안전, 그리고 식품의 재료와 의약품의 원료로 이용되는 축산물·농산물·수산물 제반 안전에 관한 사무를 식품의약품안전청에 두도록 함(안 제 39조 제 2항). 나. 해양수산부의 사무중 수산물 유통에 관한 사무는 제 39조 제 2항의 규정에 의하여 식품의약품안전청이 그 사무를 관장하도록 함(안 제 44조 제 1항 단서 신설).

출처 : 국회의안정보시스템(likms.assembly.go.kr)

한편 문희 의원이 대표발의한 정부조직법일부개정법률안에 대해 행정자치위원회 수석전문위원은 2006년 11월 다음과 같이 전문위원 검토보고서를 내놨다.

식품의약품안전청은 지난 1998.2.28. 예방중심적인 식품 의약품 체계의 구축 운영과 관련 산업의 경쟁력 향상을 목적으로 보건복지부의 식품의약품안전본부(1996.4.6 신설) 및 6개 지방청(서울, 부산, 대구, 인천, 대전, 광주)이 승격하여 설립되었음.

그동안 식품의약품안전청은 식품 건강기능식품의 제조·수입·유통 및 안전관리, 의약품 등의 제조·수입 허가관리 및 마약류 관리, 식품 의약품의 기준 규격설정 및 안전성 관련 조사·연구 등의 업무를 통하여 식품과 의약품, 화장품 및 의료기기 등의 안전성과 유효성을 확보하여 나름대로 국민보건증진과 삶의 질 향상을 위해 노력을 기울여 왔지만, 지난해 김치의 위생상 안전성 문제와 학교급식과정에서의 위생관리 문제 등이 발생됨에 따라 농림부, 해양수산부, 교육부 등에 산재되어 있는 식품관련 업무의 통합 조정의 필요성이 제기되어 왔음. 이에 따라 개정안은 국가식품정책의 책임성과 식품위생관리의 안전성을 강화하기 위하여 식품과 의약품의 원료로 이용되는 축산물 농산물 수산물의 유통과 안전관리에 관한 업무를 현행 농림부 해양수산부 등 개별부처에서 식품의약품안전청으로 통합일원화 함으로써 식품의약품 관리의 책임성과 효율성을 강화 하고, 국민보건과 식품의약품 관리의 안전성을 제고하려는 측면으로 이해됨.

한편, 개정안은 농림부의 업무에서 축산 및 농산물 유통에 관한 사무를 삭제하고, 식품

568) 국회홈페이지, '문희 의원 대표발의 정부조직법 일부개정법률안(174986)' 주요골자.

의약품안전청 업무에 식품의 재료와 의약품의 원료로 이용되는 축산물 농산물 제반 안전 업무만을 추가하고 있어 안전업무를 제외한 축산 및 농산물 유통업무 소관을 어디로 할지에 대해서는 누락하고 있음.

반면, 수산물의 경우에는 해양수산부의 수산업무중 수산물 유통 업무와 제반 안전에 관한 업무를 식품의약품안전청에서 담당하도록 하는 등 축산물 및 농산물과 달리 취급하고 있어 식품원자재별 관리체계가 불분명한 측면이 있음. 따라서 개정안의 취지가 개별 부처의 식품안전관리 업무를 식품의약품안전청으로 통합 조정하려는 것이므로 농산물 및 축산물의 유통업무에 대한 소관의 명확화가 필요한 것으로 보며, 식품원자재의 유통은 안전측면뿐 아니라 시장의 육성, 물류 등을 포함하는 포괄적 개념으로 그 소관변경 문제는 관련부처 간 의견조정이 선행될 필요가 있다고 봄. 개정안은 식품안전처 설치 등을 주요 내용으로 정부가 제출(2006. 10. 20)한 정부조직법 일부개정법률안과 관련된 내용으로 병합하여 심사할 필요가 있음.

그러나 정부는 약계와 문희 의원의 반대에도 불구하고 정부조직법 일부개정법률안(175185)을 국회 행정자치위원회에 제출했다.(2006.10.20.)

정부제출 정부조직법일부개정법률안 주요내용[564)]

가. 국무총리소속하에 식품안전처 신설 및 식품의약품안전청 폐지(안제 25조의 2 신설 및 제 39조)
  (1) 부처별로 분산 관리되고 있는 식품안전 관련 기능을 통합하고 체계화하려는 것임.
  (2) 국무총리 소속 하에 식품안전처를 신설하여 농 · 수 · 축산물의 생산부터 소비까지 모든 단계의 식품안전관리 업무를 관장하도록 하고, 식품의약품안전청을 폐지하며, 의약품관련 업무는 보건복지부 소속으로 재편함.
  (3) 식품안전에 관한 업무가 품목별 관리에서 종합적 관리로 재편됨에 따라 소비자 위주의 식품안전 정책 수행을 위한 기반을 마련하고, 식품안전사고 등에 효율적으로 대처할 수 있을 것으로 기대됨.
나. 문화관광부의 명칭을 문화체육관광부로 변경(안 제 26조 제 1항 및 제 35조)(이하 생략)
다. 노동부의 명칭을 고용노동부로 변경(안 제 26조 제 1항 및 제 41조) (이하 생략)
라. 여성청소년가족부 신설(안 제 26조 제 1항, 제 42조 및 부칙 제 3조 제 121항)(이하 생략)
마. 건설교통부에 주택본부 신설(안 제 43조 제 2항 신설)(이하 생략)

출처 : 국회의안정보시스템(likms.assembly.go.kr)

국회 보건복지위원회는 2006년 11월 정부조직법일부개정법률안(문희 의원 대표발의), 정부조직법 일부개정법률안(정부 제출), 식품의약품안전청 폐지 및 식품안전처 설립 정부안 반대에 관한 청원(문희 의원 소개) 의견제시의 건에 대한 의견서를 소관 위원회인

569) 국회 홈페이지: 정부제출 정부조직법일부개정안(의안번호: 175185).

행정자치위원회에 다음과 같이 제시했다.

〈식품의약품안전청 폐지 및 식품안전처 신설 관련 보건복지부의 의견〉

- 대체토론시 나온 의견은 식품과 의약품, 화장품, 의료기기 등의 안전관리는 그 본질이 유사하므로 식품과 의약품의 통합안전관리 체계를 강화할 필요가 있다는 것임.
- 생명공학, 미생물학, 식품학, 약학 등의 발전을 통해 차세대 국가성장 동력산업인 BT산업을 세계적 수준으로 향상시키기 위해서는 이 분야의 총집합체인 식품의약품안전청을 폐지해서는 안 된다는 것임. 또한, 국내적으로 고부가가치산업인 BT산업을 육성할 계획을 추진하고 있고, 의료산업화와 한미 FTA협상 추진 등 보건의료환경이 급속히 변화하고 있어, 의약품분야에 대한 조직 · 예산 · 인력을 획기적으로 확충해야 하는 시기에 의약품 분야를 담당하는 전문적이며 독립적인 외청을 폐지하여 의약품분야를 약화시키는 것은 적절하지 않다는 것임.

전통한방약, 건강기능식품, 비타민 · 미네랄 · 아미노산 등의 성분은 식품과 의약품 모두에 공통으로 사용되고 있는 등 식품과 의약품 영역 간 융합이 가속화되고, 식약동원(食藥同源)이라는 말처럼 식품과 의약품의 경계가 사라지고 있는 추세 속에서, 식품과 의약품을 분리하면 한약재, 건강기능식품 등과 같은 중간 영역에 대한 관리의 사각지대가 발생할 수 있고,

아울러 식품, 의약품, 질병관리 분야의 전문가가 협력하여 업무의 조화를 이룰 때 식품안전관리의 시너지(상승효과)를 얻을 수 있으므로 식품안전관리의 일원화만을 보고 의약품과 분리한다면 오히려 인력과 비용을 이중 투자하는 우를 범할 수 있다는 것임.

여러 부처로 다원화된 식품안전관리체계를 일원화하고, 과거 생산자 중심에서 소비자 중심의 안전관리체계로 개편하기 위해서는 식품안전처 신설보다는 현행체계에 「식품안전기본법」을 근거로 식품안전정책위원회를 구성하여 범정부차원의 정책을 총괄 조정하도록 하고, 소비자중심 안전기관인 식품의약품안전청의 기능을 강화하여 식품의약품안전청 중심으로 식품안전관리체계를 일원화하는 것이 바람직하다는 의견을 개진하였음.

일부위원은 식품안전처 신설이 불가피하다면 그 대안으로서 의약품분야를 보건복지부에 편입시키는 소극적인 방식보다는, 독립적으로 "의약품청(의약품안전청)"을 설립하여

조직과 기능을 획기적으로 강화하는 것이 바람직하고, 이 경우 기능성식품과 임상시험이 요구되는 분야는 "의약품청(의약품안전청)"소관으로 하며, 영양사의 면허관리는 현재와 같이 보건복지부가 관리 · 감독하여야 한다는 의견을 제시함.

또, 일반적으로 국무총리 소속하에 두는 「처」는 참모조직의 성격을 가지는데 비하여, 「식품안전처」의 경우 상당부분 집행기능을 담당하도록 하고 있는 점에서 볼 때, 식품안전처를 국무총리 소속하에 두는 것은 적절하지 않다는 의견도 있었음.(국회의안정보시스템, likms. assembly. go.kr)

이후 정부가 제출한 법안과 의원발의의 '정부조직법개정안'은 행정부 간에도 여러 부처의 조율이 필요하고 국회 내 관련 상임위원회인 국회운영위원회, 정무위원회, 문화관광위원회, 농림해양수산위원회, 보건복지위원회, 건설교통위원회, 여성가족위원회, 환경노동위원회의 조율을 거쳐[570] 2006년 11월 27일 소관위원회인 행정자치위원회 법안심사소위에서도 공청회 등을 통해 보다 여론수렴이 필요하다는 결론이 나오면서 법안처리가 잠정적으로 유보되었다. 이어 2006년 말 국회 분위기는 식품의약품안전청을 폐지하고 식품안전처를 설치한다는 정부의 방안이 국회 보건복지위원회에서 여야 의원들이 식약청 폐지반대로 입장을 정리한 것으로 일부 전문지에 보도 되었다.[571]

그러나 이러한 국회 분위기와는 달리, 식품안전업무를 통합하고 식품안전기본법, 식품위생법 등 관련법 개정 작업을 맡고 있는 국무조정실 식품안전기획단 곽노성 단장은 최근 국회에서의 (식약청 폐지 법안) 진행이 쉽지 않아 난감한 것은 사실이나 '식약청 폐지에 대한 논의는 단시일에 결정된 것이 아닌, 참여정부가 들어선 이래 3년여 기간 동안 검토된 사안이라면서 '정부의 식품안전처 설치에 대한 입장은 변함없다'고 밝혀 정부는 법안제출 후 일관되게 '식약청 폐지, 식품안전처 설치'의 의지를 가지고 있었던 것으로 보인다.

그러나 식약청 폐지관련 정부조직법개정안은 1년 6개월 동안 계류되어 오다가 17대 국회 폐회(2008. 5. 29.)로 임기만료 폐기되었다.

그렇다면 약사출신의 문희 의원과 대한약사회와 약학대학교수협의회 20개 약대학장

570) 이중 정무위원회, 보건복지위원회, 여성가족위원회, 문화관광위원회는 각각 상임위원회 공식적인 '의견제시'를 받아 검토의견서를 첨부하는 등 조율을 거쳤다.

571) 청년의사. "식약청 폐지법안 물건너가나?" 2006. 12. 12.

과 약학관련 학회들은 왜 정부의 식품의약품안전청 폐지 및 식품안전처 설립계획에 강력 반대[572]하고 나섰을까?

문희 의원은 식품과 의약품의 과학적이고 합리적인 안전관리와 선도적인 역할을 위해 전문인력과 예산을 보강하는 것이 바람직하다며, "식약청 폐지 추진에 앞서 전문가들의 충분한 의견을 수렴하는 과정이 누락되었다"[573]고 지적하고 청원소개 의견서에서 "식약청 폐지는 국민보건의 안전성 효율성 저하와 정부 예산낭비 등의 문제를 파생시킬 것"이라며 "정부가 추진을 중단하는 것이 합당하다"고 주장했다.

물론 그 이유도 없지는 않겠지만 의약계를 잘 아는 사람들은 식약청 공무원 10명중 3명이 약사라는 사실에 보다 관심을 갖는다.

식약청은 역대 11명의 청장 중 5명이 약사 출신으로[574] 임명되는 등 청장 및 차장을 비롯한 주요부서 핵심 고위직에 약사가 포진해 있으며 지난해 대한약사회가 발간한 '공직약사 회원명부' 에 의하면 이 가운데 오송 소재의 식약청 본청 직원 666명 가운데 203명(30.5%)이 약사 출신 공무원이다.

현재 식약청에 근무하고 있는 직원은 모두 1470명으로, 오성 본청에 666명 근무 외에도, 서울 · 부산 · 경인 · 대구 · 광주 · 대전 등 지방 식약청에 559명, 그리고 식약청 산하 조직인 식품의약품안전평가원에 245명이 근무하고 있다.

또한 지방식약청에는 49명(약 8.8%)의 약사출신이 봉직하고 있는데 구체적으로 서울지방식약청 11명, 부산지방식약청 10명, 경인지방식약청 16명, 대구지방식약청 3명, 광주지방식약청 3명, 대전지방식약청 6명 등이다.

이와 함께 오송보건의료행정타운에 있는 식품의약품안전평가원에도 57명(약 23.3%)의 약사 출신 공무원이 근무하고 있다.[575]

약사직이 가장 많이 근무하는 식약청이 '약' 빠진 식품안전처로 바뀐다는 것이 약사출신 의원과 약사단체를 움직인 동력이라고 보는 시각도 있었다는 점이다.

572) 문화일보. "'식약청 폐지' 약사회 등 반발". 2006. 11. 15.

573) 데일리팜. "약대교수들, '식약청 해체 반대' 국회 청원, '식품의약품안전처로 확대해야'행정자치위서 검토. 2006. 8. 30.

574) 식약청 홈페이지: 허근(제2대 · 영남대 약학), 심창구(제5대 · 서울대 약학), 김정숙(제6대 · 서울대 약학), 윤여표(제9대 · 서울대 약학), 현 이희성 청장(11대 · 성균관대 약학).

575) 한의신문. "식약청공무원 10명중 3명은 약사 출신, 오송소재 본청직원 666명중 203명 이상 약사면허소지, 특정 직능 출신 공무원의 주요 보직 점령, 편파적 의약행정". 2012. 11. 5.

5. 공중보건 약사제도 신설 … 약사의원 농어촌관련 특별법,병역법개정안 발의 (20대)

약대생과 청년약사들의 관심사인 공중보건약사제도를 '농어촌 등 보건의료를 위한 특별조치법개정법률안'과 병역법개정법률안에 반영한 2개 법안의 개정법률안이 약사출신 전혜숙의원에 의해 대표발의되었다.

두가지 법안 모두 임기만료 폐기되었으나 젊은 약사들의 관심 속에 앞으로도 다시 제안될 수 있는 현안이라는 점에서 '농어촌등 보건의료를 위한 특별조치법 일부개정법률안(의안번호 제2002776호)'과 '병역법개정안(의안번호: 2002775]의 제안이유와 주요골자, 전문위원 검토내용과 유관단체의 반응을 보면 다음과 같다.

■ **농어촌 등 보건의료를 위한 특별조치법 일부개정법률안(의안번호 제2776호)**

▣ 제안이유

농어촌 등 의료취약지역은 약국이나 약사가 적어 의약품을 잘못 사용하거나 과도하게 사용하여 발생하는 사고에 대한 우려가 높은 실정임. 또, 약사의 수도권 집중현상이 심화되어 의료취약지역의 상당수 보건소가 약사의 법정배치기준을 충족하지 못하거나 배치되어 있지 않는 것으로 나타났음.

이에 의료취약지역의 약사인력부족을 해소하고자 공중보건약사를 둘 수 있도록 제도를 개선 필요가 있음.

▣ 주요내용

공중보건약사 제도를 신설함(안 제2조, 제3조 등).

▶ 검토의견[576)]

1. 개정안의 내용 및 취지

개정안은 공중보건의사 외에 공중보건약사제도를 도입하여, 약사 면허를 취득한 자도 병역의무를 대체하여 공중보건업무에 종사할 수 있도록 하고 있음(안 제2조제1호의2 신설 등).

576) 농어촌 등 보건의료를 위한 특별조치법 일부개정법률안 (의안번호 제2776호)검토보고 보건복지위원회수석전문위원 김승기 2016. 12.

이는 농어촌 등 의료취약지역의 약사 인력 부족 문제를 해소하려는 취지임.

2. 조문 대비

현 행	개 정 안
제2조(정의) 이 법에서 사용하는 용어의 뜻은 다음과 같다. 1. (생 략)	제2조(정의) --. 1. (현행과 같음)
〈신 설〉	1의2. "공중보건약사"란 공중보건업무에 종사하게 하기 위하여 「병역법」 제34조의8제1항에 따라 공중보건약사에 편입된 약사로서 보건복지부장관으로부터 공중보건업무에 종사할 것을 명령받은 사람을 말한다.
2. ~ 4. (생 략) 제2장 공중보건의사	2. ~ 4. (현행과 같음) 제2장 공중보건의사 · 공중보건약사

※ 제2장 조문 생략 : 제2장 조문 중 공중보건의사가 규정되어 있는 부분에는 공중보건약사를, 의사 · 치과의사 또는 한의사가 규정되어 있는 부분에는 약사를 추가하고 있음(안 제3조, 제3조의2, 제4조, 제5조, 제5조의2, 제6조, 제6조의2, 제7조, 제8조, 제9조, 제9조의2, 제10조, 제11조, 제14조의3).

3. 보건소 약사 인력 현황

「지역보건법」 및 동법 시행규칙은 보건소에 의무 · 치무 · 약무 · 보건 · 간호 · 의료기술 · 식품위생 · 영양 · 보건통계 · 전산 등 보건의료에 관한 업무를 전담할 전문인력을 두도록 하고, 의사 치과의사 한의사 조산사 간호사 약사 임상병리사 등 19종의 전문인력 종별에 따른 최소 배치기준을 정하고 있음.

【참고 1】 전문인력의 면허 또는 자격의 종류에 따른 최소 배치 기준.[577)]

577) 「지역보건법」
제12조(전문인력의 적정배치등) ① 보건소에는 소장과 제9조 각호의 규정에 의한 업무를 수행하는데 필요한 면허 · 자격 또는 전문지식을 가진 인력(이하 "전문인력등"이라 한다)을 두어야 한다.
⑤제1항의 규정에 의한 전문인력등의 배치 및 임용자격기준과 제3항의 규정에 의한 교육훈련의 대상, 기간, 평가, 그 결과처리등에 관하여 필요한 사항은 대통령령으로 정한다.
「지역보건법 시행령」
제10조(전문인력등의 배치기준) ① 법 제12조의 규정에 의하여 보건소 및 보건지소에는 의무 · 치무 · 약무 · 보건 · 간호 · 의료기술 · 식품위생 · 영양 · 보건통계 · 전산등 보건의료에 관한 업무를 전담할 전문인력등을 둔다.
②제1항의 규정에 의한 전문인력등의 면허 또는 자격의 종별에 따른 최소 배치기준은 보건복지부령으로 정한다.
「지역보건법 시행규칙」
제6조(전문인력등의 배치) ① 영 제10조제2항의 규정에 의한 전문인력등의 면허 또는 자격의 종별에 따른 최소배치기준은

그 중 약사는 의약무 관리 등의 전문적 업무수행을 위하여 지역별로 최소 1명 내지 최대 3명을 배치하도록 규정하고 있음.

〈보건소 약사 최소배치 기준〉

구분 / 직종별	특별시의 구	광역시의 구, 인구 50만명 이상의 시의 구 및 인구 30만명 이상의 시	인구 30만명 미만의 시	도농복합형태의 시	군	보건의료원이 설치된 군
약사	3	2	1	1	1	2

그러나 '00년 7월 1일부터 의약분업이 시행됨에 따라[578] 보건소 약사의 경우 조제 업무보다는 일반행정 업무를 수행하고 있으며, 이후 보건소에서 약사 배치 인원이 감소하고 있음.

- 「약사법」에 따르면 보건소 등은 외래진료업무에 대하여 의약분업을 실시함으로써 보건소 방문 외래환자에 대하여 보건소 약사의 조제업무가 금지됨(법 제23조제4항 제7호).[579]
- 보건복지부에 따르면 의약분업 후 보건소 약사의 경우 약국 개설등록 수리 · 관리 등 의약무 관리와 함께 보건소에 근무하는 일반 공무원과 마찬가지로 공중위생, 식품 등 보건행정, 금연, 방문건강 등 건강증진 정책 업무 등을 수행하고 있으며, 감염병 예방관리, 지역주민 만성질환 등 질병관리 목적의 투약 등의 경우를 제외한 외래 진료환자에 대해서는 조제업무를 수행하지 않고 있음.

별표 2와 같다.

578) 「약사법」 [시행 2000.7.1.] [법률 제6153호, 2000.1.12., 일부개정]상 의약분업 관련 내용
① 의료기관의 외래환자에 대한 원외조제를 의무화하기 위하여 의료기관의 시설 또는 구내에 약국개설을 금지함.
② 의약분업에 따른 국민의 불편을 최소화하기 위하여 의사 또는 치과의사가 직접 조제할 수 있는 경우를 다음과 같이 추가함.
- 전염병예방법에 의한 제1종 전염병환자와 사회복지사업법에 의한 사회복지시설에 입소한 자에 대하여 조제하는 경우
- 운반 · 보관에 주의를 필요로 하는 주사제 등 보건복지부령이 정하는 주사제를 주사하는 경우
- 장애인복지법에 의한 중증장애인과 파킨슨병환자 및 나병환자에 대하여 조제하는 경우
- 후천성면역결핍증 등 특수질환의 치료를 위하여 조제하는 경우 등
③ 보건소와 보건복지부장관이 지정하는 보건지소는 외래진료업무에 한하여 의약분업을 실시하도록 함.
④ 의료기관의 조제실에서 조제업무에 종사하는 약사는 외래환자에게 교부된 처방전에 의하여 의약품을 조제할 수 없도록 함.

579) 「약사법」
제23조(의약품 조제) ①약사 및 한약사가 아니면 의약품을 조제할 수 없으며, 약사 및 한약사는 각각 면허 범위에서 의약품을 조제하여야 한다. 다만, 약학을 전공하는 대학의 학생은 보건복지부령으로 정하는 범위에서 의약품을 조제할 수 있다.
④제1항에도 불구하고 의사 또는 치과의사는 다음 각 호의 어느 하나에 해당하는 경우에는 자신이 직접 조제할 수 있다.
7. 「지역보건법」에 따른 보건소 및 보건지소의 의사 · 치과의사가 그 업무(보건소와 보건복지부장관이 지정하는 보건지소의 지역 주민에 대한 외래 진료 업무는 제외한다)로서 환자에 대하여 조제하는 경우
⑦ 의료기관의 조제실에서 조제업무에 종사하는 약사는 「의료법」 제18조에 따라 처방전이 교부된 환자를 위하여 의약품을 조제하여서는 아니 된다.

〈표 65〉 보건소 근무 약사 수행업무 현황

계	일반행정			조제
	의약무관리	보건행정	건강증진	
100%	47%	35%	15%	3%

* FTE(Full Time Equivalent)방식(한 사람의 업무를 1로 두고 세부업무 투입 현황을 조사)으로 전체 보건소 약사업무 조사

* 자료 : 보건복지부

이에 따라 보건소에 근무하는 약사의 경우 `15년 12월 31일 기준으로 최소배치 기준 인원 412명 중 153명(충족률 37%)만이 배치되어 있는 상황이며, 보건소 전문인력 중 최소배치기준 충족률이 가장 낮은 것으로 나타남.

〈표 66〉 보건소 약사근무 현황('15.12.31기준) (단위: 명,%)

구분	보건소현황(개소)	최소배치기준(A)	현원(B)	충족률(B/A)
합계	254	412	153	37
서울	25	75	101	135
부산	16	31	11	35
대구	8	15	1	7
인천	10	18	5	28
광주	5	10	3	30
대전	5	10	2	20
울산	5	9	2	22
세종	1	1	-	-
경기	44	73	20	27
강원	18	21	2	10
충북	14	18	1	6
충남	16	20	1	5
전북	14	20	2	10
전남	22	25	1	4
경북	25	31	1	3
경남	20	26	-	-
제주	6	9	-	-

〈표 67〉 보건소 전문인력 배치 현황(직역별 충족률 '15.12.31기준) (단위: 명, %)

구 분	최소배치기준(A)(개소당 배치인원)		현원(B)	충족률(B/A)
의사	619	(1~6명)	863	139
치과의사	254	(1명)	257	101
한의사	254	(1명)	339	133
간호사	3,479	(10~23명)	6,930	199
약사	412	(1~3명)	153	37
임상병리사	871	(2~4명)	999	115
방사선사	523	(2~3명)	675	129
물리치료사	269	(1~2명)	706	262
치과위생사	254	(1명)	1,099	433
영양사	269	(1~2명)	926	344
의무기록사	15	(0~1명)	9	60
정신보건전문요원	254	(1명)	303	119

* 최소배치기준: 지역보건법 시행규칙 별표2에 따른 각 보건소별 최소배치기준을 전체 보건소(254개소) 기준으로 직종별 합산한 숫자임.

* 자료 : 보건복지부

▣ 검토의견

개정안은 약사 자격이 있는 사람도 공중보건의사(의사 치과의사 한의사)[580]와 같이 대체복무를 할 수 있는 제도를 신설하여 공중보건업무에 종사할 수 있도록 하고 있음.

- 개정안은 공중보건업무에 종사하게 하기 위하여 「병역법」 제34조제1항에 따라 공중보건약사에 편입된 약사로서 보건복지부장관으로부터 공중보건업무에 종사할 것을 명령받은 사람을 "공중보건약사"로 정의하고(안 제2조제1호의2 신설),
- 제 2장 공중보건의사에 공중보건약사를, 제2장의 각 조문 중 공중보건의사가 규정되어 있는 부분에는 공중보건약사를, 의사 · 치과의사 또는 한의사가 규정되어 있는 부분에는 약사를 각각 추가하고 있음(안 제3조, 제3조의2, 제4조, 제5조, 제5조의2, 제6조, 제6조의2, 제7조, 제8조, 제9조, 제9조의2, 제10조, 제11조, 제14조의3).

580) 「농어촌 등 보건의료를 위한 특별조치법」
제2조(정의) 이 법에서 사용하는 용어의 뜻은 다음과 같다.
1. "공중보건의사"란 공중보건업무에 종사하게 하기 위하여 「병역법」 제34조제1항에 따라 공중보건의사에 편입된 의사 · 치과의사 또는 한의사로서 보건복지부장관으로부터 공중보건업무에 종사할 것을 명령받은 사람을 말한다.

※ 공중보건업무는 보건소, 보건지소, 공공병원 등에서 수행하는 보건의료업무를 의미함.[581]

- 이는 농어촌 등 의료취약지역의 약사인력 부족으로 인하여 발생할 수 있는 의약품 오남용 사고 등을 방지하고, 약사의 수도권 집중현상으로 인하여 의료취약지역 상당수 보건소가 법정 약사인력을 충족하지 못하고 있는 문제 등을 해소하는 등 의료취약지역의 약사인력 부족 문제를 해소하려는 취지임.

보건의료 취약지역인 농어촌 등에 약사 인력을 확대함으로써 의료서비스 향상을 통해 국민건강을 증진시키고, 적극적으로 약사인력을 활용할 수 있도록 하려는 개정안의 취지는 공감하나,병역의무에 대한 대체복무제도 신설이라는 점과 관련하여 다음과 같은 측면에서 보다 종합적이고 심도있는 사전 논의와 사회적 합의가 선행되어야 할 필요가 있는 것으로 보임.

- 첫째, 현행 공중보건의사 제도는 농어촌 등 보건의료 취약지역 주민들의 건강을 위하여 국가적 지원 차원에서 마련된 제도로서 의료기관의 접근성이 떨어지는 의료취약지역 주민들에 대한 일차 진료 제공이 도입 취지이나, 의약분업 실시 이후 현재 보건소 배치 약사인력의 경우, 조제 등 약사(藥事)업무가 아닌 약국 개설등록, 지도 · 감독 등 행정업무를 주로 수행하고 있는 상황이므로 보건소 법정 약사인력을 충족해야 할 현실적인 필요성이 있다고 보기 어려운 상황임.
- 둘째, 병무청에 따르면 현재 `23년 이후 현역자원 부족에 따라 대체복무 감축 · 조정이 불가피한 상황이므로 현역 군복무의 예외로서 약사에 대한 대체복무 제도를 신설할 공공성, 필요성 및 긴급성 등에 대한 신중한 검토가 필요함.
- 셋째, 간호사, 방사선사, 물리치료사, 임상병리사 등의 직역에 대해 대체복무 제도를 인정하고 있지 않는 상황에서, 약사에 대해서만 대체복무 제도를 인정하는 것은 타

581) 「농어촌 등 보건의료를 위한 특별조치법」
제2조(정의) 이 법에서 사용하는 용어의 뜻은 다음과 같다.
2. "공중보건업무"란 제5조의2제1항 각 호에 따른 기관 또는 시설에서 수행하는 보건의료업무를 말한다.
제5조의2(공중보건의사의 배치기관 및 배치시설) ① 제5조제1항 및 제2항에 따라 보건복지부장관 또는 시 · 도지사가 공중보건의사를 배치할 수 있는 기관 또는 시설은 다음 각 호와 같다.
1. 보건소 또는 보건지소
2. 국가 · 지방자치단체 또는 공공단체가 설립 · 운영하는 병원으로서 보건복지부장관이 정하는 병원(이하 이 조에서 "공공병원"이라 한다)
3. 공공보건의료연구기관
4. 공중보건사업의 위탁사업을 수행하는 기관 또는 단체
5. 보건의료정책을 수행할 때에 공중보건의사의 배치가 필요한 기관 또는 시설로 대통령령으로 정하는 기관 또는 시설

직역과의 형평성 문제가 발생할 수 있을 것임.

참고로 보건의료 분야별 남자 합격자 현황을 살펴보면, 약사의 경우 전체 합격자 중 남자 비율이 33.6%, 의사의 경우 60.9%, 간호사의 경우 9.9%, 임상병리사의 경우 23.2%, 물리치료사의 경우 35.2% 등을 차지하고 있음.

〈표 68〉 보건의료직 분야별 합격자 현황(2016년)

구 분	약사	의사	치과의사	한의사	간호사	임상병리사	방사선사	물리치료사
계	1,693	3,106	767	752	17,500	2,258	2,220	3,848
남자	569	1,891	502	446	1,732	523	1,249	1,354
%	33.6	60.9	65.4	59.3	9.9	23.2	56.3	35.2
여자	1,124	1,215	265	306	15,768	1,735	971	2,494
%	66.4	39.1	34.6	40.7	90.1	76.8	43.7	64.8

* 자료 : 한국보건의료인국가시험원

끝으로 현재 약사 인력이 부족한 곳은 대부분 농어촌 지역이며 약사 인력의 지역편중 현상, 지방 중소병원의 약사 인력 부족 문제 등은 근무여건 및 처우 문제와 밀접한 관련이 있으므로,약사 인력 수급제도 전반에 대한 종합적인 개선방안에 대한 논의가 선행되어야 할 것으로 생각됨.

- 참고로 동 법률안과 관련하여 '약무장교' 제도 도입을 내용으로 하는「병역법 일부개정법률안」(의안번호 2775, '16. 10. 20. 전혜숙의원 대표발의)이 국방위원회에 계류되어 있음.

▶ 관련 기관의 의견

가. 보건복지부 의견

현재 농어촌 등 보건소에 근무하는 약사의 경우, '00년 의약분업 시행 이후 조제업무보다는 약국 허가 · 관리 등 의약무 관리 등 행정업무를 수행하고 있으며 농어촌 등 의료취약지인 보건소 등에 공중보건약사제도 도입은 대체복무의 공공성 긴급성, 타 직역간 형평성 고려 등 사회적 논의가 선행될 필요가 있음.

나. 병무청 의견

'23년 이후 현역자원 부족에 따라 대체복무 감축 · 조정이 불가피한 상황으로 약사에 대한 예외적인 대체복무제도 신설은 타 분야(남자간호사, 임상병리사, 방사선사 등)와의 형평성 논란이 예상되며, 다른 정책적 목적을 위한 병역의 수단화는 바람직하지 않으므로 수용 곤란함.

다. 대한약사회 의견

병역의 대체복무제도가 기 도입된 보건의료인(의과 · 치과 · 한의과 · 수의과)과의 형평성 제고와 보건의료 취약지역 주민의 건강관리를 위해 공중보건약사제도 도입이 필요함.

라. 대한의사협회 의견

단독으로 의료행위를 할 수 없는 약사를 공중보건약사라는 명칭으로 기존 공중보건의사 제도의 틀 속에 포함시키는 것은 의료취약지역 주민에 대한 일차의료 제공이라는 동 제도의 도입 취지에 어긋나는 것이고, 의약분업 예외지역에서 비의료인인 약사에 의한 임의조제를 부추겨 국민의 건강권 악화로 귀결될 우려가 있으며, 타 직역과의 형평성 문제가 있음.

마. 대한한의사협회 의견

단독으로 의료행위를 할 수 없는 약사까지 공중보건의사제도를 확대하는 것은 필요성과 현실성이 없음. 관련하여 전혜숙 의원이 발의한 '농어촌 등 보건의료를 위한 특별조치법 일부 개정법률안'은 20대 국회 임기만료로 폐기되었다.

■ **병역법 일부개정법률안(의안번호:2002775) 만료폐임기만기만료폐**

▣ 제안이유

감사원이 군병원과 의무대를 대상으로 한 '군 의료체계 개선 추진실태' 감사결과(2012. 12.), 군병원에서 약제장교 부족으로 무분별하게 무자격자가 의약품을 조제한 사실과 각급 의무부대에서 무면허 약제병이 병용금기 의약품, 시판금기 의약품을 처방 · 조제한 사례가 확인되었음. 부적절한 의약품 처방 · 조제로 인한 사고 가능성이 상존하고 있는 실정임. 이같은 일이 발생하는 원인은 의약품에 관한 전문성을 가진 병역자원을 일반사병으로 병역의무에 복무하게 함으로써 충분히 활용하고 있지 못하고 있기 때문임. 이에 약사 자격을 가진 사람은 약무장교로서, 약사가 되려고 약학대학을 다니는 사람은 약무사관후보생으로서 병역의무를 이행할 수 있도록 함으로써, 군 의료체계를 보완할 필요가 있음.

한편, 지방으로 갈수록 국공립병원과 같은 공공의료기관이 의사 · 약사 · 간호사 등 의료인력을 구하기 어렵고, 농어촌 등 의료취약지역은 특히 의료인력 부족 현상이 심각함. 국공립병원 또는 의료취약지역에서 발생하는 의약품 사고를 예방하기 위해 공중보건약사를 배치하여 취약한 의료전달체계를 보완할 필요가 있음.

▣ 주요내용

가. 약사 자격이 있는 사람이 원할 경우 약무분야 장교로 편입할 수 있음(안 제58조제1항).

나. 약사자격을 얻기 위하여 약학대학에 다니고 있는 사람으로서 약무사관후보생을 지원한 사람을 의무 · 약무 · 법무 · 군종 · 수의 사관후보생의 병적에 편입할 수 있음(안 제58조제2항).

다. 약사 자격을 가진 사람 중에서 약무분야 장교로 편입하지 아니하거나 보충역 판정을 받은 사람에 대하여, 본인이 원할 경우 공중보건약사로 편입할 수 있음(안 제38조의8 신설).

참고사항: 이 법률안은 전혜숙의원이 대표발의한 「농어촌 등 보건의료를 위한 특별조치법 일부개정법률안」(의안번호 제2776호)의 의결을 전제로 하는 것이므로 같은 법률안이 의결되지 아니하거나 수정의결되는 경우 이에 맞추어 조정하여야 할 것임.

▣ 개정안의 취지

군내 약제장교 부족으로 무면허 약제병이 의약품을 조제함에 따라 의약품 사고가 상존하고 있어, 약사 자격을 가진 사람은 약무장교로, 약학대학을 다니는 사람은 약무사관후보생으로 병역의무를 이행할 수 있도록 하고, 국공립병원 또는 의료취약지역에서 발생하는 의약품 사고를 예방하기 위해 공중보건약사를 배치하려는 것임.

▣ 개정안의 주요내용

현 행	개 정 안
〈신 설〉	제2조, 제5조, 제33조의7, 제34조의8 및 제35조 • 공중보건약사제도 신설 – 공중보건약사: 약사자격을 가진 사람으로서 「농어촌 등 보건의료를 위한 특별조치법」에서 정하는 바에 따라 공중보건업무에 종사하는 사람
〈신 설〉	제58조 및 제66조 • 약무장교 및 약무사관후보생 신설 – 약무장교 : 약사 자격이 있는 사람으로 현역장교 병적에 편입된 사람 – 약무사관후보생 : 약사의 자격을 얻기 위하여 약학대학을 다니고 있는 사람으로서 약무사관후보생 병적에 편입된 사람

나. 검토의견[582)]

개정안은 군내의 약제업무 관련 약무장교제도 도입과, 약무장교 미편입자나 보충역 판정자는 공중보건약사로 편입하며, 군내의 약무분야 전문가를 양성하기 위하여 약학대학에 다니는 사람으로 약무사관후보생 편입제도를 규정하려는 것임. 이는 군 및 의료취약지역의 약제업무에 관한 전문성 확보와 지원이라는 점에서 일면 긍정적인 효과를 예상할 수 있을 것이나, 다음과 같은 점에서 신중한 검토가 필요할 것으로 보임.

▶ 약무장교 및 약무사관후보생제도의 신설 관련

개정안은 약사자격이 있는 사람으로서 본인이 원할 경우 약무장교로 편입할 수 있도록 하고, 약학대학에 다니고 있는 사람 중에서 약무장교나 공중보건약사의 확보를 위하여 약무사관후보생으로 편입하려는 것임(안 제58조제1항 및 제2항).

현행 약제업무를 담당하는 현역 장교(약무장교)는 약사자격을 가진 사람 중 각 군에서 모집 선발하여 활용하고 있는데 현재 28명이 배치됨.

매년 약사자격을 취득하는 남자 약사의 수는 최근 평균 600여 명[583)]에 이르고 있어 약무장교로의 공급조건은 충분한 것으로 보이며, 개정안과 같이 군의 약제업무를 약무장교

582) 병역법 일부개정법률안(의안번호:2002775) 전문위원검토보고, 국회 국방위원 회전문위원 박철규2016. 11.

583) 최근 5년간 약사합격자 현황 (단위 : 명)

구 분	'16년	'15년	'14년	'13년	'12년
약사합격자	1,799	1,693	116	262	1,614
남 자	639	569	61	126	635

* 출처 : 한국보건의료인국가시험원

가 맡도록 하는 데는 다음과 같은 점에서 신중한 고려가 있어야 할 것임.

첫째, 군인에 대한 조제는 「약사법」[584]에 따라 의약분업의 제외대상이므로 약제업무 모두를 약사인 약무장교의 업무로 하는 것은 군의 장교급 인력의 증가로 이어질 수 있음.

둘째, 군에는 약제 업무 외에도 다른 의료분야(간호사, 방사선사 등)도 약제병과 유사하게 운영되고 있는 바, 상호 형평성을 고려할 필요가 있을 것임.

또한 사관후보생 제도는 군에 필요한 전문인력을 사전에 확보하여 안정적으로 공급하려는 취지로 수요에 비하여 공급이 원활하지 않음[585]을 전제로 하는 것으로 위에서 살펴본 바와 같이 약무장교는 약학대학 졸업생을 대상으로 선발[586]하는데 지장이 없어 별도의 약무사관후보생 제도 도입의 실익에 관한 신중한 검토가 필요한 것으로 보임.

〈표 69〉 의료 관련 직군 합격자 현황(2015년) **(단위: 명, %)**

구분	의사	치과의사	한의사	간호사	임상병리사	방사선사	물리치료사	위생사
계	3,125	724	772	15,735	2,258	2,220	3,848	5,211
남자	1,933	463	489	1,363	523	1,249	1,354	827
%	61.9	64.0	63.3	8.7	23.2	56.3	35.2	15.9
여자	1,192	261	283	14,372	1,735	971	2,494	4,384
%	38.1	36.0	36.7	91.3	76.8	43.7	64.8	84.1

출처 : 한국보건의료인국가시험원

〈표 70〉 약무장교 및 약무군무원 배치 현황

구 분	약무장교	약무군무원
계	28	7
군병원	18	6
사 단	10	1

출처 : 국방부

584) 「약사법」제23조(의약품 조제) ④제1항에도 불구하고 의사 또는 치과의사는 다음 각 호의 어느 하나에 해당하는 경우에는 자신이 직접 조제할 수 있다.

10. **병역의무를 수행 중인 군인** · 의무경찰과 「형의 집행 및 수용자의 처우에 관한 법률」 및 「군에서의 형의 집행 및 군수용자의 처우에 관한 법률」에 따른 교정시설, 「보호소년 등의 처우에 관한 법률」에 따른 보호소년 수용시설 및 「출입국관리법」에 따른 외국인 보호시설에 수용 중인 자에 대하여 조제하는 경우

585) 의무사관후보생 소요 · 선발 현황(2016. 3월)

구분	소 요			공급(지원)	선 발	%	비 고
	계	현 역	보충역				
의무사관후보생	2,032	802	1,230	1,175	1,175	100.0	공급인원 부족으로 지원인원 전원선발

586) 2015년 약무장교후보생 모집 시 10명 선발에 63명 지원(※ 2014년도 9명 선발에 47명 지원)

〈표 71〉 의무병 배치 현황

구분	계	일반 의무병	약제병	방사선병	임상병리병	치과병	물리치료병
계	3,039	2,464	178	139	99	141	18
군병원	1,468	1,204	52	65	56	73	18
사단의무대	1,571	1,260	126	74	43	68	0

출처 : 국방부

▶공중보건약사제도 도입 관련

개정안은 약사자격을 보유한 자가 약무장교에 미편입되거나 약무사관후보생에서 약무장교에 미편입된 경우 또는 보충역인 경우로서 원할 경우 공중보건약사로 편입할 수 있도록 규정하고 있음(안 제34조의8 신설).

현재「농어촌 등 보건의료를 위한 특별조치법」에 따른 공중보건의사[587]는 의사, 치과의사 및 한의사 자격을 가진 사람으로서 농어촌 등 의료취약지역의 의료인력 부족을 해소하기 위하여 보건소 및 공공병원 등에서 근무하고 있는데, 개정안은 여기에 같은 목적으로 공중보건약사를 추가하려는 것으로 공중보건약사제도 도입의 필요성 및 배치 가능 여부 등은 해당 부처의 의견이 선행되어야 할 것으로 보임. 참고로 현재 공중보건약사제도 도입에 관한 내용으로 전혜숙의원이 대표발의한 「농어촌 등 보건의료를 위한 특별조치법 일부개정법률안」(의안번호 제2776호)이 보건복지위원회에 계류중임.

▶ 약제사고의 방지를 위한 자격 있는 약제병의 확충 필요성

- 2012년 군병원 약제업무에 관한 감사원 감사 결과 "군병원에서 약제장교의 부족 등으로 약사면허가 없는 의무병이 불법으로 의약품을 조제하는 일이 발생하지 않도록 약사면허 소지자를 확보하는 방안을 마련할 것"을 지적한 바 있음.
- 이에 따라 국방부는 약사 인력의 확충 계획으로 군병원은 군무원 등으로 충원하고, 사단의무대는 약사 면허를 소지한 의무병(가칭 전문의무병)으로 충원할 계획인 것으로 파악되고 있음.
- 그러나, 2016년 10월 현재 약제병의 경우 군병원에 52명, 사단의무대에 126명, 연·대대급에 590명이 배치되어 총 768명이 근무하고 있는데, 이중 약사 자격이 있는 약

587) '16.9.30. 현재 공중보건의사는 3,490명임.

제병은 군병원의 경우 38.5%인 20명, 사단 및 연 · 대대급 의무실의 경우 12.2%인 87명에 불과한 실정임. 따라서 약제사고의 위험이 높은 사단의무대 이하의 단위에서 자격 있는 약제병의 확보 노력이 시급한 것으로 판단됨.

〈표 72〉 약제병 배치 현황

구분	계	군병원	사단의무대	연 · 대대 의무실
약제병 수	768	52	126	590
(약사자격 소지자)	(107)	(20)	(87)	

출처 : 국방부

전혜숙 의원이 대표발의한 '병역법 일부개정법률안'은 20대 국회 임기만료로 폐기되었다. 참고로 제19대 국회에서 약무장교 약무사관후보생 및 공중보건약사 편입에 관한「병역법 일부개정법률안」(2013. 4. 25. 김성주의원 대표발의)이 국방위원회에서 심사되었으나 임기만료로 폐기된 바 있음.

6. 약사회, 성분명처방제도 기대와 약사의원의 '대체조제⇨ 동일성분 조제'로 약사법개정안 발의 (21대)

대한약사회는 의약분업 준비 당시부터 대체조제를 강력히 희망했으나 의약분업정책에 이러한 여망이 반영되지 않았다. 이후 약사회는 기회가 있을 때 마다 성분명처방에 대한 요구을 해 왔다.[588)]

이같은 상황에서 2021.12.31. 약사출신의 서영석의원은 약사회의 절실한 여망에 부응하듯 '대체조제 ⇨ 동일성분조제'로 약사법개정안을 발의했다.

서영석 의원이 2020.9.2. 제안한 약사법개정안[2103437]의 제안이유는 다음과 같다.

▣ 제안이유

현행법상 약사는 처방전에 기재된 의약품을 식품의약품안전처장이 생물학적 동등성이 있다고 인정한 품목으로 대체하여 조제(이하 "대체조제")하는 경우 환자에게 그 사실을 알리고 그 처방전을 발행한 의사나 치과의사에게 1일(부득이한 사유가 있는 경우 3일)이

588) ①대한약사회 보도자료 2018.3.2. , 성분명(INN)처방 특위 전체회의 개최.. 제도화 세부 추진계획 수립
②현 대한약사회장 김대업 후보는 선거운동 과정에서"성분명 처방은 대한약사회가 가지고 있는 가장 큰 정책목표"라고 밝혔다.의학신문 2021.11.17."대약회장 후보들의 의약분업 · 약배달 현안 해법은?"

내에 통보하도록 하고 있음. 대체조제한 내용을 가능한 빨리 처방 의사, 치과의사에게 통보하도록 한 이유는 환자의 안전을 강화하기 위한 조치이나 현재의 방식으로는 효율적으로 통보하기 어려운 상황이며, 사후통보 사실여부 논란 등으로 인해 의·약사간 불필요한 오해와 불신이 발생되어 정보 공유에 장애요인으로 작용하고 있어 환자질병의 예방과 치료를 저해하는 요인 중의 하나로 여겨지고 있음.

이에 현행법에 규정된 약사의 처방의약품과 주성분 함량, 안전성, 효능, 품질, 약효작용원리, 복용방법 등이 동등한 의약품임을 의약품동등성시험을 통해 식품의약품안전처장이 인정한 의약품으로 조제하는 대체조제를 일부 환자들이 처방의약품과 성분함량, 효능, 품질 등이 다른 의약품으로 바꾸어 조제하는 것으로 오인하여 불필요한 오해와 불신이 초래되고 있는 문제를 개선하고자 '대체조제'를 '동일성분조제'로 변경하여 환자가 의약품을 알기 쉽게 이해할 수 있도록 하려는 것임.

아울러 약사가 대체조제 후 처방 의사, 치과의사뿐만 아니라 건강보험심사평가원에도 통보할 수 있도록 확대하고, 이 경우 건강보험심사평가원이 그 처방 의사, 치과의사에게 해당 사항을 알리도록 하여 대체조제 내용이 보다 효율적으로 전달되도록 하고 대체조제 통보에 대한 사실여부 등을 명확히 함으로써 의·약사간 정보 공유를 활성화하여 국민건강을 보호하고, 국민의 처방조제 편의를 향상시키려는 것임(안 제27조).

한편 개정안의 핵심인 '대체조제⇨ 동일성분 조제'로 약사법을 환치(換置)하는 것은 법률적으로

어떤 의미를 갖는가를 살펴보고자 이 개정안에 대한 국회 전문위원의 검토의견을 살펴보자.

▣ 전문위원 검토의견[589]

- 현행법 제27조에 따르면 대체조제 제도는 약사가 "의사가 처방한 의약품과 "성분 함량 제형이 동일한 다른 의약품"으로 대체하여 조제할 수 있는 제도로서, 2000년 7월 의약분업 제도 도입과 함께 시행된 것임.
- 당시 개정법(2000.1.12. 법률 제6153호, 약사법 일부개정법률)의 개정이유에 따르면, 의

589) 국회보건복지위원회 홍형선 수석전문위원, 2020.11)

약분업시행과 관련하여 의약품의 오남용 및 약화사고를 예방하기 위하여 의사가 처방하고 약사가 조제하는 의약분업의 원칙이 훼손되지 아니하는 범위 안에서 국민의 불편을 최소화할 수 있는 시행방안을 마련하고, 일부 미비점을 개선 · 보완하려는 것임.

현행법에 따르면, 약사가 대체조제를 하는 경우 원칙적으로 처방 의사의 사전 동의를 받도록 하되(제27조제1항), 다만 제2항 각 호에 해당하는 경우(생동성 인정 품목, 함량만 다른 경우, 해당지역 처방의약품 목록에 없는 경우)에는 대체조제 후 사후 통보(원칙 1일 이내, 최대 3일 이내)할 수 있음.

- 심평원 요양급여 청구 건을 기준으로, 2019년 기준 약 5억여건의 약국의 진료비 청구 건 중, 대체조제(장려금 발생 건) 건은 150여만건 (약 0.3%)에 이르는 것으로 나타나고, 저가약 대체조제 장려금[590)]은 2019년 기준 약 4억 9,600만원 지급된 것을 나타남

〈표 73〉 연도별 청구 건수 및 대체조제 건수 (단위: 건)

연도	청구 건수[1)]	대체조제 건수[2)]
2016년	500,473,000	853,000
2017년	505,863,000	1,090,000
2018년	513,616,000	1,351,000
2019년	516,716,000	1,537,000
2020년 6월 말	264,584,000	747,000

1) 청구 건수: 약국에서 청구한 건강보험 진료비 명세서 중 심사결정한 명세서 건수

2) 대체조제 건수: 저가약 대체조제 장려금 지급이 발생한 건수

출처: 보건복지부

〈표 74〉 저가약 대체조제 장려금 지급현황 (단위: 천원)

연도	처방전조제시[1)](A)	대체조제청구금액[2)](B)	장려금지급액[(A-B)x30%]
2016년	7,342,151	6,338,303	301,156
2017년	10,219,432	9,049,123	351,093
2018년	13,859,746	12,435,810	427,180
2019년	16,499,903	14,846,232	496,100
2020년6월말	9,949,698	8,930,714	305,695

1) 원처방 조제 시 청구될 예상 금액

2) 원처방 품목을 대체품목으로 조제 시 청구된 금액

출처: 보건복지부

590) • 의약분업 시행 후 고가의약품 사용이 늘어나 국민의료비 증가 및 보험재정에 부담으로 작용하게 됨으로써 저가약 대체조제에 대해서 장려금을 지급하는 제도 실시
• '01.7.1 조제분부터 처방의약품보다 저가인 생물학적 동등성 인정 품목으로 대체조제한 경우, 처방의약품 상한금액과 조제의약품의 실구입가 간 차액의 30%를 약사에게 장려금으로 지급(요양급여비용 청구 시 심사를 통하여 지급)

- 현행의' '대체조제와 개정안의 '동일성분조제'의 용어는 대체조제 개념의 서로 다른 측면을 표현한 것으로, 제도의 의미나 내용상 변화를 가져오는 것은 아닌 것으로 보임.
- 현행법상 대체조제는 성분 함량 제형이 '동일'한 '다른' 품목의 의약품을 '대체'하여 조제하는 것을 말하므로, '대체조제'는 행위의 측면에서, '동일성분조제'는 대상의 측면에서 표현한 용어로 이해됨.
- 개정안에 대하여 약사들은 환자의 거부감이나 오해를 줄일 수 있어 개정이 필요하다는 입장이며, 의료계에서는 오히려 환자의 알 권리를 침해하는 것으로 보아 반대하는 입장을 제기함.
- 개정안에 대한 의견차이는 대체조제 제도의 태생적 절충성 또는 양면성에서 기인한 것으로 보이는바, 개정안 심사 시 사회적 공감대 형성을 전제로 결정이 필요한 사항으로 판단됨.
- 대체조제 제도는 의약분업에 수반한 사회적 합의로서, 절충적 내용으로 설계되었음. 동일 성분 함량 제형의 다른 의약품을 약사가 대체조제하는 것을 허용하면서도 처방의사에게 사전동의를 받도록 하였으며, 대체조제 의약품의 특성에 따라 생동성 인정 품목 또는 함량만 다른 경우 등은 사전동의가 아닌 사후통보가 가능하도록 절차를 일부 완화하고 있음.
- 이러한 제도적 특성은 의약분업과 연계된 사회적 합의가 반영된 것으로서, 용어의 변경에 있어서도 제도의 수용성 등을 고려하여 사회적 합의 절차를 통하여 결정해 나갈 필요가 있을 것임.
- 사후통보 절차에 건강보험심사평가원(이하, "심평원")을 통한 통보절차를 추가하는 내용과 관련해서도, 약계와 의료계는 서로 다른 입장을 제기하고 있음.
- 개정안을 통하여 한편으로 사후통보 방식의 불편함을 해소하고 절차를 효율화[591]하여 대체조제를 활성화하는 효과를 기대할 수 있을 것이나, 다른 한편으로는 직접 소통방식 외에 간접 통보방식이 추가되고 통보기한이 현행 1~3일에서 2~6일까지 연

591) 대한약사회 소속 회원 약사들에 대한 설문조사 결과에 따르면, 대체조제의 사후통보 방식으로는 주로 팩스(90.8%)나 전화(43.4%)를 이용하는 것으로 나타났고(복수응답 가능), 이러한 통보방식이 용이하지 않다고 답한 비율이 85.3%에 이르는 것으로 나타남.
또한 '대체조제'가 용이하지 않다고 응답한 비율은 54.9%로, 그 이유는 사후통보 불편(80.9%), 대체조제에 대한 환자인식부족(76.4%), 처방의료기관과의 관계우려(54.4%)가 높은 비율로 나타남.
(서영석의원 2020국정감사 자료집, "대체조제에 대한 약사인식 및 실태파악 설문조사 결과보고서", 2020.10.)

장된다는 측면에서, 통보제도의 취지(환자 안전 보호)가 희석되는 측면도 있을 것으로 보이는바, 대체조제 제도의 활성화 효율화에 대한 정책적 방향설정 논의를 거쳐 결정해야 할 사항으로 보임.

- 참고로 최근 5년(2016.~2020.6.) 간 의사에게 대체조제 사실을 미통보하여 행정처분(업무정지 15일 또는 3일) 받은 사례는 연간 10건 이내인 것으로 나타남.

〈표 75〉 대체조제 사실을 처방 의사에게 미통보하여 행정처분 한 사례

	2016	2017	2018	2019	2020.6.
행정처분 건수	7	12	5	5	2

출처: 보건복지부

▣ 관계부처 및 단체의견

▶ 보건복지부 의견: (대체조제 → 동일성분조제): 신중검토

환자의 안전을 전제로 대체조제 원활화 등을 위한 용어변경은 관련 제도 당사자 및 국민 등의 공감대가 필요한 사안으로, 분업 제도 이후 지난 20년간 사용된 용어임을 고려할 필요.

(대체조제 사후통보 절차 개정) : 수용

현재는 약사가 대체조제 사실을 의사 또는 치과의사에게 팩스, 전화, 컴퓨터통신 등을 이용하여 하도록 하고 있으나, 심평원(DUR시스템)을 활용하는 방식을 추가하여 통보 절차를 확대하는 입법 취지에는 공감함. 다만, 대체조제는 의사와 약사 간의 수용성이 중요한 사항이므로, 심평원을 통한 대체조제 통보 방식이 받아들여질 수 있도록 관련 협회 간 협의가 필요할 것으로 사료됨.

▶ 대한약사회 의견(찬성)

동일성분조제 사후통보 대상을 건강보험심사평가원으로 확대 시 사후통보의 효율성과 정확성을 담보할 수 있을 것으로 사료되며, 사후통보 여부를 명확히 확인할 수 있어 의·약사 간 불필요한 갈등 발생을 방지하고 환자에게 보다 나은 진료와 조제투약 서비스를 제공할 수 있을 것으로 기대됨. 아울러 '대체조제' 용어를 '동일성분조제'로 변경하여, 동

일성분조제에 대한 환자 거부감을 줄이고 이해를 높이고자 하는 동 개정안에 대해 적극 찬성하는 바임.

▶ 대한의사협회 의견 (반대)

대체 의약품이 동일한 약이 아님에도 불구하고 마치 같은 약으로 변경해 주는듯한 용어인 '동일성분조제'로 명칭을 변경하는 것은 환자의 알 권리를 침해하는 것과 동시에 환자를 호도하는 것임. 또한, 약에 대한 순응도 등 환자의 상태를 가장 잘 알고 있는 의사의 동의 하에 대체조제가 이루어져야함.

환자의 상태를 고려하지 않은 의약품 처방, 생물학적 동등성시험의 불완전성[592], 약사의 무분별한 대체조제로 인한 약화사고 우려, 의약분업 위배 등 국민의 보건 인식 및 건강에 지대한 악영향을 끼칠 수 있는 동 개정안은 폐기되어야 함.

▶ 대한병원협회 의견

개정안 적용 시 의사와 약사 간 대체조제 사유 통보 공유의 어려움 등과 같은 원활한 의사소통상의 문제 뿐 아니라, 각종 의학적 약학적 문제 발생 시 신속한 대처의 어려움 등이 우려됨에 따라 매우 신중한 검토가 필요함.

"동일성분"이라는 것은 처방전의 내용에도 불구하고 예외적으로 다르게 처방할 수 있는 "인정사유 중 한 가지"에 해당하는 것으로, 대체조제의 요건 중 하나를 제도의 명칭으로 하는 것은 허용요건에 대한 오해를 불러일으키거나 제도에 대한 부적절한 수정에 해당될 수 있음. 심평원을 통한 통보와 관련해서는, 의사에 대한 통보가 지연되어 의도와 다르게 의학적 관점에서 부적절한 대체조제가 이루어졌을 경우 의사가 이를 늦게 인지하게 되고, 의사가 대체조제에 대한 검토 수정이 필요할 경우에도 이러한 조치 또한 늦어지게 되어 환자의 복약 치료 및 관리 등에 추가적인 문제가 발생할 수 있으며, 심평원을 통한 간접 의사소통으로 인하여 의학적 약학적 의사소통의 전달과 해소에 추가적인 문제가 발생할 것임.

592) 생물학적 동등성을 갖는 동일 성분 약품이라도 제조사와 제조과정, 원료, 첨가물 등에 차이가 있으므로, 안전성, 부작용, 발암물질 여부, 효능, 품질, 약효 작용원리에 차이가 있을 수 있음. 이는 최근에 발암물질 함유로 문제가 되었던 발사르탄, 메트포르민 제제에서 실제 확인된 것으로, 대체 조제가 증가할 경우 비슷한 문제가 발생할 확률이 높아지며 이는 환자의 안전에 심각한 위해를 초래할 수 있음.
생물학적 동등성의 본질은 생체 내에서의 효과를 보장하는 것이 아니라 혈중 약물 농도에 불과한 것이며, 생물학적동등성만 인정되면 약효까지 동등할 것으로 판단하나 오리지널 약의 100% 약효를 기준으로 80%~125%까지 생물학적으로 유사하다고 인정돼 효능이 100% 같을 수 없음. 이는 오리지널 의약품과 제네릭 의약품이 완전하게 동일하다는 의미가 아닌 유사한 효과를 낸다는 의미임.

2022.6.27. 현재 소관상임위원회 계류중인 상태이나 약사회는 찬성을, 의사협회는 반대하고있고 정부나 국회 보건복지위원회 수석전문위원의 시각은 의약분업시의 이해관계자의 의견조정에 진통을 겪은 경험때문인지 이해관계자 및 당국 간의 협의과정을 포함 신중한 접근이 필요한 법안이란 점에서 본회의 통과까지 순조로울 것 같지 않다.

7. 약사출신 의원, '의료 ⇨ 보건의료' 담은 공공보건의료에관한법률일부개정법률안 발의(21대)

2021.8.24. 약사출신의 서영석의원이 '의료 ⇨ 보건의료'로 바꾸는 내용을 담은 공공보건의료에 관한 법률개정안(의안번호:2112194)이 발의되자 의료계가 반대하고 났다.

서의원이 제안한 공공보건의료에 관한 법률개정안은 2022.6.27. 현재 소관위원회 심사중인 상왕인데 이 개정안의 제안이유는 무엇이며 개정안의 어느 부분이 의료계의 반발을 불러 왔을까?

먼저 발의 의원의 제안이유를 살펴보자.

▣ 제안이유

현행법에서는 "의료"라는 용어를 사용하고 있으나, 의술로 병을 고친다는 뜻의 "의료(醫療)"는 보건의료 전반을 포함하지 못하므로 해당 용어를 법의 취지에 따라 보건의료로 수정할 필요가 있다는 지적이 있음.

한편, 공공보건의료 제공자가 의료인, 공공보건의료를 위한 지원이 의료기관에만 제한되어 있고, 보건의료서비스에 종사하는 것이 허용된 보건의료인과 해당 보건의료인이 종사하는 보건의료기관이 포함되지 아니하여, 공공보건의료를 효과적으로 제공하는 데 제약이 있다는 의견이 있음.

이에 "의료"를 "보건의료(保健醫療)"로 수정하여 보건의료 전반을 포함한다는 것을 명확히 하고, 공공보건의료의 공급을 원활하게 이루어지도록 제공 대상을 의료인에서 보건의료인으로, 설립 및 운영을 위한 비용을 의료기관에서 보건의료기관으로 확대하여 지원하고자 함(안 제2조, 제3조, 제5조 및 제12조 등).

▣ 국회 보건복지위원회 전문위원 검토보고[593)]

- '의료(醫療)'의 사전적 의미는 '의술로 병을 고침 또는 그런 일'이고, '보건(保健)'은 '건강을 온전하게 잘 지킴'이나 '병의 예방, 치료 따위로 사람의 건강과 생명을 보호하고 증진하는 일을 이른다'는 뜻임.[594)] 따라서 사전적 의미로는 '보건'이 '의료'를 포함한다고 볼 수 있음.

- 현행법 체계에서는 '의료'뿐만 아니라 '보건의료'라는 용어를 혼용해서 사용하고 있음. '의료'에 관해서는 「의료법」(1951. 9. 25. 법률 제221호로 제정)이 있으며, '보건의료'에 관해서는 「지역보건법」(1956. 12. 13. 법률 제406호로 제정된 구 「보건소법」이 1995. 12. 29. 법률 제5101호 「지역보건법」으로 전부개정) 등 외에도 「보건의료기본법」(2000. 1. 12. 법률 제6150호로 제정)이 있음.

「의료법」상 '의료인'은 의사, 치과의사, 한의사, 조산사 및 간호사이고[595)] '의료기관'은 병원, 의원, 조산원 등[596)]으로, 각각 「보건의료기본법」상 보건의료인[597)], 보건의료기관[598)]보

593) 국회보건복지위원회 신항진 전문위원 2021.11 공공보건의료에 관한 법률개정안(의안번호:2112194) 전문위원 검토보고서

594) 국립국어원, 표준국어대사전 참조

595) 제2조(의료인) ①이 법에서 "의료인"이란 보건복지부장관의 면허를 받은 의사 · 치과의사 · 한의사 · 조산사 및 간호사를 말한다.

596) 제3조(의료기관) ①이 법에서 "의료기관"이란 의료인이 공중(公衆) 또는 특정 다수인을 위하여 의료 · 조산의 업(이하 "의료업"이라 한다)을 하는 곳을 말한다.
② 의료기관은 다음 각 호와 같이 구분한다.
1. 의원급 의료기관: 의사, 치과의사 또는 한의사가 주로 외래환자를 대상으로 각각 그 의료행위를 하는 의료기관으로서 그 종류는 다음 각 목과 같다.
가. 의원
나. 치과의원
다. 한의원
2. 조산원: 조산사가 조산과 임산부 및 신생아를 대상으로 보건활동과 교육 · 상담을 하는 의료기관을 말한다.
3. 병원급 의료기관: 의사, 치과의사 또는 한의사가 주로 입원환자를 대상으로 의료행위를 하는 의료기관으로서 그 종류는 다음 각 목과 같다.
가. 병원
나. 치과병원
다. 한방병원
라. 요양병원(「장애인복지법」 제58조제1항제4호에 따른 의료재활시설로서 제3조의2의 요건을 갖춘 의료기관을 포함한다. 이하 같다)
마. 정신병원
바. 종합병원

597) 제3조(정의) 이 법에서 사용하는 용어의 뜻은 다음과 같다.
3. "보건의료인"이란 보건의료 관계 법령에서 정하는 바에 따라 자격 · 면허 등을 취득하거나 보건의료서비스에 종사하는 것이 허용된 자를 말한다.

598) 제3조(정의) 이 법에서 사용하는 용어의 뜻은 다음과 같다.
4. "보건의료기관"이란 보건의료인이 공중(公衆) 또는 특정 다수인을 위하여 보건의료서비스를 행하는 보건기관, 의료기관, 약국, 그 밖에 대통령령으로 정하는 기관을 말한다.

다 좁은 개념이라고 할 수 있음.

「보건의료기본법」은 보건의료인 및 보건의료기관[599]의 범위에 관하여 구체적으로 규정하고 있지는 않음. 참고로 「보건의료인력지원법」은 '보건의료인력'으로 「의료법」에 따른 의료인 외에 간호조무사, 약사, 의료기사, 응급구조사, 영양사 등을 규정하고 있고,[600] '보건의료기관'으로 의료기관, 약국, 보건소 등을 규정하고 있음.[601]

또한 「보건의료기본법」상 '보건의료'는 국민의 건강을 보호 · 증진하기 위하여 국가 · 지방자치단체 · 보건의료기관 또는 보건의료인 등이 행하는 모든 활동[602]으로 「의료법」상 의료인이 행하는 '의료'를 포함한다고 할 수 있음.[603]

- 공공보건의료에 관하여는 「공공보건의료에 관한 법률」(이하 "공공보건의료법"이라 함)에서 국가, 지방자치단체 및 보건의료기관이 지역 · 계층 · 분야에 관계없이 국민

599) 같은 법 제3조제4호는 대통령령으로 보건의료기관의 범위를 위임하고 있으나, 같은 법 시행령에서 보건의료기관에 관하여 구체적으로 규정하고 있지 않음

600) 제2조(정의) 이 법에서 사용하는 용어의 뜻은 다음과 같다.
3. "보건의료인력"이란 다음 각 목의 면허 · 자격 등을 취득한 사람을 말한다.
가. 「의료법」에 따른 의료인 및 간호조무사
나. 「약사법」에 따른 약사 및 한약사
다. 「의료기사 등에 관한 법률」에 따른 의료기사, 보건의료정보관리사 및 안경사
라. 「응급의료에 관한 법률」에 따른 응급구조사
마. 「국민영양관리법」에 따른 영양사 등 보건의료 관계 법령에서 정하는 바에 따라 면허 · 자격 등을 취득한 사람으로서 대통령령으로 정하는 사람
「보건의료인력지원법 시행령」
제2조(보건의료인력) 「보건의료인력지원법」(이하 "법"이라 한다) 제2조제3호마목에서 "대통령령으로 정하는 사람"이란 다음 각 호의 면허 또는 자격을 취득한 사람을 말한다.
1. 「국민영양관리법」에 따른 영양사
2. 「공중위생관리법」에 따른 위생사
3. 「국민건강증진법」에 따른 보건교육사

601) 제2조(정의) 이 법에서 사용하는 용어의 뜻은 다음과 같다.
2. "보건의료기관"이란 다음 각 목의 기관이나 시설을 말한다.
가. 「의료법」에 따른 의료기관
나. 「약사법」에 따른 약국
다. 「지역보건법」에 따른 보건소 · 보건의료원 및 보건지소
라. 「농어촌 등 보건의료를 위한 특별조치법」에 따른 보건진료소
마. 그 밖에 보건의료인이 공중 또는 특정 다수인을 위하여 보건의료서비스를 행하는 시설이나 기관으로서 대통령령으로 정하는 시설이나 기관

602) 제3조 (정의) 이 법에서 사용하는 용어의 정의는 다음과 같다.
1. "보건의료"라 함은 국민의 건강을 보호 · 증진하기 위하여 국가 · 지방자치단체 · 보건의료기관 또는 보건의료인 등이 행하는 모든 활동을 말한다.

603) 「의료법」에서는 '의료'의 개념을 명시적으로 정의하고 있지 않으나, 같은 법 제2조제2항은 의료인이 "국민보건 향상을 이루고 국민의 건강한 생활 확보에 이바지할 사명을 가진다"고 규정하고 있음
제2조(의료인) ②의료인은 종별에 따라 다음 각 호의 임무를 수행하여 국민보건 향상을 이루고 국민의 건강한 생활 확보에 이바지할 사명을 가진다. (각 호 생략)

의 보편적인 의료 이용을 보장하고 건강을 보호 · 증진하는 모든 활동으로 정의하고 있음.[604] 공공보건의료법은 '보건의료'와 별개로 '의료' 개념을 정의하고 있지는 않으나, '의료취약지'[605], '거점의료기관'[606] 등의 용어를 사용하면서, 의료취약지에 위치한 「의료법」상 의료기관에 보건복지부장관이 비용을 지원할 수 있도록 규정하고 있음.[607]

- 개정안은 「의료법」에 따른 의료인 및 의료기관뿐만 아니라 「보건의료기본법」에 따른 보건의료인[608] 및 보건의료기관 전반에 공공보건의료법이 적용되도록 함으로써 공공보건의료법의 적용 범위를 확대하려는 것으로 입법 취지는 타당하다고 보임.

다만, 「보건의료기본법」상 보건의료 개념이 국민의 건강을 보호 · 증진하기 위한 모든 활동을 포괄하는데 같은 법 및 그 하위 법령이 보건의료인, 보건의료기관의 범위를 명확히 규정하고 있지 않으므로, 개정안과 같이 「보건의료기본법」에 따른 보건의료인, 보건의료기관으로 공공보건의료법의 적용 범위를 확대하는 경우 법 적용 범위가 불명확해질 수 있어 신중히 논의할 필요가 있다고 보임.

가. 보건복지부 시각

- 법상 의료, 의료인, 의료기관 등을 각각 보건의료, 보건의료인, 보건의료기관으로 수

---

604) 제2조(정의) 이 법에서 사용하는 용어의 뜻은 다음과 같다.
1. "공공보건의료"란 국가, 지방자치단체 및 보건의료기관이 지역 · 계층 · 분야에 관계없이 국민의 보편적인 의료 이용을 보장하고 건강을 보호 · 증진하는 모든 활동을 말한다.

605) 제12조(의료취약지의 지정 · 고시) ① 보건복지부장관은 주기적으로 국민의 의료 이용 실태 및 의료자원의 분포 등에 관한 다음 각 호의 사항을 평가 · 분석하여야 한다.
1. 인구 수, 성별 · 연령별 인구 분포, 소득 등에 따른 지역 내 국민의 의료 이용 실태에 관한 사항
2. 의료인력 · 의료기관의 수 등 지역 내 의료공급에 관한 사항
3. 지역적 특성 등을 고려한 의료기관 접근성에 관한 사항
4. 그 밖에 의료 이용 실태 및 의료자원 공급에 관한 사항으로서 보건복지부장관이 정하는 사항
② 보건복지부장관은 제1항에 따른 평가 · 분석 결과 의료서비스의 공급이 현저하게 부족한 지역을 의료취약지로 지정 · 고시할 수 있다.
③ 제2항에 따라 의료취약지를 지정할 때에는 부족한 의료서비스의 대상 및 종류에 따라 구분하여 지정할 수 있다.

606) 제13조(의료취약지 거점의료기관의 지정) ① 시 · 도지사는 관할 의료취약지의 주민에게 적정한 보건의료를 제공하기 위하여 필요한 시설 · 인력 및 장비를 갖추었거나 갖출 능력이 있다고 인정하는 의료기관 중에서 거점의료기관(이하 "의료취약지 거점의료기관"이라 한다)을 지정할 수 있다.

607) 제12조(의료취약지의 지정 · 고시) ④ 보건복지부장관은 제2항에 따라 지정 · 고시된 의료취약지(이하 "의료취약지"라 한다)에 대하여 보건의료 공급이 원활하게 이루어질 수 있도록 다음 각 호의 지원을 할 수 있다.
1. 보건의료 인력의 공급에 대한 지원
2. 「의료법」 제3조에 따른 의료기관(이하 "의료기관"이라 한다)의 설립 및 운영을 위한 비용의 보조 등

608) 개정안 제3조제3항의 "「보건의료기본법」 제3조제3항에 따른 보건의료인"은 "…제3조제3호…"의 오기로 보임

정해 공공보건의료법의 외연을 넓히는 것은, 국민 생명과 직결되는 필수의료(응급, 외상, 심뇌혈관질환, 고위험분만 등)를 지역, 계층 등에 관계없이 제공하는 데 초점을 두고 한정된 자원을 효율적으로 활용하려는 공공보건의료 정책의 목적에 상당한 영향을 줄 수 있으므로 충분한 관련 연구 및 사회적 합의 등을 거칠 필요가 있음

나. 의료계의 시각[609)]

이 개정안은 의료의 개념을 보건의료 전반으로 확대하고 의료인은 보건의료인, 의료기관은 보건의료기관으로 수정해 원활한 공공보건의료 공급을 도모한다는 취지다.

의료계는 황당하다는 입장이다. 비의료인까지 포함하는 '보건의료인'이 의료행위를 할 수 있는 길을 터 줄 수 있기 때문이다. 또 의료기관 개설 자격도 '보건의료인'으로 변경할 가능성도 배제할 수 없다. 의료법 및 보건의료기본법 등 보건의료 관계 법률에 '의료', '보건의료'에 대한 정의 · 분류가 명확히 규정돼 있는 상황에서 의료현장의 혼란은 불 보듯 하다. 전혀 다른 면허와 자격, 행위를 하나로 묶을 경우 국민 건강에 심각한 위해가 발생한다는 것은 불문가지라는 것이다.

대한내과학회는 "보건과 의료는 유사하면서 다른 의미를 갖고 있는데, 이를 법안에 하나로 넣게 되면 법안 적용에 명시성이 떨어져 모호해진다"며 "국민은 보건의료기관이라는 이해하기 어려운 신조어를 접하게 되고, '보건'과 '의료'에 대한 의미도 명확히 규정하지 않게 되면서 혼란은 가중될 것"이라고 지적했다.

또 서울특별시의사회는 "공공보건의료사업에서 의료사업과 보건사업 또는 보건의료사업을 명확하게 구분짓고, 그에 따른 사업의 명칭과 내용을 규정하는 게 바람직한 법안 개정 방향"이라고 적시했다.

대한안과학회는 "'보건의료서비스에 종사하고 있으나 의료인이 아닌자', '의료인이 아닌 보건의료인이 종사하는 보건의료기관' 등이 누구이며, 어떤 곳인지 어떤 방식으로 공공보건의료에 참여하고 지원받을 수 있는 지 구체적인 예시가 필요하다"며 "개정안과 같이 애매호호한 문구로는 법 개정 필요성을 설명할 수 없다"고 지적했다.

경기도의사회는 "의료법과 보건의료 관계 법률에 의료와 보건의료를 분리해 명칭한 이유는 면허 · 자격 · 허용 행위 등을 명확히 규정하기 위해서다"라며 "의료기관과 보건의료

609) 의협신문 2021.10.5.,"'의료'→'보건의료'…무자격 · 무면허 의료행위 어쩌려고? '보건의료인'에 의료행위 길 터주고 의료기관 개설자격 부여 가능성, "전혀 다른 면허 · 자격 · 행위 한 데 묶으면 국민 건강 심각한 위해 초래"

기관은 전혀 다른 면허와 자격, 행위를 하는 곳으로 이를 통합하게 되면 국민 건강에 심각한 위해가 발생한다"고 강조했다.

대한재활의학회는 "현재도 의료취약지역에 적절한 의료가 제공되지 못하고 있는 현실에서 단순히 의료인에서 보건의료인으로 확대하는 것은 의료인이 해야 할 역할을 보건의로 대체하는 결과가 예상된다"며 "결과적으로 의료 혜택의 질적 저하를 초래해 의료취약지역 주민들이 적절한 의료를 제공받지 못하고, 오히려 상급의료기관을 더 원하게 되는 악순환을 가져올 것"이라고 진단했다.

대한의사협회는 이번 개정안에 대해 강력한 반대 입장을 밝혔다. 공공보건의료를 앞세워 의료인과 의료기관을 국가 통제 하에 두겠다는 의도라는 입장이다.

의협은 "의료와 보건의료, 의료인과 보건의료인에 대한 정의, 업무범위, 역할 등이 각 법령에 명확히 규정돼 있는 상황에서 근본적 검토 없이 용어를 변경하는 것은 전문 직역간 혼란은 물론 무면허, 무자격 의료행위에 대한 통제가 어려워 질 수 있다"며 "공공보건의료라는 사전적 의미를 볼 때 '의료'를 '보건의료'로 통합하는 것은 의료인과 의료기관을 국가 통제하에 두겠다는 의미이며, 전형적인 '의료의 사회화' 시도"라고 통박했다.

공공의료 강화를 이유로 보건의료기관 설립 · 운영 지원 확대의 문제점도 지적했다.

"코로나19 장기화와 대형병원 쏠림 현상으로 의료전달체계가 붕괴된 상황에서 공공의료 강화를 이유로 보건의료기관의 설립 · 운영 지원을 확대하는 것은 민간의료기관과 지역 보건기관 간 경쟁구도를 더욱 악화 시킬 것"이라고 강조한 의협은 "단일 건강보험제도 아래에서 실제로 민간의료기관은 공공의료 역할까지 맡고 있다. 지역 보건기관은 일반 진료기능을 대폭 축소하고, 지역주민의 질병 예방 및 감염병 대응에 집중해야 한다"고 덧붙였다.

제5절 간호사 출신 국회의원과 대한간호협회의 간호사 관련 입법 및 정책입안

1. 초 · 중등교육법 · 학교보건법 개정안 발의 입법취지 대안반영 폐기(16대)

간호협회장 출신의 김화중 의원이 일제 때부터 지금까지 사용해 온 '양호교사'란 명칭이 간호사의 활동영역을 한정적으로 의미하므로 현재 보건실을 운영하면서 보건교육을 담당하는 교육현장의 실정을 반영하여 '보건교사'로 개칭하는 것을 골자로 하는 초 · 중등교육법중개정법률안(의안번호: 160920)을 대표발의하여 입법취지가 반영된 대안이 국회 본회의를 통과함으로써(대안반영폐기) 간호사의 대외 이미지 제고와 외연을 넓히게 되었다.

김 의원은 또 2001년 8월에는 현행 학교보건법 중 '제 9조(학생의 보건관리) 학교의 장은 학생의 체위향상, 영양관리, 질병의 치료 및 예방, 약물남용의 예방 등을 위하여 필요한 지도를 하여야 한다.'에 ②항을 신설하여 '학교의 장은 보건교사로 하여금 공중보건에 필요한 기본적인 보건교육을 정기적으로 실시하도록 하여야 한다'고 개정하여 보건교사의 업무확장을 위한 법적 뒷받침을 하였는데 이 법안 역시 위원회 대안으로 입법취지가 반영되어 2002년 7월 말 국회 본회의를 통과하였다.

대한간호협회는 이날 국회 본회의에서 '초 · 중등교육법 중 개정법률안'이 통과된 것과 관련 성명서를 발표하고 "간호계의 오랜 숙원사업이 해결된 것을 18만 간호사와 함께 기뻐한다"며 크게 환영했다.

김의숙 대한간호협회장은 "보건교사로 명칭이 개정된 만큼 응급처치 위주의 소극적인 활동에서 벗어나 학교 교직원과 학생, 학부모의 건강관리와 유지를 위해 맡은 소임을 다해 달라"며 "이번 명칭 개정을 계기로 정규 보건과목도 개설되도록 최선을 다해 노력해 나가겠다"고 강조했다.[610)]

한편 김화중 의원은 16대 국회의원으로 활동하던 중 2003년 2월 보건복지부장관에 발탁되었는데 이 때 국회 보건복지위원이었던 김홍신 의원은 "국회의원 김화중, 국민의 대표가 아니라 간호사의 대표였다"라는 문건(김홍신 의원의 '홍신뉴스')에서 밝힌바 있다.[611)]

김홍신 의원은 당시 이 외에도 국회 교육위원회 상임위와 국정감사 발언을 조사해 본 결과 대부분의 발언이 보건교사와 간호사에 대한 질의에 집중되었다고 지적했다. 그는 "2000년 국회 등원 이후 상임위원회와 국정감사를 통해 지속적으로 학교보건 문제에 대해 언급하면서, 보건수업의 정규수업 전환, 간호사가 담당하도록 되어 있는 양호교사의

610) 간호신문. "양호교사 '보건교사'로 명칭 개정". 2002. 8. 1.

611) 약업신문. "'김화중 장관 의정활동은 특정단체의 대표' 김홍신 의원, 인사청문회 준하는 검증결과". 2003. 3. 31.

배치율 제고, 양호교사의 보건교사로의 전환, 보건교사의 상담교사 병행 등 간호사의 직역과 밀접히 연관되어 있는 직역이기적인 의정활동을 해온 것으로 나타났다."고 지적하기도 하였다.

2. 국군간호사관학교설치법중 개정법률안 발의(16대)

2002년 2월 19일 간호사출신의 김화중 의원이 사관학교설치법상의 각 군 사관학교 교장을 장관급장교로 보하도록 하고 있는 것과 달리 국군간호사관학교 교장은 간호과의 대령 중에서 보하도록 하고 있어, 이를 사관학교와 같이 간호병과의 장관급장교로 보하도록 하는 내용 등을 골자로 국군간호사관학교설치법중 개정법률안(의안번호: 161450)을 발의했다.

또한 이 개정안에는 간호사관학교의 조교수에 대한 임명권자를 타 사관학교에서와 같이 국방부장관으로 바꾸는 것도 골자로 하고 있다.

한편 김화중 의원보다 일주일 앞서 제출된 정부의 국군간호사관학교설치법중 개정법률안(의안번호: 161427)에서는 간호사관학교 교장에 장관급장교 또는 간호과의 영관급장교 중에서 보하도록 하여 의원발의 안이 간호병과 출신 장관급장교로 한정하여 좁고 확실하게 직급을 상향조정한 것에 비해 상대적으로 느슨하다.

정부안과 김화중 의원안을 비교한 국방위원회 전문위원은 현재 육군의 경우 여군 장교의 양성은 사관학교, 여군사관, 간부사관, 간호사관학교의 4개 과정에서 이루어지고 있으며 간호병과의 인력수준이 전체 여군장교의 절반 이상을 차지하고 있으나 여군장교의 인력수급이 다양화되면 전체 여군장교중 간호병과 인력의 점유비는 낮아질 것으로 전망된다고 밝혔다.

〈표 76〉 육군 여군장교 출신별 현황(총인원/대령인원)[612]

계	육사	여군사관	간부사관	간호사관
1382/8명	20/0명	574/3명	14/0명	774/5명

※ 02년 임관인원(244명): 육사20명, 여군사관 143명 ,간부사관 7명, 간호사관 74명

국방위원회 전문위원실은 향후 여군 인력의 충원 및 지위향상에 따라 장관급장교가 계속적으로 배출될 것으로 기대되나 특정병과에 한정해서 장군을 배출시킨다면 타 양성과

612) 국군간호사관학교설치법중 개정법률안(의안번호: 161427) 전문위원 검토보고서.

정 여군장교의 진출기회가 상대적으로 제한될 수도 있다는 문제점이 제기될 수 있는 바, 출신별 여군장교의 균형발전, 병과별 형평성 등이 고려되어 장군이 배출되어야 할 것이므로 간호사관학교장의 임명에 반드시 간호병과 출신의 장군으로 한정하는 것은 현시점에서는 신중히 검토해야 할 문제라고 지적했다.

한편 정부안과 김화중 의원의 안을 병합, 심의한 국방위원회는 두 개정안의 내용을 담아 국방위원회 대안(의안번호: 163050)을 마련 국회 본회의에서 가결되었는데 그 내용은 김화중 의원의 개정안이 그대로 반영되었다.

국군간호사관학교설치법중개정법률안(대안, 의안번호: 163050)
– 간호사관학교장은 장관급장교로 보하도록 함으로써 국군간호사관학교의 위상을 높이고 여군의 발전을 도모하려는 것임(안 제 6조). – 교육공무원법령에서 교수 및 부교수에 대한 대통령의 임용권을 교육기관의 장 등에게 위임하고 있는 것을 고려하여, 종전에는 국군간호사관학교의 교수 및 부교수의 경우 국방부장관이 교육인적자원부장관의 동의를 얻은 후 제청하는 바에 의하여 대통령이 임명하던 것을, 앞으로는 국방부장관의 제청으로 대통령이 임명하도록 하되 대통령의 임명권을 국방부장관에게 위임할 수 있도록 함으로써 교육 등에 있어서 자율성을 높이려는 것임(안 제 7조).

3. 의료인 면허재등록제 반영한 의료법개정법률안 발의(18대)

18대 국회 제 83회 보건복지위원회(2009.7.30.)에서 간호사출신 이애주 의원이 대한간호협회가 기대하던[613] 의료인 면허재등록제 도입 및 취업신고를 의무화하는 내용을 골자로 한 의료법일부개정안(의안번호: 1805614)을 대표발의, 2011년 4월 보건복지위원회 대안에 반영되어 본회의를 통과됨으로써 입법취지를 달성했다.[614]

613) 이애주 의원 주최 '의료인 면허재등록제 도입 및 취업신고 의무화를 위한 토론회'(2009.6.12)에서 대한간호협회 성명숙 이사는 의료인 면허재등록은 반드시 필요하며, 의료인의 정확한 실태파악을 통해 합리적인 중장기 인력수급계획을 세워야 한다고 강조했다. 반면 송우철 대한의사협회 총무이사 및 조영식 대한치과의사협회 정책이사, 정채빈 대한한의사협회 이사, 정효성 대한병원협회 법제이사는 일괄적으로 법제화를 통해 재등록시키기보다는 협회의 자율규제권을 강화해야 한다고 말했다.

614) 통과된 개정의료법(대안)은 다음과 같다.
제25조(신고) ① 의료인은 대통령령으로 정하는 바에 따라 최초로 면허를 받은 후부터 3년마다 업상황 등을 보건복지부장관에게 신고하여야 한다.〈개정 2008.2.29 , 2010.1.18 , 2011.4.28〉
② 보건복지부장관은 제30조제3항의 보수교육을 이수하지 아니한 의료인에 대하여 제1항에 따른 신고를 반려할 수 있다.〈신설 2011.4.28〉
③ 보건복지부장관은 제1항에 따른 신고 수리 업무를 대통령령으로 정하는 바에 따라 관련 단체 등에 위탁할 수 있다.〈신설 2011.4.28 〉
의료법시행령11조(신고) ① 법 제25조제1항에 따라 의료인은 그 실태와 취업상황 등을 제8조 또는 법 제65조에 따라 면허증을 발급 또는 재발급 받은 날부터 매 3년이 되는 해의 12월 31일까지 보건복지부장관에게 신고하여야 한다. 다만, 법률 제10609호 의료법 일부개정법률 부칙 제2조제1항에 따라 신고를 한 의료인의 경우에는 그 신고한 날부터 매 3년이 되는 해의 12월 31일까지 신고하여야 한다. ② 법 제25조제3항에 따라 보건복지부장관은 제1항에 따른 신고 수리 업무를 법 제28조에 따른 의사회 · 치과의사회 · 한의사회 · 조산사회 및 간호사회(이하 "중앙회"라 한다)에 위탁한다.③ 제1항에 따른 신고의 방법 및 절차 등에 관하여 필요한 사항은 보건복지부령으로 정한다.

이 개정 법안은 의료인력에 대한 실태파악을 할 수 있는 법적근거를 마련하기 위해 현재 임의 조항으로 되어 있는 의료인 취업신고에 대하여 처벌조항을 두어 실효성을 높이고, 1973년 이후 시행되지 않은 의료인 면허재등록제를 실시하도록 하여 의료인 면허자에 대한 지역별, 연령별, 해외이주자 및 사망자 등을 파악하기 위한 것이다. 한편 보건의료 5단체 중 회원의 활동(취업, 개원)율[615]이 비교적 낮은 간호협회의 경우 활동하지 않은 간호사의 파악과 회원가입을 유도할 수 있다는 점에서 보건의료 5단체 중 가장 큰 기대를 가졌다.

이 법안에 의하면 의료인은 최초로 면허를 받은 후부터 5년마다(대안에서 3년으로 변경) 보건복지가족부장관에게 면허를 재등록하도록 하고 소속 의료인의 실태와 취업상황에 대하여 신고하지 아니한 의료기관에 대하여는 시정명령을 할 수 있도록 하고 있으며 면허재등록을 하지 아니한 의료인에 대하여 재등록 요건을 충족할 때까지 면허자격을 정지시킬 수 있도록 하였다.

한편 법안 발의에 앞서 이애주 의원이 주최한 "의료인면허 재등록 및 취업신고 의무화를 위한 정책토론회"[616]에서 대한간호협회 성명숙 이사는 "미국을 비롯한 선진외국에서는 이미 간호사 면허재등록제도를 도입하고 있다"고 지적했다 또한 성 이사는 "현재 간호사 면허 소지자 전체에 대한 정확한 실태를 파악할 수 없기 때문에, 유휴 간호사 발굴과 재취업 교육에도 어려움이 많다"면서 "의료인에 대한 정확한 실태를 파악해서 합리적인 중장기 인력수급계획을 세워야 한다. 보건복지가족부 내에 의료인 면허재등록제도 추진을 위한 테스크포스팀을 구성해 구체적인 추진계획을 마련해야 한다"고 촉구하고 "매년 보수교육을 받고 있는 의료인의 경우 면허재등록이 가능하도록 하는 것이 바람직하다"는 의견을 밝혔다.[617]

그러나 보건복지부는 의료인 면허재등록 필요성에 대해 미온적인 입장을 보였으며[618]

---

615) 의사, 치과의사, 한의사, 약사 등은 취업 외에 단독개원율이 높아 단체가입율이 상대적으로 높다.

616) 2009. 6. 12. 국회의원 이애주 주최 보건복지부후원으로 열린 정책토론회에는 대한의사협회, 대한간호협회 등 보건의료인 면허재등록대상 단체 대표들이 참석하여 각 단체의 입장을 개진하는 입법공청회의 성격을 띠었다.

617) 간호신문. "국민 건강권과 의료 질 보장 목적, 의료인 면허재등록 시급하다 복지부 태스크 포스팀 구성해야". 2009. 6. 17.

618) 의료인 면허제등록과 관련, 이애주 의원의 국회 상임위원회 질문에서 당시 보건복지가족부 전재희 장관은 "지금 간호협회는 면허 재등록을 협회 차원에서도 희망하는 하는 걸로 듣고 있다. 그런데도 여타 보건의료 인력은 굳이 재면허가 필요 하지 않다고 해서 이것이 어느 한 직종만 재등록을 할 수 있겠는가 하는 걸 놓고 아직도 고심에 고심을 거듭하고 있다"고 답변했다(제281회-보건복지가족위원회 제3차 회의록 35쪽).

대한의사협회(송우철 총무이사)는 '의료인 면허재등록의 필요성과 취지에는 동의하지만, 일괄적으로 법제화하는 데는 반대한다'는 입장을 밝히고 '의료인단체 중앙회에서 모든 회원들의 실태와 취업상황을 파악하고 자율규제 할 수 있는 실질적인 권한을 갖도록 제도적으로 뒷받침해 달라'고 말했다.

대한치과의사협회 조영식 정책이사, 대한한의사협회 정채빈 이사, 대한병원협회 정효성 법제이사도 일괄 재등록시키기 보다는 협회의 자율규제권을 강화하는 것이 바람직하다는 의견을 밝혀 대한간호협회와는 다소 다른 입장을 보였다.

특히 의협은 면허재등록제도에 대해 '의사가 개원을 하거나 취업을 할 때 중앙회(의협)에 신고를 하게 하면 굳이 전 회원이 일괄적으로 면허재등록을 하는 수고를 하지 않아도 된다며 일괄적인 면허재등록 법안을 반대했다. 의협은 '일부 등록하지 않은 회원들 때문에 다수 회원의 수고를 요구하는 법안 상정은 불필요한 규제일 뿐'이라며 법안에 대해 반대했다.

미등록 회원의 현황은 의료기관을 개설하거나 취업할 때 중앙회에 신고하도록 의무화하면 간단히 해결될 일이며 장기간 현업에 있지 않은 의료인에 대해서는 별도의 검증절차를 마련하면 된다는 입장[619]이라고 밝히고 있어 적어도 의료인 면허재등록제도에 대해서는 미취업자가 많은 대한간호협회가 가장 적극적이고 개업과 취업률이 높은 의사, 치과의사, 한의사 등 의사단체는 대한간호협회에 비해 상당한 온도 차이를 보였다.

이 법안은 최영희 의원(의안번호: 1806127), 정미경 의원(의안번호: 1806479), 양승조 의원(의안번호: 1810546)이 발의한 의료법개정안과 병합심의하여 2011년 3월 9일 제 298회 국회(임시회) 보건복지위원회 제 3차 회의에서 본회의에 부의하지 아니하기로 하고, 국회법 제 51조에 따라 위원회 대안을 제안하기로 의결하였는데 대안에 반영된 이애주 의원안 내용은 다음과 같다.

619) 메디칼타임즈. "의료계 "설마 했는데…면허재등록 무슨의미". 200. 7. 31.

〈표 77〉 면허재등록제 관련 이애주 의원 안과 보건복지위원회 대안

이애주 의원 안	국회 보건복지위원회 대안 (1811418)
가. 의료인은 최초로 면허를 받은 후부터 5년마다 보건복지가족부장관에게 면허를 재등록하도록 함(안 제11조의2 신설). 나. 소속 의료인의 실태와 취업상황에 대하여 신고하지 아니한 의료기관에 대하여는 시정명령을 할 수 있도록 함(안 제 63조). 다. 면허재등록을 하지 아니한 의료인에 대하여 재등록요건을 충족할 때까지 면허자격을 정지시킬 수 있도록 함(안 제 66조 제 1항 제 8호 신설)	나. 의료인은 3년마다 실태와 취업상황 등을 보건복지부 장관에게 신고하도록 하며, 신고하지 아니하는 경우 신고할 때까지 면허 효력을 정지할 수 있도록 함(안 제 25조 및 제 66조)

출처: 국회의안정보시스템(likms.assembly.go.kr/bill)

국회 보건복지위원회(위원장 · 이재선)는 3월 9일 전체회의를 열고, 전날 법안심사소위원회(위원장 · 신상진)에서 이애주 한나라당 의원 · 양승조 민주당 의원 등이 발의한 의료법 개정안을 병합 심사해 마련한 단일안을 의결했다.

개정안에 따르면 의료인은 최초로 면허를 받은 후부터 3년마다 그 실태와 취업상황 등을 복지부장관에게 신고해야 한다. 신고하지 않은 의료인의 경우 신고할 때까지 면허의 효력을 정지할 수 있도록 했다. 보건복지부장관은 보수교육을 이수하지 않은 의료인에 대해 신고를 반려할 수 있다. 신고수리 업무는 대통령령으로 정하는 바에 따라 관련단체 등에 위탁할 수 있도록 했다. 단, 종전의 규정에 따라 의료인 면허를 취득한 사람에 대해서는 개정법 시행 후 1년 이내에 신고하도록 경과조치를 뒀다. 개정안에서는 또 의료인의 품위를 손상시킨 의료인에 대한 자격정지 처분 요구권을 해당 직역단체 중앙회에 부여했다. 의료인 단체 중앙회는 내부 윤리위원회의 심의 · 의결을 거쳐 보건복지부장관에게 자격정지 처분을 요구할 수 있다. 의료인 단체 중앙회는 윤리위원회를 두도록 했다.

한편 대한간호협회는 이미 2006년 이전부터 의료인 면허갱신제도 도입 필요성을 정부에 지속적으로 건의해왔다. 간협은 "미국이나 캐나다 등 많은 나라에서 2년에서 5년 단위로 면허재등록을 통해 간호사의 질적 수준을 담보하고 있다"며, "우리나라에서도 일정기간 교육을 받아 면허를 갱신하는 방식을 통해 간호사의 질적 수준을 유지시킬 수 있도록 해야 할 것"이라는 입장을 표명해 왔는데[620] 의사 또는 치과의사나 한의사와 달리 미취업 회원이 가장 많은 간호협회의 경우 면허재등록제도의 시행으로 미가입 회원파악을 통해

620) 간호신문. "의료인 면허갱신제도 도입 필요성". 2006. 9. 7.

협회 가입률을 높임으로써 회세 신장과 더불어 회비 납부율도 높아질 것으로 기대되고 있다.

4. '간호사 ⇨ 공중보건의료인'…간호사출신의원 병역법개정안 발의(19대)

2012.9.10 대한간호협회장 출신의 신경림의원이 공중보건의사를 '공중보건의료인'으로 하고 공중보건의료인의 범주에 기존의 의사 · 치과의사 · 한의사외에 간호사를 포함시켜 기존의 공중보건의사처럼 공중보건 업무에 종사토록 하는 병역법개정안이 대표 발의했다.

간호사의 경우 과거 병역의무가 없는 여성이 절대 다수였으나, 이 법 발의 당시인 2012년 남자간호대학생이 1,000명,에 이르고, 2012년 기준 간호대학 남자 재학생수가 8,000명에 이르고 있음. 특히, 간호사 면허를 취득한 남자간호사수는 5,200명에 이르고 있어 병역의무를 이행행하는 남자간호대학생들에게 공중보건간호사제도는 중요한 관심사였다.

▣ 제안이유

「병역법」 제2조제 11호에서는 의사 · 치과의사 · 한의사를 공중보건의사로 규정하면서, 이들로 하여금 보충역에 편입되게 하여 공중보건업무에 종사하게 함으로써 병역의무 이행과 함께 공중보건 향상을 위한 재원으로 활용하고 있으나 「의료법」상 의료인에 해당하는 간호사의 경우에는 공중보건의료인으로서 병역의무 이행을 할 수 있는 방법이 부재한 상황임.

간호사의 경우 과거 병역의무가 없는 여성이 절대 다수를 차지하고 있었기 때문에 입법 정책적으로 공중보건의료인으로서 병역의무이행의 필요성이 적었으나, 2012년 기준 간호대학 남자 재학생수가 8,000명에 이르고 있으며, 간호사 면허를 취득한 남자간호사수는 5,200명임.

뿐만 아니라 지방 공공의료기관의 대다수는 간호사 법정인력 기준을 준수하지 못하고 있어, 공공의료기관의 대국민 간호서비스가 국민의 신뢰를 얻지 못하고 있는 상황임. 이에 기존의 의사 치과의사 한의사 자격을 가진 사람만을 공중보건의사로 임용하여 공공의료기관에서 군복무를 대신하게 했던 것을 간호사 면허를 취득한 자도 공중보건업무에 종사할 수 있도록 "공중보건의사"를 "공중보건의료인"으로 명칭변경하고, 병역법의 공중보건의료인의 정의규정에 간호사를 포함시켜 공공의료기관의 간호서비스의 질과 수준을 향상시키도록 하려는 것임.

▶ 주요내용

(1) 공중보건의사에 대한 정의규정을 공중보건의료인으로 명칭변경하고, 공중보건의료인에 의사 치과의사 한의사와 더불어 간호사를 포함시킴(안 제2조제11호, 제34조제1항제3호, 제35조제1항제1호).

(2) 현행법상 "공중보건의사"를 "공중보건의료인"으로 변경함(안 제5조제1항제3호, 제34조제1항부터 제4항까지, 제35조제1항제1호 및 같은 조 제2항부터 제4항까지, 제71조제1항제3호, 제73조제1항, 제74조의2제1항, 제83조제1항제5호 및 제89조의2제2호).

■ '공중보건의사 ⇨ 공중보건의료인(의사 · 치과의사 · 한의사+간호사)'의 의미

신경림의원 대표발의안 제2조 등에서는 "공중보건의사"를 "공중보건의료인"으로 그 명칭을 변경하고 "공중보건의료인"의 범위에 기존의 '의사 · 치과의사 · 한의사' 이외에 '간호사'를 포함하고자 하는 것임.

현행 의사 치과의사 한의사 자격을 가진 사람만을 공중보건의사로 임용하여 공공의료기관에서 군복무를 대신하게 하던 것을 개정안에서는 간호사 면허를 취득한 자도 공중보건업무에 종사할 수 있도록 하고 있음.

동 개정안은 간호사 자격이 있는 보충역 병역의무자를 보건의료취약지역에 배치하여 공공의료기관의 간호서비스의 질을 향상시키고자 하는 것으로 적극적인 의료인력 활용 차원에서 의미가 있다하겠음.

그러나 동 개정안에 따라 간호사 면허가 있는 보충역 의무자를 공중보건의료인으로 포함시키더라도 첫째, 보충역으로 간호사 자격을 보유한 사람을 모두 '공중보건의료인'으로 편입할 경우에도 대상인원이 연간 약 7명 정도에 불과하고,

2012년 기준 간호사 면허취득자(959명) × 4.9% × 14.6% = 약 7명 – 신검대상자 보충역 처분 비율(2011년도) : 4.9% – 간호사면허 취득 후(졸업 후) 입대자 비율(2011년도) : 14.6%

* 출처 : 국방부

둘째, '공중보건의료인'으로 편입된 간호사의 복무기간은 36개월이고 현행 공익근무요원의 복무기간이 24개월인 점을 비교하여 볼 때 편입 유인이 크지 않으며,

셋째, 유사분야[621](물리치료사, 임상병리사, 방사선사 등) 출신자들의 병역대체복무요구의 확산이 예상되는 문제점을 고려하여 볼 때 새로운 병역제도의 신설에는 신중한 검토가 필요하다고 보임.

▶ 공청회에 나타난 관련기관의 반응

신경림의원은 2012년 비례대표로 19대 국회의원에 당선되어 의정활동을 시작한지 4개월만인 9월, 공중보건간호사제도를 입법화하겠다는 의지를 갖고 병역법일부개정안을 발의한 지 2년여만인 2014.12.3 정미경 · 김광진 · 최동익 의원과 공동으로 의원회관 대회의실에서 '공중보건간호사제도 도입을 위한 병역법 개정 공청회'를 개최, 계류중인 병역법 개정안 통과를 위한 관계기관의 주위를 환기하고자 했다.

이날 공청회에서 발제자인 보건사회연구원 오영호연구위원과 보건복지부는 간호협회와 발의 의원인 신경림의원의 손을 들어 주었으나 정작 주무부처인 병무청은 난색을 표해 향후 공중보건간호사의 입법화의 결과를 예단하기 쉽지 않았다.

임을기 복지부 의료자원정책과장: "최종 결정권은 국방부와 병무청이 갖고있다"면서도 "공중보건간호사는 지방의료원과 중소 병원 간호인력난을 해소하는 하나의 대안으로 생각한다"며조심스럽게 찬성입장을 밝혔다.

▲ 임을기 복지부 의료자원정책과장은 "낮은 급여와 3교대 근무환경 등으로 면허를 갖고 있으면서도 활동하지 않는 간호사가 많기 때문에 지방의료원뿐 아니라 지방중소병원에서도 간호인력을 못구해 어려움에 처해 있다. 보건소와 국공립의료원에에서 어느 정도의 간호인력이 실제 필요할지에 대한 판단이 필요하다. 의료취약지에서 공중보건간호사

621) 간호사 면허 취득자 현황 및 기타 의료인 면허 취득자 현황 (붙임자료) 참고

가 하나의 대안이기는 하지만 병역과 의료취약지 인력이라는 두 가지 가치의 문제다. 남자간호사가 증가하고 있으니 이러한 요구는 당연한 것이다. 최종 결정권은 국방부와 병무청이 갖고 있다. 그러나 공중보건간호사는 지방의료원과 중소 병원 간호인력난을 해소하는 하나의 대안으로 생각한다.

▲ 오영호한국보건사회연구원 연구위원(발제자): 의사의 경우 공중보건의제도가 도입돼 의료취약지나 공공의료기관에서 의사부족 문제를 개선하는데 적지 않은 역할을 하고 있지만, 간호사의 경우 관련 제도가 도입돼 있지 않아 이들 기관이 제 역할을 하는데 어려움을 안고 있다. 우리나라 공공보건의료를 정상화시키기 위해서는 의료인력 부족을 해결하는 것이 무엇보다 중요하다. 이를 위한 정책수단 중 하나가 공중보건간호사제도를 도입해 간호사를 공중보건의료인으로 역할하도록 하는 것이다.

▲ 박순화 대한간호협회 이사: 병역법 개정안은 공공의료기관의 간호인력 부족 현상 해소 및 경영난 해소에 기여할 수 있는 획기적 방안이라며 "의료법상 동일한 의료인에게 동일한 제도를 적용하는 것으로 법적 형평성의 문제다. 다른 분야 대체복무제도와 유사하게 취급돼서는 안 될 것"이라고 밝혔다.

▲ 정현호 국방부 인력정책과장: 국방기본계획에 따라 현역 입대가 줄면서 매년 2만명의 병력 부족사태를 겪고 있다. 대체복무 신설을 요구하는 법안이 국회에 많이 올라와 있지만, 현 국방인력수급상 신중한 접근이 필요하다. 다른 유사직종과 관련해 형평성 문제가 제기될 수 있다. 약사를 장교후보생으로 인정해달라는 법안이 발의돼 있는데 반대하고 있다. 아들이 약대생이라 장교로 갔으면 싶으면서도 법안에 반대하고 있는 입장이라는 걸 알아달라. 이런 상황에서 공중보건간호사제도를 도입할 경우 다른 유사직종과 형평성 문제가 생길 것"이라고 강조했다.

한편 병역법일부개정안은 19대 국회 임기만료 폐기되었다.

5. 간호사출신 의원, '지역공공간호사법안'발의…간협'찬성', 간호계 일부 '반대'(21대)

간호사출신 최연숙의원이 2020.11.27 간호대 학생에게 장학금을 지급하되, 간호사 면허를 취득한 후 일정 기간 특정 지역의 공공보건의료기관에서 의무복무하도록 하는 지역공공간호사제도를 법제화하는 지역공공간호사법안(의안번호: 2105820)을 발의했다.

국회 보건복지위원회 전문위원실에 제출한 '관계기관 의견'에서 간협은 '찬성'을 표시했으나 '지역공공간호사제'의 폐지를 요구하는 현장 간호사 등 2000여명이 서명부를 2021.06.29. 보건복지부에 전달하고[622] 2021.5.18부터 6.17청와대 국민청원 게시판에 "공공간호사제 법안 강력히 반대합니다. 간호계의 목소리를 들어주세요"란 제목으로 반대운동이 벌어졌다.

뿐만아니라 민주노총 공공운수노조 의료연대본부도 지역공공간호사제도 신설에 강력한 반대운동을 펼쳤다.

이들이 이 제도의 신설을 반대하는 이유는 간호사가 부족한 것이 아니고 열악한 근무환경과 낮은 처우 때문에 유휴간호사가 간호현장을 떠나고 다시 돌아오고 싶어하지 않기 때문이라는 것이다.

2022.6월말 현재 국회보건복지위원회 심사 중인 이 법이 간호계 안팎의 지대한 관심속에 21대 국회에서 통과될지 지켜보아야 할 것이다.

▣ 제안이유

최근 공공보건의료기관은 지역 간, 의료기관 간 의료인력 수급 불균형 문제의 심화와 코로나19 같은 감염병 등의 재난적 위기 상황에서 감염관리 및 방역, 환자의 생명과 안전에 직결되는 중증 · 응급 등 필수의료 제공에 어려움을 겪고 있음. 지역 간, 의료기관 간 의료의 질 격차를 해소하고, 필수의료를 제공할 의료인력 확보가 필수적임.

이에 간호대학에 지역공공간호사 선발전형을 두고, 선발된 학생에게는 장학금을 지급하되, 의료인 면허 취득 후 일정 기간 동안 특정 지역의 공공보건의료기관에서 의무복무

622) 경향신문 2021.06.29.'지역공공간호사법' 폐지 요구에 간호사 등 2000여명 서명

하게 함으로써 일부 지역의 의료인력 부족 문제를 해소하고, 지역 내 필수의료 제공을 통한 공공의료의 질을 높이려는 것임.

▣ 주요내용

가. 지역공공간호사란 특정 지역의 공공보건의료기관에서 일정 기간 동안 근무할 것을 조건으로 의료인 면허를 발급받아 근무하는 자를 말함(안 제2조).

나. 보건복지부장관은 대학의 학생 정원에 지역공공간호사 선발전형에 관한 사항이 포함될 수 있도록 관계 중앙행정기관의 장 및 대학의 장과 협의하도록 함(안 제4조).

다. 지역공공간호사 선발전형에는 원칙적으로 해당 지역의 고등학교를 졸업한 자가 응시할 수 있도록 함(안 제5조).

라. 지역공공간호사 선발전형으로 합격한 학생에게 장학금을 지급할 수 있도록 하되, 의무복무를 하지 아니한 경우 등에는 반납하도록 함(안 제6조).

마. 대학 졸업 후 대학이 소재한 시 · 도 내의 공공의료기관에서 5년간 의무복무하도록 하고, 이에 위반할 경우 의료인 면허를 취소하며, 의무복무기간 중 근무하지 않은 잔여기간 동안 면허를 재교부하지 못하도록 함(안 제7조 및 제12조).

▣ 전문위원 검토보고서[623)]

■ 총괄적 검토

▶ 제정안의 내용과 취지

- 제정안은 지역 간 · 의료기관 간 의료인력 수급 불균형 문제를 해소하고 필수의료 제공 의료인력을 확보함으로써 양질의 공공의료서비스를 균형 있게 제공하기 위하여 '지역공공간호사' 제도를 도입하기 위하여 발의된 것임.
- 지역공공간호사 선발전형(10년간 한시적용)을 통하여 입학한 학생에게 장학금을 지원하고, 5년간 특정 지역의 공공보건의료기관에서 의무복무할 것을 조건으로 의료인 면허를 발급하게 함으로써, 공공 · 필수의료취약지에서 근무할 간호사 인력을 안정적으로 확보하고 지역간 의료서비스 격차를 해소하려는 취지임.

623) 지역공공간호사법안(의안번호: 2105820),전문위원 검토보고서,국회 보건복지위원회 수석전문위원 홍형선 2021. 2.

▶ 제정안에 대한 관계 부처 · 단체 의견

1) 보건복지부 의견

- 지역 간 의료 질 격차를 해소하고, 지역 내 필수의료가 원활하게 제공되도록 하기 위한 지역공공간호사법 제정 취지에 공감함. 다만, 지역공공간호사가 의무복무하는 '지역공공보건의료기관 등'의 범위를 준정부기관 설립 의료기관 및 민간의료기관 중 복지부장관이 지정하는 공공성 · 진료역량을 갖춘 병원(지역책임병원) 등으로 확대 필요.
- 교육여건이 우수한 대학에 지역공공간호사 정원을 배정할 수 있도록 교육부의 정원 배정 시 복지부와 협의하도록 할 필요. 또한 지역공공보건의료기관 등의 장에게 근무실적 보고 의무가 있으므로 시정명령을 의료기관의 장까지 확대 필요.

2) 대한간호협회 의견

지역의 공공 필수 의료체계 강화의 필요성이 증대되고 있으나 지역 공공의료의 핵심인력인 간호사의 지역별 불균형은 더욱 심화되고 있는 상황임. 이에 지역 공공 필수 의료를 담당할 간호사를 국가 책임 하에 한시적으로 양성하는 지역공공간호사법 제정에 찬성하는 바임.

3) 대한병원협회 의견

- 제정안과 같이 지역공공간호사를 배출할 경우 지역 내 필수의료체계를 구축하고 인력 확보에 취약한 공공의료기관의 의료자원수급에 긍정적 역할을 할 것으로 보임
- '지역공공보건의료기관 등'에 필수 · 공공의료를 제공하는 민간병원 추가 필요(국가 또는 지자체에서 공공 기능을 수행하는 기관으로 지정받은 병원급 의료기관)
- 보건의료가 취약한 지역에서는 공공병원이 부재한 지역이 존재하고 공공병원이 없는 지역에서는 민간병원이 해당 지역의 환자들이 양질의 의료서비스를 받을 수 있도록 공공병원으로서의 역할 수행하고 있으며, 지역책임의료기관 등 국가 및 지자체 사업에 참여하여 필수 · 공공의료를 제공하고 있음. 공공의료기관을 설립 주체가 아닌 기능 중심으로 정립하고, 지역 의료체계 내 민간병원의 공공적 역할을 고려해야 함.

4) 대한의사협회 의견

- 열악한 근로환경 등 지역 및 공공의료기관의 간호인력 수급 불균형의 구조적 문제에 대한 근본적 개선 대책없이 지역의 공공의료기관에 5년간 의무 복무하도록 하는 지역공공간호사제는 실효성 등에 문제가 있으므로, 보다 신중한 검토가 필요함.
- 노동 강도에 비해 낮은 처우 등 열악한 근로환경과 간호관리료 차등제 및 의료전달체계의 붕괴 등의 구조적 문제에 기인한 간호인력의 낮은 현장 활동율 및 높은 이직율과 경력 단절 유휴 간호인력이 약 50%에 달하는 현실을 고려한다면, 간호인력의 총량 증가 보다 간호인력의 근로환경 개선과 보상체계의 적정화 및 유휴 간호인력의 활용 등 보다 능동적인 정책 마련이 필요함.
- 의무복무 위반 시 면허취소처분은 그 필요성에 비해 너무 가혹한 처벌이므로 반드시 삭제되어야 함.
- 간호 인력에 대한 근로환경 개선 등을 위한 지역 및 공공의료기관에 대한 행정 · 재정적 지원과 지역 주민의 진료 가능한 진료권 설정 등 지역 및 공공의료기관의 운영 정상화를 위한 제도적 방안 마련이 필요함.

5) 대한간호조무사협회 의견

- 지역 간 의료의 질 격차를 해소하고 감염관리, 방역 및 필수의료를 원활하게 제공하기 위하여 지역공공간호사제도를 도입하려는 법안의 취지에 공감함.
- 「수도권정비계획법」 제7조에 의거 수도권은 과밀억제권역으로 설정되어 간호대 등의 대학신설이 금지되어 있는바, 수도권 간호대학의 입학정원을 증원하는 내용은 수도권정비계획법 취지에 부합하지 않으며 오히려 수도권 대형병원으로의 간호사인력 쏠림 가속화 요인으로 작용이 우려됨(안 제5조제4항 삭제 의견).

6) 경기도 의견

- 동 법률안에 의한 지역공공간호사는 감염병 등의 재난적 위기 상황에서 의료인력 수급 불균형문제 해소를 위해 지역공공보건의료기관 등에 확보, 배치 및 일정기간 이상 근무할 인력양성 지원을 목적으로 하는바, 대학 소재 지역의 고등학교 졸업자에

한정하거나 인접 시 · 도에 국한하는 것은 타당하지 않다고 보여짐. 학교 소재 지역과 졸업 후 실제 근무 희망지역이 상이할 수 있음.

- 한편, 안 제6조에 따른 장학금 지원 시 시 · 도의 반발 우려됨. 지방비 확보에 따른 광역단위 의회 불수용 예상

▶ 검토의견

- 현재의 지역 간 의료자원의 불균형에 따른 의료 격차 문제, 상대적으로 수익성이 낮은 공공의료 분야의 의료인력 수급 문제 등을 고려할 때, 국가와 지자체가 지역 공공간호사의 양성을 지원함으로써 지역 공공의료체계를 강화하려는 제정안의 입법 취지는 타당한 것으로 판단됨.
- 제정안은 지역공공간호사의 의무복무를 통해 지역공공의료 분야의 간호인력 수급 문제를 해소하는 데 기여할 것으로 기대되고, 지역공공의료 기능에 대한 국가와 지자체의 책임과 역할을 강조하는 입법조치가 될 수 있을 것임.

〈지역 · 공공의료자원의 불균형〉

- 지역에 주민들이 신뢰할 수 있는 양질의 보건의료기관이 부족*하고, 인구 천명 당 활동의사는 시도 간 2배 이상 차이(서울 2.9명 ↔ 경북 1.3명, '17.)
  * 300병상 이상 종합병원이 없는 시군구가 140개, 응급의료센터가 없는 곳 141개, 심뇌혈관질환 진료 인증병원이 없는 곳 177개
- 수도권과 대도시가 아닌 지역은 필수의료 자체충족이 어렵고 진료를 위한 지역이동으로 사회적 비용 초래
  * 지역 내 의료이용률 : (전문진료질병군 입원진료) 서울 93% vs 경북 23%, (응급진료) : 서울 88% vs 전남 49%
- 인구규모가 작은 취약지역은 의료수요 부족 등으로 응급 · 중증진료를 제공할 수 있는 양질의 의료기관이 운영되기 곤란
  – 취약지와 필수의료 분야에 건강보험 수가 및 예산지원을 시행하고 있지만 필수의료 제공을 유지 · 확충하는데 한계
  * 응급취약지 99개, 분만취약지 33개, 소아청소년과 취약지 33개 시 · 군 · 구('19)

자료: 보건복지부, 「믿고 이용할 수 있는 지역의료 강화 대책」(2019.11.) 중 발췌

〈표 78〉 전국 지방의료원 간호사 정원 미충원율

의료원명	2020.8.기준			
	정원(명)	현원(명)	미충원(명)	미충원율
서울의료원	726	618	108	14.9%
부산의료원	323	314	9	2.8%
대구의료원	248	200	48	19.4%
인천의료원	309	217	92	29.8%

경기도의료원 수원병원	138	115	23	16.7%
경기도의료원 의정부병원	125	114	11	8.8%
경기도의료원 파주병원	137	123	14	10.2%
경기도의료원 이천병원	146	121	25	17.1%
경기도의료원 안성병원	137	111	26	19.0%
경기도의료원 포천병원	111	105	6	5.4%
성남시의료원	438	293	145	33.1%
원주의료원	145	124	21	14.5%
강릉의료원	79	64	15	19.0%
속초의료원	87	71	16	18.4%
삼척의료원	117	102	15	12.8%
영월의료원	83	67	16	19.3%
청주의료원	278	250	28	10.1%
충주의료원	193	178	15	7.8%
천안의료원	214	172	42	19.6%
공주의료원	174	153	21	12.1%
서산의료원	152	125	27	17.8%
홍성의료원	251	218	33	13.1%
군산의료원	273	259	14	5.1%
남원의료원	156	146	10	6.4%
진안군의료원	44	35	9	20.5%
순천의료원	117	109	8	6.8%
강진의료원	76	59	17	22.4%
목포시의료원	114	105	9	7.9%
포항의료원	152	120	32	21.1%
김천의료원	206	204	2	1.0%
안동의료원	142	112	30	21.1%
울진군의료원	69	67	2	2.9%
마산의료원	214	190	24	11.2%
제주의료원	121	95	26	21.5%
서귀포의료원	223	196	27	12.1%
합계	6,518	5,552	966	14.8%

- 한편, 현재 간호인력 수급 불균형과 부족문제는 공공 부문만의 문제는 아니며, 지속적인 간호대 입학정원 증원에도 의료기관 간호사 부족 문제와 신규간호사의 높은 이

직률 문제는 지속되고 있음. 따라서 지역공공의료 체계 강화를 위한 지역공공간호사의 양성 정책과 더불어 간호사 처우 및 근무환경 개선의 근본적 개선이 지속 병행되어야 할 것임.

- 2019년 기준 우리나라의 인구 1천명당 활동 간호사 수는 3.6명으로 OECD 평균(7.6명)의 47% 수준에 불과하고, 의료기관 근무 간호사의 이직률이 연간 15.4%, 특히 1년 미만 간호사 이직률이 21.8%에 달하여, 의료현장에서 간호사의 안정적 수급이 어려운 상황임.
- 2019년 기준, 간호사 면허보유자는 414,983명, 의료기관 활동 간호사는 215,293명으로 의료기관 활동 비율은 51.9%임.
- 간호대학 입학정원은 2006년 11,000여명, 2011년 15,000여명, 2020년 2만여명으로 지속 증가하였음.

〈표 79〉 간호사 의료기관 활동 비율 (단위: 명)

직종		2015	2016	2017	2018	2019
간호사	면허소지자(A)	338,629	355,772	374,990	394,662	414,983
	의료기관 활동(B)	158,247	179,989	185,853	195,314	215,293
	활동률(B/A)	46.7%	50.6%	49.6%	49.5%	51.9%

출처: 보건복지부

〈표 80〉 OECD 대비 한국 간호인력 현황

	인구 천 명당 활동간호사 수(명)	인구 10만 명당 간호대 졸업자(명)	인구 천 명당 간호조무사 수(명)	면허 간호사 대비 임상 간호사(%)
OECD평균	7.6	32.9	1.8	63.0
한국	3.6	38.5	3.3	49.2

출처: 보건복지부 (OECD Health Statistics 2019에 근거)

〈표 81〉 의료기관 종별 간호사 이직률 (단위: %)

구분	평균	상급종합	종합병원	병원	요양병원
전체 간호사 이직률	15.4	11.6	20.0	17.3	20.4
1년 미만 간호사 이직률	21.8	19.9	23.8	31.0	34.6

* 이직률 = 이직인력/재직인력(총간호사수)×100

출처: 병원간호사회(2019) 병원간호인력 배치현황 실태조사, 보건복지부 재구성

- 의료법상 정원기준 위반에 따른 행정처분 현황을 살펴보면, 의료인력 중 간호인력 정원 미충족 사유가 가장 많은 비율을 차지하고 있는 것으로 나타났고, 공식적인 행정처분 통계 외에 실제로는 상당수(40% 이상) 의료기관들이 간호사 정원을 준수하지 못하고 있다는 분석이 있음.
- 보건복지부는 간호인력 수급 문제와 지역격차 해소를 위하여 입학정원 확대, 재취업 연계, 근무여건 개선, 공중보건장학제도(2021. 계획) 등의 정책을 지속 추진 중임.

〈간호인력 수급, 지역격차 해소를 위한 보건복지부 주요정책 〉

- (배출 확대) 신규 간호인력 확충을 위한 간호대 입학정원 증원*
  * ('19년) 20,383명(+700명) → ('20년) 21,083명(+700명) → ('21년) 21,783명(+700명)
  - 관련 단체의견 고려하여, 간호인력 부족 지역 및 실습환경 우수 대학(부속병원 有) 등에 정원 우선 배분 검토(교육부 협의, '20.11월~)
- (재취업 연계) 간호인력 취업교육센터 확대('19년 9개→'20년 10개소)를 통한 경력단절 · 유휴간호사 교육 지원 및 재취업 연계 강화
  * 유휴간호사 재취업 교육생 취업 연계 ('18) 1,234명 → ('19) 1,251명 → ('20) 1,020명(코로나19로 교육생 감소 영향)
- (쏠림 완화) 지방 · 중소병원의 안정적인 간호인력 채용을 위한 대형 병원 대기순번제 개선책(신규간호사 동시면접제도) 지속 추진('20.7월)
  * ('20.7.20~24) 서울대 · 삼성서울 · 서울아산 · 세브란스 · 서울성모병원(총 5개소)
- (근무여건 개선) 비서울지역 의료기관 야간근무 간호사 보상 강화를 위하여 야간간호료 신설('19년) 및 야간전담간호사 관리료('15년 도입, '18년 기준 개선) 지급 등 추진
- (공중보건장학제도 간호대생 대상 확대 계획) 지방의료원 등에 우수한 간호인력 충원을 위해 '21년부터 공중보건장학간호사제도를 신규 도입하여 20명을 선발할 예정이며, 공중보건장학간호사의 지원 규모 등을 고려하여 신규선발 인원을 확대하는 방안을 검토 중임

〈표 82〉 의료기관 종별 간호사 정원 기준 준수/미준수 현황(2017년~2019년 기준)

구분	법적 기준	전체 계			
		계	준수	미준수	자료불충분
계		11,110(100.0)	6,022(54.2)	4,775(43.0)	313(2.8)
상급종합병원	2:5:1	127(100.0)	127(100.0)	0	0
종합병원		926(100.0)	738(79.7)	178(19.2)	10(1.1)
병원		4,420(100.0)	1,359(30.8)	2,928(66.2)	133(3.0)
한방병원	5:1	971(100.0)	384(39.5)	509(52.4)	78(8.0)
요양병원	6:1	4,666(100.0)	3,414(73.2)	1,160(24.9)	92(2.0)

출처: 건강보험심사평가원, 강선우 의원실 재정리

제6절 보건의료인 출신 국회의원의 직역관련 정책입안 활동

이 장(제 6장 주요 보건의료전문직 출신 국회의원과 직역단체의 정책공조)에서는 보건의료인 출신 의원의 직역 권익표출 관련 입법 및 청원소개 상임위원회 발언 등을 중심으로 정책사안을 살펴보았다.

5개 직종 보건의료인 출신 국회의원 중 의사출신 의원들과 관련된 정책은 모두 13건이었으며 이중 10건의 정책에서 의사출신의원들이 입법, 청원소개, 상임위원회 관련정책 지지발언 등이 있었으며 정책목표를 달성한 사례는 일부달성을 포함하여 9건이었다.

다음은 간호사출신 국회의원들로 4건의 정책에 연인원 4명의 간호사출신 국회의원이 입법에 참여하여 3건 모두 정책목표를 달성했으며 약사출신 국회의원이 6건의 정책사례에 6명의 약사출신 국회의원이 참여하여 2건에서 정책목표를 달성했다.

이어 치과의사 출신 국회의원이 3건의 입법을 하여 2건에서 정책목표를 달성했으며 한의사의 경우 3건의 정책 중 1건의 법안 발의에서만 한의사출신 국회의원이 참여했고 나머지 1건은 비의료인출신 국회의원의 입법으로 달성되었다.

즉 5개 주요 보건의료직 출신 국회의원의 입법 등 국회에서의 정책입안 활동 중 직접적인 해당직역 관련 정책활동시 '의사 국회의원 ⇔ 의사단체', '치과의사 출신 국회의원 ⇔ 치과의사단체', '한의사출신 국회의원 ⇔ 한의사단체', '약사출신 국회의원 ⇔ 약사단체', '간호사출신 국회의원 ⇔ 간호사단체' 관계에서 가장 많은 국회의원을 배출한 의사출신 국회의원의 성적이 가장 좋았다.

〈표 83〉 보건의료인 출신 국회의원의 직역관련 입법 및 청원소개 활동(제헌 – 21대전반기)

의사관련		
대별	정책사안	비 고
2대	① 의료법 제정과 '한지의사 ⇨ 정규의사'법제화 저지활동	상당부분 달성 한국원의원 법안 발의
2대	② 면허세법중개정안 발의 및 통과(수정통과): 매 1년에 한번씩 납부하던 의사, 약사, 산파의 면허세를 개설 1회로 완화	달성 한국원의원(의사)법안 발의 및 국회에서의 영향력 행사
국가재건 최고회의	③ 병 · 의원 면허세 부과저지 활동(1963년): 개설허가증을 개설보고 필증으로 대체토록 함으로써 면허세 부과대상에서 제외함.	달성

7대	④ 의료인 신분보장을 위한 의료법(의안번호: 070231) 발의(임기만료폐기): 의료업자의 의료행위의 결과가 의료윤리위원회에 의한 위법과실로 판정되기 전까지는 진료에 종사하는 것을 억제받지 않도록 함	폐기 박기출, 오원선, 박병선의원(이상 의사출신) 법안 발의
11대 ~ 14대	⑤ 의료보험 심사기구 독립 – 의협의 촉구에 의해 의료분쟁조정법 제정 논의 시작 – 의료계가 원치않은 평가기능 포함된 심사평가원 설립	달성 손춘호의원(상임위 발언 · 의사) 박병선의원(의협청원 소개 및 개정법안 발의 · 의사), 송두호(의협 · 병협 청원소개 · 의사)의원, 양문희(개정법안 발의 · 의사)의원
12대	⑥ 의료법 개정에 관한 청원[619] – 의협, 의사에 대한 면허 자격정지 또는 취소조치 등 행정처분을 함에 앞서 소정의 징계위원회의 심의를 거치도록 법제화해 줄 것	정책목적의 일부 달성 박성태, 김집의원(이상 의사출신)청원소개
13대	⑦ 국민의료보험법 법제화관련 대국회활동[620] 1) 의료보험관리운영체계를 단일보험자로 통합일원화 2) 보험자단체와 의약단체간의 상호계약제실시 3) 의료보험수가심의위원회 및 요양보험급여비용심사원 신설 4) 의료분쟁보상기금제도를 도입하여 소신진료 유도 5) 요양비용체불에 대한 가산금제도 신설 등 의료보험법을 개정해 주기 바라는 청원임	정책목적의 상당부분 달성 의협정책과 동일 청원소개: 박병선(의사), 신철균(비보건의료인)
13대 ~ 18대	⑧ 의료분쟁조정법 제정을 위한 활동 – 의료사고 피해구제 및 의료분쟁 조정 등에 관한 법률제정 – 정의화의원: 조정전치주의등 의료계와 동일한 정책방향 법안에 수용 (15대 · 임기만료폐기) – 안명옥의원: 무과실보상과 일부 예외적인 경우를 제외하고 보건의료분쟁에 관한 소는 조정절차를 종료한 후에 제기하는 조정전치주의 등 의료계입방 수용(임기만료폐기)	달성 의협: 법안초안마련 및 공청회 정부 및 국회 건의 정의화 · 안명옥 의원(이상 의사출신)입법[621]
14대	⑨ '구 의료보험법 41조 7항 개정청원'(청원번호: 140208)의협청원(개정의료보험법에 청원반영)	달성/청원소개: 주양자 · 김찬우 · 양문희(이상 의사) 의원과 박주천 · 이해찬의원
17대	⑩ '약대6년제'청원소개 및 교육법 개정안'발의 – 의협의'교육인적자원부의 불공정한 약대 학제 개편 추진시정 청원(청원번호: 170183): 의협 청원	임기만료폐기/안명옥의원 청원 소개 및 고등교육법일부개정법률안(의안 번호: 172330)발의: 안명옥의원(의사)

	⑪ 건강보험 진료비 허위 · 부당청구, 동일 사안의 조사 결과에 대해 형사벌과 행정벌이 이중 · 삼중으로 부과되어온 건강보험법개정 관련, 헌법소원 등 검토4 – 국민건강보험법 제85조 제1항 제1호에서 '사위 기타 부당한 방법으로'를'사위 · 허위의 방법으로'로 개정함으로써 그 적용범위를 한정하는 건강보험법개정안(의안번호: 173399)의원입법 발의	임기만료 폐기 개정안 발의: 안명옥 의원(의사)
19대	⑫ 의협, 의원 경영난 打開기대…'의원급 의료기관지원등 에 관한 특별법안' 발의	임기만료폐기 의료법일부개정법률안발의(김용익 의원 · 의사)
19대	⑬ 의사출신 의원, 의료인 자격정지처분 시효규정 반영한 의료법개정안 발의	달성 · 대안반영폐기 의료법일부개정법률안발의(박인숙의원 · 의사)
치과의사 관련		
15대	① 구강보건법 제정 청원과 법안 발의	달성 / 치협 청원 :소개 및 법안발의황규선의원(치과의사)
17대	② 국민건강보험법 중 의료인 3중 처벌금지촉구를 반영한 개정안 발의(18대)	폐기 / 전현희의원(치과의사) 발의
19대	③ 치협 구강보건법개정 추진	수정가결 구강보건법개정 발의(김춘진의원 · 치과의사)
한의사 관련		
16대	① 한의약육성법 제정	달성/김성순의원 발의(비치과의) 한의계 희망사항
	② 한의약육성법일부개정법률안 발의	달성/ 한의협 주요정책 발의: 윤석용의원(한의사)
21대	③ 한의사에 X-ray 안전관리 책임부여 반영한 의료법개정안 발의	계류중(2022.2.17. 현재) 법안발의: 서영석의원(약사)
약사 관련		
6대	① 약종상 및 매약상 제도폐지 반영한 약사법개정	달성 / 법안발의 신권우 의원(약사) 약사회와 공조
15대	② 약사의원의 부가가치세법 중 정법률안발의	폐기 / 김병태의원(약사)
16대	③ 강기능식품에 관한 법률제정 및 약사회개정청원 취지 달성	달성 / 청원소개 및 법안발의: 김병태의원(약사) 개정청원: 약사회
17대	④ 식품의약품안전청 폐지 및 정부의 식품안전처 설립반대 청원 및 정부조직법개정안 발의	폐기, 청원소개 및 법안발의: 문희의원(약사) 청원: 약사단체
20대	⑤ 공중보건 약사제도 신설…약사의원 농어촌관련 특별법,	병역법개정안 발의 전혜숙 의원(임기만료 폐기)
21대	⑥ 의약분업 당시부터 약사회의 일관된 입장은 성분명처방제도였음. 개정안은 '대체조제 ⇨ 동일성분 조제' 로 바꾸는 내용임.	2022.2현재 계류중 약사법개정안 발의 (서영석의원 · 약사)

간호사 관련		
16대	① 초 · 중등교육법 · 학교보건법 개정안 발의 입법취지 반영	달성/대안반영폐기) 발의: 김화중의원(간호사)
16대	② 국군간호사관학교장, 간호병과 장관급으로 격상	달성/국군간호사관학교설치법중개정법률안발의: 김화중의원(간호사)
18대	③ 의료인 면허재등록제 법제화	달성/의료법개정법률안 발의(이애주의원 · 간호사)
19대	④ 공중보건의사와 같이 간호사도 공중보건간호사를 공중보건의료인으로 하여 법제화 하기위해 법개정 추진	임기만료폐기 병역법개정안 발의(신경림의원 · 간호사) ※신경림의원: 간협회장 출신임
20대	⑤ 간협, 방문간호사등 고용안정 지속적으로 건의()	대안반영폐기, 지역보건법개정법률안 발의(윤종필의원 · 간호사)

624) 제 137회 국회 제 7차 보건복지위원회 회의록 35-36쪽.

625) 의협은 의료보험법개정(안)을 11월 18일 국회에 청원했다. 청원내용은 관리운영체계는 통합방식을 채택하고 단일보험자로 하는 한편, 요양기관 지정을 단일보험자인 공단과 의약단체 간에 계약으로 정하도록 했고, 보험수가는 신설하는 보험수가조정위원회에서 결정하도록 했다. 또한 진료비심사는 보험급여비용심사원을 설치, 담당할 것과 의료분쟁보상기금을 설치해 줄 것 등이었다.

626) 비의사 의원 중 의료사고 피해구제 및 의료분쟁조정등에 관한 법률의 입법활동을 한 의원은 김병태(약사) 의원과 비보건의료인 출신 의원으로 이원형, 이기우, 최영희, 심재철 의원 등이 있다.

627) 의협신문. "의협, 의료기관 중복처벌 법개정 추진 허위 · 부당청구에 처벌중복 심각…헌법소원 검토, 과징금도 부당금액의 5배로 형평성 안맞아" 2006. 7. 6.

제7장 맺는 글

1. 분석결과

일찍이 컬럼비아 학파 등에 의하면 동일한 집단에 속한 개인들은 '집단정체성'(group identity)을 형성하게 되는데 그 결과 유사한 정치적 신념을 갖게 되고 반대로 서로 다른 집단에 속한 개인은 상이한 정치적 신념을 갖는다는 이론이 있으며, 베일리도 국회의원의 기본적 사회철학은 그가 의사당에 들어오기 전에 이미 결정되어 있다(Baily, 1951)고 지적한 바 있다.

이 연구는 제헌국회 이후 제 21대 국회 전반기 국회까지 지난 74년의 헌정사를 통해 대표적인 보건의료직종이라 할 의사, 약사, 한의사, 치과의사, 간호사 출신 국회의원들의 직역관련 의정활동을 개관, 국회에서의 정책입안 활동 시 보건의료인 출신 국회의원들이 해당 직역단체와의 '관계 맺기'의 현상이 유의미하게 있었는지 살펴봄으로써 전문가와 전문가집단의 정책입안 행태 분석에 접근하고자 하는 시도를 담았다.

또한 정책결정과정에 비공식참여자로 이름을 올리고 있는 보건의료단체들은 장기간 전문적인 훈련을 통해 형성된 전문적 지식체계를 보유하고 있으면서 특정전문직을 수행하는 전문가들이 모여서 해당분야의 사회적 봉사목적과 자신들의 지위향상 등 권익보호와 복지목적을 위하여 활동하는 전문가단체이다.

이들 전문직업인 단체는 근대사회의 직업체계 내에서 가장 중요한 변화중의 하나로 등장한 전문직들이 모인 결사체로, 이익집단의 영향력을 행사하는 주요변수라고 할 수 있는 경제력, 영향력, 사회적 명성, 규모, 응집력, 정책결정자와의 친밀도 등에서 다른 단체보다 비교우위에 있는 경우가 많다. 그래서 이들의 대국회 활동은 국회에서의 정책결정에 적지 않은 변수로 작용할 개연성이 높다.

특히 본 연구의 주요대상이라 할 수 있는 의 · 약사 및 간호사 단체 등 5개 보건의료분야 전문가 단체들은 다른 이익단체들과 비교할 때 재정규모가 클 뿐만 아니라 세입의 대부분을 의료법 제 25조 및 동 시행령 11조와 시행규칙 17조에 의거하여 3년마다 실시하는 의료인신고 수리 업무를 보건의료단체들이 위탁받아 시행하고 있어 의료인들이 소속된 협회가 보수교육을 주관하고 있으며 보수교육 이수여부를 확인하도록 하고 있어 사실상 보건의료인의 회비는 준강제적 성격을 띄고 있기 때문에 협회의 재정자립도도 높다.

약사회도 역시 약사법 제7조와 시행규칙 제4조 등에 의거하여 3년마다 면허재신고시 보건복지부의 위탁을 받아 면허신고업무를 하고 있다.

또한 단체활동을 이론적으로 뒷받침해 줄 수 있는 주요 제도적 장치라고 할 수 있는 해당 전문 직종 종사자의 활동을 규율하는 법률에 의해 설립되었고 따라서 법인체로서의 성격을 가지고 있다.

즉, 보건의료분야 전문직단체는 협회의 설립을 포함하여 의료법 및 약사법 등 관련법에 근거를 갖고 있다. 또 정부로부터의 협조요청(의료와 국민보건 향상에 관한)을 받으면 협조해야 할 의무를 지니는 것은 물론, 정부로부터 일정한 감독을 받도록 하고 있다.

보건의료 분야의 경우 1993년과 1995년 두 차례 한약분쟁과 2000년 의약분업사태를 겪으면서 보건의료단체들의 정책활동은 그 동안 정부 - 보건복지부 중심의 정책활동에서 대 국회 활동에도 관심을 돌리게 되었다. 국회의원, 특히 보건복지위원들과 연대하여 각 단체가 당면하고 있는 정책현안들을 주제로 심포지엄, 정책토론회 등을 개최하는 사례가 급격하게 증가했다.

이는 각 보건의료단체가 자신들이 당면한 현안을 국회에서 이슈화시키는 교두보를 마련하고 나아가 현안의 법제화까지 이어지는 결과를 기대할 수 있기 때문이다.

내부적으로는 회원들에게 집행부의 대외활동을 알리는 계기로 삼고자 하는 의도에도 기인하는 것이다.

이들 단체들은 일찍이 대 정부, 대 국회 활동을 하는데 개별단체가 직접적으로 접촉하는데 한계가 있다고 보고 이를 보다 효과적으로 펼치기 위한 인프라 구축에도 관심이 컸다.

이중 선두주자인 대한의사협회는 다른 보건의료단체보다 약 20년 정도 앞선 1970년 한국의정회를 설립하고 2008년 '의료법 국회 로비'사건이 불거져 사회적인 문제로 대두되고 대한의사협회 회장이 검찰조사를 받는 등 큰 파장을 겪으면서 의정회를 폐지하기 전 까지 38년간 의협의 회원 권익활동을 해왔다.

보건의료단체들의 이같이 활발한 대 국회 활동은 보건의료관련법의 입법에도 주목할 만한 특징을 보여주고 있다.

먼저 보건의료단체 공히 자신들의 직역과 직결된 입법에 다른 분야 전문직보다 관심이 매우 높다는 사실이다.

제 2대 국회 때 제정된 의료법을 보면 의사출신 국회의원이 발의(수정가결)한 법안이며 같은 시기인 2대 국회 때 제정된 약사법의 경우 정부입법(대안반영폐기)이긴 하나 당시 약사회와 약사 출신 보건부 공무원과 함께 입법 준비한 법안이다.

구강보건법은 치과의사협회의 청원을 계기로 치과의사출신 국회의원에 의해 15대 국회에서 발의되어 수정가결되었다. 또 의료분쟁조정법은 의협이 상당한 기간 준비하여 입법 청원, 의사출신 국회의원들의 법안발의가 있었다. 간호법(간호사법)은 대한간호협회가 오랫동안 준비과정을 거쳐 입법의 필요성을 국회와 정부에 줄기차게 건의한 끝에 17대 국회에서 처음 의원입법으로 '간호법(임기만료폐기)'과 '간호사법'이 발의(임기만료 폐기)되었다. 이어 20대 국회에서 약사 출신의 김상희 의원이 '간호 · 조산법안'과, 김세연 의원이 '간호법안을 발의(임기만료 폐기)하였고 21대 국회에서 간호사 출신의 최연숙 의원이 '간호 · 조산법안'을, 약사출신의 서정숙 의원과 국회 보건복지위원회 김민석 위원장이 각각 '간호법안'을 발의하여 2022.5.17. 현재 보건복지위원회에서 3개의 의원발의법안을 위원회대안에 반영하여 통과시켰다(대안반영폐기).

또한 한의약법은 한의사협회가 90년대 초 한약분쟁을 겪으면서 강력하게 추진, TF팀을 꾸려 준비해 오던 중 19대 국회에서 의원입법으로 발의(임기만료 폐기)된바 있다.

이 밖에 치과의사협회도 단독법으로 지난 2006년 작성된 초안을 바탕으로 치과의사법 제정을 추진하고 있다.[628] 지난 2006년에는 치과의사법 관련 공청회를 열고 단독법 제정의 필요성에 대해 공감대를 형성한 바 있으며 이후 전문가들을 통해 구체적으로 치과의사법에 담길 관련 법 조항 연구에 돌입, 현재 완성 단계에 와 있으며, 단독법 제정 공식화를 천명한 간협, 한의협 등의 행보를 지켜보며 법 제정을 위한 대국회 활동 시기를 저울질 하고 있다.

이처럼 주요 보건의료단체들이 직역 관련 개별법 제정을 위해 노력하는 것은 현행 의료법과 약사법이 40여 년 전 제정된 법률로 전문영역을 아우르는데 '한계'를 느끼고 있기 때문이다. 단독법 입법을 추진하는 보건의료단체들은 변호사, 회계사, 건축사 등 특정 직

628) 머니투데이. "40년 묵은 법으론 안된다…보건의료계, 독립법 만들자". 2013. 7. 15.

군의 경우 각각의 특징에 맞게 고유의 법이 존재하고 있으나 보건의료계만 유독 의료법이라는 틀 속에 치과의사, 한의사, 간호사 등 명확하고 전문화된 직군을 가둬두고 있다고 주장하고 있다.[629)]

한편 보건의료단체의 이 같은 직역 관련 법안 입법에 적극적인 현상은 다른 전문영역과 비교해도 독특한 현상이다.

변호사를 규율하는 변호사법이 정부입법으로 제정되었고 건축사법이 1963년 정부입법으로 제정되고 세무사법이 국가재건최고회의 때 국회 재정경제위원회가 제안했던 예들과 비교하면 보건의료단체들이 다른 영역에 비해 특별히 관련 법안의 입법에 적극성을 갖고 직접적으로 참여하고 있는 모양세이다.

또 이익단체들은 국회의원과의 유대강화의 주요방편이라 할 국회의원 주관(주최)의 공청회 또는 정책토론회 등에 적극 협력[630)]하는 방식으로 국회의원과 보건의료 이익단체의 '관계 맺기'가 활발하였다.

지난 2003년부터 2013년까지 10년간 국회 보건복지위원회에서 활동하는 국회의원 주관(주최)의 보건의료 정책 관련 공청회 및 토론회, 세미나 등이 국회에서 64회에 걸쳐 개최되었는데 이중 보건의료인 출신 국회의원이 주관 또는 주최한 행사가 48회였다.

그리고 국회 보건복지위원회 소속 국회의원의 보건의료정책 관련 토론회 등에 공동주최, 또는 후원, 공동주관 등의 형태로 참여한 보건의료단체는 연 68개 단체[631)]에 이르고 있는데 보건의료정책관련 국회행사에 보건의료 단체들은 자 단체 회원이기도 한 해당직역 출신 국회의원과 공조하여 개최하는 경우가 많다.

한편 보건의료단체들은 개별단체의 회원의 권익신장을 위한 대외활동에서 인접 보건의료단체와 이해에 따라 일정 사안에 대해서는 공조하기도 하고 어떤 정책에 대해서는 대척(對蹠)양상을 보여 왔는데 의료일원화에서는 의사와 약사단체가 같은 정책기조를 갖고 한의사단체와 대척점에 섰으며 의약분업에서는 의사단체와 약사단체가 대척점에 섰고 간호 단독법안이 국회에 상정되었을때는 의협과 간협이 대척점에 서는 등 정책 사안

629) 치의신보. "간협 · 한의협은 단독법 제정 공식화 천명/치협,치과의사법연구완료…입법시기 저울질". 2013. 7. 4.

630) '협력'의 내용에는 공동주최, 주관, 후원의 형태가 있고 드물게는 표면적으로는 들어나지 않으나 행사비용 협찬 및 참석자 동원 등의 형태로 공조하는 경우도 있다.

631) 1명의 국회의원이 주관하는 행사에 5개 보건의료단체가 동시에 후원 또는 공동주관으로 참여하는 경우도 있기 때문에 행사횟수보다 관계 맺기를 하는 보건의료 단체의 숫자가 더 많다.

에 따라 입장을 달리해 왔다.

또한 보건의료 5개 단체 모두 대 국회 및 대 정부활동을 효과적으로 수행하기 위해 외곽단체를 결성하여 운영하여 왔으나 대한의사협회의 의료법 로비사건 이후 자체적으로 폐쇄했다.

이 책은 이같이 독특한 배경을 가진 보건의료분야 정책들이 국회에서 입안되고 결정되는 과정에서 보건의료직 출신 국회의원들의 의정활동 방식과 보건의료단체들의 이익표출방식을 공식적인 자료를 근거로 다음과 같은 결과를 도출하였다.

2. 분석결과의 해석

1) 보건의료전문직 국회의원의 활동과 행태

보건의료분야에서 정부와 직역단체들 간에는 그간 보건의료인들의 기본권과 신분 보장, 관련 분야 산업의 육성과 진흥, 보건의료인들의 보건의료 행위에 대한 규제와 간섭, 보건의료기관 및 보건의료인들의 조세부담과 수입의 보전, 직역단체 및 소속회원들의 업무활동 영역 · 범위 등과 관련된 정책 사안들이 주요 입법의제가 되어왔다. 이러한 의제와 관련된 정책결정 과정에 참여하여 보건의료전문직 출신 국회의원들은 다음과 같은 유형의 의정활동을 수행하고 있다.

(1) 법안발의 및 청원소개 활동
(2) 관련 상임위원회에서의 정책질의 및 대안제시
(3) 국회공청회, 국정감사 등에서의 발언 및 정책질의
(4) 의제와 관련된 공청회 및 정책토론회 개최

법안발의 및 청원소개에 있어서 보건의료전문직 출신 의원들은 직역단체들의 주장이나 정책방향에 대하여 대체적으로 지지하고 지원하는 행태를 보이고 있다. 보건의료인 출신 의원은 물론이고, 비의사 출신 동료의원들을 설득하고, 법안발의에 찬성의원으로 참여를 권유하거나 청원 소개에 참여하도록 권유하고 있다. 특히, 60년대 일부 사례에서 법안발의 시 직역단체가 공개적으로 초안 작업에 참여하고 작성한 법률 개정안을 전달받아

상당부분 그대로 반영하는 행태를 보이기도 했다. 반면 일부 사례에서는 보건의료인 출신 국회의원 중 직역단체의 정책방향에 반대하는 입법행태를 보이는 경우도 있다.

또한, 관련 직역단체의 입장 및 정책방향과 동일한 방향의 정책을 지지 또는 옹호하는 발언을 하기도 하며, 이 같은 정책기조를 정부 관료나 산하기관의 담당자들에게 촉구하기도 한다. 관련 정책토론회를 개최하는 경우 직역단체의 임원이 자신들의 입장과 정책방향에 대해 설명하고 주장할 수 있는 기회가 부여되기도 하며 이에 반대하는 기관이나 단체의 입장과 정책방향에 반박하거나 설득할 수 있는 기회를 가짐으로써 결과적으로는 일정한 정책의 파트너로 행보를 보이기도 한다.

2) 이익보전 활동의 행태요인

보건의료전문직 출신 의원들이 이와 같은 행태를 보이는 이유는 다음과 같이 크게 두 가지의 행태요인이 작용하기 때문이라고 해석할 수 있다. 첫째는 이들이 관련 직종의 면허를 가진 의원이거나 관련 직역단체에서 중앙회 또는 지회의 임원을 역임한 경력이 있는 의원(제헌국회 18대~국회의 전 기간 중 총 147명 중 67명으로서 45.6%)이라는 점이다. 이러한 이유로 이들은 그 분야의 전문가로 인정받고 비례대표로 추천될 개연성이 많으며(직역이익 보전 관련 분석 대상 사례의 경우 21명중 12명으로서 57.1%), 직능대표가 아닌 지역구 출신 의원이라 하더라도 과거에 그 분야에서 활동하였기 때문에 현안 정책과제에 대해 이해도가 높고, 단체와 회원들의 지지도 얻을 수 있다.

둘째, 이들 의원들이 보건의료 전문가 출신 정치인으로서 깊이있는 의정활동과 입법활동을 통해 단체와 회원 및 나아가 국민들 다수로부터 인정을 받는 것이 중요하다는 점이다. 이 때 입법의제를 자신들이 가장 자신있는 관련 분야의 중요 정책현안으로부터 찾고, 입안을 위한 정보 · 자료도 관련 직역단체로부터 얻을 수 있기 때문에 직역단체와 관계를 계속 유지하고, 단체의 이익보전을 위한 활동에 정책적으로 공조하는 상황도 발생된다고 볼 수 있다.

그 외에도 의원들이 단체로부터 차후 선거에서 득표활동에 도움이 될 만한 지원이 행태요인으로 작용할 가능성이 있다. 이러한 편익은 의정활동에 필요한 것일 경우 앞에서 언급한 행태요인들과 동일하게 의원들에게 중요하게 인식되고, 또, 활동실적이 많아야 계속 단체의 지원이나 추천을 받을 수 있기 때문에 의원들은 단체의 이익보전과 관련이 있는 정책 사안들을 무시하기 어렵게 된다.[632] 그러나 재정지원의 경우 우리나라는 미국이나 일본과는 달리 단체의 선거관리위원회에 보고된 공식적인 후원금 이외에 지원 내역이 공개되지 않고, 있어 이러한 편익들이 행태요인의 하나로 작용한다고 단정적으로 말하기 어렵다.

저자는 앞서 수행한 연구(류창욱, 2016)에서 보건의료전문직 의원의 직역이익보전과 관련된 13개 정책사안 사례를 분석한 결과 단체와 의원이 지향했던 방향으로 정책이 변경된 사례는 84.6%였음을 확인하였다. 이러한 분석결과는 정책이 변경된 경우 단체와 의원의 정책방향 일치 및 의원의 직역단체 임원경력(행태요인)이 정책일치(행태)의 원인과 무관하지 않음을 의미하는 것으로 해석할 수 있다. 그리고 다른 사례에 대해서는 그렇게 말할 수 없지만 이들 정책 사안들은 동일 직역출신 의원들의 지원과 정책공조에 의해 정부 정책의 변경을 초래할 개연성이 있다고 볼 수 있다.

종합하여 볼 때 보건의료전문직 출신 국회의원들의 관련 직역단체를 위한 이익보전 행태는 보건의료서비스의 특성, 정책환경의 변화, 보건의료기관의 경영상태 등이 서로 관련되어 일어난다고 해석할 수 있다. 즉, 보건의료서비스가 갖는 여러 가지 특성 때문에 보건의료 시장에 대한 정부의 간섭과 규제가 정당화되고, 국가사회가 발전함에 따라 정책환경과 정책의제가 다양하게 변화되며, 이러한 상황에서 정부의 간섭과 규제도 다양한 형태로 끊임없이 계속된다. 이러한 간섭과 규제 때문에 보건의료인들이 활동에 제약을 받고, 보건의료기관의 경영도 어려워지는 현상이 발생된다. 그리고 이에 대처하기 위하여 관련 단체들은 회원의 국회진출에 관심을 가지며 정치권력을 가진 관련 직역출신 국회의원들과 긴밀한 유대를 추구하고, 의원들은 여러 가지 행태요인에 의해 단체들의 이익보전을 위한 활동에 동의하게 된다. 즉, 의원들의 정책공조와 지원에 의해 궁극적으로 이익단체에 의한 정부정책의 변경을 유도할 수 있다고 볼 수 있다.

632) ※의협신문. "4.13총선 인물과 정책". 2016. 2. 22. 에서 대한의사협회는 선거시기인 20대 국회의원 선거에 앞서 친의료계 성향의 국회의원 당선운동을 하겠다고 밝힌바 있다.
※약사공론. "약사 8명 여의도 입성 숨가뿐 질주". 2016. 3. 31. 에 따르면 2016년 4.13총선을 앞두고 당시 대한약사회 조찬휘 회장은 "4.13총선을 맞아 약사사회의 역량을 유감없이 보여줍시다"란 제하의 담화문을 발표하면서 20대 국회의원선거에 출마한 8명의 약사 이름을 열거하며 이유여하를 막론하고 7만 약사는 이 분들께 성원을 아끼지 말아야 할 것이라고 강조하고 국회의원은 대부분의 경우 국회에 진출하기 전까지 몸담았던 분야의 대표로서 그 전문성을 인정받아야 한다고 말했다.

3. 연구의 제한점 및 추후 연구과제

이 연구는 국회가 공개하는 공식적인 의원의 의정활동 자료와 정부, 직역단체, 언론 등이 배포, 발간하는 자료들을 폭넓게 수집하여 제헌국회로부터 18대 국회에 이르기까지 장기간에 걸친 의원의 활동 유형과 행태 및 그 행태요인을 분석하였다. 따라서 조사 자료의 정확성과 관계가 있는 신뢰성 및 분석결과의 일반화 가능성과 관계가 있는 외적 타당성에는 문제가 없다.

그러나 공개된 공식자료에 의존한 관계로 의원들이 직역단체의 이익보전 활동과 관계가 있을 수 있는 사회철학, 정치철학 등 의원들의 정치 · 사회학적 특성이나, 직역단체에 의해 제공될 수 있는 편익의 존재 여부 등의 개인적 특성에 관한 자료를 수집, 분석하지 못하였기 때문에 내적 타당성 중의 내용타당성이 부분적으로 저해되는 취약점을 안고 있다. 그러므로 향후 이러한 개인적 특성에 관한 자료를 수집하여 보건의료전문직 출신 국회의원들의 행태요인을 타당성 있게 분석하기 위한 연구가 수행될 필요가 있다.

다른 연구는 직접적으로 직역단체와 정부와의 관계만을 다룬데 비해서 이 연구는 보건의료전문직 출신 국회의원이 직역단체와 정부 사이에서 어떤 활동과 역할을 담당하고 어떠한 행태를 보였으며 그 행태요인이 무엇인가를 규명하였다는데 의의가 있다.

이론적 배경, 분석결과 및 이에 대한 고찰을 거쳐 다음과 같은 내용을 얻게 되었다.

첫째, 보건의료전문직 출신 국회의원은 관련 직역단체의 이익보전을 위하여 다음과 같은 활동을 포함하고 있다.

(1) 법안발의 및 청원소개 활동

(2) 관련 상임위원회에서의 정책질의 및 대안제시

(3) 국회공청회, 국정감사 등에서의 발언 및 정책질의

(4) 의제와 관련된 공청회 및 정책토론회 개최

둘째, 보건의료전문직 출신 국회의원들은 관련 직역단체의 이익보전 활동에 있어서 다음과 같은 행태를 보인다.

(1) 청원소개 및 법안발의 과정에서 관련 직역단체의 정책방향을 지지하고 지원한다.

(2) 상임위원회, 국회공청회 및 국정감사 시에 관련 직역단체의 정책을 대변, 지지하고, 동료의원들로 하여금 이를 지지하고 참여하도록 설득한다.

(3) 의원 추최의 공청회와 정책토론회에 공동주최로 참여하거나 후원(後援) 등을 통해 입법의제에 대해 공감대를 형성하고 이 과정에서 이익단체는 자기들의 정책을 설명, 주장하고, 반대측의 정책을 반박하게 하는 기회로 활용한다.

셋째, 보건의료전문직 출신 의원의 관련 이익단체의 이익보전을 위한 행태는 다음과 같은 요인에 의해 발생될 개연성이 높다.

(1) 이들 의원들이 관련 직역단체 직종의 면허를 가진 회원임과 동시에 상당수 과거 또는 현재의 그 직역 단체의 중앙회 또는 지회의 임원을 역임한 경력의 소유자로 해당직역의 문제점 파악과 전문지식을 보유하고 있기 때문이다.

(2) 이들 의원들이 보건의료 전문가 출신 정치인으로서의 깊이있는 의정활동을 하기 위하여 관련분야의 정책의제를 찾아 법안발의를 하고, 이 과정에서 필요한 정보 · 자료 등의 지원을 받기 때문이다.

넷째, 보건의료전문직 출신 국회의원들의 관련 이익단체를 위한 이익보전활동은 의료시장에 대한 정부의 규제와 정책 환경 변화에 대응하기 위하여 자기 직역단체 출신 의원을 대상으로 정책공조를 시도한다고 볼 수 있으며, 이익단체들은 이들 의원과의 정책 공조를 배경으로 이익표출의 극대화를 시도한다고 볼 수 있다.

4. 제언

보건의료 분야 출신 국회의원의 국회에서의 활동을 중심으로 살펴보면 모든 직종이 각 직역의 권익보호에 관심이 가장 컸는데 직종별로는 제헌국회부터 의사당에 진출한 의사 출신 의원들이 제헌국회에 보건부 독립을 위한 정부조직법 개정, 사이비 의료근절, 의사 강제 동원령 철폐를 위한 의료법 개정 등 비 의료인들도 동의할 만한, 직역 간 갈등이 비교적 적은 의제들이었다. 그러나 건강보험제도와 의약분업으로 의료환경이 급격하게 변하고 있고 보건의료 인력의 양산 등으로 배타적 면허를 가진 보건의료인들은 개원이든 취업이든 과당경쟁에 내몰리고 있을뿐만 아니라 보건의료의 특성상 인접 직역 간 업무의 중복 등으로 파생된 갈등 또한 심화되면서 국회에서의 보건의료인 출신의 입지도 좁아졌다.

이미 많은 연구와 보고서가 발간되어 공론화가 이루어진바 있는 의약분업과 한약분쟁 등의 의제는 이 책에서 제외하였지만 의약분업과 한약분쟁 그리고 간호사와 의료기사등의 활동영역이 넓어지면서 의(醫)와 약(藥), 한방(韓方)과 양방(洋方), 한의(韓醫)와 약(藥), 한의(韓醫)와 한약(漢藥), 의(醫)와 간호(看護)간에 시간이 갈수록 많은 갈등이 빚어지고 그것은 그대로 국회의 정책과정에 투영되고 있다.

보건의료인 출신 국회의원의 직역 관련 입법활동은 거의 대부분의 예에서 관련 직역단체와 정책적 지향점을 같이 하고 있는 것으로 나타나고 있으며, 그런 까닭에 직역 관련 법안에 대해 보건의료인 출신 의원들이 직역의 이익을 대변한다는 지적이 많았다.

직역별로 보면 보건의료 5단체 중에도 가장 연륜이 깊고 많은 국회의원을 배출한 의사집단은 축적된 경험과 인적자원 등으로 소속 단체 회원출신 국회의원과의 원할한 정책공조를 통해 정책입안의 승률(勝率)이 높다. 그러나 국회의원을 많이 배출하지 않은 직역단체들도 비 보건의료인 국회의원과의 끈끈한 정책공조를 통해 자신들에 유리한 정책입안의 높은 성공률을 자랑하고 있다.

각 단체의 선출직 수장들은 주요 정책의제들을 직역단체 회장선거 공약으로 내걸고 당선 된 이후 이를 이행하기 위해 전력을 다하기 때문[633]이기도 하지만 오랜 역사를 가진 보건의료단체들의 그 간의 대 국회경험이 축적된 데에도 그 배경이 있을 것이다.

그러나 간과하지 말아야 할 것은 모든 예에서 그렇지는 않다는 사실이다.

그 예로 첫째, 7대 국회 때 의사출신 박병선 의원(민주공화당 · 예산)이 의사동원령에 의해 6개월간 서양의학을 강습받고 무의지역에 동원된 한의사들이 동원해제 후 양의(의사) 응시자격을 부여해 줄 것을 요청하는 '한지의사 국가시험 응시자격 부여에 관한 청원' 맡아 소개한 바 있다.[634] 이 청원은 의사출신의 오원선, 박기출 의원과 청원 소개의원인 박병선 의원 등 3명의 의사출신 의원이 소위원회 위원으로 참여, 심의를 한 결과 박병선 의원이 이 청원과 유사청원을 묶어 반영하여 한 1968. 6. 27. "교육받은 한의사와 한지한의사의 한지의사 및 입치영업자의 한지치과의사 국가시험 응시자격 부여에 관한 특별

633) 보건의료단체의 대 국회활동은 매우 중요하며, 이러한 활동은 단체장선거의 당락에 주요변수로 작용. 따라서 단체장(회장후보)들은 국회활동계획을 선거공약으로 내걸고 있음.

634) 7대 국회 제65회 국회 보건사회위원회 3차 회의록 23쪽.

조치법안(의안번호: 070267)을 한시법[635]으로 발의, 이 법은 그날로 국회 보건사회위원회를 통과 했다.

이 과정에서 의료계의 강력한 반대가 있었는데[636] 당시 이러한 분위기와 관련, 박병선 의원은 "이 법안 제안 이후 의학계는 정규교육을 받은 의사인 나를 의학계의 이단자처럼 취급하고 있다"고 밝히고 "의료혜택을 받지 못하는 사람이 전 국민의 과반수 이상이 되고 3백 50만 명이 사는 서울 같은 도시에 3천명의 의사가 모여 있는데 비해 내가 살던[637] 군 지역에는 인구 18만 명에 의사가 10명이 있었으며 그나마 무의면이 과반수를 점하고 있었다"며 농어촌 의료환경의 열악함을 지적했다. 이어 그는 의협이 이 법안을 반대하는 이유는 "교양과 수준이 높은 의사들은 한지의사들이 자기네 권리를 손상시키는 것을 그냥 둘 수 있느냐, 국민이 한지의사를 존경할 수 있느냐, 그래서 반대한다. 도시의 의사가 차고 남아서 할 수 없이 지방으로 자원해서 갈 때까지 기다려 달라는 얘기와 똑 같다. 그렇다면 10년이 가도 무의촌 문제는 해결되지 않는다"고 꼬집었다.[638]

당시 대한의사협회(회장: 명주완)는 이 법이 국회 보건사회위원회를 통과한지 8일이 지난 1968년 7월 9일 의협회장 출신의 문태준 의원의 소개로 '교육받은 한의사와 한지한의사의 한지의사 및 입치영업자의 한지치과의사 국가시험 응시자격 부여에 관한 특별조치법안 폐지에 관한 청원'을 국회에 제출했다.

이에 국회 보건복지위원회는 9개월이 지난 1969년 4월 17일 제 69회 국회 6차 보건사회위원회에서 이미 상임위원회를 통과한지 8일 지나 국회에 접수된 이 청원을 절차에 따라 폐기하기로 의결하였다.

당시 의협의 청원은 "교육받은 한의사와 한지한의사의 한지의사 및 입치영업자의 한지치과의사 국가시험 응시자격 부여에 관한 특별조치 법안" 심의에 보건복지위원회에서 3명의 의사출신 의원들이 참여하여 관련청원 내용을 반영한 법이 제안되었던 상황이었고[639] 보건사회부 의사출신의 정희섭 장관도 이 법에 대해 동의한 상황이었으며 국회 보건

635) 공포한 날부터 2년으로 규정.

636) 의협신보. "동원한의법 전격 통과, 의계 반발 외면한 채 국회 본회의서". 1968. 12. 26.

637) 박병선 의원은 서울의대를 졸업하고 국회의원에 당선되기 전까지 10여 년간 충남예산에서 '박외과'를 운영했으며, 충청남도의사회장으로 지역 의사단체장으로 활동했다.

638) 7대 국회 66회 제10차 보건사회위원회 회의록 4,5쪽.

639) 이 법 심의시 보건사회위원회 윤인식 의원은 "본 법안의 제안이유는 청원을 심사하는 과정에서 우리 위원회에서 의학의

복지위원회에서 의료관련법안 심의시 3명의 의사 국회의원이 비의료인 출신 의원들의 전폭적인 신뢰 속에 주도적으로 심의에 참여하던 상황이었다. 즉, 이 법이 폐지 될 가능성이 전혀 없는 상황에서 의협의 청원은 체면을 구긴 뒷북청원이었던 셈이다.

한편 이 법은 그 해 12월, '한의사 · 한지한의사 및 입치영업자에 관한 임시조치법'으로 다듬어 국회 본회의에서 수정통과 되었다.[640]

두 번째 사례는 제 18대 국회인 2011년 5월 대한의사협회장 출신의 신상진 의원이 미용사법안(의안번호: 1811800)을 대표 발의했을 때 의협을 비롯한 피부과의사회 등 의료계가 즉각 반대하고 나섰다.[641]

신 의원의 '미용사법안' 발의에 앞서 2009년 5월에는 손범규 의원이 '미용업법안'을 대표발의하여 심의가 진행되고 있는 상황에서 이재선 의원이 2011. 2. "뷰티산업진흥법안"을 대표발의한 상황이었다. 그런데 여기에 신상진 의원도 유사법률안인 '미용사법안'까지 발의함에 따라 3건의 유사법률안이 국회 보건복지위원회에 회부되었다. 당시 정부도 서비스 규제개혁 방안의 하나로, 의료기기로 관리되고 있는 저주파 - 고주파기기 중 일부를 '미용기기'로 별도 분류, 미용업소 내에서도 이를 합법적으로 사용할 수 있도록 하는 방안을 추진할 뜻이 있어 피부과를 비롯한 의료계의 심기가 불편할 수 밖에 없는 상황이긴 하였다.

그동안 의협은 '미용사법안'이 현행 '공중위생관리법'과 내용이 대부분 중복돼 독자적으로 법률을 제정하는데 따른 실익이 없고, '공중위생관리법'의 적용을 받고 있는 숙박업 · 목욕장업 · 이용업 · 세탁업 · 위생관리용역업 등과의 형평성 문제를 지적하며 입법에 반대해 왔다.[642]

특히, 의료기기 중 일부를 미용기기로 전환해 미용사들이 사용토록 허용할 경우 기존 보건의료체계에 커다란 혼란과 부작용의 우려가 있다고 반대했다.

권위자로서 자타가 공인하는 야당의 박기출 위원과 여당의 오원선 위원 그리고 당시 십 오구락부 소속이시던 박병선 위원이 세분 의사출신 위원으로 하여금 이 문제를 신중히 검토해서 위원회에 보고하기로 했고 우리 위원회는 이 세분의 의학계권위자이신 위원의 심사보고를 토대로 그 필요성을 인정하고 본위원도 이 법안이 통과되어야 한다고 생각한다"고 밝혔다. 이러한 분위기로 보아 당시 이 법안에 대한 의협의 폐지청원은 국회 보건사회위원회 위원 중 힘을 보태줄 의원이 거의 없었던 듯하다.

640) 국회 보건사회위원회에서 법이 "한의사, 한지의사 및 입치영업자에 관한 임시조치법"으로 수정되었다.

641) 의협신문. "이 · 미용 피부관리기기 사용 사실상 무산, 의협 불법의료조래 국민건강위해 당연한 결과". 2012. 2. 20.

642) 의협신문. "의협, 국민건강 위협하는 입법안 강력 저지할 것". 2012. 2. 16.

이들 이른바 미용법안은 임기만료로 폐기되었지만 이 법안에서 보듯이 의협회장 또는 의사출신 의원이라고 항상 의료단체와 정책노선을 같이하는 것은 아니라는 대표적인 사례라 할 것이다. 즉 이들 의원은 특정 직군의 비례대표가 아니고 지역구 의원으로 직역대표성보다 지역구(직접 선출직)의원으로 정책입안을 한 사례라고 할 것이다.

이제는 시민단체와 언론사가 국회의원의 의정을 평가하고 인터넷의 발달로 조그만 직역이기주의만 보여도 유권자인 국민에게 전해지는 소문과 평판에서 자유롭기 어려운 시대이기 때문에 국회의원들의 정서와 문화도 과거와 현저하게 달라졌다. 또 비 보건의료인 출신 국회의원들이 과거처럼 의 약사 의원 등 보건의료인 출신의원들을 전문가로 인정해주기 보다 이들의 직역 이기주의를 경계하고 나섰기 때문에 섣부른 로비는 화를 자초하는 예도 생겨나기 시작한 것이다.

의약분업 파동 때 국회 보건복지위원회에서 비 보건의료인들이 의약분업을 축조심의하는 소위원회에 의 · 약사 의원들을 배제하도록 상임위원회 위원과 위원장에게 압력을 가하는 사례 등이 이를 잘 말해 주는 것이라 하겠다.

그래서 보건의료정책이 대부분 정부의 규제를 벗어나기 위한 정책적 전략이었다 하더라도 이제는 보건의료분야 국회의원과 보건의료단체가 한계에 부딪친 의료전문가주의가 아닌, 봉사와 이타심에 기반을 둔 활동을 전제로 사회가 전문가에게 특권을 부여하고 전문가들은 사회의 주요한 업무를 담당한다는 이른바 신의료전문가주의(New Medical Professionalism)[643]의 교훈을 새길 필요가 있다는 것이다.

643) 백한주는 한국 의사들에게는 의료전문가주의 보다 '의권'이라는 개념이 좀 더 익숙하나 일반적으로 의사에게 적용되는 의료전문가주의(medical professionalism)란 전문직으로서의 의사의 사회적 지위와 역할을 설명하거나 정당화하는 의사들의 특성이나 정신, 태도를 뜻하는 것으로, 1970년대 이후 대중의 불신이 증대되고 의사의 권위가 떨어지면서 의료계 내에서도 의료전문가주의에 비판이 일고 있다고 지적했다. 그리고 그 대안으로 미국내과위원회(American Board of Internal Medicine: ABIM)는 최종보고서에서 전문가주의를 '의사들의 개인 이익에 우선하여 환자들의 이익이 유지되도록 봉사하는 태도와 행동을 구성하는 것으로 정의'하였고, 여기에는 이타심(altruism), 책무성(accountability), 우수성(excellence), 임무(duty), 명예(honor)와 정직(integrity), 타인에 대한 존중 등의 요소가 포함된다고 하였다.

◆ 부록

부록 1. 보건의료 전문직 출신 국회의원의 소속 상임위원회

대별	직역	의원명	소속정당	위원회	비고
6대 1963.12. ~ 67. 6.	의사	김성진	민주공화당	보건사회	1963.12.24 현재
		이영준	민정당	보건사회	〃
		민병기	민주공화당	외무	〃
	약사	민관식	민주공화당	재정경제	〃
		신권우		보건사회	〃
7대 67.7. ~ 71.6	의사	오원선	민주공화당	보건사회	
		박병선	十·五구락부	보건사회(67년), 법제사법(68년)	1968년 十·五구락부가 해체되고 동년 12월26일 정우회가 구성됨에 따라 당명 정우회로 교체
		박기출	교섭단체에 속하지 아니하는 의원	〃	
		양달승	〃	국방	
		이병주	十·五구락부	〃 교통체신	전국구
		김천수	민주공화당	농림	
		문태준	〃	〃	대한의사협회장역임
8대 71.7.1 ~ 72.10.17	의사	장덕진	민주공화당	보건사회	전국구
		이병주	민주공화당	경제과학	
		박숙현	민주공화당	건설	
		문태준	민주공화당	국방	
	약사	길병전	민주공화당	교통체신	
제9대 73.3. ~ 79.3.	의사	정희섭	민주공화당	보건사회	
		박귀수	교섭단체에 속하지 아니하는 의원	보건사회	
		구임회	유신정우회	보건사회	전국구
		문태준	민주공화당	재무(전), 상공(후)	
		박숙현	민주공화당	건설(전), 내무(후)	
		이병주	민주공화당	교통체신(전), 재무(후)	

제10대 79.3.12 ~ 80.10.27	의사	장덕진	민주공화당	보건사회	전국구
		이병주	민주공화당	경제과학	
		문태준	민주공화당	국방, 보건사회	
		박숙현	민주공화당	건설	
	약사	민관식	민주공화당	법제사법위원회	국회의장 대리
제11대 81.4.11 ~ 85.4.10	의사	김집	민주정의당	보건사회	전국구
		손춘호	민주정의당	〃	전국구 대한의사협회장 출신
		김찬우	민주한국당	〃	
		이정빈	〃	〃	전국구
		이병직	민주정의당	농수산(전), 보건사회(후)	
	약사	김정수	교섭단체에 속하지아니하는 의원	보건사회	
		김완태	한국국민당	보건사회	
		이상희	민주정의당	보건사회(전)상공(후)	전국구
	간호사	김모임	민주정의당	보건사회	전국구, 간협회장출신
제12대 85.4.11 ~ 88.5.29	의사	이병직	민주정의당	보건사회(전후반)	
		김집	민주정의당	보건사회(전후반)	전국구
		박성태	민주정의당	보건사회(전후반)	전국구
	약사	김정수	통일민주당	〃 (전후반)	
		김완태	〃	〃 (전후반)	
		김장숙	민주정의당	〃 (전후반)	전국구
		이상희	〃	상공(전후반)	전국구
13대 88.5.30 ~ 92.5.29	의사	황성균	민주정의당	보건사회(전후반)	
		신영순	〃	〃 (전후반)	전국구
		송두호	통일민주당	〃 (전후반)	전국구
		박병선	신민주공화당	〃	
	한의사	안영기	민주정의당	〃	
	약사	김완태	민주정의당	〃	
		김명섭	민주정의당	행정	
		김장숙	민주정의당	경제과학	전국구

14대 92.5.30 ~ 96.5.29		송두호	민주자유당	보건사회	
		김찬우	교섭단체에 속하지않는 의원	〃	
		주양자	민주자유당	〃	전국구
		양문희	민주당	〃	전국구
		문창모	통일국민당	〃	전국구
	약사	김정수	민주자유당	교육체육청소년	
		정필근		재무	
115대 96.5.30 ~ 00.5.29	의사	황성균	한나라당	보건복지(전후반)	
		정의화	〃	보건복지(전)	
		김찬우	〃	보건복지(전)	
		박시균	〃	건설교통(전)보건복지(후)	
		주양자	자유민주연합		전국구(15대 말 의원직 승계
	치과의사	황규선	한나라당	〃	
		김영환	새정치국민회의	통신과학기술(전후반)	
		신영균	한나라당	문화관광	전국구
	약사	김정수	한나라당	재정경제(전)보건복지(후)	
		이상희	한나라당	과학기술정보통신(전후반)	
		김병태	새정치 국민회의	재정경제(전)보건복지(후)	
		김명섭	〃	〃 (전후반)	
		오양순	한나라당	〃	전국구
16대 00.5.30 ~ 04.5.29	의사	정의화	한나라당	재정경제(전후반)	
		김찬우	한나라당	보건복지(전후반)	
		박시균	한나라당	〃	
		고진부	새천년민주당	보건복지(전) 농림해양수산(후)	
		박금자			비례대표)16대말 의원직 승계
	치과의사 〃	김영환	새천년민주당	과학기술정보통신(전) 재정경제(후)	
		신영균	한나라당	문화관광(전후반)	전국구
	약사	김명섭	〃	보건복지(전후반)	정보위원장
		이상희	〃	과학기술정보통신	비례대표 · 과학기술정보통신위원장
	간호사	김화중	새천년민주당	교육(전후반)	비례대표
		최영희	〃	보건복지(전후반)	비례대표

17대 04.5.30 ~ 08.5.29	의사	정의화	한나라당	통일외교(전), 재정경제(후)	*후반기 국회 재정경제위원회 위원장
		안홍준	〃	건설교통(전), 환경노동(후)	
		안명옥	〃	보건복지(전후반)	비례대표
		신상진	〃	보건복지(후)	
	치과의사	김춘진	열린우리당	보건복지(전후반)	
	약사 〃	김선미	〃	보건복지(전후반)	
		장복심	〃	환경노동(전),보건복지(후)	비례대표
		문희	한나라당	보건복지(후)	비례대표
18대 08.5.30 ~ 12.5.29	의사 〃	신상진	한나라당	보건복지	
		안홍준	〃	보건복지(2009.2) 국토해양(2012.1)	
		정의화	한나라당	정보,외통(2010.4)국방 ((2012.2)	
		조문환	새누리당	정무(2012.2)	비례대표
	치과 의사	김영환	민주당	지식경제, 국토해양(2010.4)	위원장
		김춘진	민주당	교육과학기술(2012.2)	
		전현희	민주당	보건복지	비례대표
	한의사	윤석용	한나라당	보건복지	
	약사	원희목	한나라당	보건복지	비례대표
		전혜숙	민주당	보건복지,문화관광(2011.9)	비례대표
		김상희	민주당	환경노동,교육과학기술	비례대표
	간호사	이애주	한나라당	보건복지	비례대표
		최영희	민주당	보건복지	비례대표
		정영희	친박연대	지식경제	비례대표
19대	의사	정의화	새누리당	외교통일(전)	제19대 국회 후반기 국회의장
		안홍준	새누리당	외교통일위원장(전) 교육문화체육관광(후)	2015.9.새누리당 국가간호 · 간병제도특별위원장
		안철수	무소속	보건복지	
		박인숙	새누리당	교육과학,안전행정	교육문화체육관광위,보건복지위
		김용익	민주통합당	보건복지(전,후)	비례대표 · 청와대 사회정책수석비서관(노무현정부)
		신의진	새누리당	보건복지(전),미래창조과학(후)	비례대표
		문정림	선진통일당	보건복지(전,후)	비례대표

19대	치과의사	김영환	민주통합당	정무(전,후)	
19대	치과의사	김춘진	민주통합당	농림수산식품(전)보건복지(후)	
19대	약사	김상희	민주통합당	교육과학기술(전), 국토교통(후)	
19대	약사	김미희	통합진보당	보건복지(전)	2014.12.19통합진보당 해산으로 의원직상실
19대	간호사	신경림	새누리당	보건복지(전,후)	비례대표
20대	의사	신상진	자유한국당	과학기술정보방송통신위원장(전)	미래창조과학방송통신 위원회 위원장
20대	의사	안철수	국민의당	교육문화체육관광″	
20대	의사	박인숙	자유한국당	보건복지(전), 문화체육관광(후)	
20대	치과의사	전현희	더불어민주당	국토교통(전)환경노동(후)	국민권익위원회 위원장(현)
20대	치과의사	신동근	더불어민주당	교육문화체육관광(전), 보건복지(후)	
20대	약사	김상희	더불어민주당	보건복지(전,후)	
20대	약사	전혜숙	더불어민주당	보건복지(전)	행정안전위원장(후)
20대	약사	김승희	자유한국당	보건복지(전,후)	
20대	약사	김순례	자유한국당	보건복지(전,후)	
20대	간호사	윤종필	자유한국당	보건복지(전,후)	
21대	의사	이용빈	더불어민주당	과학기술정보방송통신	
21대	의사	신현영	더불어시민당	보건복지(전)	
21대	치과의사	신동근	더불어민주당	국토교통	
21대	약사	김상희	더불어민주당	과학기술정보방송통신	부의장(21대 전반기)
21대	약사	전혜숙	더불어민주당	과학기술정보방송통신	
21대	약사	서영석	더불어민주당	보건복지	
21대	약사	서정숙	미래한국당	보건복지위	
21대	간호사	이수진	더불어시민당	환경노동위원회	
21대	간호사	최연숙	국민의 당	보건복지위원회	

부록 2. 보건의료 전문직 출신 국회의원의 직역권익 발의 법안

부록 2-1. 의사 출신 국회의원의 직역권익 발의 법안(제헌-18대국회)

대별	의원명 (소속정당)	직역 권익 발의법안(대표[1] 및 1인 발의 법안)
제 2 대	한국원 (무소속 · 경북 영덕)	**- 국민의료법안(의안번호:020120), 수정가결** • 건국 후 첫 의료법 발의 - 한의사를 "漢醫士"로 표기하여 위원회에서 "漢醫師"로 수정 등 **- 면허세법중개정법률(의안번호:020291), 대안반영폐기** • 기존의 면허세는 유효기간이 확정되지 아니한 면허는 1년마다 면허를 갱신하도록 하고 있으나 개정안은 의사 · 약제사 · 조산부에게 면허를 부여 할 때에 1회에 한해 1년분의 해당세액을 징수할 수 있는 규정을 삽입
제 6 대	김성진 (민주공화당 · 전국구)	**- 의료법중개정법률안(의안번호:060167), 대안반영폐기** • 의료계가 강력히 주장해온 지정업무종사명령 의료기관의 개설 허가제도 · 면허취소의벌칙 등 비합리적인 부분을 수정
제 7 대 (1967.7 ~ 1971. 6)	박기출 (신민주공화당 · 부산광역시 부산동구)	**- 의료법중개정법률안(의안번호:070231), 임기만료폐기** • 의료업자가 의료행위의 결과가 의료윤리위원회에 의한 위법 · 과실로 판정되기 전에는 진료에 종사하는 것을 억제받지 않도록 함)
제 13 대 (1988.4 ~ 1992. 3)	박병선 (신민주공화당 · 충남 예산)	**- 공무원및사립학교교직원의료보험법중개정법률안(의안번호:130426), 대안반영폐기** • 보험자단체가 일방적으로 요양취급기관을 지정하게 한 것을 보험자단체와 요양취급단체 간의 형평을 유지하기 위해 상오계약제로 전환토록 하고, 보사부장관은 의료보험급여비용의 심사업무를 위하여 독립된 의료보험급여 비용 심사기구를 설립하여 진료비의 심사를 위탁하게 할 수 있도록 함 **- 의료보험법중개정법률안(의안번호:130425), 대안반영폐기** • 단계적으로 의료보험을 통합하고 요양취급기관의 지정폐지 등 관련조항을 개정 보완하려는 것임.
	송두호 (민주당 · 전국구)	**- 국민건강보험법안(의안번호:130213), 대안반영폐기** • 의료보험통합 일원화와 요양취급기관의 지정은 보건사회부령이 정하는 바에 따라 공사와 의료단체간의 상오계약에 의함
제 14 대 (1992.3 ~ 1996. 3)	주양자 (민주자유당 · 전국구)	**- 시체해부보존법개정법률안(의안번호:140648), 수정가결** • 의과대학의 장이 인수자가 없는 시체의 교부를 요청하였을 때 시장 · 군수 또는 구청장의 재량에 의해 시체를 교부하던 것을 특별한 사유가 없는 한 이에 응하도록 함 **- 응급의료에관한법률안(의안번호:140500), 수정가결)** • 응급의료종사자가 응급환자에게 발생된 생명의 위험, 심신상의 중대한 위해 또는 증상의 현저한 악화를 방지하기 위하여 긴급히 제공하는 응급의료로 인하여 응급환자가 사상에 이른 경우 그 응급의료행위가 불가피하고 응급의료행위자에게 중대한 과실이 없는 때에는 그 정상을 참작하여 형법 제268조의 형을 감경하거나 면제가능)
	양문희 (민주당 · 전국구)	**- 국민의료보험법안(의안번호:140537), 임기만료폐기)** • 의료보험통합과 보험급여비용의 심사에 관한 업무를 담당하기 위해 보험급여비용심사원을 둠

제 15 대 (1996.3 ~ 2000.3)	황성균 (한나라당 · 경남 사천시)	**– 국민의료보험법안(의안번호:150783), 대안반영폐기** • 의료보험의 통합일원화 • 민간의료기관에 대한 진료기관지정은 공단과 의약단체 간의 민주적인 계약으로 정함 • 진료급여비용을 심사하고 진료급여의 질적 적정성을 평가하기 위하여 한국진료심사원을 국민의료보험관리공단과 별도로 설립 – 의료보험법중개정법률안(의안번호:150782), 수정가결 • 의료보험연합회 회원수 감소에 따른 기능 재편과 진료비 심사의 전문성 · 독립성 확보를 보험급여비용을 심사하는 기관으로서 별도의 진료비심사원을 설립
	정의화 (한나라당 · 부산광역시 부산중동)	**– 의료분쟁조정법안(의안번호:150808), 임기만료폐기** • 원칙적으로 조정전치주의를 채택하여 이 법에 의한 조정절차를 거치지 아니하면 의료분쟁에 관한 소송을 제기할 수 없도록 하고 의료관계종사자가 의료행위로 인하여 형법 제268조의 죄중 업무상과실치상죄를 범한 경우 책임공제에 가입한 때에는 피해자의 명시한 의사에 반하여 공소를 제기할 수 없도록 하고, 종합공제에 가입한 때에는 피해자의 명시한 의사에 관계없이 공소를 제기할 수 없도록 하되, 중대한 과실에 해당하는 행위로 인하여 동죄를 범한 경우에는 공소를 제기할 수 있도록 함 • 공제조합에 가입한 의료관계종사자의 의료행위로 인하여 환자가 사망에 이른 경우 그 의료행위가 불가피한 경우, 그 정상을 참작하여 형법 제268조의 형을 감경 또는 면제할 수 있도록 함
	김찬우 (한나라당 · 경북 청송 영덕)	**– 농어촌등보건의료를위한특별조치법중개정법률안(의안번호:152262), 대안반영폐기** • 국가 또는 지방자치단체는 의료취약지역 보건의료시설중 대통령으로 정하는 시설이 공중보건업무를 수행 하는 경우 시설운영비의 일부를 보조할 수 있도록 조항을 신설함 • 국가 또는 지방자치단체는 의료취약지역 보건시설에 대하여 조세감면규제법, 지방세법 등 조세관계법령이 정하는 바에 의하여 조세상 지원을 할 수 있도록 함
	박시균 (한나라당 · 경북 영주)	**– 정 신보건법중개정법률안(의안번호:152089), 대안반영폐기** • 정신과 의료보호수가 3년간 동결, 진료비체불 등으로 진료를 위한 인적 · 물적 자원확보가 불가능한 상태이므로 정신의료기관에 대하여 시설, 장비 및 의료인등 종사자 수 및 자격에 관한 규정을 강화하여 1999년 말까지 그 기준에 적합하도록 강제하였으나 부칙 제2조를 개정, 법 제12조제1항에서 정한 시설기준을 완비 시한을 2002년 말까지 연장
제 16대 (2000.3~ 2004. 3)	박시균 (한나라당 · 경북 영주)	**– 의료급여법중개정법률안(의안번호: 162953), 임기만료폐기** • 의료급여의 절차를 국민건강보험법 제39조제2항에 의하여 보건복지부령으로 정한 절차와 동일하게 적용하도록 함 **– 중소병원지원육성법안(의안번호:161433), 임기만료폐기** • 중소병원의 생존과 발전을 위하여 중소병원 지원 육성에 관한 필요한 규정을 마련

제17대 (2004.3 ~ 2008.3)	안명옥 (한나라당 · 비례대표)	**– 약사법일부개정법률안(의안번호:174474), 임기만료폐기** • 약사 및 한약사에 대한 면허의 등록 및 관리 등을 약사회 및 한약사회에 위탁할 수 있도록 하고, 취업상황 및 약국 개설 · 폐업 · 휴업 상황을 약사회 및 한약사회에 신고하도록 하는 등 약사단체에 대한 자율권을 부장 **– 의료법일부개정법률안(의안번호:174473), 임기만료 폐기** 면허 등록 및 관리 업무를 중앙회에 위탁하는 등 대통령령이 정하는 행정권한 일부를 중앙회에 위임 · 위탁할 수 있도록 하고 의료인은 취업상황, 의료기관의 개설 및 휴업 · 폐업상황을 중앙회에 신고하도록 함. 또한 무면허의료행위와 환자유인행위를 구별해서 규정함 3회 자격정지로 인하여 면허가 취소되는 경우를 5회로 완화 **– 보건의료분쟁의 조정등에 관한 법률안(의안번호:174413), 임기만료폐기** • 국가, 보건의료기관 개설자 및 보험사업자 등이 재원을 부담하는 무과실보건의료사고보상기금 조성등 무과실보상, 조정전치주의 등 의료계가 요망하는 내용 법안에 수용 **– 의료법 일부개정법률안(의안번호: 173974), 임기만료폐기** • 환자등의 치료중단 요구 또는 의학적 기준에 따른 치료 중단 등이 필요하다고 판단되는 경우 이를 해결할 수 있는 제도적 장치를 마련 • 의료인의 진료기록부 기록의무에 있어 '상세히'기록하여야 한다는 문구를 삭제 **– 국민건강보험법일부개정법률안(의안번호:173399), 임기만료폐기** • 보건복지부장관이 요양기관에 업무정지나 과징금 처분을 명할 수 있는 대상은 '사위 · 허위의 방법으로' 보험자 · 가입자 및 피부양자에게 요양급여비용을 부담하게 한 때로 범위를 한정 • 업무정지처분에 갈음하는 과징금 처분의 대상도'사위 · 허위의 방법으로' 보험자 · 가입자 및 피부양자에게 요양급여비용을 부담하게 한 때로 범위를 한정하고자 함 **– 고등교육법 일부개정법률안(의안번호:172330), 임기만료폐기** • 대학의 수업연한 규정이 시행령과 법률 형식으로 각각 나뉘어 규정되어 있어 법의 통일성 훼손하고 있어 이를 법률로 승격시켜 규정하고자 함(약대6년제와 관련)
제18대 2008.3 ~ 2012	신상진 (한나라당 · 경기 성남 중원)	**– 의료법일부개정법률안(의안번호:1813684), 대안반영폐기**[2)] • 비의료인에게 고용된 의료인들이 그 사실을 자진신고 할 경우 그에 대한 행정처분을 면제하는 법적근거 마련 • 의료인이나 의료기관이 이 법을 위반하여 검사의 입건유예 처분이나 불기소 처분 또는 법원의 선고유예 판결을 받았을 경우, 보건복지부장관 또는 시장 · 군수 · 구청장의 행정처분에 대한 유예 근거를 마련 **– 의료급여법일부개정법률안(의안번호:1813677), 임기만료폐기** • 의료급여환자의 의료수가기준과 그 계산방법 등에 관하여는 「국민건강보험법」 제42조에 따라 산정된 요양급여비용을 준용하도록 함

19대 2012 ~ 2016	정의화 (새누리당)	'남북 보건의료의 교류협력 증진에 관한 법률안 '등 19개 법률안 대표발의
	안홍준 (새누리당)	포괄간호서비스의 법적 근거 마련을 위한 '의료법개정안'등 121개 법안 대표발의
	박인숙 (새누리당)	정당한 사유 없이 의료인이나 의료기관 종사자를 폭행 또는 협박하여 진료를 방해하는 행위를 하여서는 아니 되며, 이를 위반한 경우에는 1년 이상 10년 이하의 징역에 처하도록 하는 내용을 반영한 의료법개정안등 139개 법안 대표발의
	김용익 (더불어민주) 비례	'의원급 의료기관 지원 등에 관한 특별법안'제안등 45개 법안 대표발의
	신의진 (새누리당) 비례	정신질환자의 보험가입, 갱신, 해지와 관련하여 정당한 사유없이 차별할 수 없도록 하고, 이에 대한 분쟁해결에 있어서 입증책임의 배분에 관한 사항을 규정함으로써 정신질환자의 권익을 보호하는 것을 골자로 하는 정신보건법일부개정안을 제안하는등 44개 법안 대표발의
	문정림 (자유선진당) 비례	대한민국의학한림원의 법적근거를 마련하고자 의료법개정안안을 발의하는 등 78개법안 대표발의
20대 2016 ~ 2020	신상진	보건복지부장관은 정신질환이 있는 응급환자의 진료를 위하여 중앙응급의료센터나 권역응급의료센터, 전문응급의료센터 및 지역응급의료센터 중 권역정신질환자응급의료센터를 지정할 수 있도록하는 정신보건법안 제안등 81개법안발의
	안철수	벤처기업육성에 관한 특별조치법 일부개정법률안(안철수의원 등 17인) 벤처기업육성에 관한 특별조치법 일부개정법률안(안철수의원 등 17인) 벤처기업육성에 관한 특별조치법일부개정법률안'등 9개 법안 대표발의
	박인숙 (새누리당)	응급의료에 관한 법률 일부개정법률안등 147개 법안 대표발의
21대 2020 ~ 2024	이용빈 (더불어민주당)	공공보건의료에 관한 법률 일부개정법률안'등 43개 법률안 대표발의(2022.2.9.현재)
	신현영 (더불어시민당) 비례	국민건강보험법 일부개정법률안'등 46개 법안 대표발의(2022.2.9.현재)

1) 대표발의는 ***의원 외 몇 명이며, 공동발의는 ***의원 등 몇 명으로 표시한다.

2) 의료기관 개설자가 될 수 없는 자에게 고용되어 의료행위를 한 자가 부당한 공동행위의 사실을 자진 신고한 경우 형의 감경 또는 면제를 받을 수 있도록 한 이 의료법 개정안의 경우 주승용 의원(의안번호:13635)이 2011년 10월 26일 법안을 발의했고 신상진의원(의안번호:13684)은 이틀 후인 2011년 10월 28일 발의하였으므로 이 경우는 3장 2절에서 배제하였다.

부록 2-2. 치과의사출신 국회의원의 직역권익 발의 법안(제헌-18대)

대별	의원명 (소속정당)	직역 권익 발의법안(대표 및 1인 발의 법안)
제 15 대 (1996.3 ~ 2000. 3)	황규선 (한나라당 · 경기 이천)	**- 구강보건법안발의(의안번호:151215), 수정가결** • 보건복지부장관은 국가구강보건사업계획을 수립하고, 시 · 도지사는 지방구강보건사업계획을, 시장 · 군수 구청장은 일선구강보건사업계획을 각각 수립하도록 함 • 구강보건사업계획에는 구강건강에 관한 실태조사 · 연구 및 교육사업, 수돗물불소화사업, 학교구강보건사업, 사업장구강보건사업 등이 포함되도록 하고, 그 사업 시행 결과를 평가하도록 함
		• 구강보건사업의 시행을 위하여 시 · 도에는 대통령령이 정하는 치과의사 또는 치과위생사를 두고 시 · 군 · 구보건소에는 구강보건사업을 시행할 조직을 둠 • 구강보건사업을 위하여 법인인 대한구강보건협회를 두도록 하고 구강 보건연구기관을 설치 가능하도록 함
제 17 대 (2004.3 ~ 2008.3)	김춘진 (열린우리당 · 전북 고창 부안)	**- 의료법일부개정법률안(의안번호:175981), 임기만료폐기** • 치과의사의 진료과목 및 전문과목 표시제한의 유효기간을 2008년 12월 31일까지로 하던 것을 2018년 12월 31일까지로 연장함(안 법률 제6686호 부칙 제2조 및 법률 제6984호 부칙 제2항. **- 의료법일부개정법률안(의안번호:174478), 임기만료폐기** • 중앙회의 업무로서 의료윤리의 확립, 의료에 관한 연구, 의료인의 보수교육 및 자질향상 등을 정함 • 의료인에 대하여 징계사유가 있을 경우에 보건복지부장관은 의료인징계위원회의 의결에 의하여 징계처분을 행하도록 하고, 중앙회는 그 증거서류를 첨부하여 보건복지부장관에게 해당 의료인의 징계를 요청할 수 있도록 함 • 보건복지부장관 또는 시 · 도지사는 의료인 · 의료기관 · 중앙회 또는 의료관련 단체에 대하여 보수교육비용의 전부 또는 일부를 보조할 수 있도록 함 **- 국민건강보험법 일부개정법률안(의안번호: 173859), 대안반영폐기** • 의약분업 및 건강보험 통합 시행 이후 의료기술의 발달과 새로운 의료장비 도입 등 보건의료 환경 변화 등으로 심사청구 물량이 대폭 급증하여 심사청구가 신속하게 처리되지 못하고 있어 심사청구를 원처분을 행한 공단 또는 심사평가원을 거쳐 건강보험분쟁조정위원회에 제기하도록 하고, 심사청구 업무의 전문적 관리와 가입자 및 요양기관의 권리 구제 강화 등 권리구제제도의 효율적 운영을 위하여 건강보험분쟁조정위원회에 사무국을 설치 · 운영하려는 것임.
제 18 대 (2008.3 ~ 2012)	김춘진 (민주당 · 전북 고창 부안)	**- 의료법 일부개정법률안(의안번호: 1801794), 대안반영폐기** • 보건복지가족부장관 또는 시 · 도지사는 의료인 · 의료기관 · 중앙회 또는 의료관련 단체에 대하여 보수교육 비용의 전부 또는 일부를 보조할 수 있도록 함 • 치과의사의 진료과목 및 전문과목 표시제한의 유효기간을 2018년 12월 31일까지 연장하도록 함 **- 기부금품의 모집 및 사용에 관한 법률 일부개정법률안(의안번호:1814595), 임기만료폐기** 「국립대학치과병원 설치법 일부개정법률안」 및 「서울대학교치과병원 설치법 일부개정법률안」에 기부금품 모집에 관한 법적근거 및 모집 등에 관한 감독기관을 별도로 규정하고 있으므로 「국립대학치과병원 설치법」 및 「서울대학교치과병원 설치법」을 이 법 적용제외 대상으로 하려는 것임 **- 서울대학교치과병원설치법일부개정법률안(의안번호:1814594), 임기만료폐기** • 치과병원의 사업에 의료봉사 및 불우환자 지원사업 등의 공공의료사업을 추가 명시함

		• 개인 · 법인 또는 단체가 치과병원에 재산을 출연할 수 있고 치과병원도 치의학발전을 도모하고, 의료봉사 및 불우환자 지원사업 등 국민보건을 향상시키기 위해 기부금을 모집할 수 있도록 함(안 제14조제3항 및 제14조의2제1항 신설). **– 국립대학치과병원설치법일부개정법률안(의안번호:1814593), 임기만료폐기** • 「국립대학치과병원 설치법 일부개정안」 및 「서울대학교치과병원 설치법 일부 개정법률안」에 기부금품 모집에 관한 법적 근거 및 모집 등에 관한 감독기관을 별도로 규정하고 있으므로 「국립대학치과병원 설치법」및 「서울대학교치과병원 설치법」을 이 법적용제외 대상으로 하려는 것임
	전현희(민주당 · 비례대표)	**– 구강보건법일부개정법률안(의안번호:1808218), 임기만료폐기** • 시 · 도지사, 시장 · 군수 · 구청장은 구강보건사업을 효율적으로 시행하기 위하여 구강건강 정책책임관을 지정하도록 함 • 보건복지부장관은 장애인에 대한 구강건강상태 및 구강건강의식 등 구강건강실태인 경우에는 별도로 계획을 수립하여 조사할 수 있도록 함 • 국 · 공립 의료기관에 장애인구강보건진료시설의 설치를 의무화하도록 변경 **– 국민건강보험법일부개정법률안(의안번호:1806939), 임기만료폐기** • 업무정지 사유를 '진료기록부를 위조 · 변조하는 등 속임수의 방법과 '의도적으로 요양급여기준을 위반하는 등 부정한 방법'으로 보험자 · 가입자 및 피부양자에게 요양급여비용을 부담하게 한 경우로 구분함 • 속임수의 방법이 아닌 경우에는 과징금의 부과 한도를 현행 5배에서 2배 이하로 조정 **– 의료법 일부개정법률안(의안번호: 1806807), 폐기** • 정당한 사유 없이 의료인이나 의료기관 종사자를 폭행 또는 협박하여 진료를 방해하는 행위를 금지하는 조항을 신설 • 정당한 사유가 있는 경우에는 공무원의 현지 조사요구, 명령에 응하지 아니할 수 있도록 함 • 관계 공무원은 권한을 증명하는 증표 및 조사기간, 조사범위, 조사담당자, 관련 법령 등이 기재된 조사명령서를 지니고 이를 관계인에게 내보이도록 함 **– 의료법일부개정법률안(의안번호:1806461), 임기만료폐기** • 보건복지가족부장관은 전문의의 균형있는 수급을 위하여 필요하다고 인정하는 경우 전문의 수련과정에 있는 의사 · 치과의사 또는 한의사에 대하여 예산의 범위에서 수련보조수당을, 수련기관에 대해서는 교육비용 중 전부 또는 일부를 예산의 범위에서 지원할 수 있도록 함(안 제83조의2 신설) **– 국민건강보험법일부개정법률안(의안번호:1801088), 임기만료폐기** • 요양급여에 구강질환을 예방하기 위하여 아동 · 청소년의 구강검진 및 전 국민 치석제거를 포함 • 공단은 65세이상의 노인 가입자 또는 피부양자에게 노인의치보철에 관하여 보험급여를 실시하도록 함 **– 응급의료에관한법률일부개정법률안(의안번호:1812598), 대안반영폐기** • 응급의료시 환자 등이 진료를 방해하지 말아야 할 대상을 응급의료종사자 및 응급의료행위를 지원하고 있는 진료보조자들(의료기사, 간호조무사)까지로 확대하고, 진료방해 행위를 폭행, 협박 등의 진료 방해 행위로 하여 의료인의 진료권 및 환자의 기본권을 실질적으로 보호하고자 함 **– 의료법일부개정법률안(의안번호:1800359), 임기만료폐기** 의료기관 개설자가 휴업 신고를 할 때 진료기록부등을 보건복지가족부령으로 정하는 바에 따라 보관계획서를 제출하여 관할 보건소장의 허가를 받아 직접 보관하여야 하며, 직접 보관할 수 없는 경우 진료기록부등을 관할 보건소장에게 넘기도록

19대	김영환 (민주통합당)	'여신전문금융업법 일부개정법률안' 등 27개 법안대표발의
	김춘진 (더불어민주당)	'국립대학치과병원 설치법 일부개정법률안'등 140개 법안 대표발의
20대	전현희 (더불어민주당)	'응급의료에 관한 법률 일부개정법률안'143개법안 대표발의
	신동근 (더불어민주당)	' 구강보건법 일부개정법률안' 등 82개 법률안 대표발의
21대	신동근 (더불어민주당)	보건복지부장관이 매년 진료환경 안전에 관한 실태조사를 실시하고, 필요한 정책을 수립, 안정 적인 환자의 진료권 및 의료인의 진료안전 확보 를 위한 법적 장치등을 명시한 의료법개정안등 38개 법안대표발의
계		

부록 2-3. 약사 출신 국회의원의 직역권익 발의법안(3대-18대)

대별	의원명 (소속정당)	직역 권익 발의법안(대표 및 1인 발의 법안)
제6대	신관우 (민주공화당 · 충북 청원)	**– 약사법중개정법률안(의안번호: 060996), 대안반영폐기** 1. 서울특별시 · 부산시 · 도에는 약사회지부를 설치할 수 있도록 함(제12조의2: 약사회의 지부등) 2. 약종상 및 매약상의 제도를 삭제토록 함(제37조: 의약품판매업자의 시설기준 등)
15대	김병태 (국민회의 · 서울 송파 병) (주)한올제약회장	**– 부가가치세법중개정법의안번호률안(의안번호:150907), 임기만료폐기** • 부가가치세 면제 대상에 의약품 · 의료장비 및 의료용구 등 보건의생관련사업을 추가함(안 제12조제1항제19호 신설) • 면세사업자의 대리납부의무를 면제함(안 제34조제1항)
17대	김선미 (통합민주당 · 경기 안성)	**– 소득세법 일부개정법률안(의안번호:174733), 폐기** • 「소득세법」 제129조제1항제3호는 대통령령이 정하는 사업소득에 대한 수입 금액에 대하여 100분의 3의 원천징수세율을 적용. 약국개설자의 의약품조제의 경우 마진이 없는 약가와 조제료를 합친 총 약제비를 기준으로 원천징수하고 있음. 이는 약가에 대한 마진을 인정하지 않는 "실거래가 상한제도"와 "의약분업" 등으로 약국운영 환경이 많이 변화한 현실을 적절히 반영하지 못하고 있음. 즉, 의약 분업 이후 약국 매출의 대부분을 차지하는 처방조제의 경우 총 약제비 중 70% 이상이 마진이 없는 약가가 차지하지만, 마진이 없는 약가까지 포함한 공단 지급금에 대하여 원천징수함으로써 과도한 환급현상이 발생하고 있는 현실임. 이로 말미암아 약국은 운영자금 압박 및 이자 기회비용 상실을 겪고 있으며, 국세청은 환급에 따른 행정비용을 부담하고 있으므로 의약품 조제용역의 공급에 의한 사업소득 원천징수규정을 현 실정에 맞도록 개정
	문희 (한나라당 · 비례대표)	**– 정부조직법일부개정법률안(의안번호:174986), 임기만료폐기** 정부의 식약청 폐지방침과 관련 식약청 존치와 관련 • 식품 및 의약품의 安全, 그리고 食品의 재료와 醫藥品의 원료로 이용되는 축산물 · 농산물 · 수산물 제반 안전에 관한 사무를 식품의약품안전청에 두도록 함 • 해양수산부의 사무 중 수산물 유통에 관한 사무는 제39조제2항의 규정에 의하여 식품의약품안전청이 그 사무를 관장하도록 함

<table>
<tr><td rowspan="2">18대</td><td>원희목
(한나라당 ·
비례대표)</td><td>– 제약산업육성 및 지원에 관한 특별법안(의안번호:1801776), 수정가결
• 제약산업발전기금을 설치하여 제약기업의 신약 연구개발사업 · 제약산업 인프라 개선 등을 지원하고, 혁신형 제약기업에게 국가연구개발사업 등의 우선 참여 · 조세 감면 등의 지원을</td></tr>
<tr><td>전혜숙
(민주당 ·
비례대표)</td><td>– 부가가치세법 일부개정법률안(의안번호:1806870), 임기만료폐기
• 불합리한 카드수수료를 부담하고 있는 의료기관과 약국에 대해 신용카드 등의 사용에 따른 부담을 완화시키고자 의료기관 또는 약국을 운영하는 사업자가 매출액 중 신용카드 등으로 결제하는 경우 그 결제금액의 100분의 2를 납부한 부가가치세액에서 공제
– 조세특례제한법 일부개정법률안(의안번호:1806869), 폐기
2003년부터 폐지된 의원급 의료기관에 대한 세제상의 혜택을 부활하고, 더불어 의원급 의료기관의 경영상태와 직결되는 「약사법」에 따른 약국에도 동일한 중소기업특별세액 감면업종에 추가함</td></tr>
<tr><td rowspan="2">19대</td><td>김상희
(더불어민주당)
부천소사</td><td>약대6년제 시행이후 약학을 전공하는 대학생이 보건복지부령으로 정하는 범위에서 의약품을 판매하도록하는 내용을 담은 약사법개정안등 109개법안 대표발의</td></tr>
<tr><td>김미희
(통합진보당)
성남중원</td><td>국민건강보험법개정안등 15개법률안 대표발의</td></tr>
<tr><td rowspan="2">20대</td><td>김상희
(더불어민주당)
부천 병</td><td>약사법 일부개정법률안146개 법안 대표발의</td></tr>
<tr><td>전혜숙
(더불어민주당)
광진갑</td><td>약사 자격이 있는 사람이 원할 경우 약무분야 장교로 편입할 수 있도록 하는 병역법 일부개정법률안등음115개 법안발의</td></tr>
<tr><td rowspan="4">21대</td><td>김상희
(더불어민주당)
부천 병</td><td>약사법일부개정안 4건을 비롯,61개 법안발의(2022.2.8.현재)</td></tr>
<tr><td>전혜숙
(더불어민주당)
광진갑</td><td>약사법일부개정안 3건을 비롯, 총 41개 법안(2022.2.8.현재)</td></tr>
<tr><td>서영석
(더불어민주당)
부천 정</td><td>'약사법'에서 양방과 한방의 '이원적 체계'를 바탕으로 약사와 한약사의 업무범위를 구분하고 있어, 약사와 한약사도 의약품의 조제및 판매행위에 있어 각각의 면허범위에서 이를 수행하도록 법적 근거를 마련한 '약사법 일부개정법률안'등 46개법안발의(2022.2.8.현재)</td></tr>
<tr><td>서정숙
(국민의 힘)
비례</td><td>공적 마스크 판매에 따른 소득에 대한 소득세를 면제하고 부가세를 비과세하는 것을 내용으로 하는'조세특례제한법 일부개정법률안'을 발의하는등 총 21개 법안 발의(2022.2.8.현재)</td></tr>
<tr><td>계</td><td></td><td></td></tr>
</table>

부록 2-4. 한의사 출신 국회의원의 직역권익 발의법안(13대-18대)

대별	의원명 (소속정당)	직역 권익 발의법안(대표 및 1인 발의 법안)
18대	윤석용 (한나라당 · 서울 강동을)	– **한의약육성법일부개정법률안(의안번호:1807053), 대안반영폐기** • "한의약"이라 함은 우리의 선조들로부터 전통적으로 내려오는 한의학을 기초로 하거나 이를 현대적으로 응용 · 개발한 의료행위(이하 "한방의료"라 한다)와 한약사(韓藥事)를 말한다)는 내용포함 – **공중보건장학을위한특례법 일부개정법률안(의안번호:1806742), 임기만료폐기** • 장학금의 지급대상에 한의예과 및 한의과 대학에 재학하는 학생을 추가
계	1명	2

부록 2-5. 간호사 출신 국회의원의 직역권익 발의 법안(11대- 18대)

대별	의원명 (소속정당)	직역 권익 발의법안(대표 및 1인 발의 법안)
제 16 대 (2000.3 ~ 2004. 3)	김화중 (새천년민주당 · 비례대표)	– **국군간호사관학교설치법중개정법률안(의안번호:161450), 대안반영폐기** • 국군간호사관학교 교장을 간호과의 대령중에서 보하던 것을 장관급 장교로 보하도록 함으로써 사관학교간의 균형을 이루도록 함 – **학교보건법중개정법률안(의안번호:160921), 대안반영폐기** • 보건교사로 하여금 공중보건에 필요한 기본적인 보건교육을 정기적으로 실시하도록 하는 내용을 추가 – **160920초 · 중등교육법중개정법률안(대안반영폐기)** • 양호교사를 보건교사로 변경
	최영희 (새천년민주당 · 비례대표)	– **의료법중개정법률안(의안번호:161209), 임기만료폐기** • "산후조리원"이라 함은 의사 · 조산사 또는 간호사가 해산부 · 산욕부 및 신생아에 대한 보건과 양호지도를 행하는 산욕기 관리에 지장이 없는 시설을 갖춘 의료기관으로 정의
제 18 대 (2008.3~ 2012)	이애주 (한나라당 · 비례대표)	– **의료법 일부개정법률안(의안번호:1805614), 대안반영폐기** • 의료인은 최초로 면허를 받은 후부터 5년마다 보건복지가족부장관에게 면허를 재등록하도록 함
	정영희 (친박연대 · 비례대표)	– **고등교육법 일부개정법률안(의안번호:1811007), 임기만료폐기** • 간호학을 포함하여 전문대학의 수업연한은 2년부터 4년까지로 하고, 수업연한을 3년 또는 4년으로 하는 경우는 대통령령으로 정함
19대	신경림 (새누리당) 비례	지역사회 통합건강증진사업에 종사하는 전문인력(주로 간호사)의 고용안정을 의료법에 반영하는 의료법개정안등 총 65개 법안발의
20대	윤종필(새누리당) 비례	보건의료인력의 수급 관리와 보건의료기관의 근무환경 개선 등에 대한 국가의 책무를 명확히 하고, 보건의료인력의 양성 및 자질 향상 등에 필요한 사항을 구체적으로 규정한 보건의료인력지원법안 등 41개 법안발의

21대	최연숙 (국민의당) 비례	신규간호사등 교육에 필요한 자원확보 · 개발 등의 직무를 수행하도록 하며, 간호교육 취업교육센터에서 교육전담간호사의 교육을 하도록 하고, 국가는 필요한 비용을 지원하는 것을 내용으로하는 의료법개정안등 2022.2.8. 현재 29개법안발의
	이수진 (더불어시민당) 비례	보건의료기관장은 보건의료인력등이 법령에 따른 임신 · 출산 · 육아를 위한 휴가 · 휴직을 원활히 사용할 수 있도록 대통령령에 따라 추가인력을 상시 배치해야 하며, 국가와 지방자치단체는 추가 인력 배치에 필요한 예산 지원을 하도록 규정하는'보건의료인력지원법일부개정법률안'을 발의하는등 2022.2.8. 현재 97개 법안제안
계		

부록 3. 보건의료 관련 단체의 주요 청원내용 및 처리결과(13대-17대 국회)

대별	청원(인) 단체	소개 의원	청원제목 및 청원요지	소관 위원회
13	대한 의사 협회	송두호 박병선	**약사법개정청원(130328 · 실현불가-법규시책에 불일치):** 보사부에서 제출한 약사법중개정법률안에 처방전사용에 대한 유효기간의 명시 및 약의 남,오용으로 비롯되는 약화로 인한 의료사고보상제도등의 규정을 반영해 주기 바라는 내용임.	보건 사회
13	대한 약사회	김장숙	**약사법개정(130402실현불가-법규시책에불일치):** 현행 약사법 및 국회에 제출되어 있는 동법 개정법률안은 의약분업제도의 토대인 의사와 약사의 직능을 분리하는 데 미흡하여 국민복지 증진 및 의약제도의 발전적 제도개선에 역행할 우려가 있으므로 진료를 담당하는 의사의 처방에 의해 약사가 의약품을 조제,투약할 수 있도록 의사의 처방전 발행을 필수적으로 제도화하고 의약품의 판매및 유통은 약학을 전공한 약사의 관리로 하는 의약분업 등 의약제도의 합리적 개선을 위해 현행 약사법 및 국회에 제출되어 있는 약사법중개정법률안을 개정해주기 바라는 청원임.	보건 사회
13	대한 병원협회	박병선	**한국진료비심사원법제정(130531 · 임기만료폐기):** 의료보험진료비 심사의 공정성과 객관성 확보를 위해 독립된 공법인에 의한 진료비 심사가 이루어질 수 있도록 한국진료비심사원법을 제정하여 주기 바라는 내용임.	보건 사회
13	대한 의사협회	박병선 신철균	**의료보험법개정 청원(130103- 부분반영):** - 의료보험관리운영체계를 하나의 보험자로 통합일원화. - 보험자단체와 의약단체간의 상호계약제실시. - 의료보험수가심의위원회 및 요양보험급여비용심사원 신설. - 의료분쟁보상기금제도를 도입하여 소신진료유도. - 요양비용체불에 대한 가산금제도를 신설하는 등 의료보험법을 개정해 주기 바라는 청원임.	보건 사회

14	대한방사선사협회	양문희	**의료법개정안제32조의2 개정청원(140237 · 임기만료폐기):** 정부의 의료법 개정안이 통과되면 의료기관의 진단용 방사선장치는 의료법에 의해 보건사회부가 안전관리를 맡게 될 것이며 그 외 치료용으로 사용되는 방사선장치와 방사선 의약품 등은 기존 원자력법에 의거, 과학기술처의 관리를 받게 되는데, 이는 의료기관에서는 동일한 의료용 목적으로 사용하는 방사선이 2개의 법 적용과 2개 부처의 관리, 감독을 받게 되는 바, 의료법으로 일원화 관리될 수 있도록 의료법개정안 제32조의 2를 개정하여 주기 바람.	보건사회
14	대한의사협회	배명국(비보건의료인)	**의료분쟁조정법안수정(140488 · 폐기):** 국회에 계류중인 의료분쟁조정법안에 의료인의 숙원사항인 아래 사항을 반영하여 동법안을 제정하여 주기 바라는 청원임. – 형사처벌의 특례(안 제32조). – 유과실이외의 의료피해보상장치 규정반영(안 제31조). – 난동 및 제 3자개입 금지규정보완 및 처벌규정(안31조). – 제 3자 구상권 적용제외규정(안 벌칙). – 설명의 의무규정 삭제(안 제2조 제6호).	보건사회
14	대한한의사협회	김말룡	**보건복지부직제 중 한방의료담당관실 승격(140444 · 실현불가 또는 내용보완):** 보건복지부 직제중 한방의료담당관실을 확대 개편하여 한방의정, 한방약정 및 한의학정책을 포괄하여 전담할 수 있는 "한의약국"으로 승격시켜 달라는 내용임.	보건사회
14	대한의사협회 · 대한병원협회	주양자, 김찬우, 문창모, 송두호, 양문희(이상 의사)	**의료보호진료비체불해소및진료비예탁제 도입에 대한 청원(140489 · 채택):** 의료보호진료비 예산이 매년 비현실적으로 책정되고, 의료보호제도의 복잡한 진료비지급 행정절차로 진료비 체불이 가중되어 의료보호법시행령 제25조제2항 공무원 및 사립학교교직원 의료보험관리공단에 대한 위탁업무에(의료보호진료비의 예탁 및 지급업무)를 추가(신설)하고 의료보호법 제15조 내지 제18조의(진료비대불제도) 폐지 및 동 시행령 제16조 제2호(제2종 의료보호대상자 입원 본인부담제)를 폐지해줄 것을 청원함. * 청원소개 의원에 김상현, 김한규, 박상천, 박주천, 서훈, 이연석, 한광옥 의원등 비의사의원도 참여	보건사회
	대한의사협회	주양자	**의료보험법제41조제7항삭제(140208 · 취지달성):** 현행 의료보험법 제41조 제7항은 보험자가 보험료체납자에 대해 의료보험급여를 제한할 수 있다는 내용을 규정하고 있는데 이러한 규정은 의료보험이 국민 모두에게 진료혜택을 부여하자는 사회보험으로써의 제도적 취지에 어긋날 뿐 아니라 동법상의 수급권보호관계조항 등에도 위배되며 특히 현실적으로 의료보험조합에 의해 진료비환수수단으로 변질악용되고 있으므로 의료보험법 제41조제7항의 규정을 삭제하여 주기 바라는 청원임.	
14	한국약학대학협의회	정필근	**약사법개정반대(140220 · 임기만료폐기):** 정부는 최근 약사의 한약조제권 박탈과 한약사제 신설 등을 주요골자로 하는 약사법개정안을 국회에 제출한 바 있으나 이러한 개정안이 의료제도전반에 걸친 체계적 조사연구를 바탕으로 이루어지지 않고 약사에 대한 부정적 여론에 밀려 성급하게 성안되어 시행과정에서 의약발전을 저해할 위험성이 많고 의료 일원화 등 기존의 기본의약정책과도 배치될 뿐 아니라 대학 약학교육에 혼란을 초래하는 등 많은 문제를 안고 있으므로 동법개정을 반대하는 청원임.	보건사회

14	대한 병협협회	강우혁, 송두호, 양문희	**지방세법중개정법률안(140366 · 취지달성):** 지방세법중개정법률안(정부제출:'94.11)심의시 인구 100만이상인 시.군지역에 소재하는 의료법인의 경우에도 지방세 감면혜택을 받을 수 있도록 조치하여 달라는 내용임.	내무
14	대한소아 과학회	양문희	**학교보건법개정 청원(140344 · 임기만료폐기):** 의료사고예방 및 양질의 의료를 제공하기 위하여 현행 학교보건법 제14조의2의 양호교사에 의한 예방접종의 실시 근거조항을 삭제해 주기 바라는 내용임.	교육
14	대한 의사협회	송두호	**의료보험급여 심사기구 독립을 위한 관련법제정(140056 · 임기만료폐기):** 의료보험진료비심사의 공정성과 객관성 확보를 위해 독립된 기관에 의해 진료비 심사가 이루어질 수 있도록 관련법을 제정해 주기 바라는 청원임.	보건 사회
15	대한 의사협회	황성균	**약사법개정(150389 · 취지달성-입법조치):** 의약분업을 시행하기 위한 경제적 여건과 제도적 기반이 마련될 때까지 실시를 연기할 수 있도록 약사법 부칙(1994.1.7)제1조의 개정을 요구함.	보건 복지
15	대한 약사회	오양순	**약사법 및 의료법개정청원(150397 · 입법시책에 일부반영):** 의약분업에 관한 예외조항 최소화, 모든 의료기관의 외래환자에 대한 원외처방전 발행 의무화, 처방의 대체조제 허용, 의약분업 시행시기 조정 등 의약분업제도의 취지를 충실히 반영할 수 있도록 약사법 및 의료법의 개정 을 요구함.	보건 복지
15	대한 병원협회	어준선	**약사법개정(150421 · 취지달성-입법조치):** 의약분업실시 연기를 위한 약사법 부칙규정의 개정을 요구하는 청원임. 의약분업실시에 필요한 기초적 여건이 정비될 때까지 그 시행을 연기할 수 있도록 약사법 부칙(1994. 1. 7) 제1조의 개정을 요구함.	보건 복지
15	대한치과 의사협회	황규선	**구강보건법 제정 청원(150352 · 입법시책에 일부반영):** 현행 국민건강증진법은 구강보건을 일반 의료분야의 일부로 규정하고 그 내용 또한 형식적인 수준에 그치고 있어 구강질환예방 및 구강건강증진사업이 활성화되지 못하고 있음. 따라서 체계적인 구강보건정책의 입안과 국민구강건강관리를 뒷받침할 수 있는 제도적 장치로서의 구강보건법 제정이 절실히 요구됨.	보건 복지
15	대한 의사협회	황성균	**약사법개정 청원(150549 · 입법시책에일부반영):** – 의약분업제도의 올바른 방향을 제시하기 위한 법개정과 의료보험전달체계의 정비 및 의료보험처방료의 현실화 등 관련제도의 정비를 요구함. – 의약분업의 당사자인 의사와 약사의 업무범위를 명확히 구분하고, 의약분업의 시행으로 인하여 국민의 의료이용이나 의료인의 진료권이 제한되지 않도록 하며, 의약품 오 · 남용의 주요 원인이 되는 불법조제행위를 금지하고, 약화사고에 대한 책임소재를 명확히 하는 등 의약분업의 기본목적 및 원칙을 정립함.	보건 복지
15	대한 병원협회	김찬우, 정의화 (이상 의사) 황규선 (치과 의사)	**의료보호진료비적체해소를위한예산확보및의료보호법령개정(150269 · 본회의불부의/상당만족, 대체로 만족):** 의료보호진료비 예산이 매년 부족하게 편성되고 진료비 지급절차가 복잡하여 의료보호대상자 진료에 어려움이 있는 바,'98년도 의료보호진료비 예산 을 체불된 진료비를 포함하여 확대편성하고 의료보호법령을 개정하여 의료보험관리공단에 의료보호기금 관리 및 진료비 지급권한을 위탁하여 달라는 청원임. * 비보건의료인 의원인 김홍신, 이재선 의원도 소개의원으로 참여.	보건 복지

15	대한 병원협회	나오연 (비 의료인)	**약사법개정안수정(150571 · 폐기):** 병원내의 근린생활시설에 약국을 개설할 수 있도록 하고, 전문의약품 뿐만 아니라 일반의약품을 조제할 경우에도 의사의 처방전에 의하도록 하며, 주사제를 의약분업대상에서 제외하고, 외래환자에 대한 원내조제금지조항을 삭제하며, 처방전에 대체조제불가의 뜻이 명시적으로 표시된 경우에는 의사의 동의없이 의약품을 대체하여 조제할 수 없도록 함.	보건 복지
15	대한 병협협회	박시균	**자동차보험환자진료비적정지급및의료보수심의회구성(150274 · 임기만료폐기)** 1. 자동차손해배상보장법 제12조의 4의 규정에 의한 의료보수심의회를 조속히 구성하고 보험사업자와 의료기관이 합의한 진료비 지급절차를 법제화하여 줄 것 2. 자동차보험환자 진료비 지급절차에 관하여 보험사업자와 의료기관의 대표 간에 합의한 협약서에 의하면 진료비는 손해보험사가 진료비청구명세서를 접수한 날로부터 30일 이내에 현금으로 지급하고 위반 시 연 5%의 가산금을 지급하게 되어 있으며, 자동차손해배상보장법 제12조의4는 의료기관의 부당한 진료비 청구에 대하여는 보험사업자와 의료기관을 대표하는 자로 구성되는 의료보수심의회에 그 심사를 청구할 수 있도록 하고 있음. 그러나 손해보험사들이 의료보수심의회의 구성을 외면하고 일방적으로 진료비를 삭감지급하고 있어 의료보수심의회를 조속히 구성하도록 조치하고 진료비 지급절차를 법제화해 달라는 청원임.	건설 교통
15	대한 의사협회 · 대한 병원협회	박시균	**국민건강보험법개정(150557 · 입법시책에 일부 반영):** 국민건강보험공단이 요양기관에 지급할 요양급여비용중 약제 · 검사 등의 비용을 보건복지부령이 정하는 바에 의하여 의약품물류협동조합 · 의약품제조업자 · 의약품도매상 등 공급자에게 직접 지급하도록 한 규정을 삭제하고, 건강보험심사평 가원의 관장업무중 의료의 적정성 평가에 관한 사항을 제외하는 등 법 시행상의 문제점을 사전에 개선함.	보건 복지
16	대한 의사협회	박시균	**약사법개정(160007 · 입법시책에 일부반영):** 불법조제 및 대체조제의 근거가 되는 규정을 삭제 · 개정하는 등 의약분업의 기본정신에 충실할 수 있도록 약사법의 관련규정 개정을 요구하는 청원임. 1. 약국개설자가 일반의약품을 직접의 용기 또는 직접의 포장 상태로 한가지 이상 판매하는 경우에 개봉하여 판매할 수 있도록 한 제39조제2호의 규정은 혼합 판매방식을 통한 불법조제행위의 근거가 될 수 있으므로 이를 삭제하여야 함. 2. 약사의 대체조제권을 인정하는 것은 의사의 진료권 침해이며 대체조제에 따른 부작용 또는 약화사고에 대한 책임소재를 불명확하게 할 수 있으므로, 대체조 제를 원칙적으로 금지하되 의사의 사전 동의가 있는 경우에 한하여 예외적으로 이를 허용할 수 있도록 대체조제에 관한 제23조의2의 규정을 개정함. 3. 의약품 유통과정의 투명성을 확보하고 약사의 불법조제 · 불법판매행위를 근절 할 수 있도록 처방전의 보존에 관한 제25조의 규정을 개정하여 처방전과 조제 및 판매기록부의 작성 · 보존의무를 명시함.	보건 복지

16	대한 약사회	김명섭	**대한의사협회의약사법 개정의견에 대한 반대 청원(160012 · 입법시책에 일부 반영):** 사회적 합의와 민주적 절차에 의해 개정된 의약분업관련 약사법규정의 재개정을 요구하는 대한의사협회의 청원을 부결하고 현행 규정을 존치할 것을 요구함. 1. 의약품 오 · 남용에 관한 문제는 의약품 분류에 의하여 해결하는 것이 바람직 하며, 일반의약품 혼합판매의 금지는 국민 불편과 의약품 구입비용의 증가를 초래하게 됨. 2. 의사의 처방은 특정상품의 선택이 아닌 적절한 약물(성분)의 선택을 의미하는 것이므로 대체조제문제를 진료권과 결부시키는 것은 적절하지 아니함. 3. 약국에서 조제한 처방전은 조제한 날로부터 2년간 보존하도록 하고 있으므로 처방전에 의해 전문의약품 · 일반의약품을 조제한 경우에는 조제약사의 서명 · 날인이 있는 약국보관용 처방전이 조제기록이 될 수 있음.	보건 복지
16	대한 병원협회	김성순	**의료법개정(160504 · 취지달성-입법조치):** 현재 의료법에 의사, 치과의사, 한의사, 조산사, 간호사별로 전국조직을 만들도록 되어 있는 바, 종합병원,병원,요양병원별로도 전국조직을 만들 수 있도록 의료법을 개정해달라는 청원임.	보건 복지
16	대한 물리치료 사 협회	심재철	**의료기사등에관한법률개정(160541 · 임기만료폐기):** 의료기사등에관한법률에 의료기사는 의사 또는 치과의사의 지도하에 업무를 수행토록 되어 있을뿐 구체적인 업무수행방법이나 업무수행장소 등이 규정되어 있지않음. 따라서의료기사가 전문의료인으로서 고유의 영역을 지키면서 의사와 상호보완적으로 국민건강증진에 이바지할 수 있도록 의료기사등에관한법률의 개정을 청원함. – 의료기사는 의사가 발행한 의뢰서에 의해 업무를 수행토록 함(안 제1조) – 의사는 환자에게 의뢰서를 교부토록 하며, 의료기사의 업무장소를 의료기관,의료기사의 업무시설 등 구체적으로 규정함(안 제3조). – 의료기사만이 의료기사업무를 행하게 하되 , 응급상황이나 사회봉사활동의 경우에는 의사도 의료기사업무를 할 수 있도록 함(안 제9조).	보건 복지
16	대한 병원협회	박시균	**의료법개정(160695 · 임기만료폐기):** 의료법 부칙을 개정해 줄 것을 요구하는 청원임. * 제45조의2 (의료기관단체의 설립) : ① 제3조제3항 내지 제5항의 규정에 의한 의료기관의 장(종합병원, 치과병원, 요양병원 등)은 의료기관의 건전한 발전과 국민보건향상에 기여하기 위하여 전국적 조직을 가지는 단체를 설립할 수 있다. ② 제1항의 규정에 의한 단체는 법인으로 한다. [본조신설 2003.8.6] – 이법 시행 당시 민법의 규정에 의하여 설립되어 있는 사단법인 대한병원협회를 제42조의2의 규정에 의한 의료기관단체로 볼 수 있도록 함(안 부칙 제2조).	보건 복지
16	대한 병원협회	박시균	**약사법개정 청원(160022 · 실현불가-법규시책에 불일치):** – 외래환자에 대한 병원약사의 원내조제 금지를 규정하고 있는 약사법 제21조 제8항 삭제를 요구하는 청원임. – 의료기관의 조제실에서 조제업무에 종사하는 약사에 대하여 외래처방전이 교부된 환자에게 의약품을 조제할 수 없도록 하는 것은 외래환자의 약국 선택을 제한함으로써 환자의 불편과 부담을 가중시킬 우려가 있으므로 외래환자가 병원 안 약국과 병원 밖 약국을 스스로 선택할 수 있도록 하여야 함.	보건 복지

16	대한 병원협회	김홍신	**의료보호예산 확보 등에 관한 청원(160127 · 예산정책반영):** 2001년도 의료보호예산에 의약분업에 따른 추가소요액, 진료비 인상분, 의료보호 종별가산율 인상분, 2000년도 전반기 심사결정금액 등 총 1조 5,050억원을 계상하고, 전년도 총 진료비중 보호기관부담금에 자연증가분 및 수가인상 등의 요인을 반영하여 예산이 편성될 수 있도록 의료보호관련 법령을 개정할 것을 요구함.	보건 복지
16	대한 의사협회	김홍신	**의료보호예산증액에 관한 청원(160126 · 예산정책반영):** 2000년도 의료보호진료비 체불예상액 2,604억원과 의약분업에 따른 수가 현실화 및 급여범위의 확대 등에 따른 진료비 자연증가분을 2001년도 의료보호예산에 추가하여 계상할 것을 요구하는 청원임.	보건 복지
16	대한 병원협회	박시균	**약사법개정안수정 청원(160150 · 입법시책에 일부반영):** 주사제를 주사하는 경우와 거동이 불편한 노인 · 3세 이하의 소아 및 임산부에 대하여 조제하는 경우에 의사 또는 치과의사가 직접 의약품을 조제할 수 있도록 할 것을 요구함.	보건 복지
16	치기공사 협회	이원형	**치과기공소개설시지도치과의사선정제도폐지(160239 · 실현불가-법규시책에 불일치):** 의료기사등에관한법률 시행규칙을 개정하여 치과기공사가 치과기공소 개설시 지도치과의사 선정제도를 폐지하여 줄 것을 청원. – 동 법률 시행규칙 제2조제1항의 별지제1호 서식에서 지도치과의사란 삭제 – 동 법 시행규칙 제2조 제2항 제1호의 지도치과의사제도 삭제 등	보건 복지
16	한국보건 의료인 국가 시험원	김태홍	**외국 수학 의료인력의 면허관리를 위한 예비시험제도 도입을 위한 의료법개정 청원(160394 · 입법시책에 일부 반영):** '외국의 해당학교 졸업후 외국의 면허를 받은 자'에게 부여하는 의료인에 대한 응시자격을, 해당 분야의 예비시험에 합격한 자에게 부여하는 예비시험 제도의 도입을 청원함.	보건 복지
16	대한 의사협회	이부영	**의료법개정반대(160582 · 실현불가):** 기제출된 의료법개정에관한청원의 내용중 안 제26조(의료기관의 법정단체화)에 반대하는 청원임. 2002년10월17일 제출된 의료법개정에관한청원은 현행 약사법 제62조에 약업단체(제조,수입,판매업)의 설립근거가 마련되어 있는 반면에 현행 의료법 제26조에는 의료인단체(의사,치과의사,한의사등)는 법률로 정해놓은데 반해 의료기관단체(종합병원,병원등)는 법적 설립근거가 마련되어 있지 않아 형평의 원칙에 어긋난다 하여 의료기관단체에도 의료법 제26조를 개정하여 법정단체로 해달라는 청원임.	보건 복지
16	간호 조무사 협회	김홍신	**종합병원인력기준개선(160655 · 임기만료폐기):** 입법예고(2002.12)된 의료법시행규칙개정안 제28조의6제1항의 〈종합병원 인력기준개선방안〉중 간호사 정원에서 일정한 인원를 간호조무사로 대체고용하는 근거규정이 빠졌으므로 이를 보완해 줄 것을 요구하는 청원임.	보건 복지
16	대한 의사협회	이원형	**의료법개정(160675 · 임기만료폐기):** 의료인단체 중앙회의 효율적인 회원관리와 의료계의 민간 자율성확보 등을 위해 의료법개정을 요구하는 청원임. – 의료인단체 중앙회는 1.의료기관 개설,휴.폐업시 경유 등 회원관리사무 2.공제사업 3.의료인 자격사무 4.기타 법령상 위임 또는 위탁된 사무를 업무로 함(안 제26조의2 신설). – 의원, 조산원 또는 병원 등 의료기관을 개설코자 하는 자는 반드시 의료인단체중앙회 및 시.도지부를 경유토록 하고(안 제30조), – 의료기관 개설자가 의료업을 1월 이상 휴업코자하는 때는 지체없이 의료인단체중앙회 및 시.도지부를 경유토록 함(안 제33조). – 의료법에 의한 보건복지부 장관 또는 시.도지사의 권한은 그 일부를 대통령령이 정하는 바에 따라 시.도지사, 국립보건원장 또는 시장.군수.구청장이나 보건소장,중앙회의장에게 위임.위탁할 수 있도록 함(안 제65조).	보건 복지

16	전국 중소병원 협의회	김홍신	**간호사정원기준개선(160661 · 임기만료폐기):** 간호사 정원기준을 따르고 있는 중소병원은 동 기준이 종합병원을 염두한 것이라 하여 중소병원의 재정난과 의료인력수급난 해소를 위해 '병원.종합병원의 간호사 정원기준'을 완화해 줄 것을 요구하는 청원임. 의료법시행규칙 개정을 다음과 같이 요구함. – 병원.종합병원의 연평균 1일 입원환자 5인당 2인의 간호사를 두도록 한 것을 5인당 1인의 간호사로 하고, 단, 간호조무사는 간호사 정원의 3분의 1내에서 둘 수 있도록 함(동규칙 제28조의6 별표).	보건 복지
16	방사선 의학회 · 방사선 협회 · 의료 방사선 안전 관리협회	이원형	**의료용방사선장치등의 안전관리 제도개선을 위한 의료법32조의 2 개정 청원(160657 · 임기만료폐기):** 진단용.치료용방사선을 함께 사용하고 있는 의료기관에서는 방사선장치의 안전관리와 관련하여 진단용은 의료법(보건복지부), 치료용은 원자력법(과학기술부)에 의하여 이원체계로 관리되고 있음.이에 따라 규제의 이중화, 재정의 불필요한 지출, 의료방사선 안전관리체계에 비효율성, 그리고 국민의 건강권 침해 등이 유발될 수 있음. – 진단용이 아닌 의료용(진단용.치료용 포함)방사선발생장치를 설치.운용하고자 하는 의료기관은 보건복지부 장관의 허가를 받도록 함(안 제32조의2).	보건 복지
16	대한 약사회	김명섭	**건강기능식품에관한법률개정 청원 (160743 · 입법반영):** 현행법에 건강기능식품판매업을 하고자 하는 자는 보건복지부령이 정하는 시설을 갖추고 특별시장.광역시장.도지사에게 신고하도록 되어 있는 것을,개정안은 본문외에 "다만 대통령령이 별도로 정하는 경우에는 예외로 한다"라는 단서를 신설함(안 제6조 제2항 단서 신설).	보건 복지
17	대한 병원협회	장향숙	**의료급여진료의 단계별 절차개선에 관한 청원(170061 · 임기만료폐기):** 의료급여는 건강보험과 달리 진료의 단계별 절차를 정함에 따라 의료기관의 선택의 자유제한, 차별진료의 오해야기 및 2~3개 이상의 1차 진료기관 이용 등의 문제가 있어 단계별 진료절차를 건강보험에 준하여 개선하고자 의료급여법 개정을 요구하는 청원임.	보건 복지
17	대한물리 치료사 협회	이상락	**의료기사등에관한법률개정(170083 · 임기만료폐기):** – 의료기관에 의해 침해되고 있는 물리치료사의 직업수행권 보장을 위해 그 전문성, 자율성 및 영업권이 보장도록 의료기사등에관한법률을 개정해 줄 것을 요구하는 청원임. – 법 제1조 및 제3조의 개정을 통해 "지도"를 "의뢰"로 바꾸고 의료기사는 의사 또는 치과의사가 교부한 의뢰서에 의해 일정한 장소에서 업무를 행할 수 있게 하고 물리치료사등 일정 요건의 자는 물리치료시설을 개설할 수 있게 해 줄 것을 요구함.	보건 복지
17	대한간호 협회	장향숙	**가정간호 확대를 위한 수가현실화 청원(170121 · 임기만료폐기):** 가정간호의 확대를 위하여 가정간호 수가를 현실화해 줄 것을 요구하는 청원임.	보건 복지

17	대한의사협회	안명옥	**교육인적자원부의 불공정한 약대 학제개편 추진 시정 청원(170183 · 임기만료폐기):** 교육인적자원부의 일방적인 약학대학 6년제 학제개편(안) 추진은 합법적인 절차를 결여하고 있는 바, 이에 대한 시정을 청원함. – 약대 6년제에 대한 공청회 개최에 있어, 교육부는 행정절차법상 공청회의 일반적인 절차와 방법을 무시하고 개최일시의 일방 통보, 편파적인 패널 선정 등 불공정한 공청회를 강행함으로써 그 정당성을 상실함. – 교육부가 추진하는 약대 "2+4년제" 학제안은 우리 나라 고등교육 학제에서 찾아볼 수 없는 초유의 학제안으로 이는 명백한 법률 개정사항임. – 또한 학제 변경은 교육비 증가 등 교육환경에 미치는 영향이 면밀히 조사 · 분석되어야 하고, 장기적인 "국가보건의료인력수급계획" 차원에서 신중하게 결정되어야 함. – 따라서 약대 학제개편 추진은 교육당사자인 국민 및 관련 전문가 집단인 보건의료단체의 참여하에 공정하고 심도있는 논의 속에서 이루어지도록 할 것.	교육
17	대한산부인과학회	안명옥	**모자보건법 개정 청원(170259):** – 산후조리업에 대한 정의를 명확히 하고, 산후조리업에 종사하는 인력에 대하여 전문자격제도를 도입하는 한편, 동 종사 인력에 대해 정기교육을 실시하고 이에 소요되는 비용은 소속 산후조리원에서 부담하도록 「모자보건법」 개정을 청원함. – 산부와 출생 직후의 영유아를 관리하는 산후조리원의 역할에 맞게 동법에서 규정하고 있는 산후조리업에 대한 용어 정의에서 '임산부'를 '산부'로 할 것. – 산후조리업에 종사하는 인력은 간호사 또는 간호조무사 등으로서 대통령령에서 정한 교육을 이수하여 자격을 갖춘 자로 할 것. – 산후조리업을 하는 인력은 감염예방 등에 관한 정기교육을 받을 수 있도록 하고, 이에 소요되는 일체의 비용은 소속된 산후조리원에서 지불하도록 할 것.	보건복지
17	대한이비인후과학회	안명옥	**영유아 발달선별검사 실시 관련 모자보건법 개정(170196 · 임기만료폐기):** 모자보건법 제10조를 개정하여 시행령에 위임된 영유아 등에 대한 건강진단 및 예방접종의 구체적인 내용을 동 조항에서 규정하되, 시장 · 군수 · 구청장은 영유아에 대한 청력 · 시력 · 인지 · 언어 · 사회성 · 운동 등의 발달선별검사 및 선천성대사이상검사를 의무적으로 실시하도록 할 것.	보건복지
17	약학대학협의회 20개 약대학장	문희	**식품의약품안전청 폐지 및 식품안전처 설립 정부안 반대(170303 · 임기만료폐기):** 정부는 식품안전관리의 일원화를 목표로 식품의약품안전청을 해체하고 식품안전처 신설을 추진하고 있는 바, 이러한 정부정책에 강력히 반대하며 식품의약품안전청 폐지를 중단할 것을 요구하는 것임.	행정자치
17	간호조무사협회	김춘진	**간호조무사 차별법령에 대한 시정(170315 · 임기만료폐기):** 간호조무사의 병원과 종합병원 근무 및 건강보험요양급여 비용의 간호관리료 산정대상이 될 수 있도록 관련법령의 개정을 요구하는 청원임.	보건복지

18	김원식 충남대 의대교수	이재선	의학 및 치의학 교육과 연구의 발전에 도움이 되도록 헌체(사후시신기증)에 대해 필요한 사항을 입법하여 주길 요구하는 청원임.(1800217 · 임기만료폐기)	보건복지
	한국한약 제약협회)	윤석용	한약재 카드뮴 기준치를 1ppm으로 재개정하여 주길 요구하는 청원임(1800199 · 임기만료폐기)	보건복지
	경제정의 실천시민 연합	주성영	현대 의학으로 회복가능성이 거의 없고 치료가 불가능한 환자를 대상으로 엄격한 요건 하에 존엄사를 허용하도록 하는 법 제정을 요구하는 존엄사법 제정(1800060 임기만료폐기)청원임	보건복지
	이 한	신상진	기면병을 희귀난치성질환 포함하여 환자들의 의료비 부담을 경감시키고 환자들의 삶의 질이 향상될 수 있도록하여 줄 것을 청원임(1800061임기만료폐기]	보건복지
19	41개 의대및의 전원학생 7097명	문정림	한국보건의료인국가시험원법안의 조속한 처리[1900138 임기만료폐기]	보건복지
20	대한 간호 조무사 협회	윤소하	간호조무사 보수교육 교육비 지원 및 유급휴가 지정에 관한 청원(20진료역량 이외에도 의사가 갖추어야 할 다른 역량을 함께 평가할 수 있도록 기초의학 의사국가시험을 도입하고 관련 법규를 개정해 줄 것을 요청함.00174 임기만료폐기)	보건복지
	대한기초 의학 협의회 기초의학 의사 국가시험 도입TFT	박인숙	진료역량 이외에도 의사가 갖추어야 할 다른 역량을 함께 평가할 수 있도록 기초의학 의사국가시험을 도입하고 관련 법규를 개정해 줄 것을 청원함.(2000143 임기만료폐기)	보건복지
	대한아동 병원협회	김광수 이주영 천정배	경피용 BCG의 정식 NIP 채택 요구에 대한 청원(2000125 임기만료폐기)	보건복지
	"	"	수두 2회 접종 NIP 채택 요구에 관한 청원(2000127 임기만료폐기)	보건복지
	"	"	소아청소년과 병원 일반병상 확보비율 개선 에 관한 청원(2000126 임기만료폐기)	보건복지
	대한간호 조무사 협회	김순례	정부의 간호간병통합서비스 · 치매국가책임제 및 만성질환관리사업 등에 간호조무사를 활용하고, 보건복지부의 간호인력 수급 종합대책에 간호조무사의 참여를 보장하여 줄 것을 청원(2000116 임기만료폐기)	보건복지
	한국정신 장애연대	권미혁	정신보건법 폐지와 정신장애인의 사회통합과 차별금지를 위한 법률(가칭) 제정에 관한 청원(2000080 임기만료폐기)	보건복지
21	21대 국회 전반기인 2022.2.10.현재 국회 홈페이지 '청원'항목에 보건의료관련 청원은 접수된 바 없음.			

◆ 참고문헌

[기본자료]

- 국회속기록(제헌국회-제18대 국회)
  본회의, 상임위원회(보건복지위원회, 교육과학기술위원회, 국방위원회, 기획재정위원회, 관련법안 전문위원 검토보고서, 관련 청원의 청원심사보고서

[신문]

1. 의협신문(대한의사협회 기관지)
2. 치의신보(대한치과의사협회 기관지)
3. 한의신문(대한한의사협회 기관지)
4. 약사공론(대한약사회 기관지)
5. 간호신문(대한간호협회 기관지)
6. 그 외 의료 및 약계 전문신문 및 주요 일간신문

[국내문헌]

강장석(2008). 국회의원 비례대표제도의 활동성과 분석. 한국의정연구회.

고영복(2000), 사회학사전. 사회문화연구소출판부

곽종규(1996). 한약분쟁에 관한 의 · 약 전문지 기자의 인식에 관한 연구. 경희대학교 신문방송대학원 석사논문.

국정홍보처(2007). 의료단체, 집회 자제하고 공청회 참석해야. 보도자료. 3월 14일.

국회입법조사처 · 한국의회학회(2014), 의원입법 지원 효율화 방안 쎄미나 자료집

김광웅, 김학수, 박찬욱(1991). 한국의 의회정치. 박영사.

김경숙(1994).'한국 국회의원의 사회배경에 관한 연구 : 13~14대 국회를 중심으로. 경희대학교 대학원 석사논문.

김권식(2013). 정책수단 선택 영향요인에 관한 연구 : 보건의료정책 입법과정을 중심으로. 서울대학교 행정대학원 박사논문.

김권호(2014), 한국전쟁영화의 반공영화로의 포획과정에 관한 연구 : 1954 1969, 전남대학교 대학원 박사논문.

김낙성(1986). 한국국회청원제도와 그 개선방안에 관한 연구. 단국대학교 행정대학원 석사논문.

김대순(2011). 정책 결정에 있어서 이익집단의 포획에 관한 연구. 단국대학교 대학원 박사논문.

김덕중(1998). 한국정치엘리트 충원에 관한 연구: 국회의원의 사회적 배경을 중심으로. 국방대학원 석사논문.

김명기(2004). 치과의사 전문의 인력수급 등에 관한 연구

김범진(1994). 한약조제권 분쟁과정에서 나타난 이익집단의 이익표출활동 분석 : 보건정책결정과정을 중심으로. 서울대학교 보건대학원 석사논문.

김순양(1994). 집단이익의 갈등과 정부개입에 관한 비교연구; 보건의료정책분야의 의약분업사례와 한약조제권 분쟁사례의 비교. 한국정치학회. 한국정치학회보. 28권 1호. 375-402.
김석우, 전용주(2012). 국회의원 이념성향 결정요인에 관한 연구-19대 국회의원의 개인적 배경을 중심으로. 서울대학교한국정치연구소. 한국정치연구 21권 3호. 23-44.
김은경(2008). 간호법 입법과정에 관한 연구 : 이익집단 쟁점 분석 및 해결방안 중심으로. 연세대학교 보건대학원 석사논문.
김영후(2011). 약사회 발전 방향에 대한 고찰. 의약품정책연구소. 의약품정책연구, 6권 1호. 124-129.
김용진(1998). 우리나라 비례대표제에 관한 소고. 선거관리위원회. 선거관리. 통권44호. 42-48.
김용호(1996). 대통령 및 국회의원 선거제도의 변화. 국회사무처. 국회보. 통권 353호. 89-106.
김정오(2008). 규제정책 집행실태와 영향요인에 관한 연구 : 성인게임장 규제사례를 중심으로, 부경대학교 대학원 석사논문.
김종두(1984). 국회청원제도와 그 발전방향에 관한 연구. 서울대학교 행정대학원 석사논문.
김진현(2002). "건강보험보장성 강화와 지속가능한 재정구조 구축을 위한 제도개선방향" 토론회 자료. 경제정의실천시민연합.
김창엽(2000). 보건의료정책의 결정과정. 대한가정의학회. 가정의학회지 21권 5호. s255-s276
김철수(1984). 헌법학신론. 박영사.
김태우(1994),보건정책결정과정에 있어서 대한약사회의 이익표출 분석: 약사법개정에 따른 이익표출활동을 중심으로. 안동대학교 대학원 석사논문.
김태훈(2000). 정책의제 형성과정에 있어 이익집단의 의사투입에 관한 연구 : 대한한의사협회와 대한약사회를 중심으로. 성균관대학교 대학원 석사논문.
김훈민, 박정호(2012). 경제학자의 인문학 서재. 한빛 비즈.
김현진(2003). '국회보건복지위원회 소속의원의 의사결정요인에 관한 연구-통합국민건강보험법의 개정과정으로 중심으로; (1999-2001), 서울대학교 대학원 정치학과 석사논문.
김현우(1996). 역대 국회의원의 구성과 사회적 배경. 국회사무처. 국회보. 102-103.
김효식(1993), 의료법령중 간호관련 조항의 변화 추이와 개선방안. 대한간호협회. 대한간호. 32권 2호. 9-19.
국회사무처(1998). 대한민국 국회50년사. 大韓民國國會.
권정하(2001). '정책결정 과정상 이익집단의 영향력에 관한 연구: 2단계 금융조정과 금융구조조정과 금융조조를 중심으로. 서울대학교 행정대학원 석사논문.
권오훈 외(1992). 약사회의 사회적 기능과 역할. 대한약사회. 대한약사회지. 통권 7호. 21-62.
남혜진(2008). 국회의원 입법활동결정요인에 관한 연구:17대 국회를 중심으로. 연세대학교 보건대학원 석사논문.
니키류(2014). 아베내각의 의료 사회보장정책. 의료정책포럼. 12권 4호. 111-118.
노공균, 윤기로(2004). 미국의사회의 정치세력화. 의료정책연구소.
대한간호협회(1997). 대한간호협회70년사: 1923-1993. 대한간호협회 70년사편찬위원회.

대한간호협회(2006). 간호의 역사, 잊지못할 순간들 간호부 간호원 간호사 1987년.
대한간호협회(2007). 신문으로 본 간호 어제다: 간협신보30년. 간협신보.
대한의학회(1988). 한국현대의학사. 대한의학회.
대한약사회(1970). 大韓藥師會史. 대한약사회.
대한약사회(1991). 한약업사의 헌법소원사건에 대한 의견서. 대한약사회. 약사공론 통권 4호. 59-66.
대한약사회(2003). 대한약사회사 제4호(1991-2001). 대한약사회.
대한약사회(2004). 대한약사회 50년:도전과 극복의 반세기:1954-2004. 대한약사회.
대한의사협회(1993). 대한의사협회85년사. 대한의사협회.
대한의사협회(2011). 대한의사협회100년사. 대한의사협회.
대한치과의사협회(2011). 대한치과의사협회사 2010. 대한치과의사협회.
대한한의사협회(1989). 대한한의사협회40년사. 대한한의사협회.
대한한의사협회(1993). 약사의 한약조제 및 한 · 양방 협진체제에 관한 공청회, 대한 한의사협회 세미나자료.
대한한의사협회(2012). 대한한의사협회사: History of the Association of Korean Medicine: 1898 2011. 대한한의사협회.
한의학정책연구원(2009). 한의약 정책백서. 대한한의사협회.
류지성(2009). 정책학. 대영문화사.
류지성(2010). 한국의 잠재집단이 정책의제 형성과정에 미치는 영향에 관한 연구. 한국동북아학회. 한국동북아논총. 15권 4호. 395-419.
류창욱(2015). 보건의료전문가 출신 국회의원이 보건의료정책 형성에 미친 영향에 관한 연구. 한국보건행정학회. 한국보건행정학회지. 25권 4호. 307-322.
류창욱(2016). 우리나라 보건의료전문직 출신 국회의원의 보건의료정책 결정과정 참여 행태. 가천대학교 대학원 박사학위 논문.
매일건강신문사(2004). 대한한의사협회 이상운 의무이사 인터뷰. 한방과 건강. 통권 166호. 9월. 34-39.
문재우(2002). 보건정책론. 계축문화사.
문혁수 외(1997). 국민구강권, 어떻게 확보할 것인가?: 보건복지부에 구강보건전담부서 설치하도록. 대한치과의사협회. 대한치과의사협회지. 통권 337호. 350-359.
문희철(1989). 국회 상임위원회의 전문성에 관한 연구. 서울대학교 행정대학원 석사논문.
박경미(2008). 국회입법기능 제고의 제도적 방안: 의원입법을 중심으로. 건국 60주년 기념공동학술대회. 한국국제정치학회. 141-156.
박동서(1985). 의회와 입법과정. 법문사.
박영도(2011). 규제일몰제에 확대도입에 따른 법제개선방안. 한국법제연구원.
박윤이(2003). 의약분업과 관련된 약사법 개정과정에서의 입법과정 통제에 관한 연구. 가천의과대학교 보건대학원 석사논문.
박윤형(2003). 보건의료정책결정 과정에 대한 연구. 한국의료법학회지. 11권 2호. 23-37.
박윤형, 홍태숙, 윤현병, 조성렬, 노공균, 윤기로(2004). 의사단체의 정치세력화, 의료정책연구소.

박윤형(2012). 의료정책, 현장에서 답을 찾다. 의료정책연구소.
박종선(1997). 국회 상임위원회의 전문성 확보방안에 관한 연구: 제15대 국회 보건복지위원회를 중심으로. 국민대학교 정치대학원 석사학위논문.
박정용(2002). 의약분업정책집행과정에서의 정책대응에 관한 연구. 전북행정학회. 전북행정학회보. 제16권 2호. 320-321.
박찬욱(2002). 정치학의 이해. 박영사.
박형욱(2012). 안전상비의약품 약국 외 판매의 의의와 과제. 대한의사협회. 대한의사협회지. 55권 9호. 843-851.
박희숙(1965). 한국간호교육발달의 사적 고찰. 대한간호협회. 대한간호. 4권 3호. 16-22.
배영덕(2013). 의원발의법률안 심사에서 대안반영폐기법률안의 처리에 관한 검토. 한국의회학회보. 2권 1호. 70-89
백창재(1994). 개입과 책임회피의 정치: 미 의회의 대외경제정책 결정행태에 관한 연구. 서울대학교 한국정치연구소. 한국정치연구. 통권 4호. 241-277
백한주(2012). 신(新)의료전문가주의. 대한류마티스학회. Journal of Rheumatic Diseases. 19권 6호. 316-324.
사공영호(1998). 가부장적 행정문화와 규제관료의 포획에 관한 연구. 서울대학교 대학원 박사논문.
석인선(2006). 국회입법과정의 혁신에 관한 연구. 국회운영위원회.
손병권(2004). 17대 초선의원들의 의정활동 평가. 한국의회발전연구회. 의정연구. 10권 2호. 85-107.
손병권(2004). 의원의 의정활동: 의원의 상임위원회 활동 참여에 대한 평가와 전망. 한국정당학회. 한국정당학회보. 3권 2호. 199-224.
송홍근(2004). 與약사당 vs 野의사당 '국회 대격돌': 의약계출신 의원들 여야에 나뉘어 포진…각 이익단체 대변 '약대 6년제안'놓고 1회전. 주간동아. 통권 444호. 7월 22일. 28-29.
신규환(2013). 해방이후 약무행정의 제도적 정책과정: 1953년 약사법제정을 중심으로. 대한의사학회. 의사학. 22권 3호. 847-877.
신재의(2004). 일제강점기 치과의사회의 설립과 활동: 대한치과의사협회 창립일과 근원에 대하여. 대한치과의사협회. 대한치과의사협회지. 42권 2호. 108-137.
신재의(2004). 한성치과의사회와 구강위생계몽활동. 대한치과의사협회. 대한치과의사협회지. 42권 10호. 703-716.
신좌섭(2000). 군정기의 보건의료정책. 대한의사학회. 의사학. 9권 2호. 대한의사학회. 212-232.
신오성(1989). 한국전쟁 전후의 보건의료에 대한 연구(1945~1959): 韓國 戰爭期를 中心으로, 서울대학교 보건대학원 석사논문.
신현택(2004). 약학교육의 개선추진 현황. 교육인적자원부 약학교육 과정 및 학제개선 방안연구의 약계대표 프리젠테이션 자료.
안병기(2005). 행정기관의 포획과 재난요인에 관한 연구: 동해안 산불 피해 복구 사례를 중심으로. 서울대학교 행정대학원 석사논문.
양봉민, 김진현, 이태진, 배은영(2015). 보건경제학. 나남출판사

양은배, 신태진, 김성학, 고요한, 이승희(2005). 약학대학 학제 개선의 교육학적 타당성. 한국의학교육학회. 한국의학교육. 17권 3호. 225-238.

오무경(2009). '의사출신 국회의원의 보건의료분야 정책활동'상임위원회, 법률안을 중심으로-. 서울의대의료관리학교실 세미나자료.

오상택(2009). 한국비례대표제의 개혁방안 비례성과 대표성의 제고를 위하여. 성균관대학교 대학원 석사논문.

오혜진(2011). 한국 국회상임위원회의 입법자율성에 관한 연구, 보건복지위원회를 중심으로. 숙명여자대학교 대학원 박사논문.

옥성득(2002). 한국간호역사자료집 1886 1911. 대한간호협회.

유창선(1994). 한국 국회의원의 사회적 특성에 관한 연구: 시기별 · 당선회수별 분석을 중심으로. 연세대학교 대학원 석사논문.

윤일선(1949). 건의서. 대한의학협회지2.

이광현(2003). 의약분업 관련 언론 보도 태도 분석 : 동아, 조선, 중앙, 한겨레 기사내용을 중심으로. 연세대학교 보건대학원 석사논문.

이금준(1985). 한국근세 의료정책에 관한 역사학적 연구. 대한한의사협회. 대한한의학회지. 6권 1호. 7-14.

이극찬(2006). 정치학. 법문사.

이규식(2002). 의료보장과 의료체계. 계축문화사.

이동순(1985).국회정책질의과정에서 나타난 보건관계 내용분석 연구. 서울대학교 보건대학원 석사논문.

이만우(2006). 간호사역할의 법적규명 입법참고 질의회답: 국회도서관.

이꽃메(2009). 한국보건진료원 제도의 시작. 한국농촌간호학회. 한국농촌간호학회지. 4권 1호. 31-40.

이서영(2012). 미국의 대체적 의료분쟁해결 관련 법제분석. 한국법제연구원. 법연. 통권 33호. 34-35.

이수구(2010). 의료전달체계 확립과 전문의 진료 영역 명확화를 위한 의료법개정 추진방향. 대한치과의사협회. 대한치과의사협회지. 48권 2호. 91-94.

이은호(1985). 국회상임위원회의 전문성 제고방안. 법문사

이영복(2002). 간호사. 수문사.

이정석(1960). 약사단체와 범보건단체: 현 김기곤회장단에의 호로와 아울러. 대한약사회. 약사회지. 1권 9호. 9.

이종찬(1999). 20세기 우리나라 보건정책과 제도: 社會史的이해. 대한의사학회. 의사학. 8권 2호. 137-146.

이종화(1993). 한 · 약 분쟁에 대한 언론보도 비평. 한국언론학회. 저널리즘비평. 통권 11호. 11-18.

이정희(1994). 이익집단구성원의 정치의식과 정치형태. 한국정치학회보. 27권 2호. 245-260.

이정희(2010). 이익집단정치: 갈등과 통합의 역동성. 인간사랑.

이주연(2010). 의료법 개정을 통해서 본 국가의 의료통제. 대한의사학회. 의사학. 19권 2호. 385-431.

이재상(2005). 형법각론, 박영사,

이태형(2013). 해방 이후 한의학 현대화 논쟁 연구:『醫林』誌를 중심으로, 경희대학교 대학원 박사논문.

이현출(2001). 거버넌스와 NGOs: 의약분업 사례를 중심으로. 한국정치학회. 한국정치학회보. 35권 3호. 217-236.
임금자(2007). 국민건강보험공단 결산서 분석. 대한의사협회 의료정책연구소.
임재주(1998). 국회입법과정의 참여자행태에 관한 연구: 국민의료보험법안(1989년 및 1997년 국회의결)에 대한 비교분석. 서울대학교 행정대학원 석사논문.
임종훈(2012). 한국입법과정론. 박영사.
오무경(2009). 의사출신 국회의원의 보건의료분야 정책활동: 상임위원회 법률안을 중심으로. 서울대학교 의과대학 의료관리학교실 세미나 자료.
오태규(1996). 대한약사회 정종엽 회장 인터뷰 "한약 과학화는 우리가 할 일", 최환영 대한한의사협회 부회장 인터뷰 "한의학 정통성 목숨 걸겠다". 한겨레21. 통권 113호. 6월 20일. 18-19.
장달중(1985). 산업화와 이익집단. 한국정치학회보. 통권 19권. 131-145.
장수경(2000). 이익집단간의 갈등에 대한 언론보도 연구: 한약분쟁을 둘러싼 보도를 중심으로. 중앙대학교 신문방송대학원 석사논문.
전성환(1987). 국회 상임위원회의 전문성에 대한 고찰. '의정자료'. 12집
전영평(1994). 환경규제실패의 모형구성과 그 적용: 대구 염색공단 폐수규제 사례. 한국정책학회. 한국정책학회보. 3권 2호. 147-170.
전진영(2005). 합의 속에 갈등: 국회전자표결에 나타난 의원 입법형태연구, 서울대학교 대학원 정치학과 박사논문.
전진영(2010). 이슈와 논점 제41호 미국의회의 건강보험개혁안 입법과정과 그 시사점. 국회입법조사처.
정경모(1961). 약사법 제정경위. 대한약사회. 약사회지. 2권 3호. 12-14.
정기룡(2008). 해방후 한의사제도 성립과정. 경원대학교 한의학과 석사논문.
정세환(2008). 치과의사전문의제도의 당면과제에 대한 검토: 치과의사전문의 법령 및 제도에 관한 공청회자료. 보건복지부 구강보건사업지원단.
정순임(2005). 역대 국회에서 처리된 보건의료관계법안에 대한 실증적 분석. 서울대학교 보건대학원 석사논문.
정연정(2002). 국회와 이익집단. 한국의회발전연구회. 의정연구. 8권 2호. 82-100.
정정길(1997). 정책학원론. 대명출판사.
정정길, 최종원, 이시원, 정준금, 정광호(2011). 정책학원론. 대명출판사.
조병희(1994). 한국 의사의 위기와 생존 전략. 보건과 사회.
조병희(2003). 의료개혁과 의료권력. 나남.
조성렬(2004). 일본의사회의 정치세력화, 의료정책연구소.
조홍준(2010). 미국의사협회는 왜 오바마 개혁에 찬성하는가. 행동하는 의사회 웹진 .
조승민(2004). 민주화가 한국의 이익집단 정치에 미친 영향에 관한 연구. 숭실대학교 박사논문.
조우현(2008). 위성DMB사례 분석을 통한 뉴미디어 서비스 도입 방안에 관한 연구 : 휴대폰을 통한

서비스를 중심으로. 연세대학교 정보대학원 석사논문.
주성수(2001). 시민사회와 이익집단 논쟁. 한양대학교출판부.
주양자(1997). 전국구 국회의원의 위상과 역할. 도서출산 에버그린.
최경구(1993). 조합주의 복지국가. 한나래.
최병선(1997). 정부규제론. 법문사.
최영철(2003). 醫協의 '총선 살생부'... 뜻대로 될까 : 자신들 정책과 우호 여부 따라 후보 지지, 낙선운동키로... 정치자금 모금 · 지원 방안 연구 나서. 주간동아. 통권 407호. 10월 30일. 46-47.
최영철(2004).'너 죽고 나 살자'…의 · 약 '비리 폭로전': 감시단까지 구성 도덕성 흠집내기 싸움…'불통'튈까 전전긍긍 복지부 진화고심. 주간동아. 통권450호. 9월 2일. 40-42
최영철(2012). '의협이 포괄수가제를 반대하는 진짜 속내는? : 의료의 질 저하? 환자 선택권 박탈?… 문제는 돈, 돈, 돈. 新東亞. 통권 634호. 7월. 174-183.
최희경(2006). 주요 의료단체의 정책로비과정 비교. 한국정책학회. 한국정책학회보. 15권 3호. 35-71.
최희경(2007). 한국의 의료갈등과 의료정책. 지식산업사.
최희경(2010). 의료전문직 이윤추구 동기가 의료재정정책과정에 미치는 영향. 한국보건사회학회. 보건과 사회과학. 통권 27호. 133-165.
하용출(2005). 보건정책결정과정에서의 국가의 역할: 1993년 한약조제권분쟁을 중심으로. 서울대학교한국정치연구소. 한국정책연구. 14권 2호. 33-68.
한기화(1960). 약사회 과거 1년간의 회고록. 약사회지. 1권 6호. 8-9.
한국생산성본부(1992). 의료기관 경영수지분석- 의료보험화자의 수가종목별 원가율분석을 중심으로.
한국한의약연감발간위원회(2012). 한국한의약 연감. 한국한의약연감발간위원회.
한상진(1985). 한국사회변동과 국가역할에 관한 연구. 현대사회연구소.
홍신영(1981). 한국간호교육의 과거와 전망. 대한간호협회. 대한간호. 29권 1호. 31-51.
홍석우(2014). 검찰, 치과협회 '입법로비 의혹' 수사 착수. KBS. 8월 18일.

[외국문헌]

Almond, G. A.(1965). "A Comparative Study of Interest Groups and the Political Process." in Harry Eckstein and David E. Apter(eds.), Comparative Politics(New York: The Free Press of Glencoe).
Almond, G. A. & Powell, B. G.(1978). Comparative Politics: Systems, Process and Policy,(Boston; Little Brown and Company).
Baily, S. K.(1951). Congress Makes a Law(New York : Columbia University).
Bernstein, M. H.(1955). Regulating Business by Independent Commission, (Westport, CT: Greenwood Press).
Boynton, G. R. & Chong-Lim-kim.(1975), Legislative System in Developing Coun-

tries (Duham: Duke. Univ, Press).
Cawson. A(1986). Corporatism and Political Theory. Oxford : Bail Black well.
Dror, Y.(1968). Public Policy-Making Reexamined, San Francisco: Chandler.
Easton, D.(1965). System Analysis of Political life(New York :Wiley).
Eckstein, H.(1960). "Pressure Group Politics," :The Case of the British Medical Association (Stanford: Stanford University Press).
Finer, S. E.(1960). Interest Group and the Political process in Great Britain, in Henry W. Ehrmann, (ed.) Interest Group on Four Continents. Univ. of Pittsburgh Press.
Jeanne, N. & wildavsky, A.(1973). The Budgetting and Evaluation of Federal Recreation Programs(New York: Basic Books).
Larson, M. S(1979). The Rise of Professionalism: A Sociological Analysis. Berkeley: University of California Press.
Lasswel, H.D.(1951). The Policy Orientation, in H, D, Lasswell and Daniel Lerner(eds.) Policy Sciences(Stanford, Calirornia: Stanford Univ, Press).
Levine, C. H.(1990)Public Administration: Challenges, Choices, Consequences(Foresman & co).
Lowi, T. R.(1970). Decision Making vs Policy Making : Toward an Antidote for Technocracy. Public Administration Review, Vol. 30. No. 3. May-Jun. 314-325.
Mckenzie, R. T.(1955)."Pressure Groups in British Government" British journal of Sociology. Vol. 6, No. 2. Jun. 133-148.
Niskanen, W. A.(1971). Bureaucracy and Representative Government, Chicago: Adline Press.
Noll, R. G.(1985). "Government Regulatory Behavior," in Roger G. Noll (ed.) Regulatory Policy and the Social Sciences, Berkeley, CA: University of California Press.
Olson, M.(1965). The Logic of Collective Action, (Cambridge, Mass: Haverd University Press)
Packenham, R. A.(1970). "Legislatures Political Development" in Allan Kornberg and Lloyd D. Musolf,(eds) Legislatures in Developmental Perspective, (Durham: Ducke Univ, Press), 523-536
Peltzman, S.(1976). "Toward a more General Theory of Regulation," The Journal of Law and Economics, Vol. 19, No. 2, 211-240.
Schmitter, P. C.(1974). "Still the Century of Corporatism?" in The Review of Politics, Vol. 36, No. 1, Jan, 85-131.
Stigler, G. J.(1971). "The Theory of Economic Regulation" The Bell Journal of Economics and Management Science Vol. 2, No. 1 (Spring), 3-21.

Stigler, G. J.(1987). The Theory of Price, Fourth Edition. New York: Macmillan.
Truman, D. B.(1971). The Governmental Process, (2nd ed) (New York, Knopf).
Tullock, G.(1967). "The Welfare Costs of Tariffs, Monopolies and Theft," West Economic Journal, vol.5, 224-232.
Wildavsky, A. D. & Pressman, J. L.(1979). Implementation, 2nd ed. L. A.:University of California Press.
Wilson, J. Q.(1974). The Politics of Regulation in James W. Mckie(ed). Social Responsibility and the Business Predicament Washington D.C. ; Brookings Instituting.
Wilson, G. k.(1981). Interest Group in the United States(Oxford: Clarendon press).

◆ 찾아보기